生命は宝、
健康こそ財産

高本　英司

（医）共立会
たかもと診療所物語
みんなで繋いだ "診療所だより" の28年間

「生命は宝、健康こそ財産」編集委員会発行
あけび書房

目次 ●●●

はじめに ……………………………………………………………………………………… 2

診療所だより「生命は宝、健康こそ財産」タイトル集（1号〜319号） ……………… 4

診療所だより ……………………………………………………………………………… 16

「患者さんと診療所を結ぶつどい」テーマと内容一覧 …………………………………… 285

健康教室・医療学習会など開催テーマ …………………………………………………… 290

一緒に作ろう会のあゆみ ………………………………………………………………… 293

ふれあい教室のあゆみ …………………………………………………………………… 295

遠足で訪れたところ ……………………………………………………………………… 298

同僚からの手紙、それぞれの道 ………………………………………………………… 299

あとがき …………………………………………………………………………………… 302

編集後記 …………………………………………………………………………………… 303

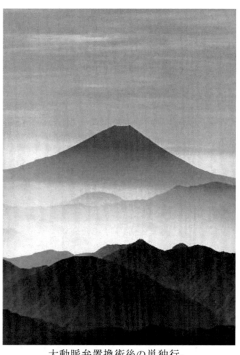

大動脈弁置換術後の単独行。
南アルプス農鳥岳より富士を望む
楠○幸○氏撮影（1987年8月29日午前7時頃）

はじめに

生命は宝、健康こそ財産—みんなで繋いだ"診療所だより"—

臨床現場を離れて1年が経過しました。この間、食品などの物価の高騰、電気料金の値上げ、75歳以上で年収153万円を超える高齢者の医療保険料を2024年4月から原則1割から2割に倍増するなど、生活するにはあまりにも過酷な状況が続いています。患者さんの暮らしはどうなのだろうか、この耐えがたい沸騰するような今年の酷暑を無事に乗り切っていたのだろうか、治療は継続しているのだろうかと、気がかりなことばかりです。

自分で閉院・退職を決断したのだから、何も思い悩むことはないと自分に言い聞かせていますが、片方でもう少し患者のそばにいても良かったのではとの想いが巡ります。この想いを整理するためにもこの記録集を発行しようと考えました。

常勤医、開業医、非常勤医の50年という長期に渡る資料を整理する中で、開院直前である1994年10月の手紙を見つけました。この手紙は21年間勤務した東大阪市立中央病院（現在の市立東大阪医療センター）退職直後に、これまで通院していた患者さん一人一人にお渡しした手書きの一文です。勤務医から開業医に転身する時の想いを綴ったものですが、どこまで迫れたのかを、皆さんからの批評を頂きながら検証できればと思います。

手紙を紹介します。「皆さん　ご無沙汰しています。お元気ですか。私の方はバタバタ準備を進めていますので、ご安心ください。いよいよあと2週間たてば開院となります。表の看板も出来、診療所らしくなってきました。

現在は、くすりの種類の選定、カルテ用紙の印刷、医療機器（心臓エコー、腹部エコー、レントゲン、心電図、ホルター心電図、エルゴメータ負荷心電図、肺機能検査など）の調整に入っています。

特にこれまでのそれぞれの患者さんの長年の貴重なデータを整理し、くすりの中身も整理し、治療が継続できるよう細心の注意を払っているところです。また診療が開始されれば、患者さんとの話し合いを大切に納得していただける医療を進めたいと思っています。今後とも東大阪での経験をいかして、より地域に密着してがんばりたいと思っています。

少しなれてきたら始めようと思っていることとして、糖尿病教室、高血圧教室、心臓の悪い方を対象とする春、秋のハイキングなどがあります。

楽しみにしておいてください。欲張りかもしれませんが。

最後に『たかもと共立診療所』に決定した理由を簡単に書いておきます。この診療所は皆さんの支えなしには発展しないと思っています。共立という名にその思いを込めたつもりです。即ち患者さんの㋹場をより深く理解する。そして㋺に歩んでいける診療所という意味です。今後ともよろしくお願い致します。開院日11月2日

追記：来院される時は薬のあまりを持ってきてください。参考にしますので」以上が全文です。

この手紙を改めて読み直し、初心を貫徹できたのかという問いに、この記録集を通して答える必要があるのではと思っています。

やはりつくづく閉院は難しい判断を迫られると言うのが率直な気持ちです。閉院する場合、「患

者を置き去りにしない、道連れにしない」は原則で、現地継承や近隣の医院への紹介が最低限必要だろうと思います。

　私の場合はまれなケースかもしれませんが、21年間の開業医時代を経て、閉院と同時に非常勤医師としてスタッフと共に、蒲生厚生診療所に勤務する形で、患者の治療を継続する道を選びました。当然希望する患者には、近隣の医院に紹介することを実施しました。6割程度の患者さんの治療が継続できました。5年の予定が7年間となりました。

　2022年9月末で退職し、患者さんとの交流紙「たより—生命は宝　健康こそ財産—」を整理する時間に当てようと考えました。手前味噌かもしれませんが、このような患者さんとの交流紙は全国的にもあまりないのではないかと思います。

　この「たより」本を、「毎号楽しみに1号から綴じています」「先生必ず本にしてください」「毎号読むことで家族と一緒に勉強しています」など、応援・激励してくれた患者さんに贈ります。

　患者さんともっと交流したいと望んでおられる開業医、勤務医の皆さんへのエールとして、この「たより」本を活用して頂ければと思っています。もし診療所で「たより」発行をチャレンジしてみようと思ってくださるなら、「生命は宝　健康こそ財産」のタイトルを含めバトンを繋いでいただければ最高の喜びです。誰がなんと言おうと生命は人類普遍の宝です。健康は毎日積み上げられて行ってこその財産です。そのお手伝いをするのが医師・医療従事者の仕事と思います。

　最後に「ああでもない、こうでもない」と悩みながら文章やアイデアを、ミーティングで出し合ったスタッフの皆さんに本書を贈ります。患者、スタッフと共に作り上げた「たより」は、月初めの発行日が近づく中で、「患者さんが楽しみに待っている。健康面でも、医療面でも、政治に直結する医療制度の面でも患者さんに伝えたいことが山ほどある」という思いに突き動かされることが、毎号の原動力になりました。

　患者の㊣場をより深く理解する。そして㊤に歩んでいける診療所の実現を実践するための28年でした。常に前を向いて積極的に時間を割いて真剣に思い描いた診療所を作ろうとした全職員の情熱に感謝し、一緒に仕事が出来たことは本当に幸せを実感した年月でした。

　この本を手に取られた方には、一致団結してやり遂げた診療所の物語として、読んで頂ければ幸いです。

　また、この記録集に収まりきらなかった「診療所だより」や「患者さんと診療所を結ぶつどい」などの資料を、付録のDVDに収録しています。ぜひご覧下さい。

高本英司（診療所長）

> 　本書は、患者と診療所を結ぶ交流の架け橋である「たより－生命は宝、健康こそ財産」に掲載された投稿記事、写真をまとめあげたもので、すでに公表された内容が中心となっています。公表に関して、編集時には患者、スタッフの肖像権やプライバシーに配慮し作成しました。万が一支障があった場合は、編集責任者高本までご一報頂ければと思います。この本が生活の希望になり利用されることを願っております。
>
> 　　　　　　　　　　　　　　　2024年1月　高本英司

診療所だより「生命は宝、健康こそ財産」タイトル集
－タイトルから分かる診療所の取組と医療改悪の流れ－

　第1号（1995年8月）から第67号（2001年2月）までは、2001年5月発行の「生命は宝、健康こそ財産－地域に生きる診療所－」に収録しています。今回はタイトルのみ再掲します。ただし1号のみ「たより」を掲載します。

1995年

1号　小さな診療所だからこそ、痛いところに手が届く診療を！　……………………………………… 16
2号　診療所のめざすもの
3号　診療所と病院の関係－「入院時に思う」
4号　新薬必ずしも良薬ならず
5号　「くすりの効き目」を見直す

1996年

6号　謹賀新年「地域の人々にオープンな診療所を」
7号　医療と福祉から取り残される仮設住宅の人々
8号　親身になって診察してくれる医者を見つけるのが一番
9号　4月1日より診療報酬の改定が全国一斉に実施される
10号　また地震が来るかと思って朝4時には目が覚めてしまいます
11号　薬害エイズについて
12号　老人医療費に定率制！消費税5％にアップ　どうなってんの！
13号　ドクターズルール425「医師の心得集」
14号　また始まった医療保険「赤字」キャンペーン
15号　震災仮設住宅訪問レポート
16号　開院3年目をむかえて
17号　老人医療費の定率制への移行は、医療負担を増やし、診療所にかかれなくするもの

1997年

18号　今年も病気に負けない自分でいよう
19号　ますます重くなる患者負担
20号　仮設訪問記「せめて仮という名のところからは出て行きたい」
21号　病気の変化を生活環境の変化からみると
22号　「脳死」について（1）
23号　「脳死」について（2）
24号　不合理だらけの医療保険改悪法案
25号　医療情報提供についての当診療所の基本的態度について
26号　9月1日より健康保険制度が改悪されます！
27号　大阪府の老人医療費助成制度の見直し案に反対しましょう

28号　３年間の土台作りの上に立って新たな出発の時

29号　カルテ、レセプト開示等アンケートについて

1998年

30号　年頭に当たり診療所の立脚点について

31号　アンケートよりみた患者の希望について

32号　「今さら仮設住宅から出たないは」

33号　春にもかかわらず、厚い壁を押しているような……

34号　「人生を美しく生きよう」

35号　こわされて初めて分かる医療保険制度の大切さ

36号　患者さんの願いはポックリ死ぬこと？

37号　健康を足下の靴から見直そう！

38号　医療費をどう使うかは国民が決める事！

39号　服毒物の簡単な見分け方−和歌山カレー毒物事件−

40号　開院５年目のスタートに当たって

41号　阪神大震災仮設住宅訪問の記

1999年

42号　魔法使いの診療所ではありません

43号　「生命は宝、健康こそ財産」をモットーにするのは高齢者だけでいいのか？

44号　介護保険？それなんですか？

45号　仕事が暇で困ってまんねん

46号　「介護保険とは」を論ずる前に、介護とは

47号　血圧測定、この興味尽きないもの

48号　患者さんは胸を張って受診を

49号　カルテ開示法、先送りを正式決定

50号　怪物「介護保険」姿を現す！

51号　第１回「患者さんと診療所を結ぶ集い」

52号　患者さんと診療所の出会いを大切に、より豊かな地域医療を求めて明日へ！

53号　「結ぶ集い」の準備エンジンかかる

2000年

54号　「わたしの健康手帳」を今年は患者さんに普及を

55号　インフルエンザにワクチンは本当に効くのか？

56号　初心にもどって考えると、医療はいつでも、どこでも、安心してかかれることが一番大切

57号　介護保険制度、４月１日よりスタート

58号　被災地神戸はまだ復興途上

59号　続く医療事故に思う

60号　テレビでおなじみのハローコムスンのコムスンが大変である！

61号　「年寄りは早よう死ねということでんな」

62号　第２回「患者さんと診療所を結ぶ集い」のお知らせ

63号　「みんなで考えよう介護保険、豊かな老後を生み出すために！」

64号　介護保険料、年金からの天引きはやめて

65号　医療機関のミスや汚職がマスコミで取り上げられる裏で……

2001年

66号　使い捨ての時代から、者・物を大切にする時代へ舵をとろう

67号　1月はいつにもなく診療所は閑散としていました

2001年3月（68号）以降

68号　「生活習慣病」ってなに？ ……………………………………………………………… 17

69号　新しい年度になりました。受診時には健康保険証を窓口でお見せ下さい ……………… 18

70号　老人医療費に占める国庫負担率は15年間で44.9％から34.4％に10.5ポイントも減少！もとに
　　　戻せば、老人医療費の増額は不要である！ ………………………………………………… 19

71号　小泉人気で目立ちませんが、着々と医療年金・介護の改悪がすすめられています ………… 20

72号　国庫負担の増額で医療保険財政の危機打開、保険で費用の心配なく受診できるように …… 21

73号　みなさんの疑問をQ&A（質問と答え）という形でまとめてみました ……………………… 22

74号　毎日新聞に当診療所の記事が掲載される。発端となった「開業医もうけ過ぎ論」(6/14) の
　　　誤った朝日新聞の記事。読売・毎日と開業医批判が連続した理由 …………………………… 23

75号　「第三回患者さんと診療所を結ぶ集い」のお知らせ「いつでも、どこでも、安心して受けられる
　　　医療を！」「医療・介護の充実なくして老後の安心なし、老後の安心なくして健康なし」 … 24

76号　病気と二人三脚、人生楽しまな損、いかに余暇を楽しむか ………………………………… 25

77号　「第三回患者さんと診療所を結ぶ集い」報告集　70名の参加で楽しい半日を過ごす ………… 26

2002年

78号　チーム医療を心がけ、診療内容の一層の充実をはかります。神戸被災地訪問終了のお知らせ
　　　とお礼 …………………………………………………………………………………………… 27

79号　今だからこそ「いつでも、どこでも、誰でも安心して受けられる医療制度」がみんなの願い … 28

80号　老人医療費の窓口負担は値上げされ4月から850円になります ……………………………… 29

81号　いま国会では、健康保険法「改正」案の審議が行われています。注目を！地球温暖化を防ぐ
　　　には「原子力発電所」が必要？ ……………………………………………………………… 30

82号　今国会では、日本の針路を大きく変えようとしている最重要法案(有事法制案、医療「改革」
　　　法案) が成立しようとしています ………………………………………………………………… 31

83号　「四法案成立のため長期会期延長」「健康保険改悪案に反対の声広まる」「健保改悪案廃案まで
　　　今が胸突き八丁」 …………………………………………………………………………… 32・33

84号　「医療改悪反対」署名2500万筆がもつ意味をじっくり考えてみましょう ……………………… 34

85号　健康保険「改正」法案、たった4票差で国民の反対を押し切って国会通過！ ………………… 35

86号　「第四回患者さんと診療所を結ぶ集い」実行委員さん募集開始します！残念ながら健保法案は
　　　強行採決されてしまいましたが、引き続き医療の充実をめざし、気持ちを入れ替えがんばり
　　　ましょう！ …………………………………………………………………………………… 36

87号（88号）一緒に地域で助け合って生きよう、老いも若きも！医療福祉の充実で安心した暮らし
　　　　　をしたい！ ……………………………………………………………………………… 37・38
89号　11月17日「患者さんと診療所を結ぶ集い」134名の参加で半日を楽しむ！ ……………… 39

2003年

90号　「五本の指いつも仲良く　助け合って共に働く　指に学びませう」阿波根昌鴻さん ………… 40
91号　私達患者に授かった喜び＜＜患者である吉○末○さんからの寄稿＞＞　2月27日休診のお知らせ
　　　：全国の開業医の先生方と共同歩調をとり、国会へ行きます　……………… 41
92号　「健保３割負担凍結」国会請願行動（2/27）のご報告 ……………………………………… 42
93号　今月よりサラリーマン（被用者保険）は３割負担となります　……………………………… 43
94号　危険なウイルス疾患SARS（重症急性呼吸器症候群）について　…………………………… 44
95号　今一度、どんな薬が診療所からご自分に処方されているか確かめましょう！ …………… 45
96号　糖尿病患者さんに対する食事療法アドバイスについて、診療所での研究を発表！ ……… 46
97号　曲がり角を曲がってしまった日本、58年目の８月、平和憲法の意義を考えてみましょう！
　　　来春にかけ医療改悪が一段と進む危険性は大、患者さんと一緒になって考え止めましょう！ … 47
98号　「老人高齢者償還払い」制度をご存知ですか？ ………………………………………… 48
99号　「第五回患者さんと診療所を結ぶ集い」を開催します ………………………………… 49
100号　「患者負担軽減、社会保障充実、大増税中止を求める請願署名にご協力を！ ………… 50
101号　「第五回患者さんと診療所を結ぶ集い」112名の参加者で楽しく、有意義な一日を過ごしました。
　　　　35名の実行委員の皆さんご苦労様でした ……………………………………………… 51

2004年

102号　あけまして　おめでとうございます。今年も皆様のご健康を職員一同努力してお支え致し
　　　　ます ……………………………………………………………………………………… 52
103号　長年診てきたばあさんが天国へ行ってしもた　………………………………………… 53
104号　患者さんが診療後に支払われる医療費から、診療代の成り立ちを考えて見ましょう　……… 54
105号　高額医療費の未償還額が全国で68億円、大阪で10億円弱にのぼっています！ ………… 55
106号　大阪市を「無防備地域宣言」の街に　５万人の署名を集め条例制定へ　………………… 56
107号　国民年金も厚生年金も、保険料は引き上げられ、給付額が減らされることが、明確になり
　　　　ました。審議不十分な、年金制度改革（改悪）は、ごめんです！ …………………… 57
108号　今回の参議院選挙の候補者選びは、年金・イラクの自衛隊・憲法が焦点か！ ………… 58
109号　官製市場民間開放委員会という名の、医療をもうけの対象と考える大企業の代表達 ……… 59
110号　11月7日は「第六回患者さんと診療所を結ぶつどい」の日です。今からカレンダーに印を！ … 60
111号　つどいテーマ「地域の診療所から、信頼感で結ばれる医療を、さらに積み上げよう」……… 61
112号　混合診療解禁に反対しましょう！署名を集めています ………………………………… 62
113号　つどい報告「患者さんと歩んだ診療所の10年」（132名参加）……………………………… 63

2005年

114号　できるだけみなさまのお役に立てるよう、診療に万全を期したいと思っています ………… 64
115号　医療費増　家計を直撃、9割が影響あり ……………………………………………… 65

116号　介護保険の見直し作業が進んでいます。ご注意を！「みんなで支える老後の安心は」どこへ
　　　行こうとしているのでしょうか？　……………………………………………………………　66

117号　今月より、個人情報保護法を医療機関も守る責任を負うようになりました　………………　67

118号　「政府が本気で考えている近い将来の診療所像とは」「悪夢にならないために保険で良い医療
　　　の運動を！」　…………………………………………………………………………………………　68

119号　いま憲法を変えようという声が少なからず聞こえてきます。日本国憲法(前文)を読み一緒に
　　　考えましょう。　………………………………………………………………………………………　69

120号　やっと節目の「診療所だより120号」(発行10年)、見下ろせばふもとは彼方に、見上げれば
　　　頂(いただき)は、いまだはるか彼方に！　…………………………………………………………　70

121号　アスベスト被害は、身近な出来事・・石綿肺、悪性中皮腫、肺がんを発症　………………　71

122号　市民公開講演会「私が日本を好きな理由〜世界の中の日本の役割」アグネス・チャンさん　…　72

123号　「第七回患者さんと診療所を結ぶつどい」を開催します　………………………………………　73

124号　「つどい」行事：味噌汁塩分量あてクイズ、一杯飲み屋(体に良い飲み方は？)等、いよいよ
　　　出てきた医療への保険免責制度の導入案！　……………………………………………………　74

125号　2006年度の患者への負担増、医療内容の質の低下をもたらす医療改悪の絵を画いているのは
　　　誰かご存知ですか？「つどい」116名の参加で学習し交流を楽しみました。　……………　75

2006年

126号　2006年　年頭に思うこと。医療制度が良いと、安心して暮らせる。戦争中はみんな栄養失調
　　　だった　……………………………………………………………………………………………………　76

127号　テレビを見ているだけではだまされる、新聞記事をそのまま読むとだまされる！その裏を
　　　読むことの大切さについて　………………………………………………………………………　77

128号　4月より電子カルテを導入します。今準備中です。ご迷惑をおかけします。「薬をもらうだけ
　　　なのに待たされる」というご意見に対して　…………………………………………………………　78

129号　4月より秋にかけて医療、介護、福祉制度の中身が、大幅に改悪されます。厚労省官僚トップ
　　　の暴言、「家で死ねっていうこと……病院に連れてくるなということ」あきれて物が言え
　　　ません　……………………………………………………………………………………………………　79

130号　「先生、命あずけてますので、よろしゅうたのみます」、「先生、尊厳死はどうしたら出来る
　　　のですか？」　……………………………………………………………………………………………　80

131号　五月の連休を利用して、中国東北部(旧満州)ハルビンと北京を訪問、731部隊をご存知ですか　…　81

132号　生きにくい世の中です。しかし、黙っていては、理不尽なことがまかり通ることになります　…　82

133号　65歳以上高齢者直撃の増税ラッシュ、今後も続く医療制度の改悪　それでも我慢しますか　…　83

134号　数字から見る日本のゆがみ、あなたならどう判断しますか？　……………………………………　84

135号　「第八回患者さんと診療所をむすぶつどい」テーマ、「平和で安心して暮らせる街、大阪」
　　　「医療福祉の改悪に声を上げよう、私達」　……………………………………………………………　85

136号　老後の安心を根こそぎ奪う戦後最悪の医療改悪に反対しましょう！11月は「署名集め」
　　　集中月間です。高齢者の患者負担の一層の引き上げに賛成ですか？　……………………………　86

137号　「第八回患者さんと診療所をむすぶつどい」108名の参加で楽しい半日を過ごす。　………　87

2007年

138号　小泉・安倍内閣はアメリカの真似をしていますが、手本にしたアメリカは、すでに医療崩壊を
　　　　招いてしまっています ……………………………………………………………………………… 88

139号　2007年は、昨年に自公賛成で決まった医療制度改革関連法が、府下自治体で具体化されます … 89

140号　毎日服用されるお薬は必要最小限にしましょう。「飲み薬は6種類まで運動」にご参加ください … 90

141号　憲法9条改憲を目的とした「改憲手続き法案」（国民投票法案）には反対しましょう ……… 91

142号　ご存知ですか。来年4月より75歳以上の方は、従来の老人保険制度と別の後期高齢者医療
　　　　制度に強制加入となります ………………………………………………………………………… 92

143号　ご存知ですか。消えた年金記録。「100年安心の年金制度」と宣伝していた政党もありました … 93

144号　一家に一冊、「後期高齢者医療制度ハンドブック」無料配布中、しっかり読んで勉強しましょう … 94

145号　国民いじめ法案の国会強行採決連発、やりたい放題のおごれる自民党の惨敗は当然の結果 … 95

146号　スケールの大きな話ですが地球規模で温暖化防止を考えてみませんか　11月1日から当院
　　　　も院外処方箋発行に切りかえます ………………………………………………………………… 96

147号　「第九回患者さんと診療所をむすぶつどい」テーマ、「私達、地域住民が主人公！医療制度を
　　　　良くしていこう！地域から」………………………………………………………………………… 97

148号　地域から医療制度を良くしていくのは私達、患者・家族・診療所・地域住民が主人公！ … 98

149号　109名の参加で「第九回患者さんと診療所をむすぶつどい」を楽しむ　船場吉兆も防衛省
　　　　贈収賄事件も国民だましの同じ穴のむじな ……………………………………………………… 99

2008年

150号　皆さんと手を取り合って、医療福祉の充実した、平和で安心して暮らせる希望の年にして
　　　　いきましょう ………………………………………………………………………………………… 100

151号　今回の薬害肝炎救済法をどう考えればよいのか ……………………………………………… 101

152号　いよいよ4月1日から年寄りいじめの後期高齢者医療制度が始まります ………………… 102

153号　恒例春の遠足　能勢温泉へ一緒に行きませんか？ …………………………………………… 103

154号　お年寄りを姥捨て山に連れて行くような今回の医療改悪は前代未聞 ……………………… 104

155号　後期高齢者医療制度は小手先の見直しでなく、完全廃止に！ …………………………… 105

156号　橋下府知事のしたいことは、子ども・お年寄りが笑う大阪でなく、
　　　　大企業が喜ぶ大阪にすること ……………………………………………………………………… 106

157号　暑中お見舞い申し上げます。この暑さと関係あり！危険レベルを超えた地球の温暖化 …… 110

158号　「第十回患者さんと診療所をむすぶつどい」のお知らせ。大阪楽団のなにわ情緒あふれる
　　　　生演奏で懐かしき大阪の記憶をたどる ………………………………………………………… 111

159号　「第十回患者さんと診療所をむすぶつどい」のテーマ、手をつなごう！生活するのはわたし達、
　　　　医療をよくするのもわたし達 …………………………………………………………………… 112

160号　「つどい」の話題：大阪維新プログラム、医療福祉削減のすごい中身を平易に解説。驚きの
　　　　不健康都市、大阪府・大阪市の今すぐ治療すべき課題とは。………………………………… 113

161号　「第十回患者さんと診療所をむすぶつどい」に111名が参加。つどいアピール「私たちの願い
　　　　と要望」を採択 …………………………………………………………………………………… 114

2009年

162号　昨年の「つどい」で作り上げた「私たちの願いと要望」に基づいた署名を出来る限り多く
　　　集め、府知事に持っていきたいと思います ……………………………………………… 115

163号　診療所の署名にご協力を！橋下徹大阪府知事に「誇れる大阪、元気な大阪、健康な大阪に！」
　　　の私たちの思いを伝えよう ……………………………………………………………… 116

164号　大阪府知事への要望署名585筆を府庁に届けました！ ……………………………… 117

165号　レセプトを国がコンピュータですべて中央管理することで、患者さんの個人情報は丸裸に‼ … 118

166号　レセプトオンライン請求の強制義務化に反対しています！ ………………………… 119

167号　今年の豚インフルエンザ（A/H1N１）「騒動」から教訓を学ぶ ………………… 120

168号　あなたの病名が世間にもれても構いませんか！「レセプトオンライン義務化」に反対の声
　　　を上げましょう！ ………………………………………………………………………… 121

169号　新しい国づくりのチャンス到来。マンネリ化した自民・公明政権の退場を！医療・介護・
　　　福祉を良くする政党はどこか。その基準を考えましょう …………………………… 122

170号　「第十一回患者さんと診療所を結ぶつどい」を開催します ……………………… 123

171号　「第十一回患者さんと診療所を結ぶつどい」「憲法９条、25条を大切にして、みんなの命を
　　　輝かそう！安全・安心の医療福祉政策が実行されるか、新政府に注目しよう ……… 124

172号　勇気が湧き、感激した記念講演、「つどい」110名で大成功！ …………………… 125

173号　後期高齢者医療保険料は、来年４月から値上がりします！大阪は最大で約20％の値上げ！
　　　国にすぐにでも廃止を迫りましょう。 ………………………………………………… 129

2010年

174号　皆さんは今年はどんな年であってほしいと望まれているでしょうか ……………… 130

175号　後期高齢者医療制度の保険料は４月から増額されます。こぞって反対を！沖縄に米軍の基地は
　　　要らない。普天間基地は条件付けずに日本に返還を ………………………………… 131

176号　早いものでもう三月。地球上の生き物は、どんなものでも一生懸命生きている ………… 132

177号　もう四月！保険料負担増のラッシュです。この国を安心して住める国に！ ………… 133

178号　「患者負担軽減」「後期医療制度廃止」の声を、私たちの力で、大きな世論にしましょう！
　　　署名にご協力下さい。あなたが動けば、この国は元気になる ……………………… 134

179号　「患者負担軽減・後期高齢者医療制度廃止」署名実施中、ラストスパート！ ……… 135

180号　「診療所だより」１号から180号へ、患者さんと診療所の交流紙として、15年間毎月休まず
　　　発行できました！ありがとうございました！ ………………………………………… 136

181号　夏休み中に橋下知事を採点しましょう。あなたは何点をあげますか？ …………… 137

182号　この夏の猛暑は地球温暖化の現れ、来年も続く？うんざり。地球はゆで卵、それが地球温暖化
　　　現象、地球を熱くして、地球をこわし続けているのは、私たち人間 ……………… 138

183号　今月から臨時国会が始まります。現在の後期高齢者医療制度はどうなるのか。大阪府知事
　　　橋下知事の本心を見抜こう。大阪市を乗っ取り、財界に売り渡したいだけ ……… 139

184号　橋下知事の「大阪都構想」「ワン大阪」は、府民の生活には役立たない ………… 140

185号　「第十二回患者さんと診療所を結ぶ新春のつどい」テーマ、「地域から安心の医療・介護を
　　　つくり出そう！私たちの手で」 ………………………………………………………… 141

2011年

186号　1000筆以上の国会請願署名にご協力を！只今618筆 ……………………………………………………… 142

187号　128名で楽しみ学んだ第十二回患者さんと診療所を結ぶ新春のつどい「安心の医療実現」
　　　　国会請願署名は目標の1000筆を突破しました ……………………………………… 143

188号　大阪の失業者を減らし、医療・福祉を実現させることが府民の第一の願い ……………… 144

189号　3月11日14時46分に発生した東日本大地震によって、亡くなられた1万人を超える方々の
　　　　ご冥福をお祈りいたします。 ……………………………………………………… 145

190号　福島原発事故関連ニュースをあなたはどのように受けとめますか ……………………… 146

191号　原子力発電にたよらないエネルギー供給は可能か、みんなで考えましょう ……………… 147

192号　原発の再稼動を急がせ、節電大口企業には電気料金を割引し、国民には復興増税を押し付ける
　　　　菅政権には、日本の未来は任せられません ……………………………………… 148

193号　東日本の被災地を訪ねて、1日も早い復興と原発ゼロの日本を強く望む ……………… 149

194号　橋下大阪府知事、強行した咲洲への府庁全面移転を撤回！注ぎ込んだ税金は全くの無駄使い … 150

195号　「第十三回患者さんと診療所をむすぶつどい」テーマ、「大阪の医療福祉・防災の現状と
　　　　将来を考える」 ……………………………………………………………… 151

196号　今話題の大阪府庁咲洲庁舎（旧WTC）の見学に行ってきました …………………………… 152

197号　1年間いろいろな事をしてきました。今月はじっくりふりかえる時ですね ……………… 153

2012年

198号　辰年　今年を希望の年に ……………………………………………………… 154

199号　消費税増税する前に、もっとすることがあるのでは！野田首相！ ………………………… 155

200号　たよりを発行し続けて16年半、あっという間の200号 ………………………………… 156

201号　橋下「大阪維新の会」の政策、「船中八策」が掲げる未来とは ……………………………… 162

202号　橋下市長語録をゆっくり読み返してみましょう、皆さんはどう思われますか？ ………… 163

203号　福井の大飯原発は再開させてはならない。今、全国の原発はすべて停止中!! ……………… 164

204号　「日本中の原発が止まっていた、それでも生活出来ている!!この事実が一番大切」「夏の電力は
　　　　原発なしでなんとかやりくりを！」 ………………………………………… 165

205号　戦後最悪の法律「社会保障制度改革推進法（案）」をご存知ですか？ ……………………… 166

206号　9月になりました。夏の電力は不足したでしょうか。原発ゼロは可能です！ …………… 167

207号　11月3日文化の日は「第十四回患者さんと診療所をむすぶつどい」の日 ………………… 168

208号　橋下「維新の会」の支持率、朝日、毎日、読売などで2-4%、これが等身大!? ……………… 169

209号　消費税増税と社会保障制度改革推進法を止めさせる署名にぜひご協力を！ただちに原発
　　　　ゼロの国を創りましょう。大人から子どもへの最高のプレゼント！TPPにより日本の医療
　　　　福祉は米国流の金儲け主義経営に変えられてしまう！ ……………………………… 170

2013年

210号　謹賀新年　平平凡凡たる生活を取り戻すための1年に住民がいつでも気兼ねなく受診できる、
　　　　安心の医療の実現を平和な世の中でこそ、社会保障は充実し、医療は花咲く ……… 171

211号　電気料金について、考えたことありますか？関電の内部留保は1兆8千億円 ……………… 172

212号　今年も３月11日を迎えました。原発過酷事故を二度と繰り返さないために今すぐ原発ゼロが賢明な選択肢　……………… 173

213号　国民皆保険制度を骨抜きにするTPP交渉参加はただちに止めるべきです　……… 174

214号　消費税は５％から８％にアップ、70-74歳の診療窓口負担は倍に、かぜ薬・湿布などは自己負担に、年金給付2.5％カット、それでも我慢して生活しますか??　……… 175

215号　橋下市長「従軍慰安婦は必要」、維新の会松井幹事長「その通り」、石原慎太郎氏「侵略戦争でなかった」、安倍首相「侵略の定義は未確定」、彼らは戦争から何を学んだのか?　………… 176

216号　参議院選挙に行きましょう！これからの日本にとって重要です！　…………… 177

217号　参議院選挙で自民党の１人勝ちの原因と今後の問題点を考えてみましょう　………… 178

218号　10月臨時国会で、医療福祉の負担増の論議が開始されます。私達も「プログラム法案」の内容をしっかり勉強しましょう　……………… 179

219号　第十五回患者さんと診療所をむすぶつどいテーマ、「患者さんは言います。ポックリ旅立てるにはどうすれば？それをみんなで考えましょう！」　…………… 180

220号　おかしいぞ、安倍内閣！国民を戦争に引きずり込む特定秘密保護法、国家安全保障会議設置法（日本版NSC）が今国会で審議中！　……………… 181

221号　どさくさにまぎれて自公両党はプログラム法案を強行採決‼国民に知らされない報道の異様さ‼ … 182

2014年

222号　謹賀新年　"人間万事塞翁が馬"2014年　……………………… 183

223号　いのちを奪う暴走政治にストップを！消費税増税、介護保険大改悪、年金減らし、かぜ薬保険はずし等などに反対の方は、２月15日３時からの南御堂会館の集会に参加しませんか！ … 184

224号　６億円もかかる「橋下出直しむりやり選挙」に６割が反対！　……………… 185

225号　大阪市長選　終わってみれば……なにか変わったのか？　……………… 186

226号　中身を知れば知るほど、ほんとにあぶない医療・介護総合法案　……………… 187

227号　平和憲法のどこに「集団的自衛権行使が可能」と書いてあるのか？　……………… 188

228号　患者・国民には負担増、国は医療・社会保障から手を引く医療介護総合法が国会で成立 … 189

229号　暑中お見舞い申し上げます　2014年盛夏　熱中症に最大限の注意を！　……………… 190

230号　今月はクイズ形式で、医療・介護・生活全般について考えてみましょう　……………… 191

231号　医療介護はここまで悪くなる！そうさせないためにまず知ろう！　……………… 192

232号　「第十六回患者さんと診療所をむすぶつどい」　……………………… 193

233号　「大阪都構想」は市民生活を改善しない。医療・介護の改悪は中止を！アベノミクスは失敗です。12月14日の衆議院総選挙に行きましょう！　……………… 194

2015年

234号　謹賀新年　「日日　是　好日」　原発はゼロが歴史の流れ　４月に統一選挙があります … 195

235号　富裕層と貧困層の格差は、過去30年間で最も大きくなっている「入れた党、選挙が終われば、消えていた」　……………… 196

236号　「大阪都構想」協定書案が「維新の会」から再提出された。大阪市をなくすのか、存続させるのかの選択が大阪市民に迫られる　……………… 197

237号　今月の大阪府・市議会議員選挙は大阪の将来を決めてしまう重要な選挙!!117年間続いた
　　　　大阪市を無くしたらあかん。「都構想」は疑問だらけ、問題だらけ!!　…………… 198

238号　5月17日住民投票には、必ず行きましょう。そして「反対」と書きましょう　…………… 199

239号　126年続いた大阪市が残ったことは良かったが、改善すべき点も多い　…………… 200

240号　「たより」は240号、発行20年を迎えました。続けてこられたのは、患者さんとの交流のお陰です　… 201

241号　二度と戦争で、白衣を血で染めることはしたくない。だから安保法案(戦争法案)に反対します　… 202

242号　患者さんへの大切なお知らせです。当地での診療は10月31日で終了し、11月9日から「蒲生
　　　　厚生診療所」にて診療を継続いたします　…………… 203

243号　(終刊:2015年11月)「たかもと診療所だより　生命は宝、健康こそ財産」は今号をもって
　　　　終刊とさせていただきます。20年間ありがとうございました。　…………… 204

2016年

244号　(復刊:2016年3月)参議院選挙後、要注意!　あらゆる世代に負担増。署名を集め国会
　　　　議員に手渡そう　…………… 205

245号　参議院選挙後、要注意!医療・介護・年金改悪がズラリ!お知り合いの方に署名もう一筆
　　　　と、お声をかけてください。　…………… 206

246号　暑中お見舞い申し上げます「湾曲し火傷し爆心地のマラソン」「たっぷり鳴くやつもいる
　　　　夕ひぐらし」　金子兜太著「老いを楽しむ　俳句人生」より　…………… 207

247号　防衛予算は毎年増えるけど、医療介護予算は毎年けずられる!　この矛盾、この怒りをどこに
　　　　ぶつければいいのか!　そうだ!!先生・スタッフに相談してみよう!　…………… 208

248号　「さらなる患者負担増計画の中止を求める請願」署名にご協力ありがとうございました!
　　　　診療所から700筆、大阪から2万2千筆を、9月28日国会議員に届けました!　…………… 209

249号　待合室キャンペーン　クイズで考える私たちの医療　クイズに答えて景品ゲット!!　……… 210

250号　1年間通院ご苦労様でした、これからも元気な患者さんでありますように!!　……… 211

2017年

251号　新年おめでとうございます。今年もよろしくお願いいたします　…………… 212

252号　大阪の福祉医療、いまこそ拡充を!2月9日(日曜日)府民大集会に参加しませんか　…… 213

253号　カジノより医療福祉の充実を!2.19府民集会に25名で参加　…………… 214

254号　森友学園籠池氏へ8億円もの値引きを、背後からあやつった政治家は誰か?逃げ腰の安倍
　　　　政権、きっかけを作った松井知事、橋下元知事の責任は重大!　…………… 215

255号　患者負担がさらに増す2017年度の国家予算が成立し、介護保険法等を改正する法律案が
　　　　自公維新の賛成で強行採決されました!安心な暮らしはますます遠のく!　…………… 216

256号　花を育てるように、国を育てよう　…………… 217

257号　なぜ時間は早く(速く)すぎるのか?もう半年が過ぎました!　…………… 218

258号　日野原重明先生105歳で天国へ　先生の思い、命は宝・平和のバトンをつなぎましょう　…… 219

259号　「僕たちが何者でもなかった頃の話をしよう」(文藝新書)の「挫折から次のステップが
　　　　開ける」より　…………… 220

260号　今回の総選挙は、憲法を守り、医療・福祉の予算を大胆に増やす政策が最も重要!　…… 221

261号　クイズで考える私たちの医療　抽選で景品をプレゼント!ドンドンご応募を!　…………… 222

262号　城東区役所との交渉（10/30自治体キャラバン行動）に参加し、緊急通報システムの改善を
　　　　訴えました！一人暮らしでも安心して生活できる街づくりのために重要です　…………… 223

2018年

263号　和を以て貴しと　筆始めけり（阿波野青畝）2018年　…………… 224
264号　「憲法９条に自衛隊を書き加える悲願の時期が到来した！」と安倍首相 …………… 225
265号　憲法25条「すべて国民は、健康で文化的な最低限度の生活を営む権利を有する。国は、すべて
　　　　の生活部面について、社会福祉、社会保障及び公衆衛生の向上及び増進に努めなければ
　　　　ならない」　…………… 226
266号　生活保護制度の改悪が、計画されています。他人ごとではありません　…………… 227
267号　いよいよここまで来たか！自衛隊３佐が民主党議員に「お前は国民の敵だ！」発言 ……… 228
268号　医療費の自然増を高齢者の責任にするのは反対！政府は最善の知恵をしぼれ ……… 229
269号　地獄の沖縄戦から73年目を迎え、相良凛子さん（中３）が詩「生きる」を朗読 ……… 230
270号　暑中お見舞い申し上げます　熱中症にくれぐれもご注意を　…………… 231
271号　社会保障費は減らされ続け、物騒な防衛予算は増えるばかり、変じゃない？　…………… 232
272号　「みんなでストップ！患者負担増」署名を、力いっぱい集めましょう！ …………… 233
273号　松井知事、たばこ吸うため公用車を私的利用！カジノ誘致で大阪経済は悪化、ギャンブル
　　　　依存症さらに増加！知事は罪作り？　…………… 234
274号　今年も通院ご苦労様でした。来年も元気な患者でいましょう！　…………… 235

2019年

275号　大阪と日本の政治を良くする激動の2019年が明けました！おめでとうございます　………… 236
276号　身から出たサビの言い訳に終始した安倍首相の方針演説に思う　…………… 237
277号　「みんなでストップ！患者負担増」署名340筆以上、ご協力ありがとうございました　……… 238
278号　消費税増税10％はまだ決まっていません！署名をたくさん集めて中止の実現を！ ……… 239
279号　国民健康保険料（税）は、安くできます！１兆円の税金を国保会計に回せば可能　………… 240
280号　６月28-29日にG20大阪サミット開催。市民の日常生活が高度に制限されます　…………… 241
281号　６月６日「消費税10％ストップ！」署名2700筆を国会に届けました　…………… 242
282号　参議院選挙で各政党が公約した社会保障の充実を守らせましょう！　…………… 243
283号　涼しくなった９月初めころの疲労感、食欲不振は要注意です　…………… 244
284号　10月以降の消費税10％アカン！75歳以上の窓口負担２割、介護利用負担２割ダメ …… 245
285号　国会のトイレ事情、女性用トイレが出来たのは戦後　…………… 246
286号　崖っぷち生活の高齢者、希望が持てない生活が続く若者、もう安倍政治はコリゴリ　……… 247

2020年

287号　あけましておめでとうございます　今年を希望の年に　2020年元旦　…………… 248
288号　またまた署名のお願いです。いっしょに頑張りましょう！　…………… 249
289号　診療報酬ってなに？　…………… 250
290号　2019年末、人類は新型コロナに中国で初めて出会った！未知との遭遇　…………… 251

291号　コロナ感染で気持ちが沈みそうになる皆さんへ……最低１日１回15分、太陽に当たり、
　　　　大きく腕をひろげ５回深呼吸しましょう！ …………………………………………… 252

292号　人々の価値観は変わりつつある、コロナ後の生活を想像し、生き方を考えましょう ……… 253

293号　コロナ対策に集中すべき今、なんでわざわざ大阪市廃止の住民投票するの？ ……………… 254

294号　大阪市廃止の「大阪都」構想は、市民にとって利益はありません。よく考えましょう …… 255

295号　大阪市廃止の「大阪都」構想住民投票（11/1）まで２ヵ月弱、じっくり考えましょう ……… 256

296号　大阪市廃止で130年の歴史は閉じ、税収の65％は府に。医療・福祉の低下は確実 ………… 257

297号　力いっぱい　がんばった　大阪市解体−「大阪都」構想反対！奮戦記 ………………… 258

298号　今の政府・大阪府のコロナ対策では流行は止まらない。しかし方法はあります！ ………… 259

2021年

299号　新年に思うこと・実現したい夢 ………………………………………………………… 260

300号　300号特集　1995年８月（１号）〜2021年２月（300号） ……………………………… 261

301号　75歳以上の医療費窓口負担２倍化はおかしい！高齢者の生活はギリギリ ………………… 265

302号　75歳以上の窓口負担２倍化は絶対ダメ！皆さんの署名を国会議員に手渡します ………… 266

303号　新型コロナ感染から命を守るために、ワクチン接種を国・自治体は早急に実施を！ ……… 267

304号　75歳以上の窓口負担２倍化反対！参議院で審議中。結末をしっかり見届けよう ………… 268

305号　政府は国民が納得できる十分な審議をしないまま、国会を６月18日に閉会した ………… 269

306号　留守番の猫に首振る扇風機（イザベル真央）、76年目の８月平和を祈る ………………… 270

307号　オリパラ強行した菅政権、自宅が燃えているのに花火を楽しんでいる場合か‼ ………… 271

308号　削りに削った社会保障５兆９千億円、後期高齢者窓口負担は来秋２倍化へ！ …………… 272

309号　衆議院選挙結果のご報告　皆さんと一緒に選挙について考えてみましょう ……………… 273

310号　ハセガワカズオさんが亡くなりました。皆さんもお世話になるかもしれません？ ………… 274

2022年

311号　今年を子どもや孫たち、そして私たちにとって希望の年でありますように ……………… 275

312号　75歳以上の高齢者の医療費窓口負担が10月から２倍に！反対署名よろしく！ …………… 276

313号　待ち遠しかった春の足音がそこまで。気を緩めずコロナ感染予防に細心の注意を！ ……… 277

314号　ロシアはウクライナ国土を軍隊で侵略するのは止めなさい！戦争は絶対ダメ ………… 278

315号　巨額の税金をつぎ込むカジノの開設はありえへん！府知事・市長は業者の無理難題に弱腰 …… 279

316号　「75歳以上の医療費窓口負担２倍化中止」署名、558筆！国会議員に直接手渡しました …… 280

317号　防衛予算毎年上積みし、５年後には11兆円（現在５兆４千億円）、ありえない話‼ ……… 281

318号　医療・介護などの社会保障と年金を削る、暮らし破壊の政党が参議院選挙で多数 ………… 282

319号　長い間お世話になりました。「生命は宝、健康こそ財産」は319号でお開きです！患者さん
　　　　と遠慮なく話が出来、人間同士の交流を深めた充実した毎日。感謝‼ …………………… 283
　　　　＊2022年９月、319号で終刊となりました＊

たかもと共立診療所だより

大阪市城東区野江
1-2-3モリビル1階
電話930-3300

第1号　　　1995年8月1日

診療所をオープンして9か月がたちました。京橋駅付近の雑踏を離れ、日も暮れると静けさを取り戻すこの土地が、少しずつ自分にもなじんできているのがわかります。

20数年間勤務した東大阪市立中央病院では、60人以上の患者さんを、6ー7時間かけて、まるでベルトコンベアーの上を患者さんが流れていくような感じで診察していました。

話を聞こうと思っても、カーテンで仕切られた待ち合室には順番を待つ患者さんが、長時間まだかまだかと多分イライラしながら待っておられるのがよくわかりそれも出来ませんでした。

患者さんもできるだけ余分な時間を取らせまいと、待ち合室で服のボタンを外し、すぐ診てもらえる準備をして診察室に入って来られる方もおられました。もっとゆっくり診察をしたい。患者さんの日常生活を知らずに治療など不十分にしか出来ないのではないか、と思うようになりました。

頭のてっぺんのできものから、足の先の水虫までじっくり診察してみたい。

糖尿病・高血圧・気管支喘息など慢性の病気で困っている患者さんには、小さな診療所だからこそ、痒いところに手が届く診察で、大病院に負けない治療をしてみたい。

持病の心臓病が悪くならないかとちぢこまった生活をしている人には、ここまでならどんどん動いてもらっても大丈夫ですよとアドバイスすることで、自信を取り戻していただきたい。

そのために力を発揮出来ないかと考えたからです。

随分長い前置きになりましたが、これくらいにして、野江で生活する者としてこの地で少しでも役に立つようにしていきたいと思うのですが、その一つとして今月より肩のこらない診療所だよりを発行していこうと思っています。

できるだけ患者さんとの交流が出来るものにしたいと思いますのでご意見をお聞かせ下さい。

特に力を入れているのは、心臓病でも生活をエンジョイできる、糖尿病でも、食事指導をすれば恐くない、高血圧の人の食事はどんなものがいいかなどを一緒に勉強していくことに力をさきたいと思っています。

また喘息でこまっている人も諦めないで、きっちり治療すればかなりのところまで改善することを知ってもらいた

患者さん質問コーナー

たかもと共立診療所はどんな病気を診てくれるのですか・・

・・内科、循環器科、呼吸器科を中心として診療にあたりますが、内科の特長として、すべての病気はまず内科で診察を受けられることをおすすめします。その上で各専門の先生を受診される場合や、万が一入院される場合は責任をもって受診先、入院先を紹介させてもらいます。

具体的には：高血圧、心臓病、不整脈、糖尿病、気管支喘息、肝臓病などの慢性疾患に困っておられる患者さんと一緒になって治療にあたります。

い、そして自信をとりもどしてもらいたい、と思っています。

次号からは2年前に訪問しましたフィリピンのある地域の訪問記をシリーズでのせていく予定です。

自己紹介・・・今回は高本から行います。
高本英司（47才）；1973年大阪市立大学医学部卒業、
　　　　　　　　1990年日本内科学会認定内科医取得
　　　　　　　　1992年日本循環器学会認定循環器専門医取得
　　　　　　　　1994年9月東大阪市立中央病院（内科部長）退職
　　　　　　　　1994年11月たかもと診療所開設
モットー；患者さんの話を聴く、ていねいに診察をする、医療の充実
のためには積極的に行動する。

第68号 2001年 3月1日 発行	たかもと共立診療所だより 内科　循環器科　呼吸科 ◈生命は宝、健康こそ財産◈	〒536-0006　大阪市城東区 野江1-2-3　モリビル1階 TEL06-6930-3300 FAX06-6930-3200

「生活習慣病」ってなに？

今年一月末、東大阪市西保健センターで高血圧患者さんの集まりの会（この会は毎年総勢十数名参加があります）で「生活習慣病」をテーマに講話の依頼があり、お話しました。担当保健婦さんから、「生活習慣病」という内容で話してほしいとのことでした。私のした話の内容を皆さんにも考えていただこうと思い、以下、日頃考えていることをまとめてみました。

「生活習慣病」という言葉はいつから使われ出したのか？

平成九年（一九九七年）、当時の厚生省の公衆衛生審議会の意見を踏まえ、成人病に代わるものとして登場した疾病対策の方向性を示す概念。白書にも初めて目次に登場した。

「生活習慣病」を健康づくり対策の流れの中でみれば

〔第一次国民健康づくり対策〕（昭和五十三年〜六十三年）二次予防（早期発見・早期治療）に重点がおかれ、栄養改善のための改善に重点。

〔第二次国民健康づくり対策〕（昭和六十三年〜平成十一年）一次予防に重点がおかれ、運動習慣普及などが重点。たてたてアクティブエイトヘルスプラン

〔第三次国民健康づくり対策〕（平成十二年四月〜）建設ラップシュットネットワーク、健康増進施設づくりなど。生活習慣病対策

「健康日本二一（第三次国民健康づくり運動）」とは

健康日本二一は、一人一人の健康づくりを個人と環境の両面から支援する社会環境づくりを目指すもの。個人の生活習慣づくりと、それを支援する社会環境づくりを二つの柱として打ち出す。「健康日本二一」と銘打って掲げられた健康づくりの言葉が頻繁に使われている。

億しに使われ、生活習慣病という言葉が頻繁に記され

「生活習慣病」と言われても・・

保健所での私の先日の来院で「生活習慣病」と言われた高血圧の患者さんの話を聞かされた。生活習慣が何か悪いのか、生活習慣病と言われると、病気は何か自分のせいだ、という想いにおちいる。血圧が正しくうつりうつしてしまい、病気は生活態度が悪かったと受け取ってしまう方もいます。生活習慣病はたしかに、生活習慣と関わりのある病気だが、遺伝的要因、労働、環境、有害物質など社会的環境など、個人の責任にしてしまうのは無理があります。うるさく、けれどもストレスの多い社会にも原因があり、個人の責任にしら発しないトレス

「生活習慣病」としてどんな病気を挙げているか

糖尿病（2型）、肥満、高脂血症、高尿酸血症（循環器病、脳卒中、大腸がん、皮膚アレルギー、肺がん、肺扁平上皮がん）、歯周病、肺気腫、アルコール性肝疾患、慢性気管支炎など、症状いろいろと言われているものが沢山含まれている。また、パチンコやテレビばかり見ていて、生活習慣が悪いからと、まるで、糖尿病や肥満がつくられるような話もある。糖尿病は、がんばって頭をもたげて働いてきたのに、生活習慣が悪いからという話はどう考えても当然ではない。なぜ糖尿病が沢山増えるのか

健康日本二一でなぜ保険者機能の強化が言われているのか

健康日本二一では、なぜ保険者機能の強化が言われているのか。国民健康保険、公務員の共済、健保組合、老人保健など、個人営業者、商店主、サラリーマンなど、国民皆保険を支える社会保障として、健康づくりを指し、サラリーマンや高齢者、個人営業者、この国民の健康づくりをおしすすめる。厚生省は保険者としての機能を指し示し、主張している。

機が加入した保険、加入している人は会社や商店をたおすことにもなるとか、見えない暗い未来にうつるようなことが。厚生省は生活習慣病を個人のせいとし、保険でおまかせいでと、見えないところで今後ますます湿布を今後ナビシステムのようなタミンのような制限をもって、暗い秘めた誘導もする。危惧される誘導も。あまりに保険がうまく効くかどうか、今後ナビとなるような事が危惧される。身近の加湿布効果も、保険の効くかどうか、今後の方向へ少し説明も保険もしない方向へ、個人の責任とされる誘導もする。

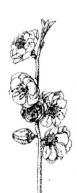

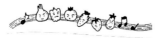

第69号 2001年 4月1日 発行	たかもと共立診療所だより 内科　循環器科　呼吸科 ❋生命は宝、健康こそ財産❋	〒536-0006　大阪市城東区 野江1-2-3　モリビル1階 TEL06-6930-3300 FAX06-6930-3200

新しい年度になりました。
受診時には健康保険証を窓口でお見せ下さい。

薬害エイズ事件「帝京大」ルート
裁判で安部元副学長無罪（三月二八日）

このニュースを聞かれて皆さんはどう思われたでしょうか？

私は検察側の禁固三年の求刑が当然と思っていましたので、この東京地裁の判決は到底理解し難いものでした。

「HIVに感染させ、死亡させる危険性は予見できたものの」としながら、「その認識程度は低いもの」という理由で無罪。

人がエイズウイルス（HIV）に千五百人が死亡しました。

たった五百人に食い止めるのが最高責任者の役割だったはずです。

しかし、エイズウイルスに汚染された非加熱製剤を患者さんに心配する程でないと講演して回り、注射し続けた血友病研究班班長、一体誰に責任があるというのでしょうか？

イズ研究班班長であった安部被告が無罪だとするのでしょうか？

当時の医学水準ではエイズの発症は予見できなかったというのはウソです。

八三年三月米国立防疫センターは「血友病患者のエイズは血液製剤が原因」と指摘していました。同月、加熱処理製剤を米国では承認しました。そして血友病患者のエイズウイルス感染は血液製剤を

認したのは、二年四ヶ月後でした。

ところが厚生省は加熱処理製剤を承認しながらも、八三年九月には既に全国のヘモフィリア友の会（血友病患者の団体）へも現在控訴中で受け

字の歴代三社長は有罪判決を一審で

すけました。

医学界でのエイズ研究のトップ、当時の厚生省生物製剤課長・ミドリ十字の社長

液製剤の許可責任者である当時の厚生省生物製剤課長・ミドリ十字の社長・製薬産業のトップと、この事件は生まれてきたのと言う医学・官僚・製薬産業の癒着の構造の中で、ここまでこの事件は生まれてきたことを間違いありません。

けたのと言うことを、やむをえないこととしてしまってはいけないと思います。

これを日本は薬害大国です。世論のいつもこの辺りさえ許さないと、薬害は続き、誰も責任を取らない。

でも許されない厳しい目がなければ、誰も責任を取らないでしょう。

それでも無責任体制に終止符は打たれないでしょう。

―（1）―

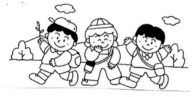

❋❋❋ 健康教室四月例会 ❋❋❋

4月18日(水) 午後2時～3時半

テーマ「家庭と診療所で血圧は
　　　　こんなにも変わる」

家庭血圧計のある方はご持参下さい。

診療所にて治療を継続されている患者さん228名の調査結果を報告します。非常におもしろいデータがたくさん発見されました。一緒に勉強してみましょう。

同時に血圧測定が治療に直結していることを再確認しましょう。

春の遠足（4月22日）有馬温泉行きは定員一杯となりましたので、締め切らせていただきました。希望者で参加出来なかった方には、申し訳ないですが次回をご期待下さい。

第70号 2001年 5月1日 発行	たかもと共立診療所だより 内科　循環器科　呼吸科 ◈生命は宝、健康こそ財産◈	〒536-0006　大阪市城東区 野江1-2-3　モリビル1階 TEL06-6930-3300 FAX06-6930-3200

老人医療費に占める国庫負担率は15年間で44.9％から34.4％に10.5も減少！

もとに戻せば、老人医療費の増額は不要である！

公共事業50兆円、社会保障20兆円、企業救済と銀行支援70兆円、どう見ても逆立ち！！

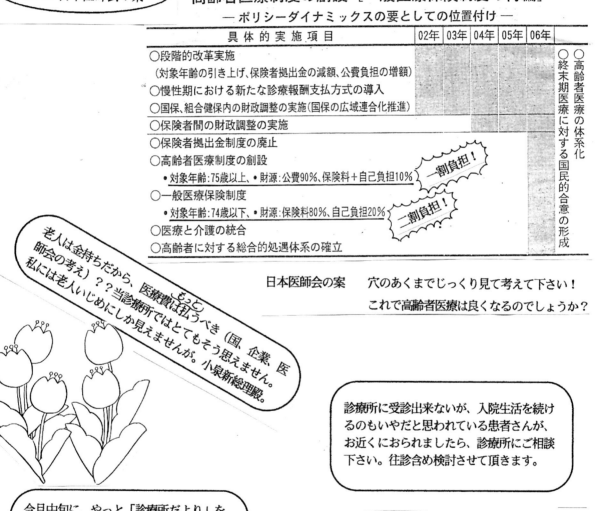

これが日本医師会の案

高齢者医療制度の創設［一般医療保険制度の再編］
— ポリシーダイナミックスの要としての位置付け —

具体的実施項目	02年	03年	04年	05年	06年
○段階的改革実施 （対象年齢の引き上げ、保険者拠出金の減額、公費負担の増額）					
○慢性期における新たな診療報酬支払方式の導入					
○国保、組合健保内の財政調整の実施（国保の広域連合化推進）					
○保険者間の財政調整の実施					
○保険者拠出金制度の廃止					
○高齢者医療制度の創設					
・対象年齢：75歳以上、・財源：公費90％、保険料＋自己負担10％ 一割負担！					
○一般医療保険制度					
・対象年齢：74歳以下、・財源：保険料80％、自己負担20％ 二割負担！					
○医療と介護の統合					
○高齢者に対する総合的処遇体系の確立					

（右欄）○高齢者医療の体系化　○終末期医療に対する国民的合意の形成

日本医師会の案　穴のあくまでじっくり見て考えて下さい！
これで高齢者医療は良くなるのでしょうか？

老人は金持ちだから、医療費は払うべき（国、企業、医師会の考え）？？当診療所ではとてもそう思えません。私には老人いじめにしか見えませんが。小泉新総理殿。

診療所に受診出来ないが、入院生活を続けるのもいやだと思われている患者さんが、お近くにおられましたら、診療所にご相談下さい。往診含め検討させて頂きます。

今月中旬に、やっと「診療所だより」をすべて集録した本「生命は宝、健康こそ財産—地域に生きる診療所」を発行します。ぜひご購読下さい。乞う、ご期待！

たよりの点字版があります。貸し出しますので、ご利用下さい。

第71号 2001年 6月1日 発行	たかもと共立診療所だより 内科　循環器科　呼吸科 ◈生命は宝、健康こそ財産◈	〒536-0006　大阪市城東区 野江1-2-3　モリビル1階 TEL06-6930-3300 FAX06-6930-3200

小泉人気で目立ちませんが、着々と医療年金・介護の改悪が進められています

「74才以下から2割負担、75才以上の患者さんから1割負担」（高齢者医療制度）へ地ならし

小泉首相は、医療福祉についての国会答弁で、「自助、自立」を連発していました。

要は今後自分の力で病気や、老後に備えなさい、国は最低限の保障しかしませんよということです。その根拠としているのは、「高齢者裕福論」「高齢者若者不公平論」です。

高齢者夫婦世帯、月16万円以内で生活が40%以上

5月25日朝日新聞に京大西村教授の『高齢者「弱者ではない」は本当か』という記事が載っていました。一部を紹介しますと、「高齢者の貧富の格差」「単独世帯を営む高齢者は270万人を超え、その80%は女性」「高齢者低所得者問題は女性問題」「夫を失ってからの遺族年金生活者は、平均でも月8万円以下の生活を強いられている」に続き、結論として高齢者「金持ち説を唱えるのは誤解である」と述べられています。

どちらが現実を言い当てているかは明らかでしょう。

「高齢者医療費の急激な増加は、若者に負担がかかり不公平」は本当か？

高齢者の医療費が増加するのは当たり前で

す。65才以上の高齢者は2000年で2200万人ですが、15年後には3200万人となります。人口統計学者にすれば、この状況は分かり切ったことです。

ここまで放置していた政府が怠慢で、今になって老人医療費の総枠を経済発展に見合うものに抑制するという発言は、政府の無責任さを省みないものです。

足りない分は自分でお金を出せということですが、それが出来るくらいならこの間の自己負担増で患者さんの受診が遠のく現象が起こらないはずです。

要は税金の使い方の問題です。政府の老人医療費に占める国庫負担率の割合は、15年間で10.5%も意識的に減らしています。

この部分をもどせは解決しますし、更に消費税を上げ福祉医療目的税化する必要もなくなります。若者に負担がかかるというは、政府が医療費に予算をつぎ込まないことが前提であり、老人と若者の間に感情的対立を持ち込むことでしかありません。

医療制度、介護保険制度の改悪に歯止めをかけましょう

高齢者医療費に1割、2割の自己負担定率制導入、医療保険に保険外診療の大幅な導入（混合診療）、高齢者総医療費の公費負担分の総枠規制、不動産担保による医療福祉費用の立て替え制導入、自費診療への大胆な誘導などなど、ますます医療機関にかかれなくする政策がめじろ押しです。これでも小泉内閣は素晴らしいというのでしょうか？

六年目にやっと念願の本を発行、診療所の全ての取組を掲載
タイトルは「生命は宝、健康こそ財産ー地域に生きる診療所」です。
患者さんには一部千円で販売していますので、ぜひ読んで下さい。

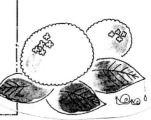

第72号 2001年 7月1日 発行	たかもと共立診療所だより 内科　循環器科　呼吸科 ◎生命は宝、健康こそ財産◎	〒536-0006　大阪市城東区 野江1-2-3　モリビル1階 TEL06-6930-3300 FAX06-6930-3200

年を取ると、目はかすんでくるし、頭にすっと入ってこないし‥‥しかしそんなことでぼやいていられない大改悪が、小泉首相人気にかくれて進行中です。

六月末で通常国会は終わりました。七月末の参議院選挙を経て、いよいよ医療、年金、介護の大きな手直し作業が開始されます。

たたき台になるのが、6月21日朝日新聞に掲載された政府の経済財政諮問会議がまとめた、いわゆる「骨太の方針」という構造改革基本方針です。

今回は医療に関する部分を抜粋して「たより」で解説を試みました。

政府のこのたぐいの方針案は翻訳し直さないと理解しにくいですので、ずばり書くことにします。

患者さん、家族一緒になって話し合ってみて下さい。『・・・・・・』が基本方針部分です。

・『今後は「給付は厚く、負担は軽く」というわけにはいかない。3本柱である年金、医療、介護は「自助と自律」の精神を基本として、世代間の給付と負担の均衡を図り‥』

厚い給付というのは、年金の支給額、医療の内容、介護の中身を指します。そうでしょうか？

軽い負担とは医療費自己負担額、天引きされている介護保険料、国保などの保険料を指します。そうでしょうか？

今まででも負担は軽かったのでしょうか？給付は厚かったのでしょうか？

今後高齢者は二割、国保、健保本人は三割、大病院は五割の自己負担が待っています。

「自助と自律」とは、国を当てにせず、自分の甲斐性でまかないなさいということです。以前「けがと弁当は手前持ち」という言葉がありましたが、「病気と弁当（おまんま）は‥」ということです。

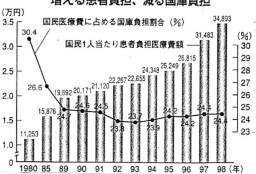
増える患者負担、減る国庫負担

（万円）　国民医療費に占める国庫負担割合（％）　国民1人当たり患者負担医療費額

11,253　15,876　19,692　20,171　21,120　22,267　22,655　24,348　25,249　26,815　31,483　34,893

30.4　26.6　24.7　24.6　24.5　23.8　23.7　23.9　24.2　24.2　24.4　24.4

1980　85　89　90　91　92　93　94　95　96　97　98（年）

・『高齢者は年齢で一律に社会的弱者とみなすのではなく、経済的な負担能力に応じた負担を求めるとともに‥‥』

国民健康保険料の滞納世帯が370万世帯（全世帯数の18％）、国民年金の未納者は265万人（加入者総数の36％）、完全失業者数340万人という数字をかみしめて下さい。国民の経済状態は火の車です。

また高齢者夫婦の年間所得は160万円未満（月額13万円強）が60％を占めている現状からみて、更に負担を求めることは不可能です。

・『医療費総額の伸びの抑制を行う。特に老人医療費については、‥‥目標となる伸び率を設定する』

医療費にこれ以上国家予算をつぎ込まないということ。医療費を低く抑え、はみ出た部分は、民間保険や自費診療にしなさいということ。

老人人口は今後も増えますので、老人医療費の伸びを抑えれば、結果として高齢者の自己負担が増えざるをえません。

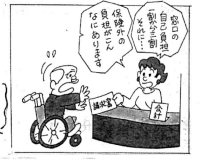

国庫負担の増額で医療保険財政の危機打開、保険で費用の心配なく受診できるように

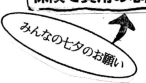
みんなの七夕のお願い

夏休みのお知らせ7月28日〜31日／8月15日〜16日

第73号 2001年 8月1日 発行	たかもと共立診療所だより 内科　循環器科　呼吸科 ◎生命は宝、健康こそ財産◎	〒536－0006　大阪市城東区 野江1－2－3　モリビル1階 TEL06－6930－3300 FAX06－6930－3200

みなさんの疑問をQ&A（質問と答）という形でまとめてみました。

Q：小泉内閣の「痛み」は医療では、どんなものになるのですか？
A：一つや二つではなく、制度そのものをかえていこうとするものです。

　ポイントになるのは、1）老人医療の年齢を引き上げ、75歳から「高齢者医療」とする、2）そのうえで高齢者は2割負担、社会保険、国民健康保険本人は3割の負担とする、3）保険の適用範囲を狭くして、「自由診療」を増やす。自費で払うものが増えるというものです。これが「痛み」の中身です。

Q：「高齢者医療」というのは今とどう違うのですか？
A：現在は70歳以上の方を保険上の老人としています。それを74歳までは一般とし、75歳から高齢者として、高齢者医療制度という別の保険にするというものです。

Q：「出来高払い」と「包括払い」ってどう違うのですか？その影響や問題点は？
A：「出来高払い」というのは、たとえば尿検査、心電図をしたら、それぞれの点数を加えてかかった費用を保険から支給するというものです。
　「包括払い」というのは簡単にいうと病気毎に一ヶ月の診察料を決めてしまうことです。たとえば糖尿病は月△△△円で、検査は月に1回にしなさいとか決めてしまうものです。たとえば患者さんの病状が変化したので血糖の検査を月に4回行って、決められた月額を越えてしまっても認めないというものです。

つまり病院や診療所が負担する事になります。患者さんと診療所の両方にとって困るものです。
　今回の内閣の「改革案」では高齢者医療には総枠で「天井」をつくり、予算化しようとしています。そうすると患者さんの為にした方が良くてもコストを考えて必要な検査でも行わない、というような事が起こってくるのではないでしょうか？

Q：「自由診療」を拡大するってどういうこと？
A：保険診療を減らし保険外の診療を増やしていく事です。「差額ベッド」などがこれにあたります。
　要するに保険では最少の医療を保障するけれどもそれが嫌ならお金を上乗せすればよいというものです。入院時に経験された方もおられるかと思いますが、ベッドの空きがなければ泣く泣く高いベッド（差額ベッド）で我慢したという事などが起こりますし、ビタミン剤や湿布なども自費になる可能性大です。

Q：日本の医療は世界と比べてどうでしょうか？
A：なんと世界保健機関（WHO）の健康達成度の総合評価で世界一位です。
　すなわち日本の今の国民皆保険制度は世界に誇れる医療制度といえます。
　一方国内総生産に占める医療費の割合は世界18位（経済協力開発機構のデータ）と低い順位です。国は一旦減らした国庫負担を先進国並みに医療に回さねばなりません。
　根本的には国民の生命について政府が語る時にはコストを優先するより、まず憲法の精神（「健康で文化的という意味での最低生活を営む権利としての生存権」〈憲法25条〉）を基本にすべきだと思います。

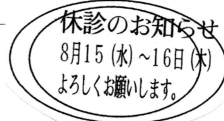

休診のお知らせ
8月15日（水）〜16日（木）
よろしくお願いします。

第74号 2001年 9月1日 発行	たかもと共立診療所だより 内科 循環器科 呼吸器科 ◈生命は宝、健康こそ財産◈	〒536-0006 大阪市城東区 野江1-2-3 モリビル1階 TEL06-6930-3300 FAX06-6930-3200

朝日新聞に当診療所の記事が掲載される

朝日新聞二面（8月5日関東、12日関西）に当診療所の記事が掲載されたことに気付かれた方は多いと思います。

多くの感想を各方面から戴きました。患者さんからは、「病院止めてほんとうに後悔してませんか」「先生も大変でんな」、友人からは「数字をこんなにあからさまに出して税務署大丈夫か」などなど。

記事を読まれただけでは私の意図することが何であったかが明確でないと思い、再度「たより」に書くことにしました。

発端となった「開業医もうけ過ぎ論」(6/14)の朝日の誤った記事

発端となった朝日の記事は参議院選挙六週間前に掲載されました。

記事の狙いは、小泉内閣による医療構造改革が今後具体化されるにつれ、患者さんの医療費負担増がますますおこるだろう。そうすれば当然不満が出てくることが予想され、それを緩和させるため、医療不信をベースとした開業医は大変もうけているという報道で、不満を開業医の方に向けさせたい意図があったと思います。

「個人開業医の利益は月間約240万円」の記事がそれです。「最頻値100-150万円」を取り上げず、この額には「従業員の退職金の積み立てや薬品代の消費税など諸々の費用も含まれ」ていて事実と違うと多くの開業医から反論の声が上がりました。

読売・毎日と開業医批判の記事が連続した理由

その後毎日新聞(7/16)は、「外来薬剤費 水増し請求横行か」と報道し、東京の某悪徳医師の「年間1500万円の利益を薬の不正請求で稼いだ」というコメントを根拠に、205円ルールを隠れみのに（ほとんどの）開業医は薬代を不正請求していると

いう記事を一面に掲載しました。「レセプトは・・・・かなりの水増し請求があると見られている」という読売新聞(7/13)の記事に呼応したものでした。

代表的な三紙がこぞってこのような記事を書くのは偶然では決してありません。

小泉内閣が進めようとしている、この秋から来春に向けての、これまでにない医療大改悪の開始をマスコミとして支援しますと告げる花火の役割を果たすものでした。

患者さんとの信頼の上に成り立つ診療

そのことに対して、診療所の経営実態を敢えて明らかにし、私の考えも含めて記事にし、広く世間に訴えようとしたのがあの記事です。

ポイントは、医療費の高騰で老人患者をはじめ患者に負担がかかり受診回数が減っていること、きめの細かい医療を続けるには経営も安定させる必要があることの二点でした。

患者さんとの信頼を築き、よりよい医療を提供することが私たちの使命であり、それを阻むものは大新聞といえどもひるんだり、許したりしてはならないのです。

私たちの回りをちょっと見て下さい。「ポポンS」が「セデスG」が扱えなくなりました。湿布、ビタミンも続くでしょう。胃炎・胃潰瘍の治療薬「ガスター」が大衆薬として市販されています。小泉医療構造改革を放置していれば「高血圧治療薬」「糖尿病薬」も保険の枠から外されるのがもうすぐのような気がします。

保険で扱えないということは、患者さんが自費で手に入れるということです。保険適用の薬が大衆薬となった時点から、随分高いものだと実感されるでしょう。

医療費を出来るだけ抑制したい政府は、あらゆる医療分野から保険はずしを行おうとしています。これが「聖域なき医療構造改革」の実態なのです。
＊新聞の感想を是非お寄せ下さい
＊205円ルールについては4面に解説しています

第75号 2001年 10月1日 発行	たかもと共立診療所だより 内科 循環器科 呼吸器科 ◈生命は宝、健康こそ財産◈	〒536-0006 大阪市城東区 野江1-2-3 モリビル1階 TEL06-6930-3300 FAX06-6930-3200

＊＊生命は宝、健康こそ財産＊＊
第三回診療所と患者さんを結ぶ集いのお知らせ

メインテーマ

> いつでも、どこでも、安心して受けられる医療を！
> 医療・介護の充実なくして老後の安心なし、老後の安心なくして健康なし

サブテーマ

> 病気と二人三脚、人生楽しまな損、いかに余暇を楽しむか

日時　　11月18日（日）正午より午後4時まで
場所　　扶桑会館六階大会議室（JR京橋駅下車、桜小橋交差点）

（実行委員会は10月17日3時からと11月7日に行ないますので、お集まり下さい。）

プログラム

正午　　　　開場
正午～1時　受付を済まされたらご自由にお入り下さい（参加記念品あり）
　展示品の観覧、クイズ（汁物塩分量順番当て、カロリー量順番当て）スタート
1時～2時　講演
　「わが国の医療制度は世界一、大幅患者負担増を前提とする医療改革は大改悪」
　　　今回は質問と討論時間をゆっくり取って勉強しましょう
　（座って出来るリラックス体操・・約5分間）
2時5分～20分　患者さんのお話
　「いかに病気と仲良くしながら余暇を楽しむか」
2時半～4時・・頭をつかった後はリラックスしましょう
　　　患者さん同士の語らいとお楽しみ時間に当てます
クイズ再開と正解者発表（2時半～3時半頃）
健康は足下から、外反母趾などお困りの方に靴の話と靴販売（常時受付）
バザーのスタート（3時より4時まで）
お楽しみ抽選会と発表（3時50分）
　1等・・海勢頭　豊と「月桃の花」歌舞団コンサートへご招待（5名）
　　　　（12月1日6時大阪厚生年金会館大ホール）
　他　ネクタイ、診療所本「生命は宝、健康こそ財産」など
その他色々検討中です

当日手伝って下さる実行委員の方を募集中です。病状に合わせて、役割を決めたいと思いますので、ぜひ受付か看護婦までお申し出下さい。お願い致します。

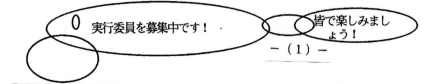

実行委員を募集中です！　　　皆で楽しみましょう！

第76号 2001年 11月1日 発行	たかもと共立診療所だより 内科 循環器科 呼吸器科 ◎生命は宝、健康こそ財産◎	〒536−0006 大阪市城東区 野江1−2−3 モリビル1階 TEL06−6930−3300 FAX06−6930−3200

年に一回の「診療所と患者さんを結ぶ
集い」です！ みなさん、ぜひ起こし
下さい、お互いに元気をもらい合い、
楽しみましょう！

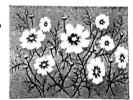

＊＊生命は宝、健康こそ財産＊＊
第三回診療所と患者さんを結ぶ集いのお知らせ

いつでも、どこでも、安心して受けられる医療を！
医療・介護の充実なくして老後の安心なし、老後の安心なくして健康なし

サブテーマ　病気と二人三脚、人生楽しまな損、いかに余暇を楽しむか

日時　　　１１月１８日（日）正午より午後４時まで（途中入場、退場も可能です）
場所　　　扶桑会館六階大会議室（ＪＲ京橋駅下車、桜小橋交差点）

正午　　　　　開場
正午～１時　受付を済まされたらご自由にお入り下さい（参加記念品あり）
　展示品の観覧、クイズ（汁物塩分量順番当て、カロリー量順番当て）スタート
１時～２時　講演
　「わが国の医療制度は世界一、大幅患者負担増を前提とする医療改革は大改悪」
　　　　今回は質問と討論時間をゆっくり取って勉強しましょう
　（座って出来るリラックス体操・・約５分間）
２時５分～２０分　患者さんのお話
　「いかに病気と仲良くしながら余暇を楽しむか」
　（ちょっとお知らせタイム・・
　　　　おかしいぞ介護保険！公的介護保障をめざすつどい実行委員会より）
２時半～４時・・頭をつかった後はリラックスしましょう
　　　　　　　　（患者さんより替え歌指導）
　　　　　　　患者さん同士の語らいとお楽しみ時間に当てます
　クイズ再開と正解者発表（２時半～３時半頃）
　健康は足下から、外反母趾などお困りの方に靴の話と靴販売（常時受付）
　バザーのスタート（３時より４時まで）
　お楽しみ抽選会と発表（３時５０分）
　　１等・・海勢頭　豊と「月桃の花」歌舞団コンサートへご招待（５名）
　　　　（１２月１日６時大阪厚生年金会館大ホール）
　　他　ネクタイ、診療所本「生命は宝、健康こそ財産」など
　その他色々検討中です
当日手伝って下さる実行委員の方を募集中です。病状に合わせて、役割を決めたい
と思いますので、ぜひ受付か看護婦までお申し出下さい。お願い致します。

－（１）－

第77号 2001年 12月1日 発行	たかもと共立診療所だより 内科 循環器科 呼吸器科 ◈生命は宝、健康こそ財産◈	〒536-0006　大阪市城東区 野江1-2-3　モリビル1階 TEL06-6930-3300 FAX06-6930-3200

◈◈ 集い報告特集 ◈◈

第三回「患者さんと診療所を結ぶ集い」は70名の参加者で楽しい半日を過ごしました。来年はもっと多くの方々と集いましょう。

今年の集いでは、来年度から行われようとしている医療制度の改悪をどうやって分かっていただくかが大事なポイントでした。

講演の後にクイズをすれば資料を見ながらなので復習にもなるかな？と初の試みになりました。順を追って再度簡単に解説したいと思います。

第一問：日本の医療の中身（健康達成度）はWHO（世界保健機関）の2000年の評価によると世界第1位である。

答：WHOの調査の内容は「健康寿命（健康で自立して生活できる年齢）」1位、「平等性」3位で総合評価としては1位です。全員正解でした。

第二問：日本国内総生産（国の経済力の指標）に占める医療費の割合は7.2%であり（97年度）、これは世界の第何位にあたるか？

答：正解は21位です。日本の医療の内容が世界に誇れるものであると理解しても、その為の医療費が国の経済力の割にはかなり低いものであるということが実感としては理解しにくかったようです。33人中13人の正解です。

第三問：社会保障の国家支出はアメリカ、フランス、イギリス、ドイツ、日本の中で最低は日本である（96年度）

答：日本でした。全員正解です。

第四問：小泉内閣は来年度の予算請求において5500億円の医療費の自然増を2700億円に抑えるとしています。そのため医療費はいくらけずるといっているのでしょう

答："自然増"を削るのですから大変な痛みを伴

うというわけです。「まさか、そんなに‥‥」という心情からか1名の方が間違われました。正解は2800億円です。

患者さんの負担増分が約1000億円、薬価引き下げで約700-800億円、この合計で約1800億円です。残りの1000億円を医療機関（病院や診療所など）への支払い分「診療報酬」を引き下げていくというのが国の試案です。

第五問：老人医療費など、患者さんの窓口負担金が増えた場合、その分は診療所や病院の収入が増えることになる。

答：患者さんの負担が増えても診療所が潤うわけではありません。一名の方が診療所の収入が増えると回答されました。

他の診療所の話では「医者がその分儲ける」と思っておられる方が多かったということです。

第6問：憲法の中で「生存権、国の生存権保障義務」として「1)全て国民は健康で文化的な最低限度の生活を営む権利を有する、2)国は、すべての生活部面について、社会福祉、社会保障及び増進に努めなければならない」とうたっているのは第何条でしょうか？

答：あえてクイズにしましたのは、この憲法の条文を味わってもらいたかったからです。国は憲法に基づいて"政（まつりごと）"を行わなければなりません。この条文の内容と今回の制度改悪は合致しているでしょうか？一名を除いて全員正解でした。

正解者：東トシエ、田中富雄、池部三男、中村夫妻、大岸英子、佐藤夫妻、南野泰男、吉田マリコ、西田昌子、河崎恭子、糸山基子（順不同）の皆さんです。後日プレゼントをお渡し至します。

御協力ありがとうございました。

今からでも、皆の力で変える事ができる70-74歳当面一割負担！診療報酬引き下げ！の政府与党案に反対しよう！

– (1) –

第78号 2002年 1月1日 発行	た か も と 共 立 診 療 所 だ よ り 内科 循環器科 呼吸器科 ◎生命は宝、 健康こそ財産◎	〒536-0006 大阪市城東区 野江1-2-3 モリビル1階 TEL06-6930-3300 FAX06-6930-3200

あけましておめでとうございます、今年も協力して病気を上手に料理していきましょう！

> チーム医療を心がけ、診療内容の一層の充実をはかります

全ての職員が誠意をもって患者さんの診療に当たります。しかし、それぞれが誠意をもって応対するだけでは、ちょっと足りません。チーム医療が大切です。

患者さんの何気ない言葉が、診療する上で重要な情報になることがよくあります。

そのようなちょっとした言葉がスタッフの気に留まり、診察室に情報として集中されるためにもチーム医療が必要になります。それは職場の風通しが良くないと実現困難ですので、私たちも努力していきたいと思います。

今年も職員全員と患者さんの協同で病気を治したり、うまく付き合ったりしていきましょう。

> 痛みを伴う医療改革飛んでいけ～！痛みを伴わない診療内容の改革こんにちわ！

痛みを伴わない診療所の改革は可能です。出来るところから始めたいと思います。

まず高い薬は使わないということです。

ジェネリック医薬品の導入を開始します。

当院で現在使用している高薬価の薬を全面的に見直し、『厚生労働省が品質確保のために恒常的に行っている「品質再評価」試験をクリアし、日本版オレンジブックに収載された』（保険医協同組合）安全性、有効性が確認された安い価格の薬の使用を開始します。

勿論これまでの薬の方が良い方はそのまま処方します。

また原点にもどって薬は出来るだけ少なくするよう努力したいと思います。

次に昔から言われているように病気は「早期発見、早期治療が大原則」です。そのために必要な検査を忘れないように、検査をし過ぎない

ように、患者さん一人一人のチェック表を作成します。

患者さんも自分の身体（健康）に大いに関心をもって下さい。

診療所独自の「私の健康手帳」の普及と活用を進めたいと思います。他の医療機関に受診された時も、当院で記録している健康手帳を持っていき、医師や看護婦に見せて下さい。

経過が分かると同時に無駄な検査や、薬の重複を避ける事が出来ます。それだけでも医療費の節約になりますし、薬の副作用も減ります。

健康教室、ふれあい教室へ積極的に参加して下さい。お互いに勉強していきましょう。私たちも、充実した例会となるよう工夫するつもりです。

いずれにしても診療所まかせにすることはよくありません。積極的に体調についてお話下さい。

> 今年は医療制度が激変する（悪くなる）可能性をはらんでいます、いつでも、どこでも保険証一枚で、安心して受けられる国民皆保険制度を守り発展させましょう

＊＊ジェネリック医薬品とは・・・

先発品の特許が切れた後に発売された薬（後発品）で、先発品と同じ成分、同じ効き目があり、厚生労働省の承認を得て発売された医薬品をジェネリックといいます。

先発品と比べ、安価であるのが利点です。

たとえば

血糖降下剤（糖尿病薬）：同じ1錠で

オイグルコン2.5mg18．3円

ベンクラート2.5mg 7．3円

1日3錠服用するとして、一年間でオイグルコンは約2万円、ベンクラートは約8千円となります。どちらを選ばれるでしょうか？

高本

－（1）－

たかもと共立診療所だより　第79号 2002年2月1日発行

内科　循環器科　呼吸器科

生命は宝、健康こそ財産

〒536-0006 大阪市城東区野江 1-2-3 モリビル 1 階
電話 06-6930-3300　　ファックス 06-6930-3200

今だからこそ「いつでも、どこでも、誰でも安心して受けられる医療制度」がみんなの願い

　医療と教育は損得抜きで国民が等しく受けられるものです。また、ビジネスの対象にしてはならないものです。

　ところが政府によって作り出された医療財政難で、平等に罹れない事態が生じています。

医療技術の進歩と平均寿命の伸びによる医療費の増大は当然と考えましょう

　私の学生時代は MRI(エムアールアイ)やエコー検査は普及していませんでした。せいぜい CT(シーティー)検査どまりでした。いまや「MRI をとってもらったら」と患者さん同士でごく当たり前の検査として会話される検査になりました。

　また、肺炎や結核で亡くなることはほとんど無く、脳卒中や急性心筋梗塞でも助かるようになりました。衛生状態の改善も加わって寿命も世界一となり、高齢化が進行しました。

　これは喜ばしいことだと思います。

　しかし長生きした分だけ、足腰の関節痛、高血圧、糖尿病などの持病を抱えるようになり、医者にかかる機会が増えました。これは悪いことでしょうか。仕方が無いことだと思うのですが。

　医療財源が逼迫しているのは政府が医療費の出し惜しみをしているからです。

　医療費として予算(税金)から出費するものとして国庫負担金があります。政府は 84 年より年々減額してきましたが、元に戻すだけで 1 兆 8 千 6 百億円増、高い薬代を是正すると 2 兆円の節約となります。そうすれば自己負担金を増やさずにすむわけです。

　それをごまかす為に「病院は老人のたまり場になっている」とか「老人医療費が全体の医療費の足を引っ張っている」とか「老人は裕福である」とかマスコミを使って言ってきました。

　このキャンペーンでなんとなく医療機関にかかるのがいけないという意識が高齢者にしみこんで行きました。

　サラリーマン 3 割、70 歳以上は 1 割負担で医療機関にかかれない人が続出する可能性があり、治療の

遅れが心配です。

国民健康保険料を滞納していても診療所に来てください、相談に乗りたいと思います

　リストラ、企業倒産、失業はとどまるところをしりません。真冬の寒さが身にこたえるご時世です。

　風邪、インフルエンザ、肺炎になりやすい季節ですが、保険証がない為に、国保料の支払いが滞っているために医療機関にかかれない人が激増しています。

　誰が好んでこんな状態になりたいでしょうか。

　仕事があれば安心して病院に行ける。そんな声がうねりとなって政府に届くようにしたいものです。

自己負担することも限度に近づいています。医療制度をこれ以上改悪させないようにしましょう。

　大阪府下の開業医約五千人で構成されている保険医協会は 2 月 4 日、朝日新聞、読売新聞に 180 万世帯を対象に医療改悪反対を訴えるチラシを折り込みます。投書欄もありますのでぜひ思いを書かれて投函して下さい。また開業医自らが主要駅ターミナルで街頭宣伝も行います。それほど今回の医療改悪は許せないひどいということです。

通常国会も始まっています。2 月 15 日までには医療「改革」法案が国会に提案される予定です。医療関連のやりとりには特に注目しておいてください。

遠足のお知らせ

受け付けにお申し込み下さい。

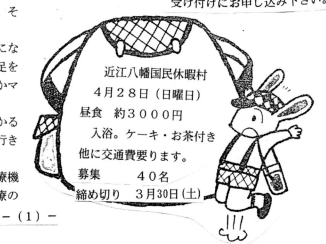

近江八幡国民休暇村
4 月 28 日（日曜日）
昼食　約 3000 円
入浴。ケーキ・お茶付き
他に交通費要ります。
募集　　40 名
締め切り　3 月 30 日(土)

たかもと共立診療所だより　第80号　2002年3月1日発行

内科　　循環器科　　呼吸器科

生命は宝、健康こそ財産

〒536−0006大阪市城東区野江1−2−3モリビル1階

電話06−6930−3300　　ファックス06−6930−3200

老人医療費の窓口負担は値上げされ4月から850円になります

　老人医療費は次々に値上げされ4月から850円になります。念のため書いておきますが診療所の収入が増えるのでは有りません。政府の医療負担が減るだけです。

　これは以前老人医療費について、私たちの反対にも関わらず政府が決定した「経済の状況等に応じて変更する」という理由からです。こんな不況の時に値下げでなく、値上げは理屈にあいません。

　また小泉内閣の医療「改革」案が今国会で通ることになれば、10月からさらに負担増となります。

健康保険制度史上はじめての診療報酬マイナス改定は患者さんにとってもマイナスです

　今回の改定では単に再診料や薬剤費、検査などの点数が下がったわけではありません。保険外（自費）診療を増やす、保険のきかない範囲を広げる内容がどんどん増えています。特に患者さんにとって大きな問題となるのが6ヶ月以上の入院患者さんの負担増です。

　病状が安定し入院の必要性が低いとみなされた患者は180日を越えると「入院基本料」など、3年かけて15％が自費扱いとなります。

　厚労省は「難病患者、重い副作用のある抗がん剤を使っている患者、人工呼吸器を使っている患者」を除くとしていますが、約5万人が対象になります。なにしろ介護施設の数が少ないので今でも長い順番待ちです。受け皿をつくるのが先決ではないでしょうか。

健保本人3割負担をやめさせましょう

　政府与党はこの国会で何としても来年4月からの健保本人3割負担の実施を決めようとしています。しかし2月中旬に予定していた法案の上程は、反対の声の広がりと与党内の混乱で3月初めにまでずれこんでいます。国民世論の力が遅らせているのです。

　それだけでなく月々の給料から引かれていた保険料の対象がボーナスにまで広げられました。これだけでも年に数万円の保険料アップとなります。

　当診療所でも昨年の秋から署名にとどまらず保険医協会の11月の七千人集会、府医師会の二万人大集会に参加するなど反対の声をあげてきました。

　開業医も今以上医療のサービスを低下させる小泉医療「改革」には反対し、かつてない運動を展開しています。

　まだまだあきらめずに改悪である医療「改革」法案の国会通過をおしとどめましょう。

朝日・読売新聞折込チラシの活用を

　今号のたよりにはさんでいます『こんな医療「改革」許せますか』のちらしには、切手代不要の署名葉書がついています。みなさんの「私のひと言」を書いて声を届けて下さい。

春の遠足のお知らせ（2面を見てね）

近江八幡一日バス旅行

たかもと共立診療所だより　第８１号　２００２年４月１日発行

内科　　循環器科　　呼吸器科

生命は宝、健康こそ財産

〒５３６－０００６大阪市城東区野江１－２－３モリビル１階

電話０６－６９３０－３３００　　ファックス０６－６９３０－３２００

いま国会では、健康保険法「改正」案の審議が行われています。注目を！

　三月一日、小泉内閣は医療制度改革法案を国会に提出しました。今回の法案はこれまでにない患者、国民の負担増、医療機関の経営を危うくさせる文字通りの改悪案で、世論の反対が強まっています。

　それを受けて民主、自由、共産、社民の四野党は、サラリーマン本人の健保３割負担に一致して反対していくことに合意し、廃案に向け攻勢を強めています。

　もし３割負担が国会を通過すれば、ベースアップもままならず、過密労働とリストラの不安にさらされながら働いているサラリーマンにとっては、医療費が家計を圧迫するため、病気になっても気軽に医療機関にかかれなくなると思います。

　早期発見、早期治療の原則が崩れ、我慢の結果、病気が重くなってから受診となることが心配です。

　老人医療費は、今月より一回受診ごとに８５０円となります。月四回までは同じです。さらに今国会では、今秋より老人医療費自己負担を一割にすることが審議されています。高齢者の場合は受診が遅れると、サラリーマン以上に病気は重症化し易く、負担増に絶対反対していかねばなりません。

　これから成長していく子ども達や、一生懸命働いてきたお年寄りを大切にするのが、政治家が真っ先にしなければならないことです。

地球温暖化を防ぐには「原子力発電所」が必要？

　三月五日、人工衛星からの写真を分析していた米国の科学者が、南極大陸の「ラーセンB」と呼ばれている南極半島の棚氷から、鳥取県の面積に相当する巨大な氷塊が崩壊したと伝えました。

　過去三十年間で最短、最大の崩壊現象で、地球温暖化の危険な兆候であると警告を発しました。

　日本の政府は三月中に決定する「地球温暖化対策推進大綱」で、原子力発電重視の姿勢を明確に打ち出そうとしています。ベルギーやドイツでは廃止が決定されているというのに。

　一方、今年度末に廃炉となる新型転換炉「ふげん」（福井県）の解体費用や、１９の原子力施設の廃止に伴う解体、廃棄物処理費用になんと１兆３０００億円！！かかるとしています。

　医療費を予算ベースで２８００億円削るために、これだけ国民や医療機関に痛みを強いているというのに、あきれた金額を税金として負担していかねばならないのです。

　みなさんはどうお考えでしょうか。

残念ですが、今月より老人医療費は、月に四回まで、一回受診するたびに８５０円となります。引き続き医療改善のための署名を集めたいと思いますので、協力お願いいたします。

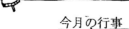

今月の行事

１７日は２時より健康教室「息切れ」

２８日は近江八幡へ日帰り遠足

たかもと共立診療所だより　第８２号　２００２年５月１日発行
内科　　循環器科　　呼吸器科
生命は宝、健康こそ財産
〒５３６－０００６大阪市城東区野江１－２－３モリビル１階
電話０６－６９３０－３３００　　ファックス０６－６９３０－３２００

　いま国会では、第二次世界大戦で日本が敗れて以降、日本の針路を大きく変えようとしている最重要法案が、ろくに審議されないまま成立しようとしています。

　ひとつは有事法制案（戦争国家づくり法案）です。この法案は、もし日本が他国から武力攻撃を受けたらという仮定のもとに審議され、マスコミでもそのように報道されています。本当にそうでしょうか。今ほど冷静な判断が国民に求められた時期は無かったように思います。

　昨年九月のアメリカ世界貿易センターへのテロ攻撃（無差別殺人）、その報復としてアメリカ軍はテロの撲滅を理由として最貧小国アフガニスタンへ無差別爆撃を開始し今も続けています。それを支援するため小泉内閣は自衛隊をパキスタン国および近海へ派兵しました。

　その後に発生した「北朝鮮籍」不審船問題をチャンスとばかりに、今にも日本は他国から侵略されるという危機感を国民の心に焼き付けようと、実弾を不審船に浴びせ沈没させました。この生々しい映像は繰り返しテレビで放映されました。戦後自衛隊が、初めて他国の人々を死亡させた歴史的瞬間だったのです。

　盧溝橋事件を持ち出すまでもなく、戦争への道は意図的に仕組まれていくものです。

　有事法制案には、医師、歯科医師、薬剤師、保健婦、看護婦などの医療従事者も、戦争動員の対象とされ、拒否すれば罰則が適用されるという強制力を持たせています。

　戦争を放棄し、問題が起こればあらゆる国とも平和的に解決しようと決めた憲法九条を大切に守り抜くことが最も重要と思います。

　イスラエルとパレスチナの血みどろの紛争を見ていると、武力で物事は一切解決しないことが証明されていると思います。

　次に老人一割自己負担、サラリーマン三割自己負担を審議中の医療「改革」法案は、今月中旬にも与党は国会で可決成立させようとしています。

　皆さんにお願いしました改悪反対署名は、他団体も含め全国で２４５０万人の人々の反対の意思として政府、国会に提出されています。

　診療所としても、この間４月４日には国会要請を１４日には全国から保険医が上京して反対行動を行ってきました。この改悪法案を通してしまえば、国民皆保険制度の空洞化、社会保障が崩壊するという思いから、私たちの小さな力を結集させる必要を感じたからです。

　老後の健康維持や病気をした時のお金の心配を、高齢者や扶養家族にさせることは、政治をつかさどる政治家として失格です。失格である政治家は、早々とお引取り願うのが国民の幸せというものです。

　有事法制案と健保法改正案は、ともに戦後最大の悪法であると断定して間違いないと思います。「通過してからしまった」と思わないよう、皆さんと一緒に考え行動していきたいと思います。

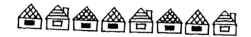
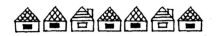

たかもと共立診療所だより　第８３号　２００２年6月1日発行

内科　　循環器科　　呼吸器科

生命は宝、健康こそ財産

〒５３６−０００６大阪市城東区野江１−２−３モリビル１階

電話０６−６９３０−３３００　　ファックス０６−６９３０−３２００

四法案成立のため長期会期延長

政府与党はこの国会会期中に重要四法案（医療制度改革法案、有事法制、プライバシー、郵政）を成立させようとしていました。が、有事（戦争）関連三法案の公聴会の日程を与党が単独で議決したことにより国会が空転し、ようやく先月29日の定例日に審議が開催されることになりました。

これにより各法案とも会期内成立がむつかしい状況で、４０−５０日の会期延長案が浮上しました。

健康保険改悪案に反対の声広まる

健康保険改悪案についてみても「医療費負担増」反対の声は大きくなっています。4月１０日付け日経新聞のアンケートで「サラリーマンの3割負担引き上げ」に「反対」は５９％。労働組合の連合は５月１０日に「安心の医療と介護」中央集会を約９５００人で開きました。

また当診療所で皆さんに協力していただいた署名などは、全国で２５００万人分を超え、９７年の健保改悪時をはるかに超える反対の声を国会に届けることができました。このことが健保改悪法案を国会で簡単に成立させられない力になっていると思います。

健保改悪案廃案まで今が胸突き八丁

この間マスコミは医師の批判は記事にしても、全くと言っていい程このような国民の反対の声を伝えていません。

国会ではこの法案の集中審議が始まったばかりで、もっと審議に十分時間をとり法案の強行採決は止めるべきです。

審議がまだまだ不足しているだけでなく、一方で規制緩和と称して「いつでも、どこでも、だれでも」健康保険証があれば医療機関にかかれる国民皆保険制度を、民間企業のもうけの対象として大幅参入を推進しています。

国会から遠くはなれている大阪では、マスコミも報道しないため分かりにくいですが、国会周辺は全国からの反対の人々の抗議行動で連日騒然としています。

私たちの出来ることは限られていますが、引き続き署名を集めていますので、ぜひご協力ください。

32

たかもと共立診療所だより　第８３号改訂　２００２年６月１５日発行

内科　　循環器科　　呼吸器科

生命は宝、健康こそ財産

〒５３６－０００６大阪市城東区野江１－２－３モリビル１階

電話０６－６９３０－３３００　　ファックス０６－６９３０－３２００

ワールドサッカーも大事だけど、医療改悪法案を廃案にする方がもっと大事！

　６月１４日、日本サッカーチームはチュニジアを２－０で破り、決勝トーナメントに駒を進めました。１８日のトルコ戦も勝利しベスト８に勝ち進むことを切に願っています。

　１４日、日本列島はこの快挙に沸きあがっていました。テレビが繰り返し放映する国民のはしゃぎぶりは、老若男女を問わず、うっ積したものを一挙に振り払いたいかのようでした。

　経済不況による倒産・リストラ・就職難、外務省と鈴木宗男「議員」の癒着、中国瀋陽での日本大使館駆け込み事件の貧しい対応、防衛庁のプライバシーを否定しても構わないとする人権感覚、政治家・官僚の腐敗、国民の痛みを考えようともしない政府与党、どれをとってもおもしろくない話ばかり。国民がサッカーの活躍に熱狂するのも無理からぬことです。

１４日、衆院厚生労働委員会で自民・公明・保守の与党三党は、医療改悪法案を強行採決しました！

　医療改悪法案は１０月より高齢者から医療費の１割負担を、来年４月からサラリーマンに３割負担を強いるものです。サンデープロジェクトの９日の調査では５８％弱の人がこの法案に反対し、賛成は２３％強しかありませんでした。

　私たちが患者さんに協力していただいた署名も 2600 万筆あり、世論がこの法案に反対していることは明白です。

　審議を十分尽くさずに強行採決に走ることは、民主主義をみずから破壊する暴挙です。

「国民皆保険制度（今の健康保険制度）を存続させるために国民は痛みを」はごまかし！

　社会保険などの社会保障制度は国民が安心して暮らせるために、国が責任を持って充実させるべきものです（憲法２５条）。保険制度が赤字だから、高齢者が増えて大変だからというのは口実です。国が赤字で大変だからなどはもってのほかです。つぎつぎに明らかになる億円単位の無駄金使いは、当の政府与党の議員や官僚たちではないでしょうか。

　国庫負担金を以前の率に戻すなど税金の使い方をちょっと工夫すれば、健保改悪はせずに済むことは多くの学者が指摘しているところです。

国会の無原則な会期延長に反対し、戦後最悪と言われる健保法案、有事法制案、個人情報保護法案、郵政関連法案を廃案にしましょう。平和であってこそ医療は充実し、安心した老後の生活を保障できると思っています。　　　　　　　　　　　　　　　　　　　　　２００２年６月１５日

たかもと共立診療所だより　第84号　2002年7月1日発行

内科　循環器科　呼吸器科

生命は宝、健康こそ財産

〒536-0006大阪市城東区野江1-2-3モリビル1階

電話06-6930-3300　ファックス06-6930-3200

熱気と興奮を共有したワールドサッカーは無事終了し、4年後の日本サッカーチームの活躍を期待しましょう。武器をもって決着を付けるのではなく、選手のチームワークとサポーターの応援で勝敗を決めるサッカーを見ていて、有事法制案（戦争法案）を成立させ、戦争したくて仕方がないわが国与党の政治家も見習って欲しいと思う一ヶ月でした。

「医療改悪反対」署名2500万筆がもつ意味をじっくり考えてみましょう

　このような膨大な署名が、集められたのは極めて異例のことだそうです。日ごろ署名なんて何の役に立つのかなと、半信半疑でおられた方も今回の署名には応じてくださった証拠です。北海道から沖縄まで老人も若者も署名に協力して下さって初めて積み上げられた数字です。

　また6月9日の日曜テレビ番組サンデープロジェクトで、「健康保険改正案」に反対は57.8%、賛成は23.4%という世論調査が発表されました。明確な賛成は4人に1人弱です。

　しかしこの切実な声を無視して6月21日、衆議院で強行採択され、参議院に送付されました。

　数を頼りに採択を行った与党議員は、選挙で選ばれていることを忘れてしまっているのでしょうか。

70歳未満は3割負担、70歳以上は1割負担、サラリーマン3割負担、退職者3割負担、ボーナスからも保険料負担、それでも賛成しますか、参議院で採択されるのを見過ごしますか？！

　150日間と決められていた通常国会は、7月末までを期限として42日間も与党単独で延長されました。そして成立が難しくなっている有事法制案をはじめすべての法案を成立させる構えでいます。

　健保改悪案は、「高齢者裕福論」の宣伝によるお年寄りへの圧力や、国保加入者にとってはすでに3割負担というさめた感じがあるものの、ここまで成立を延ばすことが出来ています。

　廃案の可能性はまだまだ残っています。

保険料や消費税を上げなくても、国庫負担（国民が納めた税金）割合を増やすと、赤字の健保財政は改善します

　政府はこれまでにも、保険料を上げることによって一時的に赤字が解消されると、すかさず国庫負担割合を減らし続けてきました。1979年の30.1%から1999年には24.9%まで減らしています。この間医療費は確実に増えているにもかかわらずです。

　また高薬価の薬をジェネリック薬に切り替えていくことで医療費の圧迫は軽減されます。やっぱり国の政策と診療所の診療姿勢の問題と思います。

参議院は「健康保険改正案」に賛成の与党と反対の野党が半々です。審議する時間もぎりぎりです。廃案にできるかどうかは世論次第です。

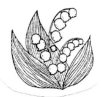

たかもと共立診療所だより　第85号　2002年8月1日発行

内科　　循環器科　　呼吸器科

生命は宝、健康こそ財産

〒536-0006大阪市城東区野江1-2-3モリビル1階

電話06-6930-3300　ファックス06-6930-3200

健康保険「改正」法案、たった4票差で国民の反対を押し切って国会通過！

　衆議院、参議院ともに審議を打ち切り強行採決で法案を通過させた政府・与党は、恥を知るべきと思います。こんなあくどい手段をとってもたった過半数を4票上回っただけでした。

　昨年の秋から、患者さんには反対署名にご協力をいただきましたが、私たちの力があと一歩足りず7月25日には参議院厚生労働委員会、26日には本会議にて、国民に1兆5千億円の負担増になる健康保険「改正」法案が通過してしまいました。

　残念ですが、これまでのご協力ありがとうございました。またどの政党が改悪案に賛成であったか忘れないようにしたいものです。

　診療所のスタンスはこれまでと変わらず医療の中身が良くなることならなんでもしていきたいと思っています。

今年の10月から70才までの高齢者は3割負担、それ以上の方は年収に応じて1-2割負担となります。
サラリーマンの方は来年4月から3割負担、ボーナスからも保険料が引かれます。

　小泉首相は、言葉巧みに三方一両損という言葉を持ち出し、さもみんなが痛み

を分かち合えば難局を乗り越えられるような宣伝をしていましたが、実際は国民に激痛を与え、世界的に非常に評価の高い日本の皆保険制度を、民間企業と一緒になってこわすことに熱心なだけでした。

　地域の人々と身近に接すれば接するほど、「いつでも、どこでも、だれでも安心して医療にかかりたい」という切実な思いが診療所にも伝わってきます。

　5千7百万円も製薬企業から献金を受けている小泉首相が、庶民の方を向いた政治をするはずがありません。

医療は公的保障が最善、民間企業が参入すれば医療は効率一辺倒になり、医療の質が低下します。国庫負担の増額を！

　肺癌に有効とされるイレッサという薬は保険が利かないのに認可されました。個人で買いなさいということです。

　入院が180日を超えた場合、すべての患者さんを対象に入院基本料は保険から出なくなります。そこで長期入院に合わした民間保険が売り出されています。

　病気はすべて商売の対象です。そんなことになればお金のあるなしで命の長さが変わってしまいます。

　そんな医療にはしたくありません。

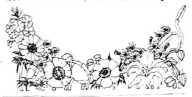

たかもと共立診療所だより　第８６号　２００２年９月１日発行

内科　　循環器科　　呼吸器科

生命は宝、健康こそ財産

〒５３６−０００６大阪市城東区野江１−２−３モリビル１階

電話０６−６９３０−３３００　　ファックス０６−６９３０−３２００

「第四回患者さんと診療所を結ぶ集い」のお知らせ

実行委員さん募集開始します!

　毎年同じことを言っている気がしますが、今年の夏はホントに掛け値なしに暑かった、なんとか生き延びたという感じです。みなさんはいかがでしたか。元気印の患者さんはよく食べ、よく動き体重も増えたとおっしゃっています。きっと温暖化が進んでも最期まで生き延びられる人種かも知れません。

　診療所はというと待合室の熱帯魚は暑さのために水質が悪化して急激に数が減ってしまい、鈴虫の鳴き声はだんだん小さくなってきています。蝉の声はとっくに消えてしまいました。また帰宅時分には路地でコオロギが鳴きだしました。秋の準備があちこちで始まっているようです。

　さて診療所も今年最大のイベントである四年目の「患者さんと診療所を結ぶ集い」の準備に取りかかる時期になりました。楽しく有意義な一日にしたいと思いますのでよろしくお願いします。

日時:11 月 17 日（日）　　　場所: 扶桑会館(昨年と同じ、一号線桜小橋交差点)

　そこで「集い」をみんなで楽しむために患者さんにお願いがあります。

1)　実行委員になってください・・・体調に合わせ、どんなことでも手伝ってもらえます。
2)　今年はどんな話しを聞きたいでしょうか・・・遠慮せずに提案してください。
3)　今年はどんな出し物がよいでしょうか・・・ギター・大正琴での懐かしい童謡やインド舞踊が予定されています。
4)　恒例の病気に負けない患者さんスピーチ・・・肝臓病と闘っておられる方を予定しています。
5)　その他、楽しいアイデアを募集しています。　　　　　　　職員までご連絡ください。

残念ながら健保法案は強行採決されてしまいましたが、引き続き医療の充実をめざし、気持ちを入れ替えがんばりましょう！

10 月から 70 歳以上の患者さんは定率 1 割負担となります

　これまで850 円をもって受診されれば、診察はすべて可能だったのですが、今後は診察時の内容によって変わります。検査の時は850 円以上になり、薬だけの時は以下になったりします。患者さんの負担が重くなった分だけ、国の負担が軽くなる仕組みです。分からないことや疑問があれば、遠慮なく私たちにお尋ねください。

患者さんの負担が少しでも軽くなるよう、安全・良質・安価な薬を積極的に導入します

　いま薬が見直されてきています。わざわざ高い薬を服用しなくても、まったく中身が一緒ならば安価な薬を使おうという運動が全国的に進んでいます。私たちの診療所もそのようにしていくつもりです。もちろん薬については厳密に評価をした上のことです。

訂正 ：70 歳未満の方は今年 10 月でなく、来年 4 月より、3 割負担となります。

たかもと共立診療所だより　第８７号　２００２年１０月１日発行

内科　　循環器科　　呼吸器科

生命は宝、健康こそ財産

〒５３６－０００６大阪市城東区野江１－２－３モリビル１階
電話０６－６９３０－３３００　　ファックス０６－６９３０－３２００

第４回　診療所と患者さんを結ぶ集い

皆さんも是非参加して下さい。

メインテーマ

一緒に地域で助け合って生きよう、老いも若きも！

医療・福祉の充実で安心した暮らしをしたい！

日時　　11月17日（日）正午より午後４時まで
場所　　扶桑会館六階大会議室・桜の間(ＪＲ京橋駅下車、桜小橋交差点

プログラム

正午	開場(受付を済まされたらご自由にお入り下さい(参加記念品あり)
正午～午後１時	クイズ(汁物塩分量順番当て)、１日300ｇの野菜を摂るとしたら…測ってみよう！あなたの１食分の御飯の量は？なんキロカロリー１日300ｇの野菜を摂るとしたら…
	健康教室、ふれあい教室、つくろう会展示物、写真
	大正琴の演奏、靴の展示販売・外反母趾の相談
１時～１時10分	開会　コーラス(可能なら演奏つきで)
１時10分～２時15分	講演テーマ

「小泉内閣の考える医療構造改革は、患者にとってプラスかマイナスか」（仮題）

２時15分～30分	みんなで座ったまま身体を動かしましょう！リラックス体操
２時30分～45分	患者さんのお話
２時45分～	大正琴の演奏・うたを皆で(診療所の唄…替え歌でつくりませんか？募集中)
～３時15分	インド舞踊
３時15分～	バザー開始・クイズ再開　皆さんの交流の時間です。お茶でも飲みながらご歓談下さい。
４時閉会　後片付け	

たかもと共立診療所だより　第88号　2002年11月1日発行

内科　循環器科　呼吸器科

生命は宝、健康こそ財産

〒536-0006大阪市城東区野江1-2-3モリビル1階

電話06-6930-3300　ファックス06-6930-3200

第4回診療所と患者さんを結ぶつどい

メインテーマ　　一緒に地域で生きよう、老いも若きも！
医療．福祉の充実で安心した暮らしをしたい！

11月17日（日）正午より午後4時まで

扶桑会館6階会議室．桜の間（JR・京阪京橋駅下車、国道桜小橋交差点）

プログラム

正午　　いろんなコーナーを体験できる時間
1時　　コーラス
1時10分　講演
「小泉内閣の考える医療構造改革は、患者にとってプラスかマイナスか。」
2時15分　リラックス体操
2時30分　患者さんから、闘病のお話し
2時45分　大正琴の演奏、インド舞踊
3時15分　手作り品のバザー開始
☆交流の時間
展示物をみたりクイズをしたりと、楽しむ時間
4時　閉会

手作りコーナー
　Yシャツ型のコースターを作りましょう。

塩分あてクイズ．食事コーナー
　詳しくは3面をご覧下さい。

趣味のコーナー
　絵画、写真、そして俳句も登場ゆっくりご鑑賞を。

診療所の取り組みコーナー
　学会での発表、ジェネリック薬品についての展示など

靴の販売と外反母趾の相談

手作り品バザー

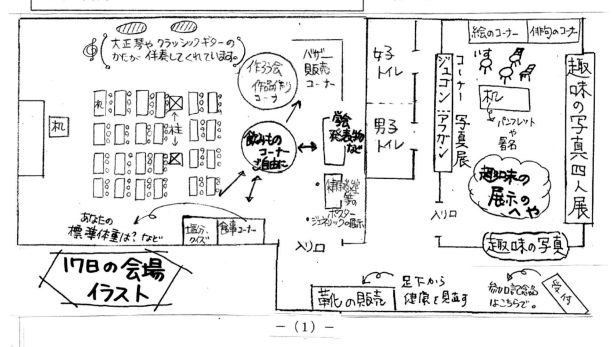

17日の会場イラスト

たかもと共立診療所だより　第８９号　２００２年１２月１日発行

内科　　循環器科　　呼吸器科

生命は宝、健康こそ財産

〒５３６−０００６大阪市城東区野江１−２−３モリビル１階
電話０６−６９３０−３３００　　ファックス０６−６９３０−３２００

11月17日「患者さんと診療所を結ぶ集い」134名の参加で半日を楽しむ！

「昔は長生きが慶び事であったのに、現在(いま)は何歳まで生きるかが心配事になっている」(＊)という主婦の言葉に象徴されるように、今の医療福祉制度は安心したものでなくなってしまっています。

「心配事になっている」原因はどこにあるのでしょうか?

大きな原因は10月から70歳以降も完全1割負担が導入されたことです。治療代が重症になるほど高額となり、もし入院すれば入院期間にも制限が設けられてしまうことなどによる心配です。

二つ目は適当な医療機関がどこにあるかが分からない不安です。「病気になるのも運命なら　選んだ病院のあたりはずれも運命ですか」(＊)と皮肉られるほどです。

三つ目は担当する医師が自分のことをちゃんと診てくれるかの心配です。「あんたらもっと患者さんをみいや　データだけじゃ　わからんで」(＊)との耳の痛い指摘です。

次に「神様が迎えにきても医者がうんと言わないので、中途半端な形で生かされている人が多すぎます」(＊)という無理やり延命策をとられないかという心配です。

私たちは、医療機関や医師に対する批判を素直に反省し、この一年間患者さんの要望に出来るだけ耳を傾け、医療に信頼を取り戻すために努力してきました。まだ小さな一歩かも知れませんが、確かな一歩ではありました。

先月の134名の参加を得た「患者さんと診療所を結ぶ集い」の成功がそれを物語っているように思います。メインテーマ「一緒に地域で生きよう、老いも若きも！　医療・福祉の充実で安心した暮らしをしたい！」が会場のあちこちで表現されました。

受付、不自由な患者さんの道案内、塩分当てクイズ、食事の工夫コーナー、バザー、写真展示など、すべての準備に患者さんが自主的に加わり、患者さんによる開会のあいさつ、闘病生活の報告も行われました。28名の実行委員さんがこの集いの成功を演出されたと思っています。診療所主導から、患者さんと一緒に「集い」ができるところまで発展してきました。

このような取り組みが、最初に書きました医療者に対する批判への、私たちなりの答えとしていきたいと考えています。来年の集いはさらに発展して開催できるよう私たちも努力したいと思います。参加された患者さんはご苦労様でした。参加できなかった患者さんも来年はぜひご参加ください。

(＊)は「言いたくても　言えなかった　ひとこと　医療編」(発行ライフ企画)より
この本は皆さんにも貸し出しています。－（1）－

医療法人共立会　たかもと診療所だより 内科　循環器科　呼吸器科 **生命は宝、健康こそ財産** 〒536-0006 大阪市城東区野江1・2・3モリビル1階　TEL06-6930-3300　FAX06-6930-3200	第90号 ２００３年 （平成15年） 1月1日発行

新年あけましておめでとうございます。　２００３年　元旦

　1994年11月、大阪市の城東区野江にて産声をあげたこの診療所も、9度目の新春を迎える事になりました。

　すっかり地域にとけこみ、肩の張らないなんでも相談できる診療所になりつつあると思っています。

　それを実感しましたのは、昨年11月の「一緒に地域で生きよう、老いも若きも！医療・福祉の充実で安心した暮らしをしたい！」をテーマに、28人の患者さん実行委員の力をバックに134名の参加者で大いに盛り上がった第4回患者さんと診療所を結ぶ集いでした。

　「来年はあの会場200人も入れるやろか」ともう心配して下さる患者さんの期待は私たちに大きな励ましとなりました。

　診療や行事を通して患者さんに病気に負けない生きる力を養っていただく、元気になられた患者さんを拝見して診療所も元気になっていく。こんな関係が益々広がっていく事が、私たちのもっとも希望するところです。

　しかし昨今、医療福祉をもうけの対象にする米国式営利企業の参入の動きや、緊縮予算とやらでどんどん医療福祉予算を削っていく政府のやり方は目に余るものがあります。

　医療福祉は公平なもので無くなり、経済的に余裕のある人しか恩恵に浴せなくなる状況は、高齢者の1・2割負担、サラリーマンの3割負担、介護保険料値上げ、年金の支給年令の延長・減額などをみても猛烈なスピードでやってきています。

　それを食い止めるために、政府や大阪府・市に対して言うべき事は言うという行動がすべての人に問われている状況です。

　もう一つは、戦争と平和と医療の問題です。

　昨年3月101歳で亡くなられた沖縄伊江島の反戦平和活動家阿波根昌鴻さんは、「五本の指いつも仲良く　助け合って共に働く　指に学びませう」と言われています。

　医師、看護師、薬剤師やすべての医療従事者は、患者さんや地域の人びとの健康を少しでも良くすることが仕事です。

　米軍のイラク攻撃で100万人という多くの子どもや民間人が殺され傷ついている事を黙って見ている事は出来ません。米国のイラク開戦を未然に防ぎ、日本が戦争遂行のためイージス艦を派遣した事や、海上での給油の提供に反対することは、税金をイラクの人々を殺す事に使わず医療福祉に使いましょうという意味で、緊急かつ大切な事だと思います。

　地域の患者さんと共に健康の向上をはかっていく事は、日本だけでなく世界が平和でなければ実行不可能です。

　今年も地球規模の大きな視野を持ち、政府の政策にも大いに関心を持ち、地域の具体的な患者さんの置かれている状況を学びながら、医師という専門職を通して、住みよい地域、国になるよう努力したいと思います。

　最後になりますが、私には心強い6名の優秀なスタッフが診療所を支えてくれている事が一番幸せです。

　今年もユニークで、楽しくて、ためになる診療所にしていくのが私の夢です。（高本）

医療法人共立会　たかもと診療所だより	第91号
内科　　循環器科　　呼吸器科　　　　　　**生命は宝、健康こそ財産**	2003年（平成15年）2月1日発行

〒536-0006 大阪市城東区野江1-2-3 モリビル1階　TEL06-6930-3300　FAX06-6930-3200

私達患者に授かった喜び 《患者さんからの寄稿》

その第一は・・・

皆さん、毎月発行されている「診療所だより」のタイトルが変わっていることに気づかれましたか！昨年12月1日発行の89号は「たかもと診療所だより」、それが本年1月1日発行の90号には「医療法人共立会　たかもと診療所だより」になっています。

そこで、医療法人の持つ意義はどこにあるのかということです。私達すべての人は出生と同時に権利能力を有します。すなわち人種、信条、性別、社会的身分または年齢などに関係なくひとしく財産を所有し身分関係に立つ能力を取得します。自然人でない企業にも一定の条件のもとで人と同じような権利を得て法律上の行為を行うことを認めています。これが法人です。

このたび「たかもと診療所」が医療法人を設立されましたその目的は、法人化することによって一次診療、予防や治療を含め総合的な立場から診療と治療を担っている診療所の経営基盤が強化され、機能の充実と、診療所経営の近代化、合理化を計り、医療機関として永続性を持つ事を考えられたものと思います。

この医療法人の設立には「医療法」という法律のなかできめ細かな条件があり、かつ大阪府知事の認可を必要としています。そこにある認可基準に基づいて諸手続きが行われ、これをクリアして認知された事は私たち患者にとってもその信頼性の裏付けと永続性に大いに期待できるものとなりました。

第二点は・・・

今年の年始に、ある書店の店頭で「専門医が選んだ"安心できるホームドクター"大阪、奈良、和歌山」《中村康生編、(株)ライフ企画版2002年11月》が目に入り、一読してまいりますとその中に「たかもと診療所」の名前がありました。

そこには324人の専門医の先生から的確な情報を収集し、患者さんのことをよく考える優秀で"安心できるホームドクター"が選び出されています。

その中にある「たかもと診療所」に関する記事の一部を紹介しますと【特色】の欄では現在診療所のモットーは以下の四点と考えているが、いつまでも進化する診療所でありたいと思っている。・・・（以下は2面に続く）・・・

NO, WAR、戦争はいりません。イラクへの攻撃に反対します。

アフガニスタンの次はイラク、何人の人々を殺せばブッシュ米国大統領は気がすむのでしょうか？イラクの石油がほしい？賞味期限の迫っている爆弾を消費したい？殺されるイラクの人々はたまったものではありません。

世界中のたくさんの人々が攻撃に反対しています。健康を守りたい私達は戦争に反対です。米国と共同歩調をとる日本はアメリカの最後の州ではないはずです。

日本からブッシュに、日本では小泉首相に戦争反対を強く訴えましょう！（高本）

医療法人共立会　たかもと診療所だより　　内科　　循環器科　　呼吸器科 **生命は宝、健康こそ財産** 〒536-0006 大阪市城東区野江1・2・3モリビル1階　TEL06-6930-3300　FAX06-6930-3200	第92号 2003年 （平成15年） 3月1日発行

「健保3割負担凍結」国会請願行動(2/27)のご報告。

　大阪府の完全失業率は8.6%を超え、国保料を滞納している人は20数%を超えています。ナショナルのお膝元門真市の滞納率は50%弱もあります。大阪の不況は全国一深刻です。症状の悪化を不安に思いつつ受診回数を最低限に減らす方もおられます。

　昨秋の高齢者1割自己負担、今年4月予定の健保本人3割負担、介護保険、健保保険料の値上げは、家計の体力をさらに弱体化させてしまうことが明白です。

　マスコミは、政府の意を受けて、高齢者を悪者に、開業医を悪徳医に仕立て上げ、国民の怒りをあきらめに変えようとやっきとなっています。

　しかし昨年の国会審議とは明らかに違っています。国民の医療改善要求の声に後押しされ、四野党は統一して「凍結法案」を国会に上程し、医師会、歯科医師会、薬剤師会、看護協会の四師会は3割負担凍結賛成で運動を強化しています。

　四師会による凍結請願は35県で行われ、坂口厚労大臣の地元三重県でも全会派が受け取りました。高知、鹿児島、長野、北海道では採択されました。自民党の足並みもここに来て乱れています。

　小泉医療改革は、色眼鏡で見ない人なら改悪であることをはっきり見破った証拠です。なんとかしなければの思いで上京する車窓から見た雪化粧した富士はみごとでした。(高本)

　2/27早朝の新幹線で大阪府保険医協会22名の方と国会議員への健保3割凍結法案審議入り、成立要請のため行ってきました。

　私はこの様な行動は初めてであり期待と不安の中、到着後スケジュールに沿ってわからないまま参加者の後をついて行きました。議員や秘書の方の対応は比較的良心的であり、ある党の方とは直接面談でき、主旨と現状に理解を示されました。

　また自民党のある地元議員の方は全く現在の医療情勢を把握されていず、腹立たしさと同時に「なんでこんな人が‥‥」という思いがしたのも正直な気持ちです。

　しかし国会内集会の際82名もの議員または秘書の方の挨拶の一言一言に3割負担凍結の重要性の熱い思いがひしひしと伝わり、また皆さんからの署名が生かされる事を願いながら帰路につきました。あっという間の一日でした。(林由子)

　自民党の議員に会うことが出来ましたが、「医者が自分達の利益擁護のために反対している」「お年寄りが暇に任せて受診するから赤字になる」「薬を一杯出すから赤字になる」「みんな3割にしたほうが平等」など言いたい放題。改悪で受診抑制が起こり、病気が重症化していると反論すると、私たちの地域ではみんな元気と。歴代の大臣が国保負担を二割に戻すと言った約束もご存じない。
国民の厳しい懐具合も何もわかっていないことが良くわかって、世間知らずの議員に実態を知らしめるべきだと怒りがわきました。(糸賀)

患者さんの署名ただいま450名集まっています。もっと多くの声を国会、府議会へ伝えましょう!

医療法人共立会　たかもと診療所だより 内科　　循環器科　　呼吸器科 **生命は宝、健康こそ財産** 〒536-0006 大阪市城東区野江 1·2·3 モリビル 1 階　TEL06·6930·3300　FAX06·6930·3200	第93号 2003年 （平成 15 年） 4 月 1 日発行

今月よりサラリーマン(被用者保険)は 3 割負担となります

　野党(民主・自由・共産・社民)は、衆参両院に、被用者 3 割負担を 4 月実施しないことを政府に求める「凍結法案」を国会に提出し、審議を求めていましたが、残念ながら与党(自民・公明・保守)の反対にあい、たなざらしされたままとなっています。

　時間切れのためサラリーマンも 4 月 1 日より負担が 50%増しとなりました。70%の国民が「凍結法案」を支持していたにもかかわらずです。民意と国会が逆立ちしている典型です。歴代首相が国保自己負担を 2 割にもどすという約束をしていますが、それを果たさせるよう、もうひと踏ん張りしてみたいと思っています。

　この間患者さんにお願いしました「高齢者の窓口負担増、健康保険本人 3 割負担、保険料引き上げなどの医療改悪実施を凍結・中止すること」等の署名は 683 名の方から頂きました。先月末で一旦中止としましたが、ご協力に厚くお礼申し上げます。

　医療改悪はものすごいスピードで進行していて日常生活に多大な影響を与えると同時に、私たちの診療所の診療内容にも大きな影響をもたらしますが、今後も何とか診療レベルを低下させないように職員一同がんばろうと思っています。

　今回の医療保険についての与野党の意見の大きな違いは、「医療費自己負担分を値上げしなければ、今の医療制度は継続できないかどうか」という点です。冷静に検討してみますと、この間の健康保険財政の悪化は、20 年かけて国庫負担という保険財政援助(実は税金)を削りに削ってきたことが原因です。高齢者が増えたからではありません。

　なぜなら高齢者が増えていく事は当然政府も統計からわかっていた事です。それに対応する政策をさぼってきただけです。

　ではどれくらい国は健康保険につぎ込む税金を削ったのでしょうか。国民健康保険でみますと、49.8%から 34.9%へ、額にして平成 12 年度で 1 兆 3600 億円も減らした事になります。

「凍結法案」でもめていますが、これなどは 400 億円あれば 2 割から 3 割に引き上げなくてもよいのです。国の予算には予備費が 3000 億円あって、これで対応は十分可能なのです。

「値上げしなければ健保財政は安定、持続しない」という政府の主張は根拠がありません。イラク攻撃の支持で出費する税金は 2 兆とも 3 兆とも言われている位ですから。

人の命を大切にする医療人は、人を殺しあう戦争には反対します！

4 月 28 日より 5 月 5 日まで、ご迷惑をおかけしますが「関東軍国境要塞遺跡調査団」(大興安嶺にて)の一員として参加しますので休診とさせていただきます。詳細は後日ご報告致します。

医療法人共立会　たかもと診療所だより　　内科　循環器科　呼吸器科　**生命は宝、健康こそ財産**　　〒536-0006 大阪市城東区野江1-2-3モリビル1階　TEL06-6930-3300　FAX06-6930-3200	第94号　2003年（平成15年）5月1日発行

危険なウイルス疾患SARS（重症急性呼吸器症候群）について

　感染すると死亡率が非常に高いSARSが、全世界に広がる気配を見せています。

　診療所としても無視する事は出来なくなりましたので簡単に解説します。もっと知りたい方は、SARS関連ホームページをご覧になるか、直接診療所にお尋ねください。

　いまや汚染地域は中国全域だけでなく、シンガポール、カナダ、ベトナム、タイ、マレーシア、フィリピン、ブルガリア等28カ国にまで及んでいます。

　日本にも感染者が出るのは時間の問題かも知れません。疑い患者はおられるようですが。

　この短文では、罹らないためにどうするか、どんな症状を疑ったらよいか、罹ってしまったらどうするかに分けてお知らせします。

＜罹らないためにどうするか＞

　まず危険な地域に渡航することを中止することです。危険度は四段階に分けてWHOから発表されています。今は二段階までです。

　私事ですが、連休中の休診を利用して内モンゴルへ調査活動に行く予定でしたが取りやめました。

　一番の基本は他の感染症と同様、手洗い、うがいの励行、時にマスクの使用などです。

　次ぎに人ごみはさけ、患者さんの集まる病院などへ必要以上に行くことは避ける事です。

＜どんな症状を疑ったらよいか＞

　38度以上の急な発熱、咳、息切れ、呼吸困難の症状はインフルエンザ、肺炎などと似ていますが、

　疑い例：「02年11月1日以降に以下の全ての症状を示して受診した患者で、ア）38度以上の急な発熱がある者、イ）咳、呼吸困難などの呼吸器症状を一つ以上呈している者。かつ、以下のいずれかを満たす者。ア）発症前10日以内に、原因不明の重症急性呼吸器症候群の発生が報告されている地域に旅行した者、イ）発症前10日以内に、原因不明の重症呼吸器症候群の患者を看護・介護するか、同居しているか、患者の気道分泌物、体液に触れた者。」とされています。

　除外される者：他の診断によって病状が説明できるもの。標準の抗生剤治療で改善するなど3日以内に病状の改善が医師により認められた者。

＜罹った疑いがあればどうするか＞

　最寄りの医療機関に事前に電話などで連絡し受診する。受診時はマスクを着用し、受診の順番を変更し診察してもらい確定を急ぐ。他の患者との接触を極力避ける、などです。

＜指定医療機関＞

　大阪は市立泉佐野病院、大阪市立総合医療センター、市立堺病院が指定医療機関となっています。

＜問い合わせ先＞各地域の保健所、大阪府健康福祉部感染症・難病対策課感染症対策グループ
電話 06(6941)0351

＜関連ホームページ＞厚生労働省 http://www.mhlw.go.jp/topics/2003/03/tp0318-lb.html
国立感染症研究所 http://idsc.go.jp/others/urgent/update.html
大阪府 http://www.pref.osaka.jp/kan-nan/boueki/sars-hp/newpagel.htm

　まだまだ広がるかも知れませんが、この機会に感染症に対する予防に十分気をつけましょう。予防に勝る治療なしです。

—（1）—

医療法人共立会　たかもと診療所だより	第９５号
内科　　循環器科　　呼吸器科	２００３年
生命は宝、健康こそ財産	（平成 15 年）
〒536-0006 大阪市城東区野江 1·2·3 モリビル 1 階　TEL06·6930·3300　FAX06·6930·3200	6 月 1 日発行

＜今一度、どんな薬が診療所からご自分に処方されているか確かめましょう！＞

現在私達の診療所では約百数十種類の内服薬を治療に用いています。薬の種類は同じ規模の他の診療所に比べかなり少ないと思います。

世界的にはＷＨＯ（世界保健機関）が推奨している「世界の必須医薬品」リストがありますが、現在３１２種類とされています。ほぼこれだけあれば、世界中で発生するたいていの病気の治療は可能であると言われています。

当診療所は、主に成人を対象とする内科ですので、それよりも少ない種類で治療が可能なのです。

＜薬の種類を増やしたくない理由は幾つかあります＞

一つ目は効果が確かな薬をそろえ、効果だけでなく副作用を私たちも患者さんもしっかり理解することが大切と考えているからです。あれこれ処方すれば、どの薬で効いたのか、副作用が起こったのか判らなくなります。

二つ目は人間の持っている自然治癒力、病気を克服しようとする患者さんの努力に期待するからです。すぐ風邪薬を飲むより、普段よりゆっくり休み疲れを取るとか、タバコを止めるとかで早く治ります。また中性脂肪が高いといって下げる薬（抗高脂血症剤）を飲むより食事、運動を見直す方が健康にプラスとなり生活に充実感が生まれます。

三つ目は薬剤の在庫管理の煩雑さから来る無駄な時間を他に回せるからです。

＜薬を今見直すことはなぜ大切か‥ジェネリック医薬品への一層のご理解を＞

マスコミは事あるごとに、医療機関は患者を薬漬け、検査漬けにして儲けていると言いますが、この批判に対する答えは、今診療所がしようとしていることです。

昨秋よりジェネリック医薬品に積極的にかえていますが、これは効能効果が同一の医薬品を薬価の安い方にすることで、患者負担を軽減する取り組みです。

＜当院での解熱鎮痛剤の変遷が、診療所の姿勢を明確に示しています＞

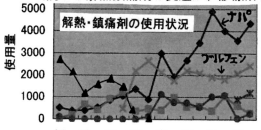

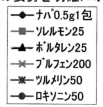

解熱剤としてはほとんどナパを処方（1 包 4.6 円）
鎮痛剤としてもナパやブルフェンを中心に処方（ジェネリックとしてボルタレンをソルルモン、ロキソニンをツルメリンに）

＜当院発行の「私の健康手帳」をご存知ですか‥他院受診時必ず提出を！＞

98 年より発行していますが、診断名、身体状況、日常生活·食事の注意、薬剤名、体重·血圧の変化などを記入しています。緊急時に他の医療機関を受診する場合非常に役立ちます。時々見ることで自己点検にもなります。ご希望者は申し出てください。

患者さんからのご意見をお待ちします‥医療費の自己負担分が増えています。かしこい健康管理を自分ではどうしているかなどを、お便り下さい。

医療法人共立会　たかもと診療所だより	第９６号
内科　　循環器科　　呼吸器科 **生命は宝、健康こそ財産**	２００３年 （平成15年）
〒536-0006 大阪市城東区野江 1・2・3 モリビル1階　TEL06-6930-3300　FAX06-6930-3200	7月1日発行

糖尿病患者さんに対する、食事療法アドバイスについて、診療所での研究を発表！（第2回日常診療経験交流会・大阪府保険医協会主催・大阪国際交流センターにて）

　さる6月15日、「生活習慣病」を斬る＊始発駅子どもから終着駅老人まで＊をテーマに開業医の日常診療経験交流会がありました。

　午前中は診療や介護などの実践と工夫を交流、午後からはシンポジウムがありました。診療所のみんなで参加し、とても刺激・勉強になりましたので紹介したいと思います。

　午前中は、私達の診療所での糖尿病の食事療法について分科会で発表してきました。中身は、昨年1年間で103名の糖尿病患者さんが診療に来られ、その中の22名の患者さんに簡易食物摂取表や献立表を通して食事内容を一緒に考え、偏りを直して戴くようにしたところ、17名もの人が糖尿病の指標のHbA1cが改善したことをまとめたものです。

　まだまだ力不足で皆さんの要望にすぐ応えられないところもありますが、食事療法や食事内容に興味のある方は是非声を懸けて下さい。一緒に考えていきましょう！（糖尿病だけに限りませんので、気軽に声をかけてください。）

　午後からのシンポジウムもとても興味深いものでしたが、全部お伝えすることができませんので一部を紹介し、食事などの細かくお伝えしたほうがよいと思われることは今後のたよりでご紹介していきたいと思います。（食事の話をしてくださった丸元淑生さんの新しい本「病気を遠ざける食事」「よい食事のヒント」は待合室に置いています。貸し出しもしていますのでご利用下さい。）

　「生活習慣病」は、「成人病」に置き換えられて使われることが多くなっています。生活習慣に着目したことは一歩前進と評価されますが、病気そのものが個人の責任にされそうな傾向にあります。しかし、本当に個人の責任として片付けて良いのでしょうか？

　見かけの豊かさの背後にある食事内容の変化（魚から料理が簡単で安くて早い肉料理、フライ物、コンビニ弁当を始めとする外食産業）や、労働・生活環境の変化（週休2日制に伴う長時間労働、不規則勤務などに伴い睡眠時間の減少、共働き家庭の増加）がいやがうえにも生活習慣を選択できないまでに私達に押し寄せてきています。

　そんな中で、子供は肥満・脂肪肝・高脂血症が増え、膝や足首の外傷が多発し、学習の障害や不登校など生活の質の低下が問題になっています。

　大人では「動脈硬化と糖尿病が血管に影響を与える代表で、厳しい管理をしたほうが合併症の発生頻度は小さい」との眼科医からの報告を受け、日頃の診療・食事・患者さんとの関わりを振り返る良い機会となりました。

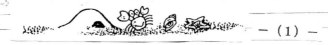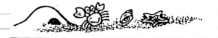

医療法人共立会　たかもと診療所だより 内科　　循環器科　　呼吸器科 # 生命は宝、健康こそ財産 〒536-0006 大阪市城東区野江 1·2·3 モリビル 1 階　　TEL06·6930·3300　　FAX06·6930·3200	第97号 2003年 （平成15年） 8月1日発行

曲がり角を曲がってしまった日本、58年目の8月、平和憲法の意義を考えてみましょう！

　日本の敗戦で第二次世界大戦は終結、そして58年が過ぎました。しかし地球上では一日も銃声の止む日はありませんでした。多くの人々が殺し合ってきました。子どもや民間人も傷つき、死んでいきました。

　日本は曲がりなりにも戦後において平和による安定が得られ、暮らしの向上がはかられてきました。それは平和憲法が国民に根付き、その下で努力を重ねてきたからに他なりません。この平和憲法は、傍若無人の粗野な大統領を頂く米国のような国に対して、外交の切り札的輝きを持つものです。

　しかし今年に入り、次々と大変な事態が起きています。自衛隊の恒常出兵も視野に入れた有事3法案の成立、元プロレスラー議員に守られてのイラク出兵法案の強行採決などがそれです。イラク戦争に一日も早く参戦したいのが政府の本音です。自衛隊員が死んでも代わりは幾らでもいる。破格の弔慰金で遺族の顔をはたけば解決できるという立場です。

　イラク戦争は建前として米英軍による「フセイン大統領と大量殺戮兵器の一掃」ですが、本音は「イラクの石油利権を武力で独占する」ことが目的でした。イラク戦争の反対行動に1000万人を超える人々が立ち上がったのはそれを見破ったからです。戦争の大義など初めからかけらもありません。

　今秋にも強行されるかもしれない自衛隊のイラク出兵は、命を守る医療人として許す事はできません。

来春にかけ医療改悪が一段と進む危険性は大、患者さんと一緒になって考え止めましょう！

＜風邪薬、ビタミン剤、湿布などの医薬品がコンビニで売られようとしています＞

　胃炎や、潰瘍時の薬であるガスターがガスターテンの名前で店頭にて売られています。風邪薬などもそうなれば一見便利になるように思われるかもしれません。しかし、1－3割負担で処方されていた保険薬から店頭薬に変わればどうでしょうか。簡単に手に入ることと引き換えに自己負担が増えます。

＜混合診療解禁の圧力がオリックスやセコムから強められています＞

　混合診療とは、高度な医療などを保険外で出来るようにするものです。たとえば開腹手術をせずに、結腸癌や胆のう癌を内視鏡的に取り去る手術があります。混合診療では、保険で希望する患者は後回しとなり、結局自費で治療する患者が優先されることも考えられます。医療の平等性が崩れお金の多寡で人の命が左右されるということです。保険会社がガン保険に力を入れるのはこれを見越してのことです。

　米国流の医療をよしとして日本に持ち込もうとする小泉内閣は、医療福祉分野も営利企業の金儲け市場と考えていて、国民からの大きな批判をうけています。

＜府助成制度が廃止される可能性があります＞

　7月末に71年から8年間大阪府知事を務めた黒田さんが亡くなりました。老人医療費の無料化を全国に先駆けて実施し、公害追放にも随分力を入れられ、医療福祉の面で大きな足跡を残されました。

　学生時代法学の講義を受けたのですが、なつかしく思い出されます。

　高齢者、母子、障害者助成の中身もその後の知事により随分貧弱となりましたが、廃止の動きが選挙いかんによっては出されるかも知れません。

　もう一度、庶民に暖かい政治をしてもらえる知事の出現を期待したいものです。

― (1) ―

医療法人共立会　たかもと診療所だより	第98号
内科　　循環器科　　呼吸器科 **生命は宝、健康こそ財産** 〒536-0006 大阪市城東区野江 1·2·3 モリビル1階　TEL06-6930-3300　FAX06-6930-3200	2003年 （平成15年） 9月1日発行

「老人高齢者償還払い」制度をご存知ですか？

昨年10月の高齢者医療費の定率1割自己負担が実施されて以来、外来治療代が一ヶ月で8000~12000円を超えた場合、治療代の償還が制度として決められています。（前号2面参照）

この制度をご存知ない方が多く、大阪市では約7割の方が手続きされていません！大阪府下でも、全国的にも同様な状況で、自治体のサービスのあり方を含め大問題になっています。

大阪市だけでも、半年で額にして約3億5600万円が償還されたのみ、あとの8億3千万円が申請されないため、患者さんにもどされていません。

一定額を超えた治療代は、すみやかに患者さんにもどされるよう、自治体は手続きの簡素化をするべきです。詳しくは診療所受付でお聞き下さい。

11月23日は「第五回患者さんと診療所を結ぶ集い」の日です。カレンダーに印を！

今年の11月は、「診療所だより」を発行し始めてから丁度100号を迎えます。「結ぶ集い」も五回目となります。よく続いているなと思いますが、患者さんの積極的な応援・協力があるからこそと感謝しています。

今回はなにか夢のある面白い企画をしたいのですが、アイデアがあれば教えてください。

さて現実にもどりましょう。

世の中は一向に住みやすくなりませんが、指をくわえて見ているのではなく、私たちの住んでいるこの地域だけでも良くなるようにしたいものです。

ここ数年は医療福祉の改悪の連続で、患者さんにとっては医療費の自己負担増、年金の目減り、介護保険料の値上げとおもしろい話はほとんどなかったと思います。

我が診療所にとっても、診療の質を落とさず、患者さんの負担を少しでも減らそうと、かなりの努力をしてきました。効果や安全性が同じで、薬価が安いジェネリック医薬品に切り替え、患者さんの薬剤負担の軽減を積極的にはかりました。結果として患者さんの薬剤費は30%下げる事ができました。また大阪市在住の方には、負担が無料か少ない市民検診を、当院で受けていただくようにしました。

検査漏れによる疾患の早期発見遅れがないように、検査チェックリストを全患者さんのカルテに付け、受診されるたびにチェックをしています。

最近でも5人の方に大腸がんが発見され手術にて無事事なきを得ています。

患者さんの健康を守り増進できるよう、今年の「集い」も勉強し、楽しみ、大いに交流を深めたいと思っています。

一人でも多くの方の参加をお待ちしています。また実行委員になってくださる方、特技を披露してくださる方、趣味の作品を展示して下さる方などを大募集したいと思います。

医療法人共立会　たかもと診療所だより	第９９号
内科　循環器科　呼吸器科 **生命は宝、健康こそ財産** 〒536-0006 大阪市城東区野江 1·2·3 モリビル１階　TEL06·6930·3300　FAX06·6930·3200	２００３年 （平成 15 年） １０月１日発行

「第五回患者さんと診療所を結ぶ集い」を開催します

日時　11 月 23 日（正午～4 時）　場所　扶桑会館

メインテーマ「互いに助け合って暮らそう、老いも若きも障害者も！医療福祉の充実で豊かな街づくりを！」

今年の講演「戦争出費より医療福祉出費を優先する平和・福祉国家作りを展望する」

そのほか、クイズ、バザー、童謡演奏と合唱、写真・俳句などの展示、抽選、外反拇指対応靴販売など多彩なコーナーを予定

　朝晩はめっきり涼しくなりました。夏蒲団では風邪をひくかも知れません。気をつけて下さい。

　先月 13、14 日と開業医の学会とも言うべき研究集会が長崎でありました。私も「ジェネリック医薬品導入からみた一診療所の構造改革について」というテーマで発表してきました。

　内容はジェネリック医薬品に切り替え患者さんの薬剤費が 30% 安くなったこと、薬品購入代に毎月 10 万円の消費税がかけられ自腹を切っていること、今の保険制度上では看護師・薬剤師の技術料の評価は極めて低く医療事務員などはゼロであり、診療所の充実をはかりたくても出来ないことを 9 年間のデータを下に報告しました。

　小泉首相の言う「医療構造改革」は、患者・国民に医療費の自己負担増を強い、病気になっても懐を気にせず医療機関にかかることが出来ません。また診療所には一層の萎縮診療を迫るものです。

　一方では「医療特区」を神戸などに造り、そこへ行くと高度医療は金を積めば優先的に受けられたり、「規制改革」と称して営利企業が医療機関を運営できるようにしようとしています。これなどは介護派遣事業大手のコムスンが、利益が上がらないとみると簡単に事業所をたたむ例をみれば、問題のあることは明白です。

　すなわち営利企業の参入とは裏を返せば儲からない地域からは無責任に撤退するということです。フィルム現像店のように、いついつから閉店いたしますと張り紙されても、患者さんはすぐに別のところに移れるほど簡単なものではないのです。

　そのことを小泉内閣は分かっていないのです。

　大阪府・大阪市はというと同様です。府は老人・母子・障害者医療費助成を無くす方向です。市は高額医療費の未償還額が 7 億円強あるというのに、すみやかに患者に返そうとしていません。りんくうタウンや南港の埋め立て、貿易センタービルなどの巨大開発による赤字をどう埋め合わせするかに四苦八苦しており、全国一不健康都市に住む府民・市民の健康など眼中にないみたいです。

　また小泉内閣は、イラクの石油に目がくらんだのか、米国ブッシュ大統領と心中するつもりなのか、イラクの復興支援と称して実は、米国の戦費負担を肩代わりするため 1 兆 3 千億円もの援助を近く決定するとのことです。

　1 兆 3 千億円は、赤ちゃんを含め国民一人一人が 1 万円強を財布から出費する勘定です。この巨額の政府財源が医療福祉に回されれば、老後の不安に悩む国民の気持ちがどんなにか軽くなるでしょう。

　医療福祉の充実は、結局政府の財源の配分の問題で、戦費を減らす事と密接不可分です。

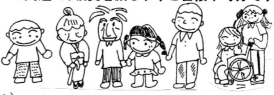

医療法人共立会　たかもと診療所だより	第 100 号
内科　　循環器科　　呼吸器科 **生命は宝、健康こそ財産** 〒536-0006 大阪市城東区野江 1·2·3 モリビル 1 階　TEL06·6930·3300　FAX06·6930·3200	2 0 0 3 年 （平成 15 年） 11 月 1 日発行

11 月 23 日（日）は、「第五回患者さんと診療所を結ぶ集い」の日です

　今年も集いの日を迎えることになりました。多くの患者実行委員の皆さんのハリキリで準備は着々と進行しています。

　5 回目ということで、当然 5 才年をとったことになりますが、患者さんたちはますます元気になっています。ぐじぐじせずにお互いのパワーを貰いあっているためでしょうか。そのエネルギーを診療所も吸収して次の 1 年間をがんばろうと思っています。

　今年のメインテーマは「互いに助け合って暮らそう、老いも若きも障害者も！医療福祉の充実で豊かな街づくりを！」です。

　診療所は、いま病気でない方にはどうでもよい所かも知れません。しかし病気はふいに襲ってくる場合だってあります。慢性疾患を持つ人にとっては無くてはならない所です。

　病気がちな人には元気になってもらいたい、元気な人には病気がちの人たちの気持ちを理解してもらいたいとの思いで、この集いを始めました。地域で助け合いながら暮らすことは、だんだん難しくなっていますが、診療所はそのための中継ぎ役をしたいと思っています。

　医療福祉が充実すればどれほど生活にゆとりと張りが出てくるか知れません。しかしそれに反する動きが政財界から頻繁に見られます。保険を減らし自費を増やした混合診療、医療機関を株式会社が経営するもうけ中心の規制緩和などがそれです。金が無ければ診療所に行けない時代の到来を許してはなりません。そんな街づくりを始めたいと思います。

診療所だより 100 号を迎えて

　95 年 8 月に「たより」第 1 号を発行して以来、毎月 1 日には窓口に「たより」を置くようにしています。診療所を開院してまる 9 年が経った今月、ようやく 100 号を重ねることができました。多くのご愛読して下さっている患者さんや、一生懸命に原稿を書き投稿して下さっている患者さんに感謝しています。休むことなく発行できましたのは、患者さんの励ましを受け期待を感じてきたからに他なりません。

　今後も診療所と患者さんとの交流の架け橋となる「たより」として、診療所からの情報公開の「たより」として、どこにもないユニークな「たより」を作って行きたいと思います。

　1 号から 67 号までは、「生命は宝、健康こそ財産－地域に生きる診療所」の冊子に収録し発行しております。68 号以降は発行予定の第二冊目に収録する予定でおります。

　職員一同がんばりますので、今後とも応援よろしくお願いいたします。(高本)

「患者負担軽減、社会保障充実、大増税中止を求める請願」署名にご協力を！

年末年始のお休み‥‥12 月 30 日から 1 月 4 日とさせていただきます

50

医療法人共立会　たかもと診療所だより	第 101 号
内科　　循環器科　　呼吸器科 **生命は宝、健康こそ財産** 〒536-0006 大阪市城東区野江 1-2-3 モリビル 1 階　TEL06-6930-3300　FAX06-6930-3200	2003年 （平成15年） 12月1日発行

「患者さんと診療所を結ぶつどい」（11／23）報告

１１２名の参加者で楽しく・有意義な一日を過ごしました。３５名の実行委員の皆さんご苦労様でした。

　春の遠足と今回五回目となった秋の「つどい」は、診療所の２大イベントです。

　この日は広い会場で、食事をとおして健康について積極的に学んだり、童謡・替え歌・リラックス体操を楽しんだり、趣味の展示物・バザーの品物に目を輝かせたり、医療費・防衛費と国の予算の話に眠くなる目をこすったりと、診療所内とはかなり違う体験の連続だったと思います。

　１人参加の患者さんもすぐお友達となり、参加者と職員との会話がはずみました。

　病気をひと時忘れ、気分転換をはかる事で、随分世の中が明るく見えてくると思います。これからもみんなで工夫しながら、少しでも体調を良好に保てるように努力していきましょう。

　つどい実行委員会の患者さん代表が挨拶文で書かれていますように「蒔かぬ種は、生えぬ」のたとえのとおり、医療福祉の改善も、私達が一歩足を踏み出す事なくして決して実現しないでしょう。恨み言を言うより、希望をもって、平和で医療福祉のゆきわたる街づくりをしていきましょう。

「11/23 つどいクイズ」の結果とプレゼント当選者の発表で〜す。

　今回の講演内容は難しかったにも関わらず、診療所の予想に反して？成績は大変良好でした。しっかり理解されたからだと、ほっとしています。

　クイズ解答用紙は 61 名が提出されました。全問正解が 28 名、9 問正解が 21 名、8 問正解が 5 名、7 問正解が 6 名、5 問正解が 1 名でした。

　全問正解者 28 名の内、抽選で当選された方は次の 5 名の方です。

＊＊＊＊池上和子、井原紀代香、澤下真弓、津島弘子、中村茂一さん＊＊＊＊

		答え	正解率
第一問	日本の今年度一般会計予算は総額約 81 兆円である	はい	(98%)
第二問	社会保障関係予算は約 19 兆円である	はい	(100%)
第三問	日本の国債残高(国の借金)は一般会計予算の 5 倍で 400 兆円以上ある	はい	(98%)
第四問	社会保障関連予算とは、医療、年金、介護が含まれる	はい	(95%)
第五問	日本の防衛費は世界で 10 位以下である	いいえ	(69%)
第六問	防衛費は 10 年間毎年 5 兆円規模である	はい	(92%)
第七問	この 20 年間でサラリーマンの給料は全国平均で倍に増えた	いいえ	(84%)
第八問	国民医療費はパチンコ産業の売り上げと同じで 30 兆円である	はい	(98%)
第九問	高いと言われている日本の医療費は、やはり世界 1 高い	いいえ	(82%)
第十問	70 歳以上の高齢者の外来自己負担額は、一般所得の方で月 12000 円、所得の低い方で 8000 円を超えれば申請すると払い戻される	はい	(95%)

医療法人共立会　たかもと診療所だより 内科　　循環器科　　呼吸器科 # 生命は宝、健康こそ財産 〒536-0006 大阪市城東区野江 1-2-3 モリビル 1 階　　TEL06-6930-3300　　FAX06-6930-3200	第１０２号 ２００４年 （平成16年） １月１日発行

あけまして　おめでとうございます。今年も皆様のご健康を職員一同努力してお支え致します。　　2004年元旦

　新年を迎え、「今年をどのように過ごそうか」といろいろ思い巡らしながら、正月をゆっくりお過ごしになられていることと思います。診療所も休診を利用して考えているところです。

　「今年をどのように過ごそうか」というテーマは、がむしゃらに突っ走る青年期には考えもしなかったように思えます。壮年期から老年期へと、齢を重ねる毎に、このテーマは重要になってくるようです。それは日常生活の充実度に深く関わってくるからです。

　以前開業医の大先輩に、興味があったら読んでみたらと頂戴した本があります。「＜老い＞をめぐる9つの誤解」（ダグラス・H・パウエル）というタイトルの本でした。終章の「最適の老化のための指針」の中にまとめられてあることをちょっと紹介してみます。

　＜定期的に運動する＞‥人生の質を改善することができる。トレーニングに汗を流すことによって処理速度が増し、記憶力が向上し、推理力が高まる。疾病に罹りにくくなるし、たとえ罹ったとしても速やかに回復する。

　＜様々な体験を積極的に求める＞‥未知の国々へ旅行するような、好奇心を満足させてくれる類の趣味をもつ。同じパターンの生活をくりかえしている人は、精神を活力に満ちた状態に保とうとしているとはいえない。

　＜パソコンの使い方を覚える＞‥コンピュータは、人生の「最後の季節」を迎えている人たちにとって、とりわけ、外出がままならない障害を抱えている人たちにとって、日々の生活の質を高めてくれるユニークな可能性を秘めている。（やってみようという）ふんぎりが必要なのは、60歳以上の人たちである。

　＜ストレスに対処するいくつかの方法を身につける＞‥芸術の鑑賞、一人きりで長い距離を散歩する、ロマンチックな小説を読む、園芸などの手を使った作業など、ストレスに対処する方法は、多すぎて困ることはない。タバコ、アルコールは良くない。

　＜性にもとづく違いは、年令とともに広がることはあっても狭まることはない＞‥男は、齢をとるにつれて温和で争いを避けるようになり、自主性にそれほどこだわらなくなる。女性は歳月の経過とともに、しだいに自主性を強めて冒険好きになるばかりか、自分の意思や怒りなどの感情をはっきりとあらわすことをさほど意に介さなくなる等。皆さんは今年をどのように過ごされるのでしょうか。今年もよろしくお願い致します。

1月より土曜日の診察時間は午後1時までとさせて頂きます。

お間違えの無いようにお願い致します。

医療法人共立会　たかもと診療所だより	第 103 号
内科　　循環器科　　呼吸器科 **生命は宝、健康こそ財産** 〒536-0006 大阪市城東区野江 1·2·3 モリビル 1 階　TEL06·6930·3300　FAX06·6930·3200	２００４年 （平成 16 年） ２月 1 日発行

長年診てきたばあさんが天国へ行ってしもた

僧帽弁狭窄兼閉鎖不全、統合失調症(精神分裂病)をもつ 25 年来の女性の患者さんがいた。最初の出会いは勤務医時代に、たまたま入院の受け持ち患者となった時のように思う。

意識が無くなるほどの心不全で入院しても、少し改善すると、病院の窮屈な生活について行けず、すぐ病室を抜け出し、夜間雨の中を彷徨し、遠く離れた山すその警察に保護されたこともあった。

開業医になってからも気になり、様子を見に年に 6 回程往診を続けた。これまで往診を続けて来られたのも、じいさんから「ごきげんさん、いつ来てくれるんや」と催促の電話が必ず一ヶ月置きにあったからである。

子どもはなく、これといった親戚づきあいもなく、二間の長屋につつましく住み続けていた。

訪問した時の喜びは大変なもので、「待ってました、待ってました」とばあさんは手を握り、じいさんに「コーヒ、コーヒ」とせかす。たこやき、駄菓子を次々盆に載せ、「さあ食べてや」と診察もままならなかった。コーヒにある時は味の素が、ある時には粉末ジュースが、またある時は底にたまるほどの砂糖が入っているのを出され、苦笑いしながら頂いた。満足そうに私達の顔を交互に覗きこんでいる。

その間じいさんは、愚痴をこぼしっぱなしである。「わしが死んだらこいつが心配で」と神妙に言う。そのはずでじいさんは 88 歳にいつしかなっていた。

そんな心配をよそに、「耳鳴りが‥‥」と大きな声で訴え続けている。

診察も無事終え表に出ると、いつものように角を曲がるまで何度もさよならと手を振っている。今度来るまで元気でいてやと手を振った。

なんということのない日常の出来事であるが、開業医としての充足感が気持ちを豊かにしてくれる。

往診に行った同じ日、1 月 15 日、自衛隊は戦地イラクに飛び立った。「諸君は血を流すためではなく、汗を流しに行くのだ。君たちは日本の誇り、国際貢献の鏡、歴史は君たちを評価するだろう」と脳味噌で反芻(はんすう)する習慣のない"脊髄反射"首相に煽(おだ)てられながら。

翌日、日本は雪と強風に見舞われ、そして突然入院したばあさんは 4 日後に天に召された。

私達医療に携(たずさ)わるものは、平凡であるかもしれないけれど、平和な社会で、仕方なく病気になる人びとのために医療技術を使いたい。

イラクへの自衛隊の派兵はその対極にあり、信念を持って異議を唱(とな)えていかなければなりません。

今年から土曜日の診察時間は一時までとなっています。お間違えのないようにお願いいたします。

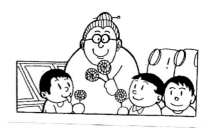

医療法人共立会　たかもと診療所だより	第 104 号
内科　　循環器科　　呼吸器科	２００４年
生命は宝、健康こそ財産	（平成16年）
〒536-0006 大阪市城東区野江1-2-3 モリビル1階　TEL06-6930-3300　FAX06-6930-3200	3月1日発行

患者さんが、受診後に支払われる医療費から、診療代の成り立ちを考えて見ましょう

　診療所は、風邪を治したり、糖尿病や喘息などの慢性の病気が出来るだけ悪化しないように、スタッフ全員がチームを組んで診療に当たる所です。一人一人違う状態の患者さんのことを判断しながら治療に当たります。その労働や診療所が支払う薬剤費・検査委託料の見返りとして、月々かかった医療費を国民健康保険、社会保険から支払いを受けます。それが診療報酬といわれるものです。

　診療報酬は、その意味で患者さんにとっては医療の質(公的保障の充実度、平等性)を保障するものです。診療所にとってはスタッフ、医療機器の充実を保障するものです。

個々の患者さんにとって、診療報酬制度を具体的に知ることは重要です

　診療報酬は行った医療行為によって点数(価格)が細かく分類されています。

　たとえば診察は、初診料2700円、再診料730円が基本で、深夜、休日、時間外などによって加算されます。内服薬は、処方料7種類未満で420円、7種類以上で290円(多剤処方抑制のため)、調剤料90円、注射手技料は点滴500cc以上950円、静脈注射300円、薬剤は1種類ずつ薬価点数がついています。検査は採血検査項目毎、尿検査、レントゲン検査、超音波検査などすべてに点数がつけられています。実施したこれらのすべてを合計したのが、その日の患者さんお1人の医療費となり、3割負担の方は3割分を窓口で支払って貰う事になります。

では診療報酬には問題点はないのでしょうか？

　いろいろありますが当院のデータを使ったグラフで説明します。

　看護師の仕事はほとんど評価されていません。診察介助、栄養・食事指導、注射手技料などは診療報酬全体の0.4%を占めるにすぎません。薬剤費も5%消費税を上乗せして購入していますが、患者さんの薬剤費に上乗せ出来ず持ち出しです。在庫管理の労力などを含めると、院外処方にした方が楽です。しかし患者さんにとっては院内処方の方がメリットがあると思って続けています。医療事務仕事も専門知識が要るにも関わらず保険点数ではゼロ評価です。どう考えても不合理なところは改善すべきなのですが、政府や厚生労働省は直そうとしません。

　診療所のような小さな単位でもチーム医療の重要性は病院と同じです。すべての職員の仕事に診療報酬上の点数がついて当然と思うのですが。みなさんはどうお考えでしょうか。

　私達の結論は、<u>診療報酬(特に技術料)は上げてほしい、患者負担を下げるために国庫負担を増やし、高い薬価や高い医療器具代を下げてほしいということです。</u>

<u>イラクの占領を続ける米英軍はそれぞれの国に戻り、自衛隊も占領軍と見なされる前にイラクから撤退を！</u>
<u>イラクの将来はイラク国民が決めることが当たり前</u>

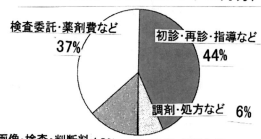

診療報酬の内訳(2003年12月分)
検査委託・薬剤費など 37%
初診・再診・指導など 44%
調剤・処方など 6%
画像・検査・判断料 13%
注射・処置など 0%

医療法人共立会　たかもと診療所だより	第 105 号
内科　　循環器科　　呼吸器科 **生命は宝、健康こそ財産** 〒536-0006 大阪市城東区野江 1·2·3 モリビル 1 階　TEL06-6930-3300　FAX06-6930-3200	２００４年 （平成 16 年） 4 月 1 日発行

◆高額医療費の未償還額が全国で 68 億円、大阪で 10 億円弱にのぼっています！

　70 歳以上の患者さんで、1 ヵ月に 8000 円(または 12000 円)以上、外来で医療費を支払われた方は、窓口にお申し出ください。他の医院と合算で超えていれば勿論該当します。
　高額医療費の償還期限が今年 10 月より順次、時効となります。今一度ご確認を！
　「医療費負担軽減、年金改悪と大増税計画の中止を求める請願」署名にご協力を。

◆4 月 1 日より、薬剤費、検査料の引き下げが実施されます。したがいまして窓口負担が若干変わります。この機会に受診時は必ず保険証を持参してください。

　今回の医療費改訂でも、医師、看護師、薬剤師の技術料はアップしませんでした。医療事務職のアップはゼロです。引き続き「患者負担の軽減と、技術料のアップ」を医療改善の二大柱として実現めざし努力したいと思います。

◆「患者様」か「患者さん」か、医師の間で静かな論争が起こっています。

　皆さんは、いや皆様はどうお考えでしょうか。10 人ほどの私達の仲間内の意見では、「患者様」と呼ぶのは小数意見でした。なにか呼び方だけ変に丁寧だが、人間関係が出来ている患者さんに対してはかえって違和感があると。しかし、大きな病院では患者様に統一しているところが多いらしい。

◆先月末に開催された日本循環器学会での、肥満は病気かについての興味ある報告

　"どのような人を肥満というのか。肥満は病気になりやすいのか"をテーマにした討議がありました。まず体重(kg)を身長(m)で割り、更に身長で割ると BMI という数字が出ます。その数字が 22 であれば標準なのですが、男性の場合それ以上でも以下でも、総死亡率は上昇すること、女性は 30 より総死亡率が多くなるそうです。やせたい願望の女性は早死にする？かも知れません。
　食塩摂取と病気との関係では、脳卒中は関係あり、冠動脈疾患は関連が低いとのことでした。「塩かけず、手間暇(てまひま)かけて愛情料理」こんな標語で地域から健康増進を図っている町の経験も紹介されていました。

◆昭和 20 年 6 月 7 日、都島区壊滅、15 日野江、関目一部消失、地域から戦争の危険を取り除き、憲法九条を補強する無防備地域宣言都市署名に是非ご協力を！

　4 月 24 日から 5 月 23 日の 1 ヵ月間をかけて、大阪市内で 5 万人の署名を集め、「大阪は戦争に参加せえへん」という市民の声を、市民が選んだ市議会で可決してもらおうという運動です。京橋は交通の要衝である JR 駅や、近くにあった砲兵工廠のため激烈な爆撃を受け多くの犠牲者を出した地です。そんな事が再び起こらないよう生命をもっとも大切にすべき診療所もこの運動に協力したいと思います。

医療法人共立会　たかもと診療所だより	第 106 号
内科　　循環器科　　呼吸器科 **生命は宝、健康こそ財産** 〒536-0006 大阪市城東区野江 1·2·3 モリビル 1 階　TEL06·6930·3300　FAX06·6930·3200	2004年 （平成 16 年） 5 月 1 日発行

大阪市を「無防備地域宣言」の街に　5万人の署名を集め

条例制定へ　診療所も協力しています　署名にご協力を！

すでに朝日新聞や毎日新聞の記事でご存知の方も多いと思いますが、5月23日まで、大阪市内の有権者を対象に、戦争に協力しない平和な街づくりをしようと署名運動が始まっています。平和な世の中でこそ医療は生かされるとの思いから、全面的に協力しています。待合室に署名簿を置いていますので出来る限りご協力をお願いします。印鑑をお持ちでない方は拇印でも構いません。

老人高額医療費償還払い制度について、75 歳以上の方は再度ご確認を

前号でもお知らせしましたように、複数の診療所で1ヶ月に払った医療費が、収入により違いますが8千円または1万2千円を超えた分は、戻ってくることになっています。
申請しなければ戻りませんが、申請されていない額が、つもり積もって半年で府下全体で9億4千万円、大阪市で6億9千万円、東大阪市で6千6百万円となっています。
わからない方は診療所でお聞きください。

国民年金保険料を払わない大臣・国会議員、これが責任ある人のする事か

年金保険料を払おうとキャンペーンしていた女優が、払っていなかっただけでもあきれていたのに、国会議員も同じとは。もともと議員などは、国民年金くらいの少額はどうでもよいのか。庶民にしたら額は少なくても、のどから手が出るほど欲しいお金なのに。
こんな人たちが年金給付切り下げ、積み立て保険料切り上げ法案を無理に可決したと思うと情けない。自己責任を問われなければならない人とは、この人達を指して言う言葉。

イラクで拘束後解放された3人の活躍は、イラクの人の尊敬を得ていた

人道復興援助はイラクだけでなく、既に忘れ去られた感のあるアフガニスタンでも、こつこつと若者たちによって続けられている。政府は、アフガニスタンに爆弾の雨を今でも降らせている米軍に多大な援助を行った事など、とっくに忘れたように話題にもしない。
自衛隊が米英占領軍と共同歩調をとることが、イラクの人たちとの友好を深め信頼を得られるとは到底思えない。人道復興援助を自衛隊が派兵される前から行ってきた3人に、「反日的」「自己責任欠如」と悪罵を投げつける前に、政府首脳は、自らの心の貧しさを恥じるべきです。

受診時は、マニキュア・香水は出来るだけつけずに、シンプルな身なりで

マニキュアは貧血が有るかどうかを爪の色で判断することの妨げになります。香水や整髪料はタバコの煙同様、喘息患者さんの発作の誘引となります。花粉症の人は香水にも敏感に反応することがあります。かく言う私は花粉症で涙ポロポロ、鼻水タラタラで患者さんにご迷惑をおかけしています。無粋かも知れませんが、診療所は狭い空間ですので、ちょっとした気配りが必要です。

－（1）－

56

医療法人共立会　たかもと診療所だより	第 107 号
内科　　循環器科　　呼吸器科	２００４年
# 生命は宝、健康こそ財産	（平成 16 年）
〒536-0006 大阪市城東区野江 1・2・3 モリビル 1 階　TEL06-6930-3300　FAX06-6930-3200	6 月 1 日発行

国民年金も厚生年金も、保険料は引き上げられ、給付額が減らされることが、明確となりました。審議不十分な、年金制度改革（改悪）は、ごめんです！

　国民年金保険料は、現在 20 才以上の人は毎月 13300 円払い込んでいます。毎年 300 円ずつ料金はアップし、１３年後には 16900 円となり、そこで料金はストップするというのが、これまでの政府・厚労大臣の答弁でした。しかし、実際は上昇を続け、33 年後にはなんと 31610 円にもなることが、明白となりました。その頃私はこの世にいないので‥‥とおっしゃらずに、子や孫のためにも一生懸命考えてください。

　現在でも国民年金保険料が払えない人が、1000 万人(未納率 47.8%!)を超えています。未納・未加入議員は、いろんな理由をつけて言い逃れをしていますが、相互に助け合うための保険料を払わなくて、法案を決定する資格などないと思いますが、皆さんはどう思われるでしょうか。

　厚生年金も、保険料は上がり、給付額は現役世代の半分以下(40.2%)の基準を割り込むことがはっきりしました。政府はこの法案を急いで成立させる大義名分は一切ありません。

介護保険料も 20 才から徴収する案を、厚生労働省は 5 月 19 日骨格案として発表！

　来年度の介護保険制度の大幅改定をひかえ、これまでの 40 才からの徴収時期を 20 才下げることを計画しています。また身体・知的障害者支援制度や難病・末期がん患者の介護・支援も統合の動き。どこまで庶民からお金を搾り取れば気が済むのか。年金問題と同時に介護制度の改定にも関心が必要です。

トヨタ自動車の法人申告（年間）所得は 9887 億、武田薬品は 2519 億、郵政公社の最終利益は 2 兆 3020 億円、不況など関係ないといった巨大な利益

　小泉首相の言う郵政民営化は、よだれが出るほどの郵政公社の資産を、国民の財産から民間会社の財産にしてしまいたいというのが本音です。効率的になりサービスが良くなる等の理由は付け足しです。

大阪市「非核・無防備平和都市条例」制定、直接請求署名へのご協力ありがとうございました。大阪市全域で約 6 万名、診療所として１７７名の署名をいただきました

　5 月 28 日に各区へ署名は提出され、選挙管理委員会で審査され、7 月中旬に市議会が召集される段取りとなっています。賛成反対など各議員の意思表示に注目しましょう。

　診療所は、イラクに見られるように、１万人にものぼる住民が殺されていく戦争には絶対反対です。同時に世の中が平和になり、私達の税金が、生活を豊かにするために使われるための運動には、今後も協力したいと思います。

大阪府の医療費助成削減案に歯止めを！65-69 才の市民税非課税世帯の方は窓口負担 1 割から 3 割負担に、障害者・母子・乳幼児助成の方は、１回 500 円（月 2 回）負担することに！

医療法人共立会　たかもと診療所だより	第 108 号
内科　　循環器科　　呼吸器科 **生命は宝、健康こそ財産**	2004年（平成16年）
〒536-0006 大阪市城東区野江1-2-3モリビル1階　TEL06-6930-3300　FAX06-6930-3200	7月1日発行

今回の参議院選挙の候補者選びは、年金・イラクの自衛隊・憲法が焦点か！

質問1　年金は今後どうなるの

　国民年金は 20 歳になると毎月 13300 円納入することが一応義務です。めでたく 40 年間納め、65 歳になり老齢年金をもらうとしたら、6 万 7 千円が支給されます（と政府は宣伝しています）。しかし、今でも中小業者、自営業者では月 4 万 5 ～ 6 千円が現実です。

　看板に偽りありです。国会の先生、私達にも分かるように答えてください。

　国民年金加入は、20 才以上の全国民 7 千 50 万人が加入していることが建前になっています。しかし国会の先生の未加入、未納がボロボロ出たように、実際には未納者は 1 千万人、政府統計でも納入率は全国平均で 63％、大阪府は沖縄県の 39％についで全国ワースト 2 位で 53％となっています。

　かくして「百年安心」年金は、毎年 300 円ずつアップし、13 年後には 16900 円を納入することになります。

　だからといって、「年金払うのや～めた」ではなく、こんな年金にした政府に責任をとってもらうのが筋だと思うのですが。議員先生は涼しい顔をして、私達の負担ばかりを言われるのは余りにも不公平。税金は国民の生活の安心のために使うべきが原則。

質問2　イラクの自衛隊はどうなるの

　最近自衛隊がイラクで活躍しているニュースが、めっきり減りました。そのはずです。人道復興支援目的でサマワに駐屯する自衛隊は、現地の治安が極度に悪いため、宿営地から出られず活動が出来ないとのことです。

　医療支援といっても、病院に直接行ってではなくて、相談業務が中心で、飲料水の供給支援も、国際NGO の方が優れていることが明らかにされています。自衛隊が費やす 404億円の税金を、年金、医療などに回そうとする国会の先生はいないのでしょうか。ちなみに人道支援として自衛隊の供給するペットボトル 2 リットル一本がなんと 100 万円かかっているとの試算もあります。国際NGO では同じ量の飲料水が 100 円で可能とのことです。

質問3　憲法9条は守るもの、変えようとする人々には「大阪市の無防備都市宣言」運動が対案

　診療所の多くの皆さんにも協力していただいたユニークな「無防備地域宣言都市」運動は、6 万人以上の支持署名を集め、いよいよ大阪市との交渉に入ります。市会議員の一人一人の立場が問われる事になります。皆さんもご注目ください。

▼医療器具の紹介‥‥痰（たん）が切れにくい人には呼吸訓練器アカペラ。気管支喘息の方には体調がすぐ分かるピークフローメータ。興味のある方は診療所にご相談ください。

| 医療法人共立会　たかもと診療所だより

内科　　循環器科　　呼吸器科

生命は宝、健康こそ財産

〒536-0006 大阪市城東区野江1-2-3 モリビル1階　TEL06-6930-3300　FAX06-6930-3200 | 第 109 号

2004年
(平成16年)

8月1日発行 |

▼官製市場民間開放委員会という名の、医療をもうけの対象と考える大企業の代表達

小泉首相が、坂口厚生労働大臣と相談しながら進める医療構造改革は、庶民いじめそのものです。タイトルに紹介した委員会の名前がそれをはっきりと示しています。

官製市場とは、全ての人々にほぼ公平に保証されている保険制度の下にある医療のこと、民間開放とは、医療に参入する企業が利益を生み出すと考えている官製市場（医療）を、自分達の都合の良いように保険の枠からはずさせること、すなわち混合診療として患者さんに負担を強いることです。

たとえば病院食や病室代などは、病気でなくても食事はするし、寝泊りするという理由で、保険からはずし自己負担とすることを意味します。入院時食事医療費は 1.1 兆円の市場といわれています。

▼まちがいだらけ、ごり押し採決、負担増・給付減の年金法は廃案にして、じっくり審議を

若者は 40 年掛けても保障される将来の給付額は月々の掛け金以下になり、それまで年々300円ずつ増え続ける年金保険料など払う気にならないのは当たり前です。

バブル絶頂期に、国会議員の出身地を中心に全国的に建設されたグリーンピアは、多額の負債を抱えたまま倒産し、びっくりするような安値で民間リゾート会社に払い下げられています。

当初の膨大な建設資金は、厚生年金などからの流用金であり、今日の年金財政の悪化を招いた根本問題です。しかし政府の政治家、官僚らは誰一人としてあやまるわけでなく、年金制度を危機に陥れ、国民にしわ寄せをしただけです。こんな国会議員が寄り集まって年金問題をろくに審議もしないで国会を通したのは、あまりにも無責任極まりないことです。年金法の廃案は当然の選択です。

▼医療費自己負担を元に戻す運動にご協力を、健康保険の自己負担は三割から二割へ、老人医療費は一回五百円、月二回までの定額制にもどさせよう

慢性疾患である糖尿病や高血圧の患者さんは、この間の医療費自己負担増の中で受診回数を減らしているのが、厚生労働省の調査でも明らかになりました。両疾患とも重大な症状、脳梗塞や心筋梗塞などを起こさない限り症状はあまりはっきりしません。

当院でも高血圧の患者さんで治療中断され脳梗塞になられた方が複数おられます。

いつでも、だれでも、安心して受診できる条件整備が必要です。第一はやはり財布の中を気にせずに受診できるようにすることです。

▼イラクの子ども達に医薬品を送る募金活動にご協力ください

大阪の開業医・勤務医で構成されている保険医協会(約 6300 人)では、米英軍、加担する日本の自衛隊のイラク占領に反対しています。それは罪もない子ども、女性、老人などが連日爆撃や地上戦闘、自爆テロなどで傷を負い、医療機関の不備、医薬品の不足によって命を落としている現状があるからです。イラクから来日されたハッサン小児科医師、アル・アリ内科医師は、日本の人々の支援を呼びかけておられます。

待合室に貯金箱を置きますので、金額は問いませんので皆さんの善意をお入れ下さい。たまり次第届けたいと思っています。このような悲惨な状況を作り出そうとしている憲法９条の改定は、日本をいつでも戦争できる国にしていく狙いが隠されています。いかなる美辞麗句で飾られる言葉であっても戦争に道を開く憲法改定には、心から反対していきたいと思います。

医療法人共立会　たかもと診療所だより	第 110 号
内科　循環器科　呼吸器科　 **生命は宝、健康こそ財産**　 〒536-0006 大阪市城東区野江 1・2・3 モリビル 1 階　TEL06-6930-3300　FAX06-6930-3200	２００４年 （平成 16 年） 9 月 1 日発行

　　　11 月 7 日(日)は　「第 6 回患者さんと診療所を結ぶつどい」　の日です。

　　　今からカレンダーに印を！　会場は例年通り扶桑会館(桜小橋交差点南東角)です。

今年のメインテーマは「**地域の診療所から、信頼感で結ばれる医療を、さらに積み上げよう**」、

サブテーマは「**公平な医療、安全・安心な医療、分かる言葉で話す医療**」です。

　早いもので今年の 11 月は診療所を開院して 10 年、「つどい」を始めて 6 年になります。次の 10 年をめざして、診療所がどのように進化をとげていくべきか、患者さんの意見を聞きながら発展させて行きたいと思います。

　今年は初心に返るという意味で、日頃実践してきたことをまとめる形で、「つどい」を組み立てて行きたいと思いテーマを決めました。

　患者さんにとってもっとも適切な医療は、私達医療人にとってももっとも充実感のある医療の実践であることは間違いありません。結果として、患者さんの病状が改善し喜んでもらえることが、マンネリに陥らずに、新鮮な気持ちで仕事を続けられる秘訣だと思います。

　しかし「適切な医療、充実感のある診療」は、昨今の医療予算の削減で、ずいぶん窮屈(きゅうくつ)になりました。たえず、患者さんの窓口負担が、いくらになるのか気にしながらの診療は、どうしても消極的な診療に傾きがちになります。

　日本の総医療費は昨年度で 30.8 兆円でした。しかし日本は米国に対してほぼ同額の支援を昨年来し続けているのです。米国はイラク占領維持のため、戦費の捻出に四苦八苦し深刻な財政赤字に陥っています。それを助けているのが日本政府です。

　日本の政治は、真っ先に国民の生活向上のためになされるべきであるにもかかわらず、小泉内閣は米国の機嫌取りに血道をあげているのが実態です。米国への 30 兆円の支援は、結局赤字国債として国民が将来にわたって負担し続けることになるのです。

　この一部が医療費に回されるなら、「適切な医療、充実感のある診療」が可能となるのは言うまでもありません。

8 月 1 2 － 1 4 日、沖縄研修職員旅行中に、米軍ヘリ墜落事件に遭遇(そうぐう)

　お盆の期間を利用して、沖縄ツアーに行きました。2 日目の昼過ぎ、同乗していた沖縄の学生ガイドさんの携帯電話に大学構内に米軍ヘリコプターが墜落し炎上中との第一報が入り、チヤーターしていた大型タクシーの運転手さんも大変なことになったと話された。本土の新聞には掲載されないけれど、よく事故が発生しているとのこと。翌日佐喜真美術館、嘉数高台見学のため大学近くを通ったが、県警が遠巻きで交通整理をしていて、事故現場は米軍が調査中とのことで、近づくことは出来なかった。沖縄には日本の基地の 75% が押し付けられ、しかも事故が起こっても沖縄県は指一本ふれられない。小泉首相は夏休みとかで一切手を出さない。なんじゃ～こりゃ～と思わず言いたくなりました。ヘリに放射性物質が積載されていた可能性もあり、深刻な事件です。

　　　「つどい」の実行委員になっていただける方を今年も募集します。体調に合った

仕事をお願いしますので、なっていただける方は、職員にご連絡ください！

医療法人共立会　たかもと診療所だより　｜第 111 号

内科　循環器科　呼吸器科

生命は宝、健康こそ財産

2004年
（平成16年）

10月1日発行

〒536-0006 大阪市城東区野江 1-2-3 モリビル１階　TEL06-6930-3300　FAX06-6930-3200

「第 6 回患者さんと診療所を結ぶつどい」にご参加ください。

日時　11月7日(日)　正午より4時半まで
場所　扶桑会館(ボウルメイト)　JR京橋駅一号線沿い東へ6分、桜小橋交差点角

テーマ　「地域の診療所から、信頼感で結ばれる医療を、さらに積み上げよう」
「公平な医療、安全・安心な医療、分かる言葉で話す医療」

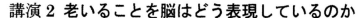

講演1 患者さんと歩んだ診療所の10年
1時−1時40分　　高本英司　（診療所）

講演2 老いることを脳はどう表現しているのか
「自分のボケと他人のボケとの付き合い方」
1時50分−2時50分　上田進彦先生（大阪市立総合医療センター神経内科部長）

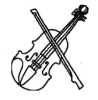

演奏　郷愁さそう童謡歌のヴァイオリン演奏
2時50分−3時20分　磯野寿々子さん(モーツアルト室内管弦楽団等所属)
（京都山田音楽院、奈良フィオーレ芸術院講師）

闘病報告　両膝の手術にチャレンジして　　豊永梅千代さん
3時20分−3時30分

他にも患者さんの趣味の展示、バザー、喫茶コーナー、診療所の日常の取り組み紹介、みそ汁の塩分あてクイズなど盛りだくさんのコーナーがありますので、楽しみながら勉強していただけると思います。
　患者さんはもちろん、家族、友人の方もお誘い合わせの上お越し下さい。なお準備の都合上、参加される方はなるべく事前に、診療所までご連絡ください。

◎「つどい」の実行委員になっていただける方を今年も募集します。体調に合った仕事をお願いしますので、なっていただける方は、職員にご連絡ください。
◎バザーコーナーに拠出していただける適当な品物がご自宅に眠っているようでしたらご協力をお願いいたします。（売上金はイラクの病院へ寄付します）

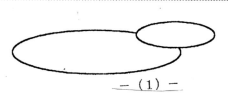
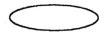

医療法人共立会　たかもと診療所だより 内科　　循環器科　　呼吸器科 # 生命は宝、健康こそ財産 〒536-0006 大阪市城東区野江1・2・3モリビル1階　TEL06-6930-3300　FAX06-6930-3200	第112号 2004年 （平成16年） 11月1日発行

患者・国民には負担増、国民の健康を保障すべき政府は責任を放棄、そんな混合診療解禁の大波が、企業の圧力ですぐ目の前に、混合診療解禁に反対しましょう！
署名を集めています。政府に国民の気持ちをぶつけましょう！

　混合診療とは、改悪されたとはいえ1割から3割の範囲で自己負担すれば健康保険で保証されていた治療の一部に、自由診療を制度として持ち込むことです。

　たとえばですが、ビタミン剤は薬局で買って下さい、診療所で希望されるならまるまる代金を払ってください。湿布を何袋以上必要でしたら、全額自費で買って下さい。どうしてもの認可前の希望薬があれば、自分で取り寄せて服用してください等々、いろんなケースが考えられます。要は今まで保険で可能であった治療（診療）範囲を狭くし、希望者には自費（自由診療）で治療する部分を拡大しようという動きです。

　一見選択範囲が広がったように見えますし、小泉内閣や医療分野に参入することを考えている企業もそう宣伝していますが、決してそうではありません。

　政府は医療費関係の予算を減らし、企業は保険料の会社負担分を減らそうとしているだけです。その減らした分は患者・国民の負担分となってはね返ってくる仕組みです。

　診療行為のあちこちに、保険が適用されない診療が入り込んでくることになります。

　介護保険が医療保険改悪の雛形です。

　病気を治療するのに、金のあるなしで差をつけるのではなく、いつでも、どこでも、だれでも等しく保障されてきた国民皆保険制度をつぶすのではなく発展させるためには、混合診療解禁に反対せざるをえません。

11月から、老人医療、障害者医療、ひとり親家庭医療、乳幼児医療の府医療費助成制度が改悪されます

　たとえば、これまで助成対象であった「市町村民税非課税世帯の人」は、今月より新たに65歳になられる人から対象外となります。65歳になってやっと医療費が軽減されると思っておられた人にとって、3割負担はかなりの重荷となります。障害者も月1回につき500円、2回までの自己負担が発生します。

　関西空港に、不必要な二本目の滑走路を作ろうとしたり、りんくうタウンなどの大型開発の失敗の責任をとらず、府民の医療費負担増を強行するのは府民から行政をまかされた太田知事のとる態度ではありません。いい加減に私たちの堪忍袋の緒も切れそうです。

お知らせ11月7日（日）は第6回患者さんと診療所を結ぶつどいの日です

－（1）－

62

| 医療法人共立会　たかもと診療所だより
内科　　循環器科　　呼吸器科
生命は宝、健康こそ財産
〒536-0006 大阪市城東区野江 1-2-3 モリビル 1 階
TEL06-6930-3300　FAX06-6930-3200 | 第 113 号
2004年
（平成 16 年）
12 月 1 日発行 |

第 6 回「患者さんと診療所をむすぶつどい」を 132 名の参加で楽しく開催しました。来年は 11 月 13 日予定。

　恒例行事の一つである第6回「つどい」を「地域の診療所から、信頼感で結ばれる医療を、さらに積み上げよう」、「公平な医療、安全安心な医療、分かる言葉で話す医療」をテーマとして診療所近くの会館で行いました。この取り組みは、診療所と 30 名の患者さん実行委員会との合同の開催となっています。来年は 11 月 13 日（日）を予定しています。

　当日は正午の開会に間に合うように 9 時すぎから準備のため実行委員の方々が集まり、慣れた手つきで段取り良く催し物の配置がなされていきました。診療所としては病気が悪化しないかはらはらしていました。皆さん生き生きテキパキこなされました。ありがとうございました。

　実行委員会患者代表の吉田氏より祝辞と激励の挨拶を頂戴してから、診療所運営のモットーや 10 年間の具体的取り組みが報告された後、大阪市立総合医療センター神経内科部長上田先生より「老いるとは、若いとは」のお話を講演していただきました。「若さとは人生のある時期のことではなく、心のあり方のことだ」というサミュエル・ウルマンの言葉に勇気付けられながら診療されているとのことでした。

　次にリラックス体操で体をほぐしてからバイオリン奏者磯野寿々子さんによる「おぼろ月夜」「ふるさと」など 17 曲にものぼる童謡を演奏していただきました。昔を思い出し涙ぐんだといわれる方も多くおられました。最後は両方の変形性膝関節症の手術を決断されすっかり膝の痛みもとれ、元気になられた患者さんからの体験談がありました。

　また二会場にわたって、カロリーをおさえても十分な食事ができる学習、健康クイズ・味噌汁塩分当てクイズ、体脂肪の計測コーナーなど、患者さんからの質問も多く、楽しく勉強しました。また今年のバザーはイラクの人々に医療器具を送ることと、中越地震への協力カンパを目的として行い約五万円が寄せられました。半分ずつを今年中に送る段取りとしています。

　それ以外にも写真、絵画、俳句、短歌などを協力出品していただきました。

　来年はどんな「つどい」になるか楽しみです。

地域の高齢者がゆっくり充実した生活を送る場「グループホーム」「宅老所」作りを計画しています。診療所の近くで空き家になっている民家を貸してくださる方がありましたらご連絡ください。

医療法人共立会　たかもと診療所だより	第 114 号
内科　　循環器科　　呼吸器科 **生命は宝、健康こそ財産** 〒536-0006 大阪市城東区野江 1・2・3 モリビル 1 階　TEL06-6930-3300　FAX06-6930-3200	２００５年 （平成１７年） １月１日発行

謹賀新年　2005(平成17)年元旦

　みなさま、明けましておめでとうございます。慌しい年の瀬も過ぎ、ゆっくりとしたお気持ちで、新年をお迎えになられた事と思います。今年一年もみなさま方の健康が保たれますようお祈りいたしますと共に、出来るだけみなさまのお役に立てるよう、自らの健康にも留意し、スタッフ一同、診療に万全を期したいと思っています。今年もよろしくお願い申し上げます。

　昨年 11 月私たちの診療所は、10 年を迎えました。開院以来、地域の医療を発展させるためには、何が一番良い方法かと模索してきましたが、結局患者さんと一緒になって病気を克服していくという当たり前の結論に落ち着きました。毎回 100 人以上の参加で取り組んできました「患者さんと診療所をむすぶつどい」は、その原動力となっています。毎年着実に発展させて行きたいと思います。

　今年はそのことに加えて、地域に安心して集う事のできる、常設の場として「宅老所」を開設しようと考えています。「宅老所」といっても何のことか分からないと思います。私たちが考える「宅老所」とは、高齢になっても、どこか見知らぬ地域に住居を移すのではなく、これまでどおりの住み慣れた地域でこれまでどおりの生活を続ける事ができる場、若い職員やボランティアの力を借りながら、いきいき生活できる空間を地域に保障する場のことだと思っています。「元気な患者でいよう」が、私たちの診療所の合言葉ですが、医療改悪の連続、イラク駐留延長・憲法９条改憲、不況の長期化は、その意欲を削ぐ勢いです。そんな中、宅老所を作ることでさらに元気になって頂きたい。自分が世話される立場に甘んじるのではなく、誰でも他の人を助けられる役割は必ずあるはずです。その力を「宅老所」で発揮して頂きたいと思っています。

　そこでみなさんにお願いがあります。ご近所に空き家や適当な場所を貸して下さる方がおられましたら教えて下さい。お待ちしています。お借りする条件は相談したいと思います。民家で車が入り口まで着ける道幅があるところがあればと思います。

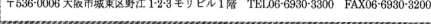

同封しました「クイズで考える日本の医療・社会保障」は、1 月中に診療所にご持参ください。投函される方は申し訳ないですが 50 円切手をお貼り下さい。署名用紙は、受診時に診療所にお届け下さい。

　　困った時は　　　　　都島休日急病診療所(am10－pm4:30)　TEL6928-3333
　　年末年始(12/30-1/4)　中央急病診療所　　(pm5－am5:30)　　TEL 6534-0321

医療法人共立会　たかもと診療所だより	第 115 号
内科　　循環器科　　呼吸器科 **生命は宝、健康こそ財産**	２００５年 （平成 17 年）
〒536-0006 大阪市城東区野江 1-2-3 モリビル１階　TEL06-6930-3300　FAX06-6930-3200	２月１日発行

医療費増　家計を直撃、９割が影響あり　（大阪日日新聞１月７日報道）

　昨年 11 月から府の医療費助成制度は見直し(改悪)されました。窓口負担が乳幼児・身体障害者・ひとり親家族など１回 500 円、月２回まで課せられるようになりました。10 月まで 65－69 歳の老人は国は３割、府は独自に市民税非課税世帯は１割負担でしたが、これも原則廃止されたばかりでした。高齢者の方はほんとにお気の毒です。

　こんな改悪が連続するのも大阪府の財政赤字が抜き差しならない状況だからです。しかし考えてみると財政赤字の原因は行政の失敗にあるのです。その責任を医療費負担増や授業料の値上げで府民が負わされるのはおかしな話です。

　負担増に困っている府民・患者・家族の実態が大阪府保険医協会の調査を通して明らかになり、大阪日日新聞が発表し注目されました。

　内容を紹介します。複数回答として受診などに関する対応策を答えていただいたものですが、「軽いときは受診を我慢 47.9%」「受診回数を減らす 35.8%」「薬を飲む回数を減らす 7.9%」「医師に安くなるようにお願いする 5.3%」「売薬で済ます 13.6%」「これまでどおり受診する 22.3%」でした。

　あなたならどうされていますか。

健康保険で扱える薬・検査は制限され（混合診療解禁）、デイセンター・グループホームなどの食事代・宿泊代（ホテルコスト）は全額負担、老人医療費は２－３割自己負担、そんな時代がすぐ目の前に、それでもだまっていますか？

　通常国会が始まっています。放映される国会論議、突っ込み不足の野党に、居直り発言を繰り返す小泉首相。私たち国民が選んだ国会議員先生だからとあきらめなければならないのでしようか。一番馬鹿にされているのは私たち国民です。私たちはもっと賢くならなければ。寝ぼけ眼でみていると、真実は一生かかっても見えてこないでしょう。そろそろ政治家に適当に扱われることをきっぱり断り、私たちの意思表示をはっきり示しましょう。

近畿の開業医や患者さんが多数参加する「守ろうくらしといのち、健康と平和は世界の願い」集会に参加しましょう！　２月２６日２時半　大阪市・中之島中央公会堂にて
（２時診療所に集合し往復ともタクシーを利用します。また交通費が支給されますので当院に申し込んでください。くわしくは今月号の「たより」にはさみましたチラシをご覧ください。）

　◇◇秋から年末に行いました「イラクへの医療支援募金」は、「ナシリアの病院などへの支援に活用したい」との返事をいただきました。重ねてお礼申し上げます。◇◇

医療法人共立会　たかもと診療所だより	第116号
内科　　循環器科　　呼吸器科 **生命は宝、健康こそ財産**	2005年 （平成17年）
〒536-0006 大阪市城東区野江1·2·3モリビル1階　TEL06-6930-3300　FAX06-6930-3200	3月1日発行

介護保険の見直し作業が進んでいます。ご注意を！「みんなで支える老後の安心」はどこへ行こうとしているのでしょうか？

　介護保険改正法案が2月8日に国会に上程されています。もし国会を通過するならば、10月より、現在介護給付の対象である食費(材料費、調理代)、居住費(減価償却費、光熱水費)は全額個人負担となります。厚労省案としての基準額が示されていて、居住費月額個室6万円、大部屋1万円、食費月額4万8千円などとなっていますが、業者との自由契約となりますので、つりあげられることもあり得ます。

　また現行の要支援と要介護1をまとめて、要支援として見直しされ、居宅サービス利用者の4割程度が従来の介護サービスを受けられなくなると言われています。これが政府の言う持続可能な介護保険改正の中身です。国民いじめの何物でもありません。

国民年金未納(2年間全く納入していない)者数は平成15年度末で445万人、この2年間で116万人増加！！

　国会議員が未納であったことが、一時話題になりましたが、あれは払えるのに払わなかったケース。今回のこの数字は、不況下で国民年金納入額が高すぎて払えないケース。保険制度、年金制度、介護制度の頭に「持続可能な」という言葉をつけるのが好きな政府ですが、これだけ数字がふくらんだ原因は政治のやり方にあるのではないのですかねエ～。

生活保護100万世帯超す！この数字は自己責任と言えないことを浮き彫りにしている

　昨年10月時点で生活保護対象者は100万2千世帯(142万8千人、国民の1%)となり、1950年の「最後の安全網」としてのこの制度発足以来初めて100万世帯を超えました。高齢者世帯が最も多く、46.7%を占めています。日本は世界でも有数の裕福な国とされていますが、ほんとうでしょうか。一部の資産家に富が集中しているだけではないでしょうか。

民家一軒分を貸してくださる方を募集しています！自分達で地域を楽しく！

　今月も、心が暖かくなるような話を探してみましたがなかなかありません。それでは自分達で作ろうと思い、宅老所を開設する準備を始めました。ご近所で民家一軒分をお借りできるところがあればご連絡ください。お借りする条件はご相談したいと思います。

　私たちが描いている宅老所とは、地域で生活されている高齢者が、気軽に通えて、お互い助け合いながら、生活に張りが持てる小規模な寄り合い所的な居場所です。勿論専門の看護師・介護士などの職員からのサポートを受けられるようにする計画です。

66

医療法人共立会　たかもと診療所だより　｜　第 117 号

内科　　循環器科　　呼吸器科

生命は宝、健康こそ財産

〒536-0006 大阪市城東区野江 1・2・3 モリビル 1 階　TEL06-6930-3300　FAX06-6930-3200

2005年
（平成 17 年）

4月1日発行

今月より、個人情報保護法を医療機関も守る責任を負うようになりました。これまで同様、患者さんのプライバシーを守り、患者さんの立場に立った診療を職員一同心がけます。

　2005 年 4 月 1 日より医療機関は個人情報保護法を「個人情報取扱事業者」として守る義務を負うことになりました。

　この機会に私たちの診療所でも、患者さんのプライバシーが守られているか、職員会議で検討を行ってきました。

　具体的には、患者さんへの病状・投薬内容の説明、問診表・検査データの扱い方など、多岐にわたって検討しましたが、まだまだ配慮の足りない部分や、狭い診療所の構造上から止むを得ない点まで浮かび上がってきました。

　ただ当院では、カルテなどは患者さんの大切な記録であり、いわば分身であるという基本的考えから、これまで来院された患者さんのデータは廃院まですべて保存する事を原則として運営しています。

　さらに改善できる点は改善していくことは勿論ですが、この機会に患者さんにもお願いしたい事があります。診療時にこれは配慮して欲しいと思われることがありましたら、ご意見箱を待合室の水槽の横に設置しますので、気づかれたことを何でも書いてお入れ下さい。これからも皆さんの協力を得て、肌理(きめ)の細かい診療を実践したいと考えています。

　以下日本医師会発行の資料より抜粋してこの保護法の目的についてお知らせしたいと思います。

おしらせ
患者さんの個人情報の保護について

　当院では、患者さんに安心して医療を受けていただくために、安全な医療を提供するとともに、患者さんの個人情報の取り扱いにも、万全の体制で取り組んでいます。

★ 個人情報の利用目的について

　当院では、患者さんの個人情報を別記の目的(2 ページに掲載)で利用させていただくことがあります。これら以外の目的で利用させていただく必要が生じました場合には、改めて患者さんからの同意をいただくことにしておりますのでご安心ください。

★ 個人情報の開示・訂正・利用停止等について

　当院では、患者さんの個人情報の開示・訂正・利用停止等につきましても、「個人情報の保護に関する法律」の規定にしたがって進めております。

　手続きの詳細のほか、ご不明の点につきましては、窓口までお気軽にお尋ねください。
2005/4/1　　医)共立会　たかもと診療所　所長

休診のおしらせ
5 月 2 日（月）を休診日とさせていただきます。御協力お願いします。

医療法人共立会　たかもと診療所だより	第 118 号
内科　循環器科　呼吸器科	２００５年
生命は宝、健康こそ財産	（平成17年）
〒536-0006 大阪市城東区野江 1-2-3 モリビル1階　TEL06-6930-3300　FAX06-6930-3200	5月1日発行

政府が本気で考えている近い将来の診療所像と混合診療とは
悪夢にならないために保険で良い医療の運動を！

　☆くすりは・・・・風邪薬は保険で出せません。ビタミン剤や湿布も出せません。診療所では薬を直接出せません。調剤薬局で貰って下さい。もしどうしても診療所で薬を出して欲しい方は保険でなく実費となります。

　☆検査は・・・・検査は可能な限り減らしてください。腫瘍マーカー検査を何回も希望されるなら実費を頂きます。PSAやピロリ菌の検査回数が多い場合は、制限を超えた検査代金は実費徴収とします。

　☆診察料は・・・・病気によってパック料金にします。他の薬、検査をご希望でしたら実費別料金をお支払下さい。

　☆タバコを吸っておられる方は、気管支喘息や気管支炎が悪化しても保険は利きません。肥満の方で甘いものが大好物の方は糖尿病になられても保険では扱いかねます。生活習慣病は自己責任なんですから。

　☆窓口での診察代負担の高いこと・・・・今後診察代などの自己負担はお年寄りも2割から3割にしますので、病気が悪くなるまで我慢して下さい。どうしてもの方はコンビニなどで薬を買って下さい。ブラックユーモアでなく、私たち政府は本気なのですよ。

　★こんな中で人々は病気になっても医療機関を受診出来ず、病院・診療所の経営は困難となり、ますますサービスの低下が起こり、競争に負けた医療機関は廃院となりました。

　そして政府は医療、福祉、年金、教育へ税金をつぎ込む事を止め、自らの失政で生じた700兆円の国家財政の巨大赤字を税金で埋めることに躍起(やっき)となり、国民には自助自立(早い話が勝手に遣ってくれという事)を言うばかりでした。

　『　　　　　　「春望」　杜甫　（755年の作品）
　国破れて　山河あり　　　　　城春にして　草木深し
　時に感じては　花にも涙をそそぎ　　　別れを恨んでは　鳥にも心を驚かす
　烽火　三月に連なり　　　　　家書　万金に抵（あた）る
　白頭　掻（か）けば更に短く　　　渾（すべ）て簪（しん）に勝（た）えざらんと欲す
　都、長安は、戦乱ですっかり破壊されたが山や川は昔のままである。城内にも春がやってきて、草や木が深々と茂っている。これを思うと花を見ても涙が落ち、家族との別れを悲しんでは、鳥の声にも心が痛む。戦乱が長く続いているため、家族からの手紙は、万金にも値するほど貴重である。不安で白髪を掻けば髪の毛はさらに短くなり、今ではかんざしもさせない。』(インターネットより)
　唐の都・長安は、現在のイラクの首都バグダッドと並んで、人口も100万人を超え、当時の世界最大の都市でした。

　☆☆私たちが本気で考えている地域での豊かな生活、充実した医療を実現するためには、私たちが納めた税金が、私たちの利益のために使われているか監視することから始まります。争いごと(自衛隊)のために莫大な税金を使わせない、国や府や市の失政のつけ(借金)のために税金を使わせないという声を大きくする事だと考えています。一人の声は小さくても、大勢集まれば国会、府議会、市議会に伝わると信じています。今月はチラシもお渡ししています。じっくりお読み下さい。署名葉書にもご協力を！

医療法人共立会　たかもと診療所だより	第119号
内科　循環器科　呼吸器科 **生命は宝、健康こそ財産** 〒536-0006 大阪市城東区野江 1-2-3 モリビル1階　TEL06-6930-3300　FAX06-6930-3200	２００５年 （平成17年） 6月1日発行

　日本国憲法は、1947年に発布されました。国家の主権は私たちにあることを簡潔に表現しています。国会は憲法にのっとった政治をしていきなさいと憲法には定められています。

　いま憲法を変えようという声が少なからず聞こえてきます。その代弁者であるタレントやマスコミ関係者がテレビ出演を通して提灯持ち発言を繰り返しています。

　私は憲法発布の年に生まれ、すばらしい憲法だなあと思って育ってきました。本当に変える必要があるのか真剣に検討してみましょう。人命を助ける事の難しさは診療を通して 30 年間味わってきました。反対に人命を失う出来事はイラク戦争や JR 事故など絶えません。

　今回より順次全文を紹介していきます。何回も読まれた方、初めて読まれる方、一緒に考えましょう。

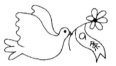

日本国憲法（前文）

1. 日本国民は、正当に選挙された国会における代表者を通じて行動し、われらとわれらの子孫のために、諸国民との協和による成果と、わが国全土にわたって自由のもたらす恵沢を確保し、政府の行為によって再び戦争の惨劇が起こることのないようにすることを決意し、ここに主権が国民に在することを宣言し、この憲法を確定する。

　そもそも国政は、国民の厳粛な信託によるものであって、その権威は国民に由来し、その権力は国民の代表者がこれを行使し、その福利は国民がこれを享受する。これは人類普遍の原理であり、この憲法はかかる原理に基くものである。われらは、これに反する一切の憲法、法令及び詔勅(しょうちょく)を排除する。

2. 日本国民は、恒久の平和を念願し、人間相互の関係を支配する崇高な理想を深く自覚するのであって、平和を愛する諸国民の公正と信義に信頼して、われらの安全と生存を保持しようと決意した。われらは、平和を維持し、専制と隷従、圧迫と偏狭を地上から永遠に除去しようと努めている国際社会において、名誉ある地位を占めたいと思う。われらは、全世界の国民が、ひとしく恐怖と欠乏から免かれ、平和のうちに生存する権利を有することを確認する。

3. われらは、いずれの国家も、自国のことのみに専念して他国を無視してはならないのであって、政治道徳の法則は、普遍的なものであり、この法則に従うことは、自国の主権を維持し、他国と対等関係に立とうとする各国の責務であると信ずる。

4. 日本国民は、国家の名誉にかけ、全力をあげてこの崇高な理想と目的を達成することを誓う。

参考　詔勅‥旧憲法下における天皇の命令や公式の意思を伝える文書の総称

<table>
<tr><td colspan="2">医療法人共立会　たかもと診療所だより</td><td>第 120 号</td></tr>
<tr><td colspan="2">内科　　循環器科　　呼吸器科</td><td>２００５年
（平成 17 年）</td></tr>
<tr><td colspan="2">生命は宝、健康こそ財産</td><td rowspan="2">7 月 1 日発行</td></tr>
<tr><td colspan="2">〒536-0006 大阪市城東区野江 1·2·3 モリビル 1 階　TEL06·6930·3300　FAX06·6930·3200</td></tr>
</table>

やっと節目の「診療所だより 120 号」（発行十年）、見下ろせばふもとは彼方に、見上げれば頂（いただき）は、いまだはるか彼方に！

今後も診療の充実をめざし、患者さんと診療所を結ぶ交流紙として充実させたい。

　1995（平成 7）年 8 月、この「診療所だより」の 1 号が誕生しました。今の一ページ分の大きさです。それでも発行する時は、なにを書こうかとかなり迷いました。とりあえず、一番大事なことは「こんな診療所にしたいと考えています」ということを、患者さんに分かっていただくことではと思い、しばらくその事ばかりを書きました。しつこいぐらいに。

　たとえば「小さな診療所だからこそ、かゆいところに手が届く診療を」（1 号）、「診療所のめざすもの」（2 号）、「診療所と病院の関係」（3 号）、「新薬必ずしも良薬ならず」（4 号）、「くすりの効き目を見直す」（5 号）といった具合です。

　こちらの主張だけではあまりにも一方的で黒犬の尻尾と考え、患者さんとの交流が大切と思い、お便りを募集しましたが、なかなか書いてもらえませんでした。しかしついにその日が来ました。16 号（96 年 11 月）に掲載したお便りです。なんと 9 歳の女の子からのものでした。たまたま診療所に来てナイロンタワシを見つけ夏休みの宿題にしたという内容でした。その後「献体登録を済ませて」、「お花見に参加して」、「俳句」、「私の闘病日記」など今では全部載せきれないほど届くようになっています。交流紙としての役割をなんとか果たせるようになりました。

　さてこれからどんな「たより」に変身させていくか、みなさんと考えたいと思います。メジャーリーグ・マリナーズのイチロー選手の「変わらないも、変わらなきゃー」というキャッチコピーが以前にテレビの CM で流されましたが、私は今でもその言葉が好きです。診療所も、「たより」も「変わらないも、変わらなきゃー」。

たより 120 号記念おめでとうございます

　私達が診療所に来て十年近くなります。先生始めスタッフの皆さんに大変お世話になりました。其の間に主人が先に逝き、一人残された時にはこれからどうしようかと思い、一ヶ月位は手続きや何かと色々な用事に気がまぎれましたが、晩が来るととてもさみしかったです。

　考えてみたら何時迄もそんなこと、言ってる間がなくなり、教室（＊当院で行っている手芸サークル《一緒に作ろう会》のこと）のことも考えなければいけないし、主人が亡くなった事は誰にも云わずに通しました。云うと皆に色々聞かれ、又涙が出ます。何とかがんばって来ました。

　作ろう会も途中から参加させてもらって皆さんには色々お世話になり助けていただき有難う御座いました。元気で居るかぎり、これからも色々な作品を作って行こうと思っていますので宜しく助けて下さいね。

“捨てればゴミでも　使えば資源”ゴミの減量めざして楽しく作り　身につけ　おしゃれな生活を
（谷本マツエさん、一緒に作ろう会会長、　城東区）

<u>1 号から 67 号までの約 5 年間を収録した「生命は宝、健康こそ財産」（診療所発行 356 ページ）を300 円で販売しています。ご希望の方は診療所にてお申し込み下さい。</u>

医療法人共立会　たかもと診療所だより	第 121 号
内科　　循環器科　　呼吸器科 **生命は宝、健康こそ財産** 〒536-0006 大阪市城東区野江 1·2·3 モリビル 1 階　TEL06-6930-3300　FAX06-6930-3200	２００５年 （平成 17 年） ８月１日発行

アスベスト被害は、身近な出来事・・石綿肺、悪性中皮腫、肺癌を発症

　先日、かつての病院時代の仲間と会食をした。同世代の看護師、薬剤師、検査技師、事務職と職種は多彩で色んな話に花が咲いた。

　その時、先生あの時苦労してはったねぇーと元婦長が切りだした。苦労した事は山ほどあったので何の事かと思ったが、ほれ今新聞で大騒ぎになってるでしょ。中皮腫(ちゅうひしゅ)の事よと畳み掛けてきた。すでに危険だと先生おっしゃってたねと。それだけはっきりと覚えてくれていたとは、あの苦労も無駄ではなかったと思った。

　今から約 16 年前のことである。二人のアスベスト関連患者さんに遭遇し、さんざん苦労した挙句、確定診断に到らず、剖検(解剖)させて頂いたことを昨日のように覚えている。

　１人はラーメン店の従業員、兄・左官職人。悪性腹膜中皮腫。腹水は何回抜いてもすぐ溜まり、最後は肺膿瘍で亡くなられた。も１人は 19 年間工務店を経営。スレートの切断などを手がけていた。血性胸水がひかず消耗状態で死去された。石綿肺、肺癌であった。

　当時すでに石綿肺、悪性中皮腫は、労災職業病分野では大問題となっていたが、さしたる関心も持たれず知る人ぞ知るという状態であった。私も内科学会で報告したが、反響はなかった。

　当時の私の調査でも、すでに諸外国では将来的にこの疾患が大量に発症することを予測し、アスベストの危険性が認識され　使用禁止という対応策がとられつつあった。93 年 10 月のある医学新聞に「アスベストに安全といえる許容量はない」という米国連邦政府職業安全保険局の研究者の短いコメントが掲載されていた。

　しかしわが国では、建材、自動車のブレーキ部分、電車車両、ボイラーの炉などに普通に使用され、世界最大の輸入国、消費国であった。今も同じ状態が続いている。2008 年全面使用禁止ということであるが、在庫一掃まで禁止しないと言うのであれば、この国の企業、役所はやはり相当に狂っていると言わざるを得ない。

　当時、その危険性を知っていて米国は、ミッドウェイ原子力空母の改修を横須賀で、日本の労働者を雇い実施した。すでに米国ではアスベスト被害の訴訟が起きていたのである。

　アスベスト被害は企業ぐるみの犯罪である。しかも確信犯であると私は当時より思っていた。今回のアスベスト問題は、突然新聞が書き立ててくれたために、過去の関連死亡例も掘り起こされ社会問題となった。日本はこれから悪性中皮腫、肺癌患者が増加し、医療費増大のピークとされている 2025 年ころには大変なことになっているだろう。

　1973 年に気管支喘息患者などを公害健康被害補償法として救済したように、すでに因果関係が明確であるアスベスト関連疾患は労災の範囲でなく広く公害として企業、政府が補償していくべき質のものだと思う。この自己責任までも、庶民がとらされたのではたまったものではない。

＊──＊──＊──＊──＊──＊──＊──＊──＊──＊──＊

アグネス・チャンさんの講演「私が日本を好きな理由＊世界の中の日本の役割」に 20 名をご招待します！　申し込みは診療所へ、お早めに。

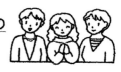

日時　10 月 8 日 3 時半より 5 時 45 分まで　　会場　三井アーバンホテル大阪ベイタワー

医療法人共立会　たかもと診療所だより 内科　　循環器科　　呼吸器科 **生命は宝、健康こそ財産** 〒536-0006 大阪市城東区野江 1・2・3 モリビル 1 階　TEL06-6930-3300　FAX06-6930-3200	第 122 号 2005年 （平成 17 年） 9月1日発行

市民公開講演会「私が日本を好きな理由～世界の中の日本の役割～」

10月8日(土)3時半より　アグネス・チャンさん(日本ユニセフ協会大使、教育学博士)
患者さんを無料ご招待します。希望の方は診療所にご連絡ください。

　私たち開業医(医科、歯科)が参加している保険医協会という団体が全国都道府県にあります。回り持ちで年1回医療研究集会を開催しています。今回は 20 回目で 15 年ぶりに大阪が中心になって開催するものです。

　この団体は、患者さんや国民全体の医療を良くすることと、そのために診療所の経営を刷新し安定させていくことを目的に活動しています。具体的には政府や自治体に医療福祉の改善を要請したり、診療レベルを維持し、自浄作用を発揮するための勉強会を頻繁に開いたりしています。

　会員は大阪では約1万人で、開業医の8割が加入しています。全国では 10 万人の会員がいます。

　さて講演会場ですが、交通の便が良い弁天町の三井アーバンホテルで、千人以上の収容可能な会場を借り切っていますので、参加したい方は遠慮せずにお申し込み下さい。

　当日はアグネス・チャンさんの講演に先立って、私たちの診療所の羅針盤にもしている「開業医宣言」を、元 NHK アナウンサーの寺谷一紀さんと豊中の開業医中村先生が分かり易くコント風に披露されます。一見の価値があると思います。ぜひご参加ください。

第7回「患者さんと診療所をむすぶつどい」の準備を開始します。
希望される講演テーマと協力して下さる実行委員さんを募集します。
11月20日(日)、扶桑会館にて

　今年も元気な患者でいよう！を合言葉に集う「つどい」が近づいてきました。年金の目減り、介護保険料のアップ、混合診療解禁の動きなど限りない医療福祉の削減や、曲がりなりにも戦争を交えなかった保障である平和憲法の改悪の動きなど、私たちの周りにはあまり喜ばしいことは少ないですが、それなら私たちの地域から創っていきましょう。
「ぜいたくな生活は致しません。つつましくていいのです。安心して老後を生きられますように混合診療をじっくり考えてください」、「現在の医療保険・介護保険・障害者福祉は国がすべて負担の数々を押し付ける制度になっています。特に混合診療には反対です。生きてゆく事に心から喜びを感じ、納得のゆく制度をお願いします」、「必要な医療を必要な時に安心して利用できるようにしてほしいです」など患者さんの心底からのご意見が寄せられています。

　これらのご意見を参考にして、「つどい」の講演テーマを決定しようと思います。こんな話を聞いてみたいというご希望がありましたら診療所スタッフまでお申し出ください。

　お知らせ　10月8日(土)は市民公開講演会の準備のため休診とさせていただきます。

| 医療法人共立会　たかもと診療所だより
内科　循環器科　呼吸器科
生命は宝、健康こそ財産
〒536·0006 大阪市城東区野江 1·2·3 モリビル1階　TEL06·6930·3300　FAX06·6930·3200 | 第 123 号
2005年
（平成17年）
10月1日発行 |

『第7回患者さんと診療所を結ぶつどい』を開催します

１１月２０日(日)１時開始　会場はいつもの扶桑会館６階(桜小橋交差点すぐ)

メインテーマ

「日本の医療制度は世界一、混合診療に反対し、京橋地域の医療を発展させよう」
「戦争の歯止め、平和憲法は日本の誇り、軍事予算を削り、医療福祉に予算を」

記念講演

「大阪大空襲と憲法9条」（関西大学名誉教授小山仁示先生）

　小山先生は長らく関西大学で幾多の有能な人材を育てつつ、空襲の研究をライフワークとされている日本の第一人者です。「大阪大空襲　大阪が壊滅した日」、「戦争　差別　公害」、訳書「米軍資料　日本空襲の全容　マリアナ基地Ｂ29部隊」など著書は多数を数えます。

　今年８月１５日に出版された「空襲と動員―戦争が終わって 60 年―」の著書の中で以下のように述べられています。『ところで、近年、私は「今が戦前でないとの保証はどこにもない」と言い続けてきた。ここ数年、日本は参戦しているのか、参戦していないのか、判別がつかない状態になり、「今が戦前である」可能性は大きくなった。しかし、「戦争反対」を主張する自由は、日本の国には大きく存在する。平和を主張できるときに、平和を主張して戦争を防ごうではないか』と。

　老若男女が、記念講演のひと時を、平和について考える時間に当てる事も決して無駄ではないと思います。ぜひご参加下さい。

医療制度学習講座

「２００６年医療制度はどう変わろうとしているか、健康も命も金次第」（診療所　高本）

　知らない間にどんどん制度が改悪されている。それが患者さんの実感ではないでしょうか。来年には老人医療の１割負担を２割に、２割の人は３割にという案が出ています。「軽症医療」の保険外しも言われています。すべて医療・福祉・年金に予算を極力使わない政府の方針によるものです。

　診療所も患者さんに負担をかけずに充実した医療を提供するために四苦八苦しています。当日具体的にお話しますが、改悪内容は目白押しです。

　こんな案がすんなり通りそうなのも、先の選挙で自民党・公明党が大勝したためです。国民は自ら自分の首を絞めていると言う事になります。どうすればよいか一緒に考えたいと思います。

今年も準備のお手伝いをして下さる実行委員を募集しています。またバザー協力品がありましたらお願いします。

10月８日(土)はアグネスチャンさんの講演会の準備のため休診となります。
参加希望者はまだ間に合いますので診療所に声を掛けてください。

医療法人共立会　たかもと診療所だより	第 124 号
内科　循環器科　呼吸器科 **生命は宝、健康こそ財産** 〒536-0006 大阪市城東区野江 1-2-3 モリビル 1 階　TEL06-6930-3300　FAX06-6930-3200	２００５年 （平成 17 年） 11 月 1 日発行

第7回患者さんと診療所をむすぶつどい

テーマ：日本の医療制度は世界一、混合診療に反対し、京橋地域の医療を発展させよう。
戦争の歯止め、平和憲法は日本の誇り、軍事予算を削り、医療福祉に予算を

11 月 20 日（日）

場所：扶桑会館 6 階（桜小橋交差点）
午後 1：00 から 4：30
共催 ：医）共立会たかもと診療所
　　　「つどい」実行委員会

プログラム

午後 0：30　受付開始
1：00　1 部開始
　　コーナー体験とバザーの時間
2：00　2 部開始
　　開会の挨拶（実行委員会患者代表）
　　講演　「大阪大空襲と憲法 9 条」
　　小山仁示先生（関西大学名誉教授）
3：20　トイレ休憩
　　　「身体をほぐしましょう」
3：35　医療制度学習講座
「2006 年医療制度はどう変わろうとして
いるか、健康も命も金次第」
　　高本英司（診療所所長）
4：20　参加者の皆さんへの抽選会
4：30　閉会の挨拶

測る、考える、観賞するいろんなコーナー

食事のコーナー

味噌汁塩分あてクイズ（結構、難しい。全問正解なるか！）
健康クイズ（へぇ～、そうやったん！クイズに挑戦してかしこくなろう！）
一杯飲み屋（身体に良い飲み方は？）
いっしょに計算してみましょう
あなたの体脂肪率一体、何％
あなたの標準体重は何 kg
あなたの一日の栄養所要量は何 kcal
目で見て実感
野菜一日 350g って、どれぐらい？

趣味のコーナー

患者さんの作品
写真、アートフラワー、俳句、短歌、くす玉、書道
「作ろう会（手芸）」の今年の作品展示
学術のコーナー
学会、研究誌などに発表したものの展示
平和や自然保護を考えるコーナー
ジュゴン保護、イラクのこどもたちの写真展

バザーを行います
診療所ではイラクの医療機関へのカンパに取り組んでいます。当日「遊休品」のバザーを行います。又、「作ろう会（手芸）」に参加されている患者さんの手作り作品のバザーもあります。品物のご協力もお願いします。

☆会館の駐車場は有料となっています。
参加ご希望の方は出来ればご連絡下さい。（準備物の為）勿論、当日に直接来て下さって結構です
連絡先：医）共立会　たかもと診療所　電話　06(6930)3300　FAX　06(6930)3200

1

医療法人共立会 たかもと診療所だより 内科　循環器科　呼吸器科 **生命は宝、健康こそ財産** 〒536-0006 大阪市城東区野江 1·2·3 モリビル 1 階　TEL06-6930-3300　FAX06-6930-3200	第 125 号 ２００５年 （平成 17 年） 12 月 1 日発行

第7回「患者さんと診療所を結ぶつどい」116名の参加で学習し交流を楽しみました

　このつどいは今回で7年目となります。実行委員の方々は10時の集合時間が待ちきれずにぞくぞくと、会場へ来られました。そして打ち合わせをする前から、自分の持ち場がすでに分かっておられるのか、てきぱきと準備にかかられました。重い長机のセッティングを手伝おうとせっかく来られた男性のSさんは、もう並べられていて手持ち無沙汰でした。来年は分担をきっちりとしたいと思いました。

　予定より1時間も早く準備が完了したため、講師の小山仁示先生（関大名誉教授）編集の大阪大空襲のビデオを見たり、健康コーナ、写真などの趣味の展示物の前で話に花が咲いていました。地域が違っても顔見知りになられ、待ち時間が楽しい交流の場となりました。

　講演はトップバッターが小山先生、「爆弾の音は絶望的な音、平和な今こそ戦争に反対する声をあげなければ」との言葉が印象的でした。講演後の質問の中で敗戦直前に大阪上空に飛来したのは、グラマンかP51かなど、生々しい話がありました。

　つぎに医療改悪について解説しました。いつの時代も「改正」といって法律は変えられていく。老人の医療費自己負担が毎年少しずつ12回にわたって上げられ、ついに2割、3割負担につながった。これは改悪以外の何物でもないことを分かって欲しいと話しました。患者さんの負担増で診療所の収入が増えるのではないことを念のため断っておきます。来年は医療の話を多くしたいと思っています。

　その後抽選でバッグや憲法の本、血圧の本などを当選者にお配りしました。バッグは毎年、Kさんが寄付して下さっています。来年のつどいは趣向を凝らして、ややマンネリ化した傾向を脱皮したいと思います。お楽しみに。

２００６年度の患者への負担増、医療内容の質の低下をもたらす医療改悪の絵を画いているのは誰かご存知ですか？

　小泉自民党総裁を議長とする経済財政諮問会議というのがあります。この諮問会議は実質上四人の委員で牛耳られています。すべて国会議員ではありません。4人とは日本経団連の総帥奥田碩（トヨタ）、牛尾治朗（ウシオ電機）、学者の本間正明（阪大）、吉川洋（東大）の各氏です。国民には煮え湯であっても企業には都合のよい「改正」案がポンポン連発されるのはたった4人で決定しているからです。ここで検討された大変な医療改悪案が首相に直に諮問され、多数の自民党国会議員の数で押し通していくという構図になっています。その国会議員を選挙で選んだのは私たちです。

　老人は金持ちだ、開業医は儲けすぎている、国家財政が超赤字だから我慢しろと色々理由をつけていますが、結局は歴代の内閣の失政をかくし、尻ぬぐいを国民に押し付けているだけなのです。

　このまま行けば、来年は患者さんや診療所にとって、とんでもない年になると思います。その状況とは、厚労省官僚の麦谷医療課長の講演発言から明らかです。「初診料は1万円でもいい」「24時間ケアができることを前提に複数の医師がターミナルと決めてサインをしたらターミナルの点数をとるが、死ななかったら点数をゼロとする」「180日を超えても入院したい人は1日目から自費徴収するメニューと、180日以内で退院するから全部保険給付とするメニューがあってもよい」などなど。これが国民の福祉のために医療政策の実行をまかせられている官僚の言うことだろうか。

　署名を集めて私たちの声を国会に届けましょう。

12月30日から1月4日まで休診とさせて頂きます。よろしくお願いします。

医療法人共立会　たかもと診療所だより	第 126 号
内科　　循環器科　　呼吸器科　　**生命は宝、健康こそ財産**　　〒536-0006 大阪市城東区野江 1·2·3 モリビル1階　TEL06-6930-3300　FAX06-6930-3200	2006 年（平成 18 年）1 月 1 日発行

2006年　年頭に思うこと　賀春

医療制度が良いと、安心して暮らせる

　医学部を卒業したのは 1973 年（昭和 48 年）。今年で、医師になって 33 年目を迎え、過去の歴史を少しは振り返ることが出来る年令になりました。

　73 年はオイルショックの年でしたが、同時に福祉元年の年で、70 才以上の老人医療費が無料になりました。しばらくして病院の「サロン化」「薬、検査漬け」が新聞等で問題視されましたが、実際に病院に来られる患者さんをみる限り病院への間口が広がり受診しやすくなった良い印象を持ちました。行政が福祉に力を入れる時代だったので私もやりたいことができました。

　ところが、81 年(昭和 56 年)に第二臨調（土光臨調）が発足したのを契機に、窮屈な診療が始まりました。当時は公害問題があり、患者さんの中にも今で言う在宅酸素が必要な人がいました。酸素ボンベを家に持って帰ることを消防署が許しませんでしたが、交渉して大きな酸素ボンベを持ち帰らせることができました。家での生活が可能になったのです。

　しかし、勤務医のままでは患者さんの具合が悪くなっても往診はできないし、ありのままの患者さんを見るには限界があるので 94 年(平成 6 年)に開業しました。今年で 12 年目を迎え、通りを歩くと数人の患者さんに必ず出会います。悪い事はできません。

　医療の原点は、地域の皆さんが健康に安心して暮らせるための手助けを、なんでもすることだと思っています。これからもどんどんしていくつもりです。

平和でなければ、健康は保てない、戦争中はみんな栄養失調だった

　私は 1947 年(昭和 22 年)、憲法発布の年に生まれ、憲法と共に育ちました。憲法が時代遅れであるとか、米国に押し付けられたとか、言われていますが、そうは思いません。

　憲法の中身をじっくり読むと、じつに素晴らしい内容です。「平和な国で、生き生きと働き、趣味を楽しみ、一人になっても老後を心配しなくてよい」そんな国に政治家は日本を作るべきと憲法に書いてあります。今の政治家は正反対の事をしようとしています。

　すでに軍隊であるので自衛隊を軍隊に、防衛庁を防衛省(国防省)にせよ、老人医療費は削れ、アジアの国と仲良くしなくてよい、米国に頼ればよい、など勇ましい事を言っていますが、地道に諸外国と力を合わせ平和な日本を築いていく勇気の無い政治家が多すぎます。戦地イラクは医薬品も底をついた状態です。怪我をされても病院には注射器も満足にありません。平和と健康が一番です。

患者さんとの普段着の会話を大切に、そのためにも医療制度の改善が必要

　患者さんが何を思って診療所に来られているかを汲み取る気持ちをどのくらい持てるかが大切です。個人的にその気持ちを持つ努力は当然として、診療所の経営がうまくいかない状況だとそんな余裕はありません。やはり土台となる医療制度はある程度ゆったりして初めて、患者さんに「今あなたはなにが不安ですか」とか「なぜ毎日薬が飲めないのですか」を聞くことができます。

　患者さん自身が「どうしても 2 回しか飲めないので 1 回分が余る」という話が切り出せるのが本来の医療だと思います。そういう医療を追求すべきで、そのための保険制度を作ることが重要です。患者さんをよく理解すれば患者さんの思いが伝わってきます。それを私たちの今年の医療につなげたいと思います。

　長々と書きましたが、今年も患者さんと診療所を結ぶパイプを太くしていきたいと思います。

医療法人共立会　たかもと診療所だより	第 127 号
内科　循環器科　呼吸器科	2006 年
生命は宝、健康こそ財産	（平成 18 年）
〒536-0006 大阪市城東区野江 1-2-3 モリビル 1 階　TEL06-6930-3300　FAX06-6930-3200	2 月 1 日発行

テレビを見ているだけではだまされる、新聞記事をそのまま読むとだまされる！その裏を読むことの大切さについて

▽インフルエンザ治療薬のタミフルの場合⇒

・特効薬のように宣伝されていますが、約半日解熱時間が早くなる程度です。どうしても半日が待ちきれない人や高齢者、重い合併症のある患者さんは服用すればよいと思いますが、副作用もありますので要注意です。当院で処方しているナパ(アセトアミノフェン)は、抗ウイルス作用はありませんが、副作用が少なく安全に使用していただけます。

・年中行事のようにインフルエンザの猛威が話題になりますが、今年はどうなるか冷静に観察してみましょう。昨年も猛威の危険性がマスコミで騒がれましたが違いました。

・とにかく手洗い、うがい(水道水、お茶などで)の励行と、温かいお茶を少量何回も口に含まれるほうがよいと思います。

・タミフルの消費量は日本で 77%、米国で 20%、この二カ国でほとんど消費されています。なにか変だと思われませんか？

▽靖国神社参拝に反対しているのは、中国と韓国だけという小泉首相の間違い⇒

・米国の大物日本大使であったベーカー氏(ブッシュ大統領と同じ共和党議員)は、靖国神社の展示館を批判、アジア各国は声を荒げないにしても、批判的である。もし世界で靖国神社への首相の参拝に賛成する国があれば、小泉首相は挙げるべきです。国民に平気で嘘をつくことはよくありません。

▽小さな政府は国民に幸せをもたらすか⇒

・小さな政府、そもそもどんな政府？国民は無駄のない・清潔な政府、膨大な赤字を生み出さない政府、肥大化した官僚に牛耳られることのない政府などを想像されていると思います。そのために「官から民へ」というアピールが支持されているのだと思います。

・「官から民へ」とは、郵政事業の簡易保険を米国保険会社へ売ることであり、国民皆保険制度をなくし医療保険を米国の保険会社の商品とすることであり、規制緩和と称して国や自治体でするべき審査を民間の審査機関にまかす事などが浮かびます。まさに日本や米国の民間会社に丸投げすることを意味します。

・たとえばマンション建築のチェックを、大手建設企業が出資した検査機関にさせている元国土庁長官がらみの耐震偽装事件、解禁に踏み切った矢先に禁輸のはずの牛の脊柱が発見された検査すり抜け BSE(狂牛病)問題、国鉄民営化後の羽越線や福知山線尼崎脱線事故、ライブドアの金がすべてと錯覚した経営手法、こんな事件が「小さな政府」ではきっと続くだろう。「小さな政府」は国民にとって決してプラスとならない、企業の利益追求型の危険な政府を指している。

▽ 2025 年には医療費が 69 兆円になるという現在(2005 年度)の厚労省の試算は本当か⇒

・試算のいい加減さは次のことから明白です。政府は大変さを宣伝し、国民や診療所に負担を強いています。95 年は 2025 年の医療費を予測して 141 兆円になるだろうとしていました。しかし 97 年には 104 兆、2000 年には 81 兆、2002 年には 70 兆と予測額をどんどん下げています。年々変わる政府のこんな予測額などとても信用できません。無責任です。

医療法人共立会　たかもと診療所だより 内科　　循環器科　　呼吸器科 **生命は宝、健康こそ財産** 〒536-0006 大阪市城東区野江 1·2·3 モリビル1階　TEL06·6930·3300　FAX06·6930·3200	第 128 号 2006 年 （平成 18 年） 3 月 1 日発行

4月より電子カルテを導入します。今準備中です。ご迷惑をお掛けします

　当院では患者さんの健康状態の情報を、より集中して保存し診療に役立てるために、電子カルテを導入しました。患者さんから、「これが電子カルテですか」「便利になりますね」とかの反応を頂きますが、これまでの患者さんのデータを入力するために、今はただ大変な作業を職員全員で取り組んでいるところです。

　これまでのコンピュータは、受付に一台あるだけで、主に患者さんの受診時の会計処理をするものでした。電子カルテの場合は、受付、診察室、処置室を結んで、患者さんを総合的に把握し、その内容をコンピュータに保存し、患者さんの長期的な経過をより正確につかむことが出来るようになると思います。ご期待下さい。

　3月は試行期間ですので、待ち時間、診察時間が遅くなったり、ご迷惑をおかけしますがご辛抱ください。

　それ以外に、どうしても言っておかなければいけないことがあります。政府は電子カルテの導入を積極的にすすめています。理由はこういうことです。電子カルテにすると、より全国の医療機関が、どういう医療内容を行っているかを、すぐに把握できるようになります。医療費抑制ありきの情報を電子カルテから得ることが可能にもなるわけです。

今回の国会に提案されている、医療改定は、過去最悪の改定案です

　どんな内容でしょうか。まず08年度から75歳以上の高齢者より医療保険料を、年金からさっぴく。介護保険含め月1万円超になります。70〜74歳の高齢者は2割負担、今年10月から所得の多い高齢者は3割負担。長期入院者からは、介護保険と同じように食事代、部屋代を取るなどなど。国会論議中の政府の医療改悪案は過去最悪です。みんなで中身を勉強しましょう。国民が賢くならなければ、時の政府にだまされるばかりです。

「薬をもらうだけなのに待たされるの」というご意見に対して

　誰しも待たずに、薬をもらって、会計を済ませて帰りたいのはよく分かります。しかしちょっと待ってください。コンビニの陳列ケースから、気に入った品物を取り出して、レジで順番を待つのと同じでしょうか?

　小さいといえども診療所の場合、医療事務職、看護師、薬剤師、医師など、それぞれ専門的知識をもって、患者さんを総合的に把握し、医療を提供しようと努力しています。

　薬をお渡しするまでに、カルテを見た医師が、薬だけでよいかどうかを判断します。看護師が、次回の受診予定の日にちをチェックします。次に薬剤師の手にカルテが渡り、処方を見ながら調剤します。また混み合っているときに前の患者さんを飛ばして処方することは、すでに診察を終えた患者さんに悪いですし、特別急がれる理由がなければ、順番となります。

　薬だけなのに待たされたという思いの中には、コンビニ感覚と同じで、と思われているかもしれません。私達は、自分でいうのも変ですが、このひとつひとつの過程を大切にすることが、結局患者さんにもプラスになるのではと考えています。待ち時間が短くなるように、これからも改善しますので、よろしくお願いします。

みんなの思いを詰め込んで、4月9日医療大改悪反対、扇町公園大集会に参加しましょう。

医療法人共立会　たかもと診療所だより	第 129 号
内科　　循環器科　　呼吸器科	2006 年
生命は宝、健康こそ財産	（平成 18 年）
〒536-0006 大阪市城東区野江 1-2-3 モリビル 1 階　TEL06-6930-3300　FAX06-6930-3200	4 月 1 日発行

4 月より秋にかけて医療、介護、福祉制度の中身が、大幅に改悪されます。

　政府は、いかに国民が困ろうとも、医療は 1 兆円、介護は 7 千億円を減らす予算を決定しました。防衛予算は 5 兆円ですから、いかに大変な額を減らそうとしているかお分かりと思います。

　病院の療養型ベッド 25 万床を 15 万床に削減、介護型ベッド 13 万床全廃とし、患者さんをとにかく家にもどし、そこで治療をさせるというものです。待っているのは、「病院追い出し」「在宅での療養」ということになり、自己負担の増大、不安な療養生活、家族へのしわよせなどです。

　4 月 1 日より自立支援法が施行され、障害者の 1 割負担が始まります。その他、介護保険料の値上げ、高齢者(70 歳以上)の窓口負担増、長期入院患者の食住費のアップ、国民年金・厚生年金保険料の値上げ等々あります。

　このような案に自民・公明は賛成、民主、社民、共産、国民新党は反対しました。これも覚えておきましょう。

厚労省官僚トップの暴言、あきれて物が言えません。(05 年 9 月福岡にて)

　会場からの質問：「厚労省の言う「終末期医療の適切な評価の検討」というのは、ホスピス、ターミナル・ケアー病棟の充実というふうに考えて良いのか　?」

　官僚の答え：「違う。家で死ねっていうこと。とにかく家で死にやすいようにしてあげようと。まず在宅という概念を変える。つまり家に居なきゃいけないのでなく、居宅でいい、グループホームでもケアハウスでも有料老人ホームとか、どこでもいいから住民票を移してそこに居ればもう家とみなす。往診も行けるし、訪問看護も行けるし、グループホームの医療の往診はいま制限されているが、これも行ってもいいと、その代わりそこで死んでということ。病院に連れてくるなということ。・・略・・とにかく病院に来ないでほしいと思っている。」

電子カルテに移行します。気になる点がありましたらお知らせ下さい。

　今年に入り準備してきましたが、診療システムの変更をおこないます。窓口、診察室、処置室をコンピュータでつないだ診療の流れとなります。

　窓口の会計では、領収証の発行が義務づけられました。診察室ではカルテへの記載からコンピュータへの入力が主になります。薬の情報は写真入りか文字だけの紙でお知らせします。

3 月下旬に富山県射水市立病院外科部長が 7 人の末期患者の人工呼吸器を外し死なせたと報道されました。皆さんのご意見、投稿を募集します。

4 月 9 日(日)2 時扇町公園、「医療介護福祉改悪は許さへんで、府民集会」にご参加を、怒りの意思表示をしよう！診療所 1 時半集合（交通費 2 千円支給されます）

医療法人共立会　　たかもと診療所だより 内科　　循環器科　　呼吸器科 # 生命は宝、健康こそ財産 〒536-0006 大阪市城東区野江 1·2·3 モリビル 1 階　TEL06-6930-3300　FAX06-6930-3200	第 130 号 2006 年 （平成 18 年） 5 月 1 日発行

先生、命あずけてますので、よろしゅうたのみます。

　この間、何人かの通院されている患者さんから、「命をあずけます」と「たのまれました」。傘や小物をあずかる位は、「いいよ」と即答しますが、「命をあずかって」と言われても、傘ならバザーへ出す事も可能ですが、命は期限もありませんし、こちらが先に逝ってしまうこともあり得るかも知れないし、なんとも簡単にあずかれない代物です。命というのは。

　しかし医者をやっている限り、そう言われることは、信頼してもらっている証（あかし）でもあり悪い気はしません。戦中の、「鴻毛より軽し」まではいきませんが、最近、命を粗末に扱う事件が後を絶ちません。それでも命は地球より重いと言われたりしますので、「命あずけます」式の患者さんが増えすぎると、私のか細い肩では支えきれなくなりそうです。

　そこで患者さんへ提案です。自分の身体はまず自分自身でチェックし、異常を早く見つけ、診療所に相談してください。一緒に改善策を考え、治療に当たることにしましょう。診療所は命をリフレッシュするために、時々だけあずけるようにしてください。診療所にあずけなくて良い人は幸せです。

先生、尊厳死はどうしたらできるのですか？

　人の死は、普通に生きた人ならば、みんな尊厳（尊く厳かなこと）のある死です。しかし尊厳死という言葉をあえて使わざるを得ない状況が、今の発達した医療にはあることも事実です。身体中に管を入れた状態での延命治療を皮肉ってスパゲッティ症候群と言ったりもします。

　尊厳死とは「生命維持装置などの人為的な方法で延命を図るのではなく、患者またはその遺志を受けた家族が、治療の方法を決定し、延命処置を停止させ死に至らしめること」と、集英社の国語辞典には書かれています。

　患者さんが関心を持っておられるのは、コロッと逝かない時、一筆書いておけば「余分な治療をしてほしくない」という希望が叶うのかということだと思います。生命維持装置を外すか、外さないかは、その時の状況によりますが、判断がかなり難しい場合も多々あります。富山県射水市民病院の人工呼吸器外しなど、「尊厳死」「安楽死」論議がかわされていますが、いずれにしても命を大切にするという原則を軽視した論議は危険です。

　要は風邪を引いたら薬を飲む人、飲まずに治す人があるように、治療を受ける、受けないの最終判断は、情報の提供を得た上で患者さんが決定するものであり、尊厳死の場合も、はっきりと意思表示をした一文を、診療所のカルテに貼っておくとか、複数の家族に渡すとかされたらよいのではないかと思います。

健康の格差を許すな！命の格差を許すな！今国会では医療改悪法案の審議中

　4 月になり、年金から引かれる介護保険料が増え、びっくりしたという声を聞きました。昨年 10 月からは、介護施設入所者の食費・部屋代は自己負担となっていてこれも大変です。

　今審議中の医療関連保険法についても、高齢者の窓口自己負担増、入院食費・部屋代の自己負担、介護・医療保険の療養病床 38 万床のうち 23 万床をなくし、「急性期の病気も自宅で治療を」（小泉首相）、「病院でなく家で死んでもらう」（厚労省課長）など、暴言の言いたい放題です。今更ながら、こんな政府に誰がしたとグチが出ます。

医療法人共立会　たかもと診療所だより 内科　　循環器科　　呼吸器科 **生命は宝、健康こそ財産** 〒536-0006 大阪市城東区野江 1·2·3 モリビル 1 階　TEL06-6930-3300　FAX06-6930-3200	第 131 号 2006 年 （平成 18 年） 6 月 1 日発行

五月の連休を利用して、中国東北部（旧満州）黒龍江省の省都ハルピンと中国の首都北京を訪問してきました。

　訪問の目的は、学生時代の医学部教官田中医学部長が、中国で細菌兵器開発のため、ネズミに伝染病を人工的に感染させ、その血を吸ったノミを中国の村や町にばらまく研究をしていた事を、この目で確かめることにありました。

　その恐ろしい事実は、森村誠一氏の著書「新版続・悪魔の飽食」に「田中班の研究テーマは、どの種類のノミが最もペスト伝播に適しているか、その繁殖方法、散布方法などであった」と紹介されています。麻原彰晃のオーム事件を国家プロジェクトにしたようなものでした。

731部隊（正式名関東軍防疫給水部）をご存知ですか？

　1936 年、「満州国」の事実上の統治者であった関東軍は、細菌戦を実戦化するために、防疫給水部を発足させました。

　1939 年にはノモンハン事件で細菌兵器を使用しましたが、今回私たちが訪問した平房（ピンファン）に新本部を建設し、本国から「優秀な」医師を派遣し、中国人、朝鮮人、ロシア人などに人体実験を繰り返し殺害しました。

　1941 年には731部隊に改名され、太平洋戦争もはじまりました。この間 1945 年の日本帝国の敗北直前まで、多くの残虐行為が続けられました。

私たち医師にとって、このことの今日的重要性は、医学界全体でこの蛮行を真摯に反省する機会をもたないまま今日を迎え、形を変え過ちを繰り返していることです。

　肝炎ウイルスやエイズに汚染された血液製剤を売りさばき、多くの人にエイズ感染を拡大させたミドリ十字をはじめとする製薬企業の中枢や、医学部教授を頂点とする医学界に、731部隊の生き残り医師の活躍する場を与えてしまった点などに現れています。

北京は 2008 年オリンピックに向け、高層住宅の建設ラッシュ、植樹の真最中

　今中国は、大規模な高層住宅の建設工事があちこちで見られます。オリンピック会場の建設も進んでいます。ガイドさんの話によると 500 年間地震がないそうで、そのためか高層住宅の割には、鉄骨鉄筋が貧弱ではと感じました。町全体を緑にして黄砂を防ぐためにも植樹作業が連休を返上して行われていました。（中国は 5 月 1 日から 7 日までメーデーで休日です。）

　木立の間からは昔ながらの平屋の古い集落も見られ、中国も農村と都会の貧富の差の拡大が問題になっています。ただ日本のように野宿者はいませんでした。土地は国のもの（人民全てのもの）で、住宅は買うか、借りるかで、6000 円あれば、生活できるのだそうです。

多くの中国の方々と交流し、友好を深めた 5 日間

　特に中国社会科学院近代史研究所の歩平所長、黒龍江省社会科学院曲所長、731 部隊罪証陳列館王館長らと懇談できたことは、私の一生の中でも記憶に残る大きな出来事でした。

　「前事不忘、后事師」（過去にあった様々の事を忘れることなく、これからの出来事に対処する教訓とすることが大切であるという意味か）の横額をしっかり胸に刻んで帰国した。

医療法人共立会 たかもと診療所だより 内科　循環器科　呼吸器科 # 生命は宝、健康こそ財産 〒536-0006 大阪市城東区野江 1-2-3 モリビル1階　TEL06-6930-3300　FAX06-6930-3200	第 132 号 2006 年 （平成 18 年） 7 月 1 日発行

「今でも足りない年金を削り、今でも高額である医療・介護の自己負担をさらに増やそうとする政府は、もはや私たちの政府ではない！企業や米国に奉仕する政府である！」

　6 月 18 日、国会は閉会しました。私たちに直接関係のある史上最悪の医療改悪法案が、自民党、公明党の賛成多数で可決成立しました。この間、ライブドア、村上ファンド、サッカーなどは盛んに報道されましたが、改悪の中身を大新聞は成立まで一言も触れずじまいでした。報道姿勢にも問題がありました。

　全くひどい内容で、今年10月から、70歳以上の療養病床入院者の食費・居住費の負担増、高額療養費の自己負担限度額引き上げ、混合診療の拡大、入院から在宅へ病人を追い出す療養病床の大削減、70歳以上の夫婦 2 人世帯で、年収 520 万円以上あれば、受診時の窓口負担は 2 割から 3 割に、さ来年 4 月からは 70-74 歳の高齢者の窓口負担を 1 割から 2 割に、65-69 歳の療養病床入院患者の食費・居住費の負担増などが、国民を直撃します。

　すでに 4 月からは、健康保険でカバーできる脳梗塞などのリハビリ日数に期限が切られ、発症から 180 日までとなるなど、現在リハビリ中の方は、秋以降リハビリを必要としても保険が効かなくなり大打撃となっています。

　また先月から老年者控除廃止、高齢者の非課税限度額の廃止、定率減税の半減などで、住民税が目の玉が飛び出るほど増額になりました。住民税は 4 期以上に分割払いが出来るそうで、区役所に行き相談してください。

生きにくい世の中です。しかし、黙っていては、理不尽(りふじん)な事がまかり通ることになります

　村上ファンドと結託(けったく)した日本銀行の福井総裁というトップの人が、1000 万円投資して 1500 万円を儲けたとか。庶民には金利をゼロとしておきながらです。

　我慢して黙っている時期はどうも過ぎたようです。皆さん、一緒になって声を上げようではありませんか。

患者さんが署名葉書の一声欄にご意見を書いて下さっていますのでご紹介します

☆格差社会を助長する小泉医療改悪は命の格差を生むものとして断じて許されない（76 才男性）

☆小泉内閣は病人は黙って死ねということか。情けを‥‥日本の国民を守ってください(71 才女性)

☆高齢者と病人を「黙って死ね」と考えている政府即ち小泉内閣は、すみやかに倒すべきである (80 才代男性)

☆このような医療制度改革は高齢者に大きな負担です。安心して受けられる医療を望みます（75 才女性）

☆私は 82 歳の最低国民年金を頂いています。いつ入院するかわからない状態で今まで頂いている年金でも不安でしたが、年金はへる医療制度改革で私達の行き場はなくなるのではないですか(女性)

☆医療制度改革案で高齢者患者負担に依り保険からの天引きには血も涙もない改革法案と驚き、生活と健康に深刻な影響を与えます（85 才女性）

☆これから高齢者が、どんどん増える時代に、医療費負担や、療養型ベッド廃止で、高齢者の行き場をなくすのは、ひどいと思います!!(26 才女性)

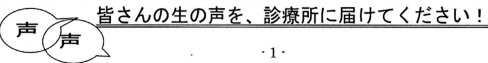

皆さんの生の声を、診療所に届けてください！

医療法人共立会　たかもと診療所だより	第 133 号
内科　循環器科　呼吸器科 **生命は宝、健康こそ財産** 〒536-0006 大阪市城東区野江 1-2-3 モリビル 1 階　TEL06-6930-3300　FAX06-6930-3200	2006 年 （平成 18 年） 8 月 1 日発行

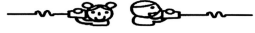

65 歳以上高齢者直撃の増税ラッシュ

　6 月に入ってまもなく、高齢者の患者さんから、なんでこんなに住民税や国保料が高くなったのかと、驚きや、怒りの声が診療所でも聞かれるようになりました。

　6 月から老年者控除廃止、公的年金等控除縮小、非課税限度額廃止（3 分の 1 増税）、定率減税の半減化などが発生したからです。

　04、05 年度税制「改正」で小泉内閣がすでに決定していたことが実施に移されたため、今の事態が発生しています。

　大阪市では、この間 12 万 4 千人の高齢者が区役所に押しかけていますが、市職員も対応が大変で、上司や、国に言ってくれという混乱が生じています。

　大阪府下でも大阪市の国保料はこれまでも高く、ますます住みにくい大阪市になりそうです。たとえば 65 才以上高齢者夫婦のみ年金生活世帯で大阪市は所得 200 万円で年間国保料は 302,054 円、箕面市は 206,320 円で大阪市は 1.5 倍となっています。箕面市の 20 万円でも国保料は高いと思いますが・・・・。

　国民健康保険料引き下げの「直接請求運動」が新潟市で始まり動きが注目されます！

今後も続く医療制度の改悪　　　それでも皆さん我慢しますか

　今年 10 月から 70 才以上の療養病床入院時は、食事代・部屋代は患者負担増となります。高額療養費の自己負担限度額が引き上げられます。皆さん入院しないよう、元気でいてくださいね！

　平成 20 年 4 月からは 65 才以上の国保加入者の保険料は年金より天引きとなります。65 〜69 才の療養病床入院時は、食事代・部屋代は患者負担増となります。

　同じく同年同月より 75 才以上を対象に新高齢者医療制度が発足し、保険料が年金より天引きとなります。70〜74 才は 2 割負担となります。などなど・・・・。

国民に負担を押し付けるばかり、なんでこんな国になってしまったのか？

　国の借金が 827 兆円になってしまったのが原因です。その原因を作ったのが、大企業や米国の顔色ばかり気にする歴代の政府のまちがった政策が元々の原因です。そんな政府を選び、継続させてきたのは私たちの責任です。

　医療・福祉に重点を置いた政府を作ってみたいとつくづく思うようになりました。

イラク派兵費用 760 億円（陸自 642 億、海自 4.4 億、空自 113 億円）なり、沖縄の米軍のグアム移転肩代わり・維持に税金 3 兆円なり！？

お知らせ　10 月より土曜日の診療も 12 時半までとさせて頂きます

皆さんの生の声・意見を、診療所に届けてください！

声　声

- 1 -

83

医療法人共立会　たかもと診療所だより	第134号
内科　循環器科　呼吸器科 **生命は宝、健康こそ財産**	2006年 （平成18年） 9月1日発行
〒536-0006 大阪市城東区野江1-2-3モリビル1階　TEL06-6930-3300　FAX06-6930-3200	

数字から見る日本のゆがみ、あなたならどう判断しますか？

「国の借金は平成17年度末で827兆円、前年度末に比べ約46兆円増、国民1人当たり648万円也」は本当！
これだけ借金漬け日本にしたのは政府や政治家の責任、その政治家を選び続けたのは国民の責任

「療養病床は、平成24年までに38万床から15万床に減らす」という計画は本当！
厚労省の官僚が「患者は病院でなく、家（在宅）で死ねっていうこと」と暴言を吐いた

「病院は急性期のためにある、慢性期は自宅などで療養を」という考えは正しいか？
慶応大学のある教授は、入院は急性期だけ、「衰弱してゆっくりと最後に向かうような場合は、病院でなく」とおっしゃっています。政治家は都合が悪くなると入院して雲隠れするが、これも急性期扱いか？

米国の貿易赤字はなんと半年で38兆円、日本の国民が1年間に国に納める税額と同じ！
米国は世界のあちこちで戦争をしていますが、その軍事予算は42兆円。軍事費を使いすぎ日本以上に国の財政はボロボロです。しかも貿易は超赤字です。「世界の中の日米関係」だけで大丈夫か？アジアに目を向けたらどうでしょうか。

「米軍の基地再編に日本は3兆円の税金を使用」は本当！
グアム移転費7100億円、米軍再編費用あわせ3兆円、これまでの20年間の「思いやり予算」が2兆円（7775万円の家族住宅1万696戸建設含む）、いかに莫大な私たちの税金の投入か、海兵隊8千人と家族9千人の移動、住宅含めすべて日本の出費、国民の医療福祉には冷たく、米軍への「思いやり予算」は常識からみても、やはりおかしいのでは？？

今春の医療費改定で1兆円の削減、5年で1.6兆円の自然増削減は本当か
公的医療費の財源は勿論国民の税金、保険料が財源となっています。政府は国の予算における医療配分を減らすため今春より医療の価格を3.16%下げました。診療所段階では約10%前後の減収になりました。患者さんには負担を増やし、診療所には減収というのが、政府の基本路線となっています。医療の質の低下、患者さんの治療中断が危惧されます。

来月から「現役並所得（520万円以上）」の高齢者夫婦は3割負担に！
「うちはこんなに所得ないわ」と変に安心しないで下さい。現役並み所得520万円以上は今だけの話です。現役の所得が下がれば、すぐに基準が490万円などと下げられる可能性があるからです。

来月から医療型の療養病床に入院している高齢者の食費・居住費の自己負担は増えます！
医療型の療養病床に入院中の患者さんの平均在院日数は349日（平成15年度）、10月よりホテルコストの徴収が始まります。家に居ても入院しても、食事は摂るもの、寝床は要るものという屁理屈。

平成20年4月から70～74才の高齢者はすべて2割負担、75才以上からも保険料を徴収
年金から徴収となれば、もう生活ができない。

しっこいようですが、こんな政治がまかり通るのも私たちの責任では？

お知らせ　来月より土曜日の診療も12時半までとさせて頂きます

医療法人共立会　たかもと診療所だより 内科　　循環器科　　呼吸器科 **生命は宝、健康こそ財産** 〒536-0006 大阪市城東区野江 1-2-3 モリビル1階　TEL06-6930-3300　FAX06-6930-3200	**第 135 号** 2006 年 （平成 18 年） 10 月 1 日発行

11 月 5 日（日）第 8 回患者さんと診療所を結ぶつどい開催

テーマ　　「平和で安心して暮らせる街、大阪」
　　　　　「医療福祉の改悪に声を上げよう、私達」

受付開始　12 時 40 分

第一部　開会 1 時　　場所：扶桑会館 6 階（桜小橋交差点）

開会挨拶　高本（診療所長）、吉田末雄氏（実行委員会患者代表）

　バザー、展示、趣味、実践コーナーなどご自由にお楽しみ下さい

展示コーナー

　　　なつかしの紙芝居の珍しい原画を展示（交渉中）
　　　ジュゴンを守ろう、辺野古崎に軍用飛行場はいらない
　　　イラクの子どもたちは今、鉛筆も画用紙も医療品も不足
　　　中国で医師は生体実験を繰り返した（悪魔の 7 3 1 部隊）
　　　憲法 9 条、2 5 条、教育基本法を守ろう　　　など

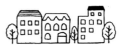

実践コーナー　あなたも挑戦！

　　　塩分当クイズ（全問正解者に景品付）・・・どの出汁がからいか、薄味か、舌試しに挑戦
　　　外食や酒の肴から見えてくる栄養バランスの落とし穴
　　　食事コーナー「バランス良く食べることは難しい？」

趣味コーナー　　　　俳句、短歌、写真、アートフラワーなど
バザーコーナー　　　手作り手芸品、タオル、石鹸、未使用の遊休品など

第二部　開始 2 時

記念講演「エピソードで綴る大坂の陣、元和偃（えん）武」 仮題 50 分

　　　　　前大阪城天守閣館長　渡辺武（たける）氏

「偃武」の「偃」とは、「伏せる（ふせる）」という意味で、武器をおさめて用いないこと。戦争が止んで太平になることを言います。きっと当時の大阪の様子から今の世の中に関連させて話していただけると思います。今から大変楽しみです。

　　　　　　　＊＊＊休憩とリラックス体操＊＊＊

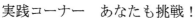

□ミニ講座

1. **「知って得する医療福祉制度の利用と制度の改善すべき点」** 30 分

　　　　　　大阪府保険医協会事務局次長　別所　陽氏

2. **「患者さんと考える処方、服用の仕方は十人十色」** 20 分

　　　　　　たかもと診療所　高本英司

□**最後に、お楽しみ抽選会、健康友の会会員募集のお知らせ**

4 時半　　閉会挨拶　高本

医療法人共立会　たかもと診療所だより 内科　　循環器科　　呼吸器科 # 生命は宝、健康こそ財産	第 136 号 2006 年 （平成 18 年） 11 月 1 日発行

〒536-0006 大阪市城東区野江 1-2-3 モリビル 1 階　TEL06-6930-3300　FAX06-6930-3200

老後の安心を根こそぎ奪う戦後最悪の医療改悪に反対しましょう！
11 月は「署名集め」集中月間です。最大限のご協力をお願いします。

　大阪府下の約 5500 人の開業医がこの秋の臨時国会の期間に合わせて署名集めに取り組んでいます。当院でも署名用紙を「たより」に挟んだり、「おこるで！ポスター」の下に置いたりしていますので、ご家族、ご友人にも声をかけて頂いて、どんどん署名をお願いします。数は力なりです。

請願署名の内容
1．高齢者が地域で安心して療養できる施設やベッドをなくさないで下さい
2．高齢者の患者負担をこれ以上増やさないで下さい
3．リハビリの日数制限を撤廃し、個々の患者の必要性に応じて行えるようにして下さい

高齢者の患者負担の一層の引き上げに賛成ですか？
　自民党、公明党の与党が 6 月の通常国会で強行可決した医療改革（改悪）法が、着々と実施に移されています。高齢者の患者負担は先月 1 日と平成 20 年の 2 回に分けて引き上げが計画されています。この 10 月には 70 才以上の現役並みの所得者は、2 割から 3 割に負担増となりました。1 年半後の 4 月には、70 才から 74 才の患者さんは 2 割負担になることが決められています。あちこちから、もう今の負担増には耐えられない、なんとかならないかという声が聞かれます。

全国の療養病床 38 万床は、6 年後に 15 万床になります。
　当然大阪のベッドも減らされます。入院したくてもできません。政府は「心配ない」、有料老人ホームを増やします、在宅で最後を迎えられるようにしますと断言。しかし、金がなければ有料老人ホームには入れず、自宅は自分 1 人暮らし。老後の安心はどこにもありません。

---

　10 月 26 日ナンバ高島屋前で府下の開業医と共に医療の改悪を訴え署名要請を行いました。次回は 11 月 15 日京橋京阪モール前で行います。患者さんで協力していただける方は申し出て下さい。署名葉書入りティッシュを配ります。
　　　　皆さんの生の声を、診療所に届けてください！

声
声

医療法人共立会　たかもと診療所だより	第137号
内科　循環器科　呼吸器科 **生命は宝、健康こそ財産**	2006年 （平成18年） 12月1日発行
〒536-0006 大阪市城東区野江1-2-3モリビル1階　TEL06-6930-3300　FAX06-6930-3200	

「第8回患者さんと診療所を結ぶつどい」報告集
108名の参加で楽しい半日を過ごす。健康友の会会員募集中！

　今年も盛だくさんな内容を満載して11月5日、扶桑会館にて「つどい」を開催しました。当日、Kさんの車で手際よく会場に荷物が搬入され、10時にはぞくぞくと会館に集合された実行委員の36名の患者さんは、割り当てられた担当のコーナーの準備をテキパキと開始され、1時の開会時刻より随分早く準備が完了しました。余った時間を利用して、それぞれの担当者の説明を聞きながら実行委員だけで一足先に会場全体を見学し、今日のつどいのイメージをふくらませました。

　年々参加者が楽しめるように改良がなされ、特に今年は、紙に印刷された食品を夕食を想定しながらバイキング形式で食べたいだけ取り、お盆に載せて担当の看護師のところへ持っていくコーナーは、呼び込み役の蝶ネクタイ姿のSさんの勢いについ釣られて行列ができるほどでした。簡単な当日のアドバイスと後日の詳しいコメントは好評でした。

　また持ってきていただいた4種類の出汁の塩分を順番に当てるクイズも定番となり、楽しみながら舌の塩分感覚の敏感さを確かめることが出来、とても有意義なものとなっています。

　趣味のコーナーでは、写真、俳句、短歌も力作ばかりで、作者とじかに交流できるのも魅力です。また昭和20〜30年代の紙芝居の原画を、紙芝居博物館の塩崎さんのご好意でお借りでき展示し、懐かしい記憶を手繰り寄せることが出来ました。

　バザーは今年は、手芸サークルの「作ろう会」の患者さん達の体調が余り良くなかったため手作り品が少なく、遊休品をお願いしたところ、たくさんのご協力があり豊富なものとなりました。

　その他、参加者全員に、「作ろう会」よりカエルの根付、淡路島在住の元患者Kさんより干支入りの正月用祝い箸2膳がプレゼントされました。また多数の方より寄付を頂戴したことを付け加えさせていただきます。

　次に2部の講演に先立ち、この一年間に亡くなられた患者さんに対して黙祷をささげました。記念講演は元大阪城天守閣博物館館長の渡辺武さんの「大坂の陣—元和偃武」と題して、戦国の世から、大坂の陣をへて、武器を捨て平和な街大坂が実現できたことを踏まえ、今の時代の平和の大切さとして平和憲法を守ること、イラク戦争を止めさせることの大切さが語られました。ミニ講座として大阪府保険医協会別所さんより、保険制度を患者さんにとって有利なように利用していく観点からのお話があり、熱心な質疑応答がなされました。診療所所長からは、処方をどうとらえるかの基本とジェネリック医薬品のメリット、デメリットのミニ講演と、2部の勉強会も盛りだくさんでした。

　最後に抽選会、診療所勉強会の皆勤者の表彰などを行い、「来年のつどいまで元気な患者でいよう！」を全員で確認し合い4時過ぎに無事閉会となりました。

　追記：全てを書ききれませんでした。抜けている部分がありますがご容赦下さい。

＜休診日のお知らせ＞☆☆☆☆☆☆☆☆☆☆☆☆☆☆☆☆☆☆☆☆☆☆☆☆
　12月29日夜診から1月4日まで、2月10日から13日まで

医療法人共立会　たかもと診療所だより 内科　　循環器科　　呼吸器科 **生命は宝、健康こそ財産** 〒536-0006 大阪市城東区野江 1-2-3 モリビル 1 階　TEL06-6930-3300　FAX06-6930-3200	第 138 号 2007 年 （平成 19 年） 1 月 1 日発行

 ## 新年のご挨拶　　　　2007 年元旦

　皆様明けましておめでとうございます。月日の経つのは早いもので、開業して 13 年目の新春を迎えました。今年も京橋地域の皆様や遠方から足を運んで下さる皆様のお身体が、少しでも良好に保てますように、出来る限り安全・安心の医療を心がけ、お手伝いさせていただきます。同時に診療を通して皆様との交流が今後も益々深まることを職員一同念願しております。

　さてここ数年、皆様もお気付きのように医療、介護を巡る環境は一変してしまいました。一番の変化は、医療もレストランと同様に、ふところ具合によって選べる内容が違ってきていることです。その魁（さきがけ）となりました介護保険では 05 年 10 月より食事、居住費が自己負担となりました。入所費用が払えず退所者も出ています。

　医療保険にも同様なことが起こりつつあります。これまではある程度まで国民皆保険制度で保障されていましたが、今後は最低限の保障だけ、後は自己負担でという流れが加速しています。

　たとえば以前患者さんから「保険でだめでも、よい薬（高貴薬）があれば使ってください」と言われたときには、「良い薬ほど保険で全部使えるようになっていますよ」と返事していました。今後は高齢者の必需品であるシップや大衆薬化したビタミン剤などは保険外、すなわち自費でという日が来るかもしれません。いやもう来ています。胃炎、胃潰瘍治療薬ガスター10、水虫薬ラミシールなどは保険外薬品として診察無しで手に入ります。便利なようですが、保険はずし、自己負担化、医療費抑制が本当のねらいです。

　脳卒中などで麻痺が生じた方のリハビリは 06 年 4 月の医療改革関連法施行で、最長 180 日で保険打ち切りとなりました。もう少し続けたいと患者さんは抗議の声を上げていますが、法律は容赦なく、事実上中断せざるを得ない「リハビリ難民」が多数でています。

　その他、診療費が千円までの場合は、保険が使えない免責制度を導入することが考えられています。これが政府と与党である自民公明党が考えている混合診療の中身です。

　残念なことに医療の分野でも保険給付の範囲は狭められ、自費の部分がどんどん広がる気配です。

　このように医療制度が近年どんどん悪化してきたのは、本来国が税金を使って手厚くしていくべき分野に、金儲け目的のビジネスが入り込んできたからです。小泉・安倍内閣は、アメリカの真似をしていますが、手本にしたアメリカは、すでに医療制度の崩壊を招いてしまっています。一刻も早く医療を金儲けの対象にしてこなかった国民皆保険制度の本来の姿にもどす必要があります。

　大銀行は 3 兆円の空前のもうけなのに法人税はゼロのままです。国民は住民税、保険料など等に泣いています。国民本位でなく大企業本位の政治である証拠です。「美しい国」とは、若者が正規職員として雇用され、将来に希望が持て、高齢者は安心して老後を迎えられる国のことです。そんな国を創りたいものです。患者・老人パワーを結集しましょう。

-1-

医療法人共立会　たかもと診療所だより　内科　循環器科　呼吸器科　**生命は宝、健康こそ財産**　〒536-0006 大阪市城東区野江 1-2-3 モリビル 1 階　TEL06-6930-3300　FAX06-6930-3200	**第 139 号**　2007 年（平成 19 年）　2 月 1 日発行

2007 年は、昨年 6 月に自公賛成で決まった、医療制度改革関連法が府や府下自治体で具体化されます。

住民健診や高齢者医療が大ピンチに！

　市民健診はなくなります。特定健診として 40-74 才は腹囲、血圧、血糖、脂質、ＨＤＬコレステロール、尿酸などの項目に限定されます。胸部レントゲン写真は除外されます。75 才以上の健診は努力義務、がん健診（検便など）も努力義務となります。努力義務とはしなくてもよいということです。内容の貧弱化はひどいものです。

　これまでの健診は、すべての住民を対象に、早期に病気を発見し、悪化する前に治療するという予防的健診でした。今後は「メタボリック症候群」という特定の人たちに焦点を当て、糖尿病予備軍を探し出し徹底的に治療にのせるという、医療費がかさむ状態になる前に水際で食い止める作戦への変更です。医療費を出来るだけ抑制するという観点のみからの制度改悪です。特定健診の実施主体はこれから具体化されていきます。注目を！

　しかも診療所の患者データと特定健診者のデータが突き合わされ「健康管理番号」化されます。そしていまの国保、企業健保組合に当たる保険者やＮＴＴに情報が集約され、どの人が治療を受けていないかも割り出すシステムを国は作ろうとしています。当然生命保険会社ものどから手が出るほどこの情報が欲しいに違いありません。個人情報は丸裸にされていく危険性があります。個人情報を保護するシステムはまだ確立されていません。

75 才以上の外来費用は月 1 回の定額制（厚労省案）

　昨年 12 月 29 日の朝日新聞によると、厚労省は、75 才以上の患者さんは月何回受診しても 1 月に医療機関に支払われる医療代（診療報酬）を「定額制」にする方針を固めたと報じています。月に 1 回受診しても、何回受診しても同額にして、高齢者の医療費を抑制しようという考えです。

　何回受診しても同じ額と聞いて、それなら得ではと考える患者さんがいれば、1 回しか受診しないので損だと考えられる方もおられると思います。1 回なら買い薬ですますこともありますし、経営が難しくなっている診療所では、治療を安くすますかもしれません。

　しかし病は複雑です、大きな病気が隠れていれば命にかかわります。診療代に目を奪われずに患者も診療所も納得のいく医療制度に変えていくべきです。医療制度を無茶苦茶に破壊した小泉内閣以前の国民皆保険制度に少なくとももどすべきです。安倍内閣も患者さんと診療所を対立させ、医療費を抑制することだけを考えています。こんな法案を自公連立与党は、昨年の国会で通してしまったのです。ツケは国民にかぶさってきています。

2 月 10 日～13 日　ハルピン視察のため、ご迷惑をおかけしますが休診とします

　今回の視察は、先の戦争で中国を侵略した帝国陸軍・関東軍に設置されていた「エリート医師集団」である 731 部隊が、中国東北部で繰り返した人体実験・生体実験の蛮行を調査することが目的です。現在ハルピンは零下 20 度にもなる極寒の地で、凍傷実験などを中国人らに行った事実は、我が国では闇に葬られていますが、最近も米国資料から続々と公表されています。安倍首相の戦前回帰、9 条を柱とする憲法「改正」に反対するためにも視察を成功させたいと思っています。詳細は次号で行います。

医療法人共立会　たかもと診療所だより 内科　　循環器科　　呼吸器科 **生命は宝、健康こそ財産** 〒536-0006 大阪市城東区野江 1-2-3 モリビル 1 階　TEL06-6930-3300　FAX06-6930-3200	第 140 号 2007 年 （平成 19 年） 3 月 15 日発行

ホームページ開設しました、ご利用下さい

　　　http://www.myclinic.ne.jp/takamoto/です。

　今月より「診療所たより」は 15 日発行となりますが、2 月号よりホームページでも読んでいただけるようになりました。患者さんに親しんでいただける内容にしていきたいと思いますので、ご感想をお聞かせ下さい。

毎日服用されるお薬は必要最小限にしましょう。「のみ薬は 6 種類まで運動」にご参加下さい。

　諸外国に比べ日本人の「薬好き」は有名です。いや、元々「薬好き」ではなく、医者が「薬漬け」にしたのだという意見もあります。それではという事で、当診療所では、少ない薬でいかに病状を安定的に維持していただくかを、積極的に考えていこうと思います。

　たとえば脳代謝が良くなる薬（当院では処方していませんが）、ビタミン剤などから見直し、痛み止めに胃薬というセット処方も例外を除き減らしましょう。

　薬を減らすと同時に食事・運動など日常生活の改善点について話し合いたいと思います。

　前号に書きましたが、患者さんにとってはあまり関心がないかも知れませんが、診療所にとっては、まったく納得出来ない保険点数上の矛盾が薬剤数にはあります。

　7種類以上の内服薬をお渡しした場合は処方料は 290 円、6 種類までの場合は 420 円と決められています。すなわち診療所は、薬を増やすほど、薬袋に名前、飲み方を書いたりする手間が多いほど技術料である処方料は少なくなるように決められています。どう考えてもおかしいと思われませんか。

　いずれにしても薬を多く服用しないほうが身体には良いのですから、薬の多い方は相談しながら少しずつ減らしましょう。

引き続きイラクの子ども達に医療支援を！

　当院では、傷ついたイラクの子ども達を治療する目的で医薬品などを、現地の隣国ヨルダンで調達するため支援をしてきましたが、現在イラクに行かれているジャーナリスト西谷文和氏に 2 月 22 日、「イラク救援医療人ネット OSAKA」として 250 万円を手渡しました。

　医薬品リストは現地の必要度に応じて抗生剤や衛生材料が含まれ、各病院に届けられる事になっています。皆さんに募金していただいた貴重なお金も含まれていますのでご報告いたします。

今号から数回に分けて 2 月に訪れた中国．ハルピンでの報告を掲載します。（2 面）

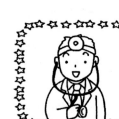

心臓、肺、肝臓・胆のう・すい臓、糖尿病が気になる方は、積極的に検査を受けましょう。
金曜日の昼（2 時から 4 時まで）の予約診療時間に実施しますので、ご相談下さい。

医療法人共立会　たかもと診療所だより	第 141 号
内科　　循環器科　　呼吸器科 **生命は宝、健康こそ財産**	2007 年 （平成 19 年）
〒536-0006 大阪市城東区野江 1-2-3 モリビル 1 階　TEL06-6930-3300　FAX06-6930-3200	4 月 15 日発行

憲法 9 条改憲を目的とした「改憲手続き法案」（国民投票法案）には反対しましょう

　先日弁護士の伊藤真氏の講演を聞く機会がありました。タイトルどおり「目からうろこ」の話でした。彼は、今の時代を「政治家によって憲法価値がないがしろにされている時代」、「国民が憲法を学び実践する必要がある時代」と規定されました。「自分は護憲だ、いや改憲だ」という前に、前提として憲法の本質を学べば、いかに現憲法が素晴らしいか、人類の理想を表現しているかが解る、と熱く訴えられていました。

　憲法とは国の将来のあり方を縛るもの、国民自らが理想とする社会を憲法として描いたものであり、政治家は憲法を実現するために政治を行う必要がある、それが主権在民であると強調されました。

　自衛隊が世界有数の軍隊であるから自衛軍にという主張や、「海外で戦争が出来るように」するために憲法九条を変えようという主張は、現実に憲法を合わせただけです。

　憲法はあくまでも、現実とギャップがあり、理想を掲げているからこそ憲法なのです。日本国憲法は、人類の平和共存を理想とした世界的視野に立った世界の宝といえます。これを簡単に変えようとするのはもってのほかです。

「法案」に対し、子や孫に悔を残さないためにも私たちの反対の声が必要

　自民、公明両党の合作である「改憲手続き法案」（国民投票法案）が、3 月下旬国会に提出されました。統一地方選挙の動向によっては 5 月中にも成立の可能性があるとされ、国民として悔いのない対応が必要となっています。

　そもそも憲法改正を私たちが望み、必要としているわけではありません。自民党の「押しつけられた憲法」反対論から、今の間に通してしまえという乱暴な国会運営が先行しているだけです。

　この法案の問題点を見てみますと、一番の疑問は、投票総数を賛成、反対票の合計とし、半数票で決定される点です。国民の総意で決定すべき憲法が 10 ないし 20%の賛成で決められてしまうことです。最近エジプトで憲法改正案が承認されました。賛成率は 75.9%と高率でしたが、投票率は 27.1%と低く、有権者の 21%、5 人に 1 人の賛成で改憲されたことになります。他山の石とすべきです。

　他の疑問として、国会が改憲を発議してから、2 ヵ月後、半年以内に国民投票を実施するとなっています。周知徹底する期間としてはあまりにも短期間です。また投票 2 週間前までは、マスコミを使っての有料放送に制限が無く、莫大な資金をつぎ込める政権政党がマスコミを買い占めることも可能です。一方で、反対運動に対しては様々な罰則が具体化され、自由な意見表明が制限される内容となっています。問題だらけの「改憲手続き法案」です。

診療所のホームページは　ohttp://www.myclinic.ne.jp/takamot/　です。
関西の J:COME グループで毎日曜日「寺谷一紀の医療どお〜ナル」放映開始、ご覧を！

医療法人共立会　　たかもと診療所だより	第 142 号
内科　　循環器科　　呼吸器科 **生命は宝、健康こそ財産** ホームページ　http://www.myclinic.ne.jp/takamoto/ 〒536-0006 大阪市城東区野江 1-2-3 モリビル 1 階　TEL06-6930-3300　FAX06-6930-3200	2007 年 （平成 19 年） 5 月 15 日発行

ご存知ですか　＜その①＞
来年4月より 75 才以上の方は、従来の老人保健制度と別の**後期高齢者医療制度
に強制加入**となります。昨年6月の通常国会で自民・公明与党の賛成で可決されています。
外来自己負担は 1 割、現役並みの所得の方は 3 割負担となります。

ご存知ですか　＜その②＞
来年 4 月より 75 **才以上**の方は、**保険料は年金から天引き**となります。年金が年 18 万
円、月平均 1.5 万円以上の方は対象になります。夫婦であっても1人当たり平均 6200 円です。
保険料滞納者からは保険証を取り上げ、資格証明書を発行するとしています。

ご存知ですか　＜その③＞
来年 4 月より 65 才以上 74 才までの国保加入者の保険料は**年金より天引き**となります。

ご存知ですか＜その④＞
70〜74 才の患者負担は 1 割から 2 割に引き上げられます。

ご存知ですか＜その⑤＞
あなたのプライバシーは 2011 年 4 月実施のレセプトオンライン義務化で**丸裸になり
ます。**

＊＊レセプトとは、月ごとに診療所に来られた方のすべての病名、治療内容、治療費を、個人別
に記入し、国民保険や社会保険の保険者に、患者さんが支払った自己負担分を除いた治療費を
診療所が請求する請求書のようなものです。

＊＊レセプトのオンライン化とは、診療所が毎月提出しているレセプト内容が、インターネットで、
瞬時にして診療所のコンピュータから中央のコンピュータに送られ一括管理とすることをいいます。
2011 年 4 月に全国の診療所、病院で実施することを国は強制しています。

＊＊健康診断結果と一緒にされ、健康にかんする個人情報はすべて国の管理となり、生命保険
会社などに利用される危険性が大です。また突然漏洩される危険性も大です。

2007 年 5 月 14 日　国民投票法は自民・公明党の賛成で成立！**いよいよ戦争できる国に向
かって政府与党は動き出しました。憲法 9 条はじめ、世界に誇れる日本国憲
法を守るため、私たちは何が出来るか一生懸命考えましょう。**

当院はいずれにも反対です。署名を集めています。ご協力ください。
どうするか、患者さんと一緒になって声を上げ、政治を変えていく
しかありません！

- 1 -

医療法人共立会　たかもと診療所だより	第 143 号
内科　　循環器科　　呼吸器科 **生命は宝、健康こそ財産** ホームページ　http://www.myclinic.ne.jp/takamoto/ 〒536-0006 大阪市城東区野江 1·2·3 モリビル 1 階　TEL06·6930·3300　FAX06·6930·3200	2007 年 （平成 19 年） 6 月 15 日発行

ご存知ですか　＜その⑥＞

　5000 万人、否 6400 万人以上にのぼる「消えた年金記録」で世間は大騒ぎになっています。政府与党は 1 年間で解決出来るような言い訳をしています。しかし 6400 万人分をチェックするには、1 年 365 日**毎日 18 万人分を解決**しなければなりません。そうこう言っている間に 1 ヶ月が経ってしまいました。

　しかしつい最近まで「100 年安心の年金制度」と宣伝していた政党もありました。子や孫にまで影響が出そうな「100 年心配な年金制度」であることがはっきりしました。今回こそ政府、与党（自民党、公明党）の言っていることは、
「ほんとうかいな」という疑いの目でみることが大変重要です。

ご存知ですか　＜その⑦＞

　「消えた年金」問題の震源地は社会保険庁です。この社会保険庁を解体して六つの民間会社にしてしまう法案が参議院で審議されています。衆議院は自公の賛成ですでに通過しています。社会保険庁が最後まで責任を持たずに、政府答弁では「1 年以内に解決します」とは、あまりにも無責任な。結局松岡農水大臣の自殺で国民の税金が「なんとか還元水」に化けたように、幕引きが始まっています。

　この点も心配。解体法案の中には、国民年金を滞納する人からは、国民健康保険証を取り上げるという罰則規定の一文が入っています！

ご存知ですか　＜その⑧＞

　住民税が 6 月より大幅増税となっています。65 才以上の年金 200 万円の単身者は 05 年度までは非課税でしたが、今年は昨年と比べ 1 万 8900 円増、来年は 3 万 7300 円の住民税を払うことになります。

　住民税と所得税合算では、年金 250 万円の 65 才以上、配偶者 70 歳未満の夫婦では、6100 円増、年収 700 万円 4 人世帯で 4 万 1 千円増などとなります。

　年金、それもわずかばかりの額に所得税を課すことはないでしょう！と思われませんか。

ご存知ですか＜その⑨＞

　コムスン、あの全国展開している介護事業所の実態が暴かれました。

　何よりも、介護を心待ちにしている高齢者の気持ちを踏みにじり、金儲けの手段として介護・福祉を捉えたことでした。医療・福祉も金儲けに見えた 45 歳のトップ折口氏は防衛大学校卒業生でした。

　何かと国防組みがニュースになるご時勢です。国民を守るべき自衛隊が市民の監視を強めていたことも暴露され、オチオチ物も言えない世の中、憲兵と同じという言葉も飛び出し、戦前を知っている人にとって、なんともやりきれない世相になっています。戦後生まれの私達も放っておけない事態に。

**　　患者さんの情報が 2011 年には丸裸！**
**　　レセプトオンライン請求義務化反対署名にご協力を！**
**　　6 月 13 日現在、２０９筆です、目標は５００筆です、よろしく！**

医療法人共立会　たかもと診療所だより	第 144 号
内科　循環器科　呼吸器科 **生命は宝、健康こそ財産** ホームページ　http://www.myclinic.ne.jp/takamoto/ 〒536-0006 大阪市城東区野江 1・2・3 モリビル 1 階　TEL06-6930-3300　FAX06-6930-3200	2007 年 （平成 19 年） 7 月 15 日発行

1 家に 1 冊、「後期高齢者医療制度ハンドブック」無料配布中、しっかり読んで勉強しましょう

来年 4 月時点で 75 歳以上の方は必読！

　来年 4 月から 75 才以上の方は、夫婦であっても別々に、息子さんたちの扶養家族で保険料を払っていなかった方も、後期高齢者医療制度という、これまでとまったく違う制度に加入しなければ、医療を受けられなくなります。

　しかも年 18 万円（月 1 万 5 千円）以上の年金を受給されている方は、特別徴収といって、介護保険料同様、年金から天引きされますので、手元に残る年金額はさらに目減りします。

　保険料は、今年 5 月の厚生労働省の試算では、全国平均は 6200 円となっています。自分の保険料を知りたい方は、診療所にお問い合わせ下さい。

　それだけではありません。医療の中身も大幅に悪くなりそうです。高血圧、糖尿病、慢性気管支炎、骨粗しょう症などの疾患別に、包括医療が導入されそうです。

　包括医療とは、疾患別に医療費の枠を決め、それを超える場合は保険で面倒見ない、自費でという制度です。シップやビタミン剤などは真っ先に認められなくなるかも知れません。

　この制度の基礎になっている法律があります。医療改革関連法と言います。平成 18 年 6 月 14 日、約 1 年前に衆参両院で可決され成立しました。自民・公明党は賛成、民主・共産・社民党は反対しました。

　ついでですが、来年 4 月時点で 65 歳以上の方の国保料も、年金天引きになります！

防衛費（軍事）予算 5 兆円は戦争準備でなく、福祉、医療、教育、貧困と格差解消に使うことを国会議員に約束させましょう

　以前にも書きましたが、現憲法は、国民の総意として、国会議員や政府に対して、憲法にのっとった政治を行いなさいと命令するものです。命令するためには憲法に何が書かれてあるのか、憲法 9 条、25 条の意味など、私たちの方から現憲法を学び、その素晴らしさに気付かなくてはなりません。戦争をしないことでどれほどの命を無くさずにすむか、富みを生み出せるかは、小学生でも理解できます。60 年間日本の自衛隊が他国の人を殺さずにすんだのは憲法 9 条の歯止めがあったからです。

　また防衛費のことを考えて見ますと、ヘリ搭載護衛艦二隻約 2200 億円で子どもの医療費無料化を国の制度にすることが可能になり、新型イージス艦二隻約 2800 億円で介護保険料の引き上げを止め、減免制度の創設が可能になり、グアム米軍基地建設援助費約 7000 億円で地方交付税削減分の回復が可能となります。♪よ〜く考えよ〜、お金は大事だよ〜。

　人殺しのための鉄の塊を、政府はどれだけ購入しても国民は幸せになりません。軍需産業が儲け、政治家は献金を期待し政官財の癒着と腐敗が進むだけです。

　私たちは平和国家をめざすという名誉ある地位を得たいと考えるなら、戦争放棄の憲法 9 条にのっとった外交を国に要求し続けなければなりません。それが憲法の精神なのです。

医療法人共立会　たかもと診療所だより	第 145 号
内科　　循環器科　　呼吸器科 **生命は宝、健康こそ財産** ホームページ　http://www.myclinic.ne.jp/takamoto/ 〒536-0006 大阪市城東区野江 1-2-3 モリビル 1 階　TEL06-6930-3300　FAX06-6930-3200	2007 年 （平成 19 年） 8 月 1 日発行

<u>国民いじめ法案の国会強行採決連発、やりたい放題のおごれる自民党の惨敗は当然の結果</u>

　今回の参議院選挙の結果は皆さんご存知の通り、民主党が 28 議席増やした分、自民党は 27 議席減らし、公明、共産、社民党は更に議席を減らしました。

　自民党議席が減ったのは当然だったと思いますが、民主党が増えても他の野党が減ったのは痛し痒しです。

　なぜなら民主党内には憲法改正論者、消費税アップ論者などが力を持っていますし、軽減されている大企業の法人税を見直す公約が無いなど、国民の生活を向上させる視点は曖昧だからです。皆さんはどうお考えでしょうか。

　診察の時に、来年 4 月実施の後期高齢者医療制度について質問されたり、住民税が上がって生活が出来ないと言われる方など、多くの不安をお持ちの方が多いのを実感します。

　今回大阪から医師である民主党の梅村さんが、128 万票を獲得して国会に行くことになりました。出来るだけ懇談できる機会をつくり、患者さんの大変な状況、診療所の経営難などを伝えていきたいと思います。

　参議院選挙が終わればおしまいではなく、今秋の大阪市長選挙、来春の大阪府知事選挙、衆議院選挙など、私たちの暮らしが少しでも良くなるために努力する政党はどこか、候補者は誰かを、見抜く眼力をつけましょう。

<u>後期高齢者医療制度の来年 4 月実施についての問題点</u>

　75 才以上の方は、来年より全員後期高齢者医療制度に入ることになります。個人加入となりますので、現在子どもさんなどの扶養家族扱いの方にも適用されます。

　国民年金月 1 万 5 千円以上の方は、保険料を年金から天引きされることになります。詳しくは診療所窓口に置いてありますハンドブックをご覧下さい。

　65 才から 74 才の方で一定の障害のある方も適用となります。たとえば身体障害者手帳 1~3 級所持者などです。

　詳細は秋以降順次、厚労省より通知されます。天引きも問題ですが、病気によって保険で可能な治療代の上限を決める包括制が導入される可能性が大です。

　引き続き署名を集めていますのでご協力ください。

おしらせ

　　　☆次号より「心に残った患者さん・人々との交流」（仮題）を隔月連載します。

　医師になって 34 年半、駆け出し当時から実に多くの患者さんと医療をきっかけにして交流する機会を得ました。いつかその事を書きとめておきたいと思っていましたが、雑事にかまけて手付かずのままでした。しかし時は待ってくれず記憶は遠のくばかりです。

　思い立ったら吉日、脱線を含めスケッチ風の粗い記述となりますが、何を思って今まで医療に取り組んできたのか、この連載を通してお互いの理解と絆が深まることを念願しています。

　　　☆ 10 月 18 日（木）は休診させていただきます。
全国の開業医が医療の改善を求めて、国会へ要請に行きます。

医療法人共立会　たかもと診療所だより　 内科　循環器科　呼吸器科 # 生命は宝、健康こそ財産 ホームページ　http://www.myclinic.ne.jp/takamoto/ 〒536-0006 大阪市城東区野江 1-2-3 モリビル1階　TEL06-6930-3300　FAX06-6930-3200	第146号 2007年 （平成19年） 9月1日発行

スケールの大きな話ですが地球規模で温暖化防止を考えてみませんか

　暦の上では秋ですが、まだまだ暑さには注意してください。夏バテはこれからです。それにしても年々暑さがひどくなっています。年のせいばかりとはいえません。北極の氷も夏季に溶ける速度は毎年早くなっているそうです。地球全体が温暖化現象を起こしている結果で、自然界はバランスを崩してしまっています。それが40度を超える暑さになったり、大洪水や巨大ハリケーンになったりして現れます。北極の氷がなくなれば北極熊はどうなるのでしょうか。

　温暖化を防ぐためには電気、ガス、石油などの使用を出来るだけ減らすことです。

　即ち車、家庭用品などの文明の利器を効率よく必要最小限に使うことです。

　また供給面ではヨーッロパを中心に、世界的には風・太陽熱などの再生エネルギーの利用が本格化しています。淡路島や北陸地方に行くと1枚が 44mもある3枚羽根の巨大風車が目に留まることがあります。南あわじ市では風車15 基が8月6日から本格稼動を開始し、1万8千世帯の電力を賄うようになるといわれています。

　原子力発電に頼り、中越沖地震のように、一度地震がくれば放射能漏れの不安におののき、使用後の核燃料の後始末である核廃棄物の最終処理に莫大な費用を必要とすることから考えると、風車の利用は魅力ある再生エネルギーの利用方法です。

 ## 11月1日（木）から当院も院外処方箋（しょほうせん）発行に切り換えます

　診療所開院以来13年間院内調剤を続けてきましたが、昨今の医療改悪で私たちの収入の多くを頼っていた技術料が'02 年以降引き下げられ、調剤を続ける人件費は出ず、薬剤購入に消費税5％がかかるものの、どこにも転嫁できず、診療所でかぶっている状態です。

　今後近隣の調剤薬局さんとの連携を密にすることを前提にして、これまでの院内調剤を中止し診療所機能の一部を移行させることにしました。

　そして本来の仕事である、診断・検査・治療の充実、食事のアドバイス・指導など成人病・「生活習慣病」予防に力点を置きたいと考えています。

　患者さんにとっては不自由を感じられる方もおられるかと思いますが、ご理解の上ご協力よろしくお願いいたします。なお9月からの2ヶ月間は施行期間とし、院外処方を希望されましたら発行いたしますので、受付にお申し出下さい。どこの薬局にもって行けばよいか分からない方は、近所の調剤薬局さんを複数紹介いたしますので、合わせておたずね下さい。

　ただし脱水・肺炎時の点滴、慢性肝炎・腎性貧血時の皮下注射、喘息時の薬物吸入、インスリン皮下注射などはこれまでどおり行います。

「患者さんのプライバシーが丸裸になる診療報酬オンライン請求義務化撤回請願署名」、「医療危機の抜本的打開を求める請願署名」に引き続きご協力を！

　現在（8月31日）*678*筆で、目標500筆は突破しましたが、継続中です。周りの方にも一声を。

10月18日（木）はみなさんの署名を持って国会請願に参加するため休診にします。ご迷惑をおかけします。

医療法人共立会　たかもと診療所だより	第147号
内科　　循環器科　　呼吸器科 **生命は宝、健康こそ財産** ホームページ　http://www.myclinic.ne.jp/takamoto/ 〒536-0006 大阪市城東区野江 1-2-3 モリビル1階　TEL06-6930-3300　FAX06-6930-3200	2007年 （平成19年） 10月1日発行

11月18日（日曜日）京橋京阪ホテル7階　燦（かが）やきの間（京阪京橋隣接）

第9回「患者さんと診療所を結ぶつどい」　　今からカレンダーに印を！
テーマ「私達、地域住民が主人公！医療制度を良くしていこう！地域から」

☆講演テーマ「来年では遅い、どうなる医療改革、政府・自治体に物申そう」
　　　　　　　　　　　　　　　　　　演者　高本英司（たかもと診療所・所長）
☆ 合唱団「昴」公演　　男性合唱団30人のド迫力！！
　　　　　　　　　　　　　　あなたに感動を！元気を！共に生きる勇気を！

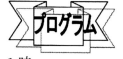
プログラム

1時	受付開始．開場
1時10分	物故者に黙祷他
1時15分～2時30分	講演（診療所所長）
2時30分～2時45分	トイレ休憩
2時45分～3時30分	合唱団公演
3時30分～3時45分	抽選．お知らせなど
3時45分	閉会

> 浜辺の歌. 淀川三十石舟唄. 道. アムール川の流れ. 日々草. 死んだ男の残したものは. 川の流れのように. 千の風になって
> ☆上記の曲など演奏予定です。お楽しみに

11月1日から院外処方に移行します、ご迷惑をおかけします。
ご意見を頂戴しています

院外処方とは、内服薬を、ご近所の調剤薬局で調剤してもらう制度です。政府の政策として、全国の診療所は院外処方に移行しています。
　診療所では患者さんの病気の状態によって、一番良いと思われる薬剤を選択し処方します。これまでは院内調剤でしたが、処方箋に書き込み患者さんに渡すのを院外処方といいます。患者さんはそれを受け取り、原則3日以内に調剤薬局に持っていき、3日以内に受け取ります。もしも3日以内にどうしても受け取りに行けない場合は、たとえば院外処方箋の欄に5日間有効と診療所で書くことも出来ます。遠方の患者さんの場合は、近くの調剤薬局でも薬を受け取れます。
　これまでと同じ薬を処方しますので、調剤薬局でも同じ薬をもらうことが出来ます。もしジェネリック薬などでまったく同じ薬がない場合は、診療所と調剤薬局で相談して、効果が同じ薬を選択します。その後診療所では、効果が同じであるか注意深く観察することにしますので、ご安心下さい。注射、処置などは、これまでどおりです。

（2面に続く）→

> **10月18日（木）休診**にして、「75才以上の後期高齢者医療制度の凍結、70-74才の2割負担の凍結」要請を、皆さんからの署名を持って国会議員面会行動に、全国の開業医と一緒に参加します。ご迷惑をおかけしますが、その模様をたより次号でご報告します。

医療法人共立会　たかもと診療所だより	第148号
内科　　循環器科　　呼吸器科	2007年
生命は宝、健康こそ財産	（平成19年）
ホームページ　http://www.myclinic.ne.jp/takamoto/	
〒536-0006 大阪市城東区野江1·2·3モリビル1階　TEL06·6930·3300　FAX06·6930·3200	11月1日発行

第9回「患者さんと診療所を結ぶつどい」11月18日(日)

京橋京阪ホテル7階　燦(かが)やきの間

今年のテーマ

「地域から医療制度を良くしていくのは私達！
患者・家族・診療所・地域住民が主人公！」

☆「来年では遅い、どうなる医療改革、今のうちに政府・自治体に物申そう」　　　　　演者　高本英司(たかもと診療所・所長)

☆男声合唱団「昂」(すばる)公演

1時　　　　　　　　　受付開始. 開場
1時15分～2時30分　講演と討論
2時45分～3時30分　合唱団公演
3時45分　　　　　　　閉会

演奏曲目
浜辺の歌. 淀川三十石舟唄. 道. アムール川の流れ. 日々草. 死んだ男の残したものは. 川の流れのように

会場には駐車場がありませんので電車・バス等でお越しください

今月から院外処方に移行します。調剤薬局の領収証、コピーさせてください

　この2ヶ月間、院外処方箋(せん)発行にともなう準備を行ってきましたが、今月より実施させていただきます。近隣の多くの調剤薬局とも連携を密にしながら患者さんにかかるご迷惑を最小限にとどめたいと考えています

　これまでと同じ薬剤を処方することを基本にしながら、調剤薬局と連携することによって、薬剤の選択の幅も広げることができますので、薬剤についての変更や、ご希望がありましたら当院にご相談下さい。

　また、もしジェネリック薬などでまったく同じ薬剤がない場合は、当院と調剤薬局で相談して、効果が同じ薬剤を選択します。その後当院で、効果が同じであるか注意深く観察することにしますのでご安心下さい。注射、処置などは、これまでどおりです。

　それと調剤薬局の領収証をコピーさせていただきたいのは、院外処方による患者さんの自己負担の増減についての調査に当てたいと思います。ご協力よろしくお願いいたします。

　患者さんに不便や不安をおかけすることは、患者さんと共に歩む診療所の考えからして不本意ですが、私達の税金を医療につぎ込みたくない政府の低医療費政策の中での選択であることもご理解いただきたいと思います。

　今後とも医療制度の改善に取り組みたいと思っていますのでご協力よろしくお願いいたします。
看護師も医療事務に挑戦しますので、今月より窓口で対応させていただきます。

11月17日(土)「ストップ医療崩壊　いのちを守れ」集会が、南御堂会館(3時から4時半)で開催されます。交通費2千円支給。楽しい集会ですので参加者を募集中です！

医療法人共立会　たかもと診療所だより	第149号
内科　循環器科　呼吸器科 **生命は宝、健康こそ財産** ホームページ　http://www.myclinic.ne.jp/takamoto/ 〒536-0006 大阪市城東区野江 1-2-3 モリビル 1 階　TEL06-6930-3300　FAX06-6930-3200	2007年 （平成19年） 12月1日発行

109名の参加で「第9回患者さんと診療所を結ぶつどい」を楽しむ

　好天にめぐまれましたが、木枯らし1号の吹く寒い11月18日、「地域から医療制度を良くしていくのは私達！患者・家族・診療所・地域住民が主人公！」をテーマに今年も「つどい」を開催しました。

　京橋京阪ホテルを会場に、アット・ホームな雰囲気で楽しく時間を過ごしました。会場の関係でダイエット食コーナー、出汁塩分当てクイズ、趣味の展示など例年の盛りだくさんな行事は出来ませんでした。実行委員の皆さんの活躍は、来年回しとなりました。

　講演は「来年では遅い、どうなる医療改革、今のうちに政府・大阪府・大阪市に物申そう」と題して、皆保険制度が改悪されていく歴史と、来年から始まる後期高齢者医療制度の問題点、社会保障にあてる財源がないので消費税という発想ではなく、むしろ財源はあるんだということが強調されました（詳細は当日のパンフレット参照）。

　後半は30名の男声合唱団「昴」の公演でした。さすがに力強く、心に響く歌声・歌詞、「浜辺の歌、道、日々草、アムール河の波、林道人夫、死んだ男の残したものは、川の流れのように」など8曲の合唱でした。感動したという参加者の多くの感想が、素晴らしさを物語っていました。

　最後に来年も元気な患者として「つどい」に集うことを、皆で誓い合って終了しました。

バッグ．寄付など多数いただきお礼申し上げます

船場吉兆も防衛省贈収賄事件も国民だましの同じ穴のむじな

　赤福餅の消費期限のごまかし、にせ比内地鶏に続いて、今話題の「船場吉兆の牛肉偽装事件」は、世間に大きな衝撃を与えています。あまりにも安い肉なら、誰もが勘ぐるのですが、数万円する「吉兆の但馬牛肉の詰め合わせ」などを、百貨店で購入した人は100％疑わなかったはずです。高級老舗店の肉も一皮向けば、どこ産の牛肉を使っているか素人にはさっぱり分かりません。逆に考えれば但馬牛だけが最高級のおいしい肉とは限りません。ブランド志向、名前だけで購入することへの警鐘かも知れません。この手のだましはまだまだ出そうです。信用させておいてだますのはまさに詐欺です。

　次は国会で証人喚問されている接待ゴルフ三昧の防衛省元事務次官守屋氏に関する防衛省官僚・軍需産業・政治家のからんだ贈収賄事件についてです。これは国民だましという点では同じですが、吉兆事件よりもスケールはけた外れに大きい、国を揺さぶる事件です。

　防衛予算は毎年約5兆円ですが、防衛省は軍艦、戦闘機などを、実際の値段より高く購入し、浮いたお金を、政治家、官僚、財界で山分けしているのがこの事件です。軍需産業は秘密だらけの特殊な産業なので、武器の値段はあって無いようなものだそうです。

　このような人々が、一切の戦争放棄を宣言した憲法9条はけしからん、北朝鮮が核兵器で攻めて来たらどうするんだ、丸腰でよいのか、イラク・アフガンに自衛隊の本体を送り込むのは当然だ、それが国際貢献だと叫んでいるわけです。

　今回の事件の真相はまだ闇の中ですが、額賀財務大臣、久間元防衛大臣の名が挙がったところで、政府はふたをしようとしています。

　老舗料亭牛肉偽装事件も防衛省の政治家・官僚・財界の税金かすめ取り談合も、額に汗して働き、生活の糧を捻出している国民の苦労を、馬鹿にした意味ではまったく同じです。

医療法人共立会　たかもと診療所だより 内科　　循環器科　　呼吸器科 ## 生命は宝、健康こそ財産 ホームページ　http://www.myclinic.ne.jp/takamoto/ 〒536-0006 大阪市城東区野江 1-2-3 モリビル 1 階　TEL06-6930-3300　FAX06-6930-3200	第 150 号 2008 年 （平成 20 年） 1 月 1 日発行

２００８年（子年）、新年おめでとうございます。今年もよろしくお願いいたします。

　新年を迎えるたびに、なにか新鮮な空気が自分の周りを包んでくれるような気持ちになります。特に元旦の朝は、外に出て深呼吸をすると、さあ今年も健康に気をつけて頑張ろうという充実した気分になります。

　病院勤め時代の年をまたいだ当直時、病棟から見た空が白々と明け、これで開放されるといった思いがした正月、薪を担いで金剛山に登り、焚き火しながらご来光を仰いだ数十年前の元旦、飲んだくれて迎えた正月、いろんな正月があったけれど、医師になって早 35 年、がむしゃらに何かをやりきる体力は過ぎつつあります。しかしものは考えようで、時間をうまく使うことで、社会の歯車の 1 人としてまだまだ貢献できると思っています。

　今年も好きな言葉である「人間万事塞翁が馬」（准南子）「日日是好日」（碧巌録）「人間到る所青山あり」（蘇軾詩）などを状況に応じて勝手に解釈しながら、納得したり、発奮したり、ちょっと努力してみたいと思っています。今年も何卒よろしくお願いします。

皆さんと手を取り合って、医療福祉の充実した、平和で安心して暮らせる希望の年にしていきましょう。

　ひょっとして皆さんはあきらめていませんか。どうせ世の中こんなものと。

　私はゆっくりですが世の中（世論）が変わりつつあることを実感しています。昨年は参議院選挙で自民党、公明党は大敗北し、民主党が第一党となり、自民・公明政権の暴走に歯止めがかかりました。

　イラク支援特措法が廃止され、インド洋から自衛隊が日本に戻って来ました。国民の多数の意思が、「帰っておいで」とそうさせたのです。

　軍需専門商社である山田洋行と守屋元防衛省官僚トップの癒着による、500 億円にも上る水増し請求。それにお墨付きを与えた額賀財政大臣、久間元防衛大臣、その後ろで糸を引く米国。

　また消えた年金問題は、いよいよ暗礁に乗り上げ、選挙公約が嘘であった事が明らかとなり、国民が不利益をこうむることになりました。100 年安心と言っていた公明党はどう国民に説明するのでしょうか。公約を掲げた自民党・福田内閣は、居直りを決めています。

　フィブリノゲンによるＣ型肝炎感染は、ミドリ十字などの製薬会社に天下った、厚生官僚と企業の癒着による国民を裏切る行為から、薬害は広がることになりました。

　生活保護費の削減に見られるように、「生活保護を受けている人の方が暮らしぶりがましと言った見方もある」と血も涙もない桝添大臣の答弁が波紋を呼ぶ一方、低い方へ低い方へと国民の生活を流し込もうとする政府は、私達が望んでいる政府では決して有りません。

　今年こそ希望の光が医療福祉現場に差し込む年にしたいものです。

「たより」も 150 号を迎えました。「たより」は皆さんと診療所を結ぶ交流紙です。お便りをお待ちしています。

医療法人共立会　たかもと診療所だより	第 151 号
内科　　循環器科　　呼吸器科 **生命は宝、健康こそ財産** ホームページ　http://www.myclinic.ne.jp/takamoto/ 〒536-0006 大阪市城東区野江 1-2-3 モリビル 1 階　TEL06-6930-3300　FAX06-6930-3200	2008 年 （平成 20 年） 2 月 1 日発行

今回の薬害肝炎救済法をどう考えればよいのか
薬害被害を二度と出さないために

＜薬害 C 型肝炎訴訟とは＞

　フィブリノゲン製剤、第九因子製剤を投与され C 型肝炎を発症した被害者が、2002 年 10 月に提訴し、5 高裁、5 地裁で裁判になっていました。

　救済法案衆院可決後に、薬害肝炎全国原告団の山口美智子代表は「薬害は何度も繰り返されてきた。国と製薬会社は、口先だけの謝罪ではなく、過去の行為を反省し、二度と薬害を起こさないでほしい」と語りました。

＜薬害肝炎救済法の私なりの評価＞

　第一には官僚（厚生省薬務局）と企業（ミドリ十字、現田辺三菱製薬）の癒着による薬務行政のゆがみから生じたものであるが、薬害肝炎発生後の責任回避、自己保身に執着する行政の壁と過去の判例の枠に縛られる司法の限界を乗り越えた今回の解決法は、国会が機能したという意味で十分評価できると思いました。

　国会の果たす積極的役割が国民にも理解される形で救済法案が立案されましたが、これも訴訟団・弁護団を先頭にしたねばり強い広範な国民の運動があればこそでした。世論が動けば、解決もこんなにスピーディに進むという貴重な経験を学んだ出来事でした。

　第二には二度と起こさないという反省の弁は、過去 4 回（サリドマイド、スモン、薬害エイズ、薬害ヤコブ）も表明していますが、政府の真剣な決意は伝わってこない感じがしました。

　その理由は原告団約 200 名の全員一律救済は実現したものの、救済法は多くの肝炎患者を除外しています。本訴訟団以外にも血友病で C 型肝炎、予防接種で B 型肝炎になった 350 万人ともいわれる肝炎患者の救済は、取り残されたからです。

　第三には被告企業田辺三菱製薬のお詫びと謝罪を国会として要求しなかったことです。救済法が成立したにも関わらず、謝罪会見がない異常事態のまま経過していることです。

＜C 型肝炎はなぜ薬害肝炎なのか＞

　薬の効果があり、安全だから医療機関は薬を処方し、患者さんは安心して使うことができます。信頼関係の上に立って治療は成立します。しかし、薬害肝炎を起こした薬は効果がはっきりしていなかっただけでなく、高率に肝炎ウイルスが混じっていました。問題になった製剤は、1967、1975、1978 年の薬剤の再評価時期に、なぜか全て厚生省は薬効再評価をしませんでした。

　薬害肝炎の震源であったミドリ十字の会長内藤良一は、すでに 1963 年に毎年 5000 人の肝炎患者発生と 500 人の死亡を予測していながら、薬剤を販売し続けました。その間木本誠二（1966 年厚生省研究班）、二ノ宮景光（1967 年日本輸血学会）や WHO 報告（1964 年専門委員会第 2 回報告フィブリノゲンで 17%の感染）では、既に危険性を警告していました。

＜最後に私たち医師は何をすべきか＞

　薬害で困っている患者の側に立ち協力して運動を進めること、薬害根絶のために専門知識を最大限良心的に活用すること、厚生官僚・製薬企業一般でなく責任者を特定し、責任をとらせること、科学的見地に立った医療を継続発展させていくことを肝に銘じています。

| 医療法人共立会　たかもと診療所だより
内科　循環器科　呼吸器科
生命は宝、健康こそ財産
ホームページ　http://www.myclinic.ne.jp/takamoto/
〒536-0006 大阪市城東区野江 1-2-3 モリビル 1 階　TEL06-6930-3300　FAX06-6930-3200 | 第 152 号
2008 年
（平成 20 年）
3 月 1 日発行 |

いよいよ4月1日から年寄りいじめの後期高齢者医療制度が始まります

　内容は次の４点が中心です。①75才以上になったら、これまでの保険は使えず、新しい医療制度に強制加入！②月１万５千円以上支給されている年金者には、年金から保険料天引き！③保険料を滞納したら保険証とりあげ！④保険で受けられる医療が制限される！

　みのもんたのサタズバ、関西テレビのニュース・アンカーでも、私たち開業医が所属している大阪府保険医協会のポスターやチラシ（診療所でお配りしています）を利用して、この制度のひどさを解説しています。

　75才以上で自分はまだ関係ないと思われている方も、すぐにその年に追いつきますし、70才から74才の方は窓口負担が１割から２割になります。

後期高齢者医療制度は中止・撤回を！

　皆さんからの署名や一言を力にして、大阪府保険医協会も所属している全国保険医団体連合会は、国会議員に精力的に、この制度は中止・撤回すべきと訴えています。

　２月末か３月上旬には、民主、共産、社民、国民の野党４党で、廃止法案を衆議院に提出予定とされています。ただこの間野党４党により参議院で成立した法案も、衆議院に送られた段階で、自民、公明により審議入りを阻まれています。国会内だけでは、衆議院の国会議員の数の問題もあり、地元からの反対・抗議運動が必要と強調されています。

　後期高齢者医療制度廃止法案についても、同様の態度を与党は取ることが予想されます。

橋下大阪府知事の公約破り・二枚舌に唖(ｱ)然

　中ノ島、東大阪の図書館以外は、すべてみなおし？天満橋のドーンセンター、エル大阪、森ノ宮の青少年会館など、なじみの公共施設すべてが対象となっています。

　もうけられない施設を切り捨てるために、財界の市場化テスト方針（民間と企画運営を競わせ、利益を生む企業に売り渡す）を全面的に受け入れる態度です。

　また子どもが笑う大阪を創ると言いながら、私学助成金の府予算はゼロのままで、都道府県のうち 45 位の低さです。貧困と格差が拡大する中で、私立高校に通う生徒の親の負担は限界にきていて、就学も困難になり退学する生徒が増えています。

　保険料が払えないと医療が受けられない高齢者を生む一方、授業料が払えない生徒には就学の道が閉ざされる事態が進行しています。優先的に医療や教育に税金を投入するのが当たり前ですが、そうしないのが橋下流府政なのでしょうか。

　大阪の乗りで、橋下知事誕生を支援した方も、自分の首を橋下知事に絞められないように、しっかり見守りましょう。

３月19日（水）午後２時より、４月からのややこしい医療保険制度の学習を、分かりやすく診療所待合室で行います。気軽にご参加ください。

医療法人共立会　たかもと診療所だより 内科　（循環器　呼吸器） **生命は宝、健康こそ財産** ホームページ　http://www.myclinic.ne.jp/takamoto/ 〒536-0006 大阪市城東区野江 1-2-3 モリビル 1 階　TEL06-6930-3300　FAX06-6930-3200	第153号 2008 年 （平成 20 年） 4 月 1 日発行

　今月より75歳の誕生日を迎えた方は、その日からすべて強制的に後期高齢者医療保険に加入となります。65 才以上の方の保険料は年金天引きとなります。年金が年 18 万円未満の方は、自主的に保険料を支払うことになります。70～74 才の方の窓口負担は来年度から 2 割となります。防衛費などの無駄をなくせば、医療福祉に回す金は十分確保できます。

　　　　＊＊＊＊この間寄せられた患者さんの声の一部を紹介します＊＊＊＊＊

▽最高齢者の方には市長さんから花束が渡される時、「いつまでも長生きしてください。おめでとう」という言葉があるが、あれは心底から言っているのでしょうか。医者にもかかれなくなると年寄りは長生きできません。もっと違うところを削って赤字を埋めてください。
▽最低の年金しかもらっていないのに、そこから介護保険と後期高齢者医療費を引かれたら医者にかかることもできません。お年よりは早く死ねということですか？
▽高齢者泣かせの後期高齢者医療制度は納得できません。即刻廃止を求めます。
▽生きることも死ぬことも、また病気することも出来ない世の中。一体どうなっているのでしょうか。
▽後期高齢者医療制度なんて格好のいい名前を付けると分からないが、実際は姥捨て制度と同じではないか。そのものズバリの棄老法という名の法律で切り捨てられたほうがスッキリする。
▽年金生活で苦しい日々。物価高の折、保険料の負担、益々暮らしにくい世の中になります。何卒中止・撤回を。
▽いまなんとか生きています。あまり老人を苦しめないで下さい。お願いします。

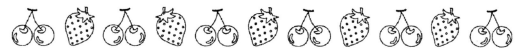

恒例春の遠足　能勢温泉へ一緒に行きませんか？

　日程　5 月 25 日（日曜日）
　集合時間　午前 8 時 45 分
　＊嬉しくてあまり早く来られないように
　集合場所　診療所前
　出発時間　午前 9 時
　費用　6,000 円（昼食.入湯.バス代込み）
　☆途中「棚田」を見学して午前 11 時頃
　到着
　昼食.入浴はご自由に
　交流時間：ゲーム.クイズ
　午後 3 時出発
　午後 5 時頃に診療所前に到着予定

新緑の中、貸し切りバス（トイレつき）で職員も一緒に楽しい一日を過ごしたいと思っています。ゲームやクイズをする中でお互い交流しあいましょう。日頃、一人では外出しにくい方も一緒に出かけましょう。

**　　行程は若干変更あるかもしれません**
- 1 -

103

医療法人共立会　たかもと診療所だより	第154号
内科　　（循環器　　呼吸器） **生命は宝、健康こそ財産** ホームページ　http://www.myclinic.ne.jp/takamoto/ 〒536-0006 大阪市城東区野江1-2-3 モリビル1階　TEL06-6930-3300　FAX06-6930-3200	2008年 （平成20年） 5月1日発行

お年寄りを姥捨て山に連れて行くような今回の医療改悪は前代未聞、
軍艦1隻、戦闘機1機を我慢し軍事費を削れば高齢者医療の金は賄える

後期高齢者医療制度廃止の声を国会に届けよう！

署名にご協力を！

　4月1日から、75才以上の方は強制的に後期高齢者医療制度に組み込まれました。ひどい内容が理解されるに従って、怒りが沸き起こっています。

　将棋好きのAさんは、「もっと怒らなあかん、二世議員のぼんぼんにはわしらのふところなんか分からへん。（この制度を公明党と一緒になって作った）小泉なんかと握手して、喜んでるのは情けない、自民党に入れたらあかん」と言って診察室を出られました。血圧はいつもと変りませんでしたので私はほっとしました。

　喘息患者のTさんは、「年金からの保険料天引きにだんだん腹が立ってきて、14日はとうとう眠れんかったけど、あんまり引かれんかったので安心した」と。2年後には必ず値上がりしますよと私は付け加えておきました。

　旅行好きのHさんは、2月18日が誕生日。4月になっても保険証が届かないと役所に問い合わせ、やっと速達で送られてきたと。送りましたはきっと嘘やったのではと。

　1月末になくなられたTさんの家族、「4月から年金から天引きします」の書類が届き、不愉快な気分と改めてひどい制度に怒りが。

　今の政府や官僚は、トヨタ自動車の会長、オリックスの会長、キャノンの会長など偉い財界の顔色ばかり気にしたり、すすんで癒着したりしています。お年寄り、障害者など、社会的に弱い立場にある人々に、お金を出すのはどぶに捨てる様なものと考えているのは間違いありません。だからこんなひどい医療制度を、大まじめな顔をして作りだしたのです。また大阪府の橋下知事も同じ事をやろうとしている事に警戒が必要です。

　ほんまにこんな「はよ、死ね」医療制度は、一日でも早く廃止にしましょう。皆さんの分まで、診療所はがんばりますので、署名にご協力下さい。

　☺長期に診察せずに薬のみ処方するのは、無診投薬といって禁止されています。身体の変化があっても見逃す場合も出てきます。診察を受けるようにしましょう。

　☺当院では領収証を発行していますが、さらに詳しい明細書を希望される方は、お申し出ください。

　☺5月25日（日）春の遠足−能勢温泉に若干名の空きがあります。
　　　参加ご希望の方は職員までお問い合わせ下さい。
集合時間：午前8時45分（診療所前）　費用：6,000円（昼食．入湯．バス代込み）

- 1 -

医療法人共立会　たかもと診療所だより 内科　　（循環器科　　呼吸器科） **生命は宝、健康こそ財産** ホームページ　http://www.myclinic.ne.jp/takamoto/ 〒536-0006 大阪市城東区野江 1-2-3 モリビル 1 階　TEL06-6930-3300　FAX06-6930-3200	第 155 号 2008 年 （平成 20 年） 6 月 1 日発行

後期高齢者医療制度は小手先の見直しでなく、完全廃止に！

　後期高齢者医療制度がいかにひどい内容であるかは、実施以降日を追って知られるようになりました。4 月 20 日には山形市で保険料天引きを苦にして 87 歳の母親を殺害後、58 歳の息子が自殺する事件も起きてしまいました。

　"みのもんた"や自民党長老"塩じい（塩川正十郎）"など、口を開けばこの制度は廃止にするしかないと主張しているのは当然です。

　元々病気がちな高齢者だけを集めて自前の保険を作れば破産するのは目に見えています。破産させないようにするためには、医療機関にかからないようにするか、医療の中身を貧弱にして安く上げるか、思い切って国の補助を増やすしか方法がありません。医療費が増えれば保険料を上げてでも自分達でなんとかしろというのは、土台無理な話です。

　すでに 2 年後の保険料見直しを待たず、政府の公約に反して現時点で上がった人が沢山出ています。あまりの怒りの大きさに、制度の根幹は残して保険料を安くする、天引きされる年金者の下限を 1 万 5 千円から引き上げる、社会保険の扶養高齢者の天引きをさらに延期するなど、小手先の改善で批判をかわそうと、自民党・公明党はやっきとなっています。国民の声に押されて見直しを言うように政府はなりました。廃止まであと一押しです。

持続可能な保険にするには、軍事費・高速道路建設費を削れば可能

　政府と与党は言います。廃止するだけでは前のままではないか。持続可能な保険制度を維持するために、2 年前の小泉政権時代に強行採決してでも、今の高齢者医療制度を作ったのではないか。今更何を言うのかと。

　2 年前の当院発行の「診療所たより」にも、戦後最悪の医療改悪として、何度にも分けて解説しました。反対しているにも関わらず強行突破したことを棚に上げた批判は、みっともなく大人気ないと思います。

　しかし持続可能な保険制度を考えることは大切です。今後 59 兆円にもなる道路特定財源をすべて一般財源化して、高速道路でなく、生活道路を充実させることや、高齢者はじめ若者も皆が、医療費の自己負担に不安を抱く制度を抜本的に改善することです。

　同時に 1 機 10 億円の 90 式戦車、1 機 122 億円の F15 戦闘機、1 機 135 億円の P3C 対潜哨戒機、クラスター爆弾など、これだけでも総額なんと 4 兆 4450 億円の軍事費がつぎ込まれようとしています。そこに群がった官僚守屋氏、政治家久間氏などは大問題です。人を殺傷することを目的とするこのような鉄の塊に血税を注ぐ必要は一切ありません。医療・福祉・教育に回すべきです。高齢者医療制度廃止の原資にすべきです。毎年 2200 億円の医療費を削減するだけで、悲鳴が国民からこれほど上がるのですから。

医療費を消費税アップでまかなうのは、さらに家計が苦しくなり反対

　紙面がなくなってきましたが、削れるところがあるにも関わらず、そこは聖域にして、安易に消費税アップを政策に掲げる政党は、真の国民の政党とは言えません。消費税はすべての人に均等にかかり、生活が苦しい人ほど影響を受けるからです。

医療法人共立会　たかもと診療所だより	第 156 号
内科　　循環器内科　　呼吸器内科 **生命は宝、健康こそ財産** ホームページ　http://www.myclinic.ne.jp/takamoto/ 〒536-0006 大阪市城東区野江 1・2・3 モリビル 1 階　TEL06-6930-3300　FAX06-6930-3200	2008 年 （平成 20 年） 7 月 1 日発行

橋下府知事のしたいことは、子ども・お年寄りが笑う大阪でなく、大企業が喜ぶ大阪にすること

　6 月 5 日、多くのマスコミを集め橋下知事は「大阪維新プログラム案」を発表しました。

　翌日の新聞は「橋下知事 665 億円削減」「障害者・命・治安に配慮」(朝日)と評価しました。直後の電話アンケートでも、橋下再建案85%賛成、知事支持66%となり(6/8 毎日)府民を味方につけました。

　小泉内閣誕生当時とまったく同じで、府民に期待を抱かせるに十分な演出でした。しかしたった数日間の再建案報道で、府民は評価を冷静に下せたのでしょうか。

　3 兆円の財政規模に対して 5 兆円の赤字額、9 年連続赤字決算など府の置かれている状況が厳しいのはその通りです。夕張市のようになるのではという風評も府民の不安感を増幅しています。しかし府民の生活を守ることを第一に考えながら、財政を立て直していくことが一番大切ではないでしょうか。その方法は詳しく述べませんがあるのです。

　再建の柱は事業費 320 億円、人件費 345 億円を削減し、皮算用である施設の売却などと退職手当債 185 億円で 435 億円の歳入を得るという綱渡り的 1100 億円の収支改善案です。

　個人でも住宅を買う時は、年収を考慮してローンを組み、20 年後に自分の物にするという計画を立てて購入するはずです。

　大阪府の負債も 20 年かけて返済すればよいのです。任期 4 年で仕上げると、腕まくりする必要はありません。公務員の給与を 12%も減らすのは、あまりにも過激すぎます。

　4 月の改革プロジェクトチーム(PT)案を下敷きとする橋下試案は、福祉・医療・教育から行政の責任を放棄し、府民・高齢者・若者に「自己責任と互助」の痛みを押し付ける、まさに小泉行革路線の地方版なのです。

　PT案では乳幼児医療、ひとり親家庭医療、重度障害者(児)医療、老人医療の 1 割自己負担、所得制限の引上げ導入や救急救命センター運営費の縮減・廃止を盛り込んでいます。住民の強い反対運動で橋下試案では、今年度は現状維持とするなどPT案を次年度に先送りしました。府民の運動の成果です。

「競争の土俵に立てない人はサポートする。理屈じゃないと思うんですよ」。もっともらしく聞こえますが、障害者は負け組と決め付け、一方高齢者に対しては「競争の土俵に上がれないことはない」という弱きをくじく知事の考えがにじみ出ています。

　　　大阪府の解体を進める橋下財政再建試案の見直しを求める

　再建試案に対して、急速に反対運動が強まっています。これまでに 236 団体の知事要望書、200 万筆を超える署名が集められています。診療所でも「府 4 医療費公費助成の 1 割負担、所得制限の強化の撤回」「国保の精神通院・結核医療の無料制度継続」の項目にしぼり署名を集めています。

　7 月臨時府議会に向け医療・福祉の現状を訴え再建試案の見直し運動を強めたいと思います。

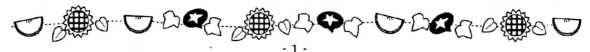

生活保護患者に対する医薬品の使用制限は、根本的に間違っている

数ヶ月前に以下のような通知が、厚労省よりおこなわれました。

4月1日以降、生保患者は安価な後発医薬品を使用すべし、医療機関・調剤薬局は後発医薬品を処方すべしというものでした。

そして全国の福祉事務所は、後発医薬品を選択するよう生保患者・医療機関・調剤薬局に周知徹底を図る、後発医薬品の使用状況の確認の結果を踏まえて生保患者に対し指導する、指導したあとに改善状況の確認を行い、改善が図られない場合は保護の廃止などを検討すべしという内容でした。

私は、生保患者や医療機関に対する重大な権利侵害と受け止めました。

マスコミもこの問題を大きく報道し、厚労大臣は「国民の目線に立たない文章は直ちに改めさせる」と参議院決算委員会で答弁し、4月30日に廃止する旨の通知が出されました。

一応事なきを得ましたが、今回の通知はたまたま拙速に発せられたのではありません。公的医療費を際限なく削減することを目的とする通知でした。

私は後発医薬品を生保患者に処方すべきでないと主張しているのではありません。「先発医薬品と品質・有効性・安全性が同等」でありしかも安価である良質の後発医薬品であるならば、使用はむしろ歓迎する立場です。

日本国憲法第11条の基本的人権、第13条の個人の尊重、第14条の法の下での平等を暮らしの中に生かし、個々の患者を分け隔てなく、最善と思われる医療を実践できる世の中に早くしたいと念願しています。

最近の医療事故報道について

三重県のある整形外科診療所で、点滴注射にセラチア菌が混入し死亡者. 入院治療患者が出たとのニュースを聞いて、医療不信に陥られる方もあると思います。一般の方でも何日か前に調合した点滴が使われることは、信じがたい事だと思います。常識的には医師が患者さんを診察してから指示が出て、その患者さんに応じた点滴を調合します。前日の状態から同じ点滴が必要でも、患者さんの顔を見てからでないと準備ができません。

また、島根県の益田市で、糖尿病の方が使っている簡易血糖測定のための穿刺器具. 針の使い回しを、あたかも同じ針を何人もの患者に使い回したかのような報道がされ、「えっ」とびっくりしました。しかし、実際は針をつける穿刺器具を複数の患者に使っていたということです。事実とあまりにも違うことを報道し、きちんとした訂正や報道がされないまま、医療不信を募らせるやり方は許せません。そして、島根県側が調査. 指導を徹底するのでなく、穿刺器具の使い回しであるにも関わらず、医療機関名を公表し、いたずらに医療不信を膨らませる対応をしたことは、許しがたいことです。

私達の診療所では、すぐ血糖値のみが必要な時でも穿刺器具ではなく、注射器で採血しています。安心してください。　　　　　　　　　　　　　　（I. T）

- 2 -

107

命の源・食事　　　　　　　　　　　外食・コンビニのテイクアウト商品

コンビニエンスストアでは、いろいろな種類の弁当や惣菜が並んでいます。量もほぼ一人前にパッケージされています。今回はその組み合わせについて見てみましょう。

> 50代の男性、身長170cm、体重75kg（BMI　26肥満・標準体重63.6kg）
> 外回りの仕事が多く、車での移動がほとんど。食事時間は規則的だが昼食は簡単なコンビニのテイクアウト商品を利用。運動は特にしていない。現在治療中の疾患なし。
> 1日の必要エネルギー1600〜1700キロカロリー（肥満と運動量が少ないことから少なめに設定）
> 一食533〜566キロカロリーとしました。

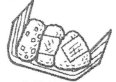

昼食　焼き鮭おにぎり（約100g）（147キロカロリー、塩分0.4g）
　　　かつおおにぎり（約100g）（180キロカロリー、塩分1g）
　　　かやくごはんおにぎり（約100g）（144キロカロリー　塩分0.6g）
　　　出し巻き(100g)（146キロカロリー　塩分1.4g）

　　　お茶(ペットボトル)　合計617キロカロリー　塩分3.4g

＊　全体的に見てみると　一食分としてのカロリーオーバー
＊　炭水化物(おにぎり1個分)の摂りすぎです。
＊　野菜類が不足

⇒・かつおおにぎりを法連草の胡麻和え90g(70キロカロリー、塩分1,7g)に変えましょう。
　　また補足として野菜ジュースで補うなどしましょう。

・　惣菜は食べやすく、日持ちさせるために味が濃くしてありエネルギーや塩分の摂りすぎにつながりますので要注意です。(塩分は男性 10g/日、女性 8g/日未満。ただし高血圧治療中の方は、6g/日未満)

・　惣菜を利用する場合は、意識してエネルギーや栄養のバランスを考えて選択するように心掛けましょう。(選ぶときにどれが炭水化物・蛋白質・脂質・ビタミン・ミネラルを多く含んだ食品か、過不足なく摂るよう考えて選ぶ癖をつけていくとバランスの良い食事に近づきます。例えば、上記の二重傍線部は主に蛋白質、点線はご飯なので主に炭水化物、鮭とかやくごはんの鶏肉は脂質、ビタミン・ミネラルを含むものは？と考えてみることです。)

(参考:新外食テイクアウトのカロリーガイドブック　五訂増補食品成分表2006

　　　　　　　　　　　　　　　　　　上記の惣菜は実際にコンビニより)

＜6／11ふれあい教室の報告＞

> 　今回は運動がテーマでした。参加者の皆さんは、何かしら運動を心掛けている方ばかりでしたが、まず、運動にはどんな効果があるのか確認しました。・筋力の低下を防ぐ・血液の循環が良くなる・インスリンの効果が上がるなど。そして精神的にも爽快感が得られたり、気分がほがらかになるなどです。実際に糖尿病と言われた方が、毎日のウォーキングで血糖値が下がり、薬がいらなくなった例も紹介されました。
> 　運動といっても、それぞれに病気や痛い所を抱えています。無理をせず、自分に合った運動を選ぶのが大切です。ウォーキングの熟年コースに参加している方は、心臓の病気もあるので先生に相談し、急な坂道は避け、7〜8kmを歩いているとの事でした。
> 　後半は、横になっての全身のストレッチ、椅子に座っての肩や腕をほぐす運動など皆でしました。高齢ながら柔らかな身体には、職員も毎回刺激をうけています。
> 皆さんも毎日少しずつ、自分にあった運動を続けましょう！

診療所からの あしらせ

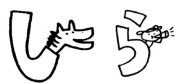

第10回患者さんと診療所を
むすぶつどい

ふれあい教室8月例会のおしらせ

8月13日（水）
午後2時～3時30分
診療所待合室にて
惣菜をうまく利用する工夫

少人数の世帯で野菜などを上手に食するのは大変です。最近では少量パックの販売も増えました。だけど糖分や塩分を控えるにはどうしたらいいのかなど、知恵を絞りましょう。

11月15日（土）
午後2時から
京橋駅前　京阪ホテル

「地域から地域の医療を考える」（案）といったテーマでシンポジウムを予定しています。土曜日午前の診察を終えてからの行事です。今から予定に組み込んでおいてください。

医療学習会　7月例会

7月16日（水）午後2時～3時30分　診療所待合室にて

薬の価値は薬価が高い、低いで決められるのでしょうか？素朴な疑問から毎日飲んでいる薬について学びましょう。お気軽に参加して下さい。

作ろう会6月例会の感想です

今回初めて「作ろう会」に参加された河西さん。この4月に仕事を辞めて、時間に余裕が出来たので簡単に出来るものを、と思って来てくれました。「これからも参加したいです」との弁です。

卵の殻にポプリをつめて布切れを貼りつめました。かわいいリボンもつけて「香りのたまご」の出来上がりです。

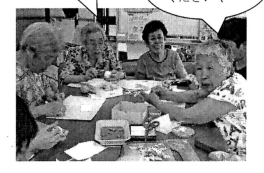

みんなの作品の卵ちゃんです

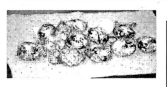

次回の作ろう会は
8月20日（水）午後2時～3時30分
作品は未定です。

8月の休診日は8月14日（木）～17日（日）
とさせていただきます

- 4 -

109

医療法人共立会　　たかもと診療所だより 内科　　循環器内科　　呼吸器内科 # 生命は宝、健康こそ財産 ホームページ　http://www.myclinic.ne.jp/takamoto/ 〒536-0006 大阪市城東区野江 1-2-3 モリビル 1 階　　TEL06-6930-3300　　FAX06-6930-3200	第 157 号 2008 年 （平成 20 年） 8 月 1 日発行

暑中お見舞い申し上げます　2008 年盛夏

　毎日うだるような暑さが続いています。皆さんはこの暑さを乗り越えるどんな工夫をされているのでしょうか。朝早く起きて、大阪城公園や大川にラジオ体操に行かれる人、プールで水中歩行される人、ひたすら扇風機やエアコンを利用される人、冷房のきいた図書館や百貨店に行かれる人、ビールでお腹から冷やす人など様々でしょう。

　我が家の 4 匹の猫は、風呂場、タンスの上、押入れ、窓際など、それぞれ涼しい場所を探すのに一生懸命です。お腹を見せ両足を広げて、出来るだけ体から熱が放散するよう寝そべっています。動物もわたし達も、全国一暑い大阪で、夏を乗り越えるのは大変です。「今年は一番暑いでんな!」と言うのが毎年今頃の挨拶になった感がありますが、どうなっていくのでしょうか。あと二ヵ月暑い日が続きますが、体調に留意され熱中症に注意を。

この暑さと関係あり！危険レベルを超えた地球の温暖化

　1990 年に京都議定書が採択されて以降、地球の温暖化が深刻な状態になっていることが一般にも知られるようになりました。今年 6 月の北海道洞爺湖サミットでも、先進8カ国が集まって温暖化防止対策が話し合われました。2050 年までに温暖化の原因となっている二酸化炭素などの温室効果ガスを、現状より 50%削減することを目標にすると決められました。8 カ国で全世界の 48%の温室効果ガスを排出している現状では、この目標は生ぬるいと 8 カ国以外の他の国から批判されています。日本は減らすどころか 90 年より 6.2%も増えてしまっています。

　200 年前に比べ地球の温度が 2 度上昇すれば、取り返しのつかない現象が地球に起こると予測されています。土壌から二酸化炭素やメタンガスが異常発生し、海では二酸化炭素の吸収が減り、水温の急激な上昇などが起こります。現在すでに 0.76 度上昇していますが、これからの 20 年間に気温はさらに 0.4 度上昇すると計算されています。

　ヒマラヤ氷河が減少していく、南極・北極の氷が溶けていく、巨大台風による万単位の死者の発生などの異常自然現象の連続は、自然からの人類に対する警告です。

　わたし達は電気、ガス、水などをふんだんに使い、豊かに生活できるようになったことは進歩です。しかし今立ち止まって考える時期に来ています。このままでいいのかと。たとえば、政府の助成を受けた太陽光を利用した家庭発電、風力を利用した自然エネルギーの利用、過剰な光熱利用の制限などが考えられます。

　しかしもっと大切なのは、石油依存の過剰な車社会をコントロールし、製鉄所、火力発電所など産業界の 50%を占めるといわれる温室効果ガスの大口排出を抑えていくことです。

　子ども、孫の世代に、健全な地球を手渡すことは、大げさでなくわたし達の仕事であるという認識が必要です。地球の温暖化を防止することは、すべての人々の責任です。このどうしようもない暑い時期に、実感をもって考えたい課題です。

━◆━◆━◆━◆━◆━◆━◆━◆━◆━◆━◆━◆━◆━◆━◆━◆━◆━◆━◆━

11 月 15 日（土）2 時半から 4 時半「第 10 回患者さんと診療所を結ぶつどい」開催
テーマ：手をつなごう！生活するのはわたし達、医療をよくするのもわたし達

医療法人共立会　たかもと診療所だより 内科　　循環器内科　　呼吸器内科 生命は宝、健康こそ財産 ホームページ　http://www.myclinic.ne.jp/takamoto/ 〒536-0006 大阪市城東区野江 1-2-3 モリビル 1 階　TEL06-6930-3300　FAX06-6930-3200	第 158 号 2008 年 （平成 20 年） 9 月 1 日発行

第10回患者さんと診療所を結ぶつどい

「手をつなごう！生活するのはわたし達、医療をよくするのもわたし達」
　　　日時　11 月 15 日（土曜日）午後 2 時半〜4 時半
　　　場所　京阪ホテル 7 階かがやきの間
　[学習1]　橋下府知事の大阪維新プログラム、医療福祉削減のすごい中身を
　　　　　　平易に解説　　　　　　大阪府保険医協会主幹　若林直樹氏
　[学習2]　驚きの不健康都市、大阪府・大阪市の今すぐ治療すべき課題とは
　　　　　　　　　　　　医）共立会　たかもと診療所　高本英司
　[お楽しみ]　大阪楽団のなにわ情緒あふれる生演奏で懐かしき大阪の
　　　　　　　記憶をたどる
　[新企画]　みんなの思いを一つにまとめ「患者と診療所の訴え」（仮称）を発表

　今年も「つどい」の季節がもうすぐやってきます。充実したひとときを皆さんと一緒に過ごすため、準備に取りかかっています。
　昨年の学習テーマは後期高齢者医療制度実施が目前となる時期でしたので、そのことについて勉強しました。
　話の中心は高齢者の医療費が上昇し続け、保険制度がパンクするという政府・与党・財界の主張に対し、ワイロまみれの防衛費・むだな公共事業費・低すぎる大企業の法人税などを見直せば、医療福祉に十分な予算を回すことが可能である、保険制度がパンクすることはありえないというのが結論でした。
　しかし後期高齢者医療制度は今年 4 月に実施されました。年金から保険料を本人の了解なしに天引きするこの制度は、国民から激しい批判を浴び続け、6 月には参議院で廃止する法案が可決されました。臨時国会が 9 月中旬から始まる予定ですが、衆議院でも後期高齢者医療制度の廃止法案を可決する必要があります。「つどい」開催ころにはこの廃止法案が可決されているよう努力したいと思います。
　署名を集めていますので、家族、友人、近所の方にも声をかけていただいて精一杯のご協力をお願い致します。
　また昴（すばる）男性合唱団の公演は、参加された皆さんに大きな感動を与えました。患者さんに喜んでもらえるならと破格の出演料で来てくださいました。春にはザ・シンフォニーホールでの公演も大成功を収めています。これからも応援していきたいと思います。
　今年は、大阪楽団に来てもらえることになりました。道頓堀行進曲、大阪ヴギウギ、あこがれのハワイ航路‥‥などを演奏していただく予定です。皆さんも一緒に大きな声で歌ってください。きっと一層元気になられると思います。
　たより次号で詳しくお知らせしますが今からカレンダーに
11 月 15 日「つどい」と書いておいてください。

医療法人共立会　たかもと診療所だより 内科　循環器内科　呼吸器内科 # 生命は宝、健康こそ財産 ホームページ　http://www.myclinic.ne.jp/takamoto/ 〒536-0006 大阪市城東区野江 1-2-3 モリビル 1 階　TEL06-6930-3300　FAX06-6930-3200	第 159 号 2008 年 （平成 20 年） 10 月 1 日発行

第10回患者さんと診療所を結ぶつどい

11月15日（土）

テーマ:手をつなごう！生活するのはわたし達、医療をよくするのもわたし達

午後 2 時～5 時
場所　京橋京阪ホテル
（JR・京阪京橋駅すぐ）
7 階燦（かが）やきの間

駐車場はありませんのでご注意下さい

後期高齢者医療制度は 6 月には参議院で廃止する法案が可決されました。衆議院でも廃止法案を可決する必要があります。足元の大阪では橋下知事が大声を上げ、医療福祉教育のお金をバッサバッサと削減していきます。小泉元首相同様に気がつけば格差が広がるばかりなのでは？皆さんと一緒に考えましょう！そしてお楽しみは「大阪楽団」の生演奏です。こちらは一緒に声を出して歌いましょう。恒例の抽選会もあります。

プログラム
午後 2:00　受付開始　開場

2:15　開会挨拶
　　　物故者に黙祷
2:20　「大阪楽団」公演

午後 3:00　お話 I
「橋下府知事の大阪維新プログラム、
　医療福祉削減のすごい中身」
大阪府保険医協会主幹　若林直樹氏
3:40 トイレ休憩とリラックス体操

3:45　お話 II
「驚きの不健康都市、大阪府・大阪市の
　今すぐ治療すべき課題とは」
医）共立会　たかもと診療所
　　　　　　高本英司所長
4:25　つどいアピール
4:30　おたのしみ抽選会
4:40 閉会の挨拶

大阪樂団

巴里行進曲
世界行進曲
天然の美
丘を越えて
大阪行進曲
憧れのハワイ航路
大阪ブギウギ
月光値千金
カチューシャの唄

大阪名物　大阪楽団でございます！昭和初期～戦後の名曲のかずかずをお届けいたします。さぁ、始まり始まり

来年から火曜日の夜の診察は休診となります。夜の診療は月、水、金となりますのでご注意ください。ご質問は職員におたずねください。

医療法人共立会　たかもと診療所だより	第 160 号
内科　　循環器内科　　呼吸器内科 **生命は宝、健康こそ財産** ホームページ　http://www.myclinic.ne.jp/takamoto/ 〒536-0006 大阪市城東区野江 1-2-3 モリビル 1 階　TEL06-6930-3300　FAX06-6930-3200	2008 年 （平成 20 年） 11 月 1 日発行

さぁ、皆さんおこしください！
11月15日(土)は第10回患者さんと診療所をむすぶつどいです

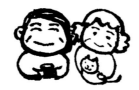

お話Ⅰ
若林　直樹さん
大阪府保険医協会　主幹
できるだけわかりやすく
お話します

お話Ⅱ
たかもと診療所
高本英司所長
大阪の現状を知りましょう

　財政のムダは削減するべきである。"ムダを切る"意味での「小さな政府」に反対する人はいないでしょう。問題は、思い描く「小さな政府」のイメージが、国と国民で違うこと。重要なのは、何がムダで何がムダではないかの判断。今年6月に出された橋下知事の「大阪維新プログラム」案の大きな特徴は、大型開発事業を継続しつつ、府民サービスや人件費を大幅に切り込んでいるところ。一方、平松市長も9月に「経費削減素案」を発表し、「敬老パスの一部有料化」や「上下水道福祉措置見直し」など27項目に及ぶ市民サービス切り捨てを打ち出した。「子育て支援」や「市民目線の改革」を公約に掲げ当選したハズの彼らの"奇行"、そのねらいとは？

　大阪府、大阪市は日本有数の都市圏にもかかわらず、驚きの不健康都市です。日本は 47 の都道府県で構成されていますが、健康の指標を項目別に順位で見てみますと、平均寿命は男性43位、女性46位で短命です。死因では男性はがん1位、肺炎6位、肝疾患1位、高血圧疾患3位、結核1位、女性はがん1位、肺炎2位、腎不全5位、肝疾患1位、結核4位でした。当然老衰死は最悪の47位でした。

　当日は当院が関係した患者さんで、亡くなられた方の集計も報告します。そして健康で暮らせる町づくりを、参加者と一緒に考えていきたいと思っています。

　衆議院の解散、総選挙の日程は、当初取り沙汰されていた時期より随分ずれ込んでいます。
　その唯一の理由は、自民党にとって解散に打って出ても、衆議院で安定多数を確保できる保証がないためです。麻生首相の支持率も低迷したままで早期解散の筋書きどおり事態は展開しなかったことにあります。それほど国民の怒りは歴代首相や自民・公明政権に向けられているのです。
　片や民主党は、後期高齢者医療制度の継続を前提とした補正予算や、武力でテロはなくせないことが明白になっているにも関わらず、米軍支援のテロ特措法の延長改正案などを審議なしで採決に応じ、早期解散を仕掛けています。しかしこの筋書きもうまくいっていません。
　よたよたの自公政権にしても、次期政権を担おうと意気込む民主党にしても、国会軽視、党利党略の動きを加速させ、国民のための政治をしているとは到底思えません。
　我が国は世界第二位の経済大国であるにも関わらず、国民の生活は三人に一人が年収 300 万円以下であり貧困と格差の増幅の中で窮屈な生活を余儀なくされています。ある人いわく。今の政治状況は、高齢者には「姥捨て」、若者は「使い捨て」、社会保障や地方経済は「切り捨て」、そして政権は「投げ捨て」であると、その通りです。

医療法人共立会　たかもと診療所だより 内科　　循環器内科　　呼吸器内科 **生命は宝、健康こそ財産** ホームページ　http://www.myclinic.ne.jp/takamoto/ 〒536-0006 大阪市城東区野江 1-2-3 モリビル 1 階　TEL06-6930-3300　FAX06-6930-3200	第 161 号 2008 年 （平成 20 年） 12 月 1 日発行

「手をつなごう！生活するのはわたし達、医療をよくするのもわたし達」
「第10回患者さんと診療所のつどい」に111名が参加

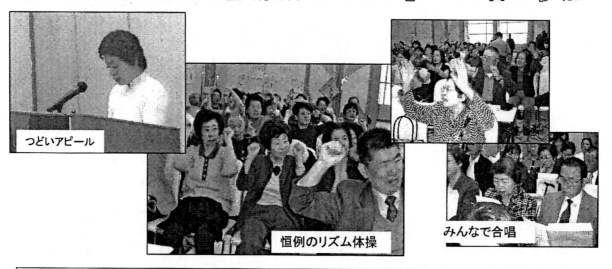

つどいアピール

恒例のリズム体操

みんなで合唱

　11 月15日に京橋京阪ホテルで行いました、今回のつどいは第10回目にして、初めての土曜日の開催。わたし達、職員一同「一体どれぐらいの患者さんが参加してくれるのだろう」と心配していましたが、いざふたを開けてみると用意した資料が足りない程の盛会となりました。オープニングの「大阪楽団」の懐かしいメロディの数々に手のひらが痛くなるほどに手拍子をうち、一緒に口ずさみました。指揮棒を振りながら、満面の笑顔で唄う姿に思わずつられて会場も笑顔で一杯に。

「お話 I 」大阪府保険医協会の若林さんのお話はたくさんの資料を基に意外と身近に感じられない大阪府の財政の話をたっぷり聞くことができました。「お話 II 」では診療所所長の高本より、これも豊富な資料を基に大阪府民がいかに不健康な状態にあるか、という事を会場の皆さんと確認することができました。

今回のつどいで、はじめて、つどいアピール『私たちの願いと要望』を会場の皆さんと確認することができました。（3 面に掲載）このアピールはこれまでに患者さんからいただいた「一言メッセージ」を基に作り上げたアピールで日本の診療所で唯一の自前のものです。読み上げてくださったのは患者代表の澤下真弓さん。何度もこの文章を読み、当日の想いのこもった声となりました。

日増しに生活は苦しくなりますが、ここに集まった 111 名の皆さんとのひとときが一人一人の明日への活力となったのではないかと思います。また、診療所にお越しのさいには皆さんの感想をお聞かせ下さい。体調や用事で参加できなかった方も来年はぜひご出席ください。
たくさんの方々よりいろんな御協力をいただきました。本当にありがとうございました。

医療法人共立会　たかもと診療所だより 内科　　循環器内科　　呼吸器内科 **生命は宝、健康こそ財産** ホームページ　http://www.myclinic.ne.jp/takamoto/ 〒536-0006 大阪市城東区野江 1-2-3 モリビル 1 階　TEL06-6930-3300　FAX06-6930-3200	第 162 号 2009 年 （平成 21 年） 1 月 1 日発行

2009 年　謹賀新年

　新しい年を迎え、まずは皆様おめでとうございます。

　昨年は体調が良く無事に乗り切られた方、残念ながら不調のため診療所通いが増えた方、入院を余儀（よぎ）なくされた方、早期にガンが見つかりほっと胸を撫で下ろされた方、病状が期待したほど良くならず悩まれた方、それぞれの 1 年間を送られたと思います。

　今年も新年は、すべての人々に等しくめぐってきました。そして 1 年、365 日、8760 時間が、すべての人々に平等に与えられました。

　この長いようで短い 1 年を、どのように過ごされるかは、皆様の心ひとつで、随分（ずいぶん）変わるのではないかと思います。良くないニュースばかりで今年も始まりましたが、前向きに考え一歩踏み出してみましょう。

　診療所の合言葉は「生命は宝、健康こそ財産」、「元気な患者でいよう」、「地域に生きる診療所」ですので、診療所が出来ること、患者さんが出来ることを、お互いに協力してやっていきましょう。

　安心して暮らせる社会とは、かけ離れた今の生活ぶりですが、少しでも良くなるように力を合わせて、世の中を変えていきたいと思います。その手始めに 75 歳以上の後期高齢者医療制度を廃止し、老人医療、ひとり親医療、障害者医療の 1 割負担化は止めさせ、無保険の子どもを作らないなど、大阪府の 4 医療福祉の助成廃止に反対し充実をめざす運動に取り組みたいと思います。

　とにかくお金のことを心配せずに、安心して診療所に来られる、介護を受けられるように、府や国の姿勢を変えなければなりません。

　そのために私たちができることとして、昨年の第 10 回「患者さんと診療所を結ぶつどい」で作り上げた、「私たちの願いと要望」に基づいた署名をできる限り多く集め、府知事にもっていきたいと思います。3 月末まで署名活動を行います。ご協力をお願いいたします。

　最後になりましたが、皆様の今年 1 年の健康とご多幸をお祈りして新年のごあいさつに代えさせていただきます。　　２００９年１月１日　高本英司

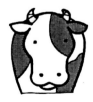

> 1月6日より、火曜の5時から7時半までの夜の診察はなくなります。水曜、金曜は今まで通りです。ご不便をおかけしますが、なにとぞよろしくお願いいたします。

医療法人共立会　たかもと診療所だより 内科　循環器内科　呼吸器内科 ## 生命は宝、健康こそ財産 ホームページ　http://www.myclinic.ne.jp/takamoto/ 〒536-0006 大阪市城東区野江 1-2-3 モリビル 1 階　TEL06-6930-3300　FAX06-6930-3200	第 163 号 2009 年 （平成 21 年） 2 月 1 日発行

診療所の署名にご協力を！橋下徹大阪府知事に「誇れる大阪、元気な大阪、健康な大阪に！」の私たちの思いを伝えよう。

　1 月はあっけなく通り過ぎましたが、皆さんお元気ですか。インフルエンザ A の患者さんが多数受診され、流行しているのが実感されました。2 月中旬くらいからはインフルエンザ B の季節に移っていきますので、ワクチンを接種した方やインフルエンザに罹った方も、大丈夫と気を緩めないでください。またウイルスによる感染性胃腸炎も多発しています。手洗い、うがい、マスク着用、温かいお茶でのどを湿らせるなど、予防の工夫をして、罹らないようにご用心ください。

　インフルエンザに罹り、いったん解熱した後、咳・発熱などが再発する場合があります。肺炎なども考えられます。その場合は受診してください。

　さて先月より診療所独自の署名を集めています。11 月に開催しました「患者さんと診療所を結ぶつどい」でみんなで確認しました私たちの思いが一杯つまった署名です。一人でも二人でもかまいません。診療所にお持ちください。集まれば府庁に持って行きます。

　福祉 4 医療費（老人、障害者、ひとり親、児童）の助成について、1 医療機関 1 回 500 円、月 2 回までから 800 円、月2回に自己負担額を値上げする計画が進行しています。府議会では昨年9月に「上げない請願」が全会一致で採択されています。しかし知事により無視されています。

　先日の開業医の組織である大阪府保険医協会の対府庁交渉でも、担当行政官から「高だか300円のアップ」、800 円は仕方がない、負担していただくと冷たく回答されています。このままでは大阪は失業率最悪、自殺率最悪、不健康都市日本一から脱却することができません。皆さんの思いのこもった署名が力になります。ご協力よろしくお願いいたします。

＊患者さんの一言メッセージ①＊
今号より皆さんからいただいたメッセージを紹介していきます

♣皆が苦しくてもやっていけるような制度にしてください。

♣高齢者医療制度は私の杖、ころばぬ制度にしてほしい。

♣ムダなお金の使用が多いのですから、そのお金を医療に回してください。

♣「資源のない国は人間が資産」とフィンランドは成長しているらしい、器用でまじめな日本人らしさを大切に！人間らしく生きる為の医療が必要です。

♣医療保険が黒字になる＝儲けが出るのはおかしな話です。赤字があってあたりまえ！

♣これ以上医療費を上げないでください。生活が成り立っていきませんので本当に困ります。

♣後期高齢者制度は廃止するべきです。介護保険も見直して欲しいです。95 歳の人に月3 万円の年金でかかる負担も考えて欲しいと思います。

♣税金は大事に（国民が汗水ながして払っているのです）国民のために使ってください。国会議員のムダ使いは納得できない。返してほしい。（光熱費〇〇百万円）我々庶民には考えられない。

- 1 -

医療法人共立会　たかもと診療所だより	第 164 号
内科　　循環器内科　　呼吸器内科	2009 年
生命は宝、健康こそ財産	（平成 21 年）
ホームページ　http://www.myclinic.ne.jp/takamoto/ 〒536-0006 大阪市城東区野江 1-2-3 モリビル 1 階　TEL06-6930-3300　FAX06-6930-3200	3 月 1 日発行

大阪府知事への要望署名 585 筆を府庁に届けました！ 3 月 14 日まで行います、ご協力ください！

　2 月 24 日、府庁にある府民広聴課を高本、糸賀、林と大阪府保険医協会渡辺氏4名で訪問し、「橋下知事の力」で国の医療・介護・福祉削減政策の転換をはかるよう要請しました。

　診療所を受診される患者さんの多くが、家計のやりくりがきつくなっていて、病気の治療に専念できず、今後に対して不安な気持ちでいることを、率直に訴えてきました。

　98 名の一言メッセージも同時に手渡すことで、585 筆の皆さんの気持ちは、窓口の職員には伝わり真剣に耳を傾けてくれました。橋下知事まで声が届くよう署名を続行します。

患者さんの受診内容がすべて国に集められ企業に漏れる心配が！ コンピュータを導入しない医院は強制的に廃業に！

　今開業医は来年の 4 月を前にして大揺れに揺れています。私たちの診療所も、大しけを前にして大変な時期を迎えています。患者さんにとっても非常に重要な問題です。

　今日はそのことについて、書いてみたいと思います。一緒に考えてください。

　何が大変かと言いますと、「レセプトオンライン請求義務化」が、厚生労働省の 111 号省令として小泉内閣の時に出されています。来年 4 月から全国の開業医で一斉に実施しなさいというものです。

　レセプトオンライン請求義務化って何？毎月行っている診療の中身を、国に電子メールの形式で報告しなさい、紙での提出は受け付けませんというものです。患者さんの病名、薬、検査、受診した科・病院などすべてが、国に覗かれ、管理されるシステムです。

　このレセプトオンラインの義務化がすすめば、生命保険・銀行などの個人情報と結びついて、国民一人一人は丸裸にされてしまいます。プライバシーがなくなることを意味します。

　診療所の壁に貼ってある「私のプライバシー、オンラインはイヤです」のポスターをみてください。

　患者さんのプライバシーが丸裸になる、廃院せざるを得ない医院が続出する「レセプトオンライン請求義務化」を撤回させるため大阪の開業医が近々訴訟を起こす準備をしています。

　神奈川県では 1 月 21 日 961 名の開業医が集まり、国を相手取り訴訟を開始しました。

3 月 14 日南御堂会館で「守ろういのち！なくせ貧困！」の集会があります。 診療所受付窓口にチラシがあります。

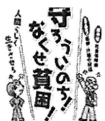

大阪や近畿の開業医が柱になって準備しています。
守口市の内科医主演の楽しいコントもあります。
会場までの交通費（2 千円）も支給されます。一緒に参加しましょう！

参加お問い合わせは職員までご連絡下さい。
2 時に診療所前に集合してみんなで会場まで行きたいと思います。
＊直接会場に来られる方は 2 時 40 分に受付前に来て下さい。

医療法人共立会　たかもと診療所だより 内科　循環器内科　呼吸器内科 **生命は宝、健康こそ財産** ホームページ　http://www.myclinic.ne.jp/takamoto/ 〒536-0006 大阪市城東区野江 1-2-3 モリビル 1 階　TEL06-6930-3300　FAX06-6930-3200	第 165 号 2009 年 （平成 21 年） 4 月 1 日発行

レセプト（別紙を見てください）を国がコンピュータですべて中央管理することで、患者さんの個人情報は丸裸に！！

　大阪の開業医は 4 月、国を相手に地域医療の崩壊や個人情報を守るために訴訟を起こします！訴訟をしてくださる 6 名の弁護士も決まりました。急ピッチで訴えの内容が練られているところです。

　医師・患者の信頼は、患者さんの個人情報を他人に漏らさないことが最低限の条件、それが壊されようとしています。またコンピュータを使えば、医療費を今以上に減らし、おそまつな医療内容にすることは非常に簡単にできます。医療をこれ以上後退させないために頑張ります。皆さんのご協力をお願いします。

　訴訟の準備と同時に大切なことは、政治的決着で、今回問題となっている厚労省省令 111 号（来年 4 月 1 日をもってほとんどの医科診療所は、レセプト情報をコンピュータで国に送ることを義務づける）を破棄させることです。政治的決着とは、国民の生活を滅茶苦茶にした小泉内閣の置き土産である時代遅れの自民党政治を終わらせることです。

大阪府知事へのたくさんの要望署名６６２筆ありがとうございました。 （3/14 で締め切らせていただきました。）

　府庁の移転計画は府会議員の予想以上の反対多数で否決されました。多くの府民の反対意見が反映したものです。関西州の州都にと考えた橋下知事や財界の強引さに厳しい審判が下されました。

　それもそのはずです。ＷＴＣは不便、移転費用が高い、地盤沈下が起きている、地震に弱い、自然災害で陸の孤島になるなどと疑問がいっぱいありました。

　府庁に行かれた方はご存じですが、立派な玄関は大阪の歴史を語る重要な建造物です。大切に保存するのも大事ですが、橋下知事を財界でなく、府民の方に目を向かせるため、陳情・要請や議会見学に利用しましょう。大阪市内の高齢者は敬老パスがあれば無料で行くことができますので好都合です。一度大阪城公園を散歩した後に立ち寄る計画をたてましょうか。

恒例春の遠足のお知らせ

行き先　淡路島休暇村南淡路
　　　　（温泉大浴場・露天風呂・足湯あり）
日程　5 月 10 日（日）
集合場所　診療所
集合時間　8 時 15 分
出発　　8 時 30 分　帰阪　午後 5 時頃の予定
定員　　45 名　（締め切り 4 月 30 日）
費用　　6000 円（入浴希望の方は 6500 円）

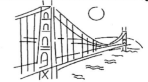

自然の中のやすらぎ　瀬戸内を眺めながらのバスの旅を満喫しませんか

| 医療法人共立会　たかもと診療所だより
内科　　循環器内科　　呼吸器内科
生命は宝、健康こそ財産
ホームページ　http://www.myclinic.ne.jp/takamoto/
〒536-0006 大阪市城東区野江 1-2-3 モリビル 1 階　TEL06-6930-3300　FAX06-6930-3200 | 第 166 号
2009 年
（平成 21 年）
5 月 1 日発行 |

レセプトオンライン請求の強制義務化に反対しています！

　患者さんの名前、住所、生年月日、病名、治療内容、通院医療機関、通院回数・費用などがすべて記載されているのが**レセプト**（診療報酬明細書）です。

　この個人の秘密がぎっしり詰まっているレセプトを使って、政府は医療費を削減したり、生命保険会社・銀行・証券会社などの企業は勧誘するに当たり、儲（もう）かる対象でない国民を選別するために利用しようとしています。

　そのためにすべての診療所のパソコンを政府の巨大なコンピュータに電話回線などを通して接続させる政策が進行しています。これを**オンライン化**と言います。全国で一斉にそうすることで国民の情報は丸裸にされようとしています。

　期限は来年（2010 年）4 月で、診療所の大部分は**強制的に**そうしなければ診療ができなくなります。

　全国的な調査では開業医の 10％前後が、対応できないということで廃院を考えているという結果が出ています。産科・小児科・救急体制だけでなく、一番身近な開業医から医療崩壊が一層深刻化すると大問題になっています。

大阪の開業医を中心に医療崩壊を防ぎ、国民のプライバシーを守るため国を相手に裁判を起こしました。皆さんの強力な後押しが必要です。応援をお願いします！

　4 月 23 日 245 名の開業医、歯科医は大阪地裁に、レセプトオンライン請求の義務化を強制することを、国は辞めるように訴える裁判を起こしました。当日のＮＨＫニュースや翌日のほとんどの新聞がこのことを報道しました。すでに関東では 1800 人近い開業医が同様の裁判を横浜地裁に起こしています。

　裁判の結末はいつになるか分かりませんが、皆さんの強力な後押しがあれば早期解決も可能です。よろしくお願いいたします。

裁判の3つの争点：「レセプトを、診療所から電話回線など（オンライン）を通して提出する義務はない！」ことを裁判所に認めさせることが結論です

① 開業医の保険診療を行う権利の侵害になる（憲法 22 条、25 条、13 条に違反）
　　すべてのレセプトデータを電話回線などを利用して送らなければ診療を続けられないばかりでなく、公共性、公益性が高い医師の診療を制限するものである。
② 患者のプライバシー侵害および開業医の人格権侵害に当たる（憲法 13 条に違反）
　　自分の病名などが世間に知れ渡る可能性があることを大部分の患者は望まない。医師はこの省令によって、危険性があるにも関わらず、そうすることを強制される
③ 厚生労働省令 111 号でこのような権利を制限することは誤りである（憲法 41 条に違反）
　　国会で論議の上法律として制定された内容でなく、厚生労働省の一省令にすぎない。

医療法人共立会　たかもと診療所だより 内科　　循環器内科　　呼吸器内科 **生命は宝、健康こそ財産** ホームページ　http://www.myclinic.ne.jp/takamoto/ 〒536-0006 大阪市城東区野江1・2・3モリビル1階　TEL06-6930-3300　FAX06-6930-3200	第 167 号 2009 年 （平成 21 年） 6 月 1 日発行

今回の豚インフルエンザ（A／H１N１）「騒動」から教訓を学ぶ

　今回の季節外れのインフルエンザの世界的広がりに驚かれた方も多いと思います。何が起こっていてどうしたら良いのか分からず、ただ毎日のテレビや新聞報道からの情報しかなく、随分不安になられたと思います。中間的な報告になりますが、今後のためにも冷静に振り返ってみましょう。

　2002 年 11 月に中国で原因不明の肺炎が発生しました。翌年 2 月にＳＡＲＳ（サーズ：重症急性呼吸器症候群）と名付けられ、WHOは 4 月に新型コロナウイルスと判断しました。食用哺乳類ハクビシンからの感染とされました。その後も鳥インフルエンザが地域限定的に発生していますが、強毒化せず鶏の処分、鶏舎の徹底的消毒で封じ込めています。

　今回の豚インフルエンザは弱毒性ではありますが、メキシコで多数の死者が出たことで大騒ぎになりました。

　毎日新聞の 1 面を追ってみると 4 月 22 日は「和歌山・毒物カレー事件真須美被告死刑確定へ」が大見出しで、インフルエンザ記事はどこにもありません。26 日は『豚インフル　WHO「事態深刻」』という大見出となり、5 月 1 日には舛添厚労大臣の大きな顔写真を添えて「国内初感染疑い　横浜の 17 歳高校生」（実際は違った）の見出しが躍ります。9日府立高校生ら 3 人が国内初確認となってからは、連日インフルエンザ記事が氾濫します。18 日には「大阪・兵庫感染 130 人、2,664 校が休校へ」『橋下知事「流行警戒宣言」』、21日「東京。神奈川でも感染」と続き、いかに危険なものであるかを煽る記事ばかりです。

　通勤時の地下鉄御堂筋線に溢れた白マスク集団は異様でした。みんな不安だったのでしょう。うがい、手洗い、マスクの車内放送はありましたが、窓を少し開けましょうのアナウンスが一度も聞かれないのは変な感じでした。

　飛行機内、空港での検疫に力を入れている間にすでに国内に広がっていたのです。水際で食い止めるという方法は完全に失敗でした。

　休校が解かれる 25 日を迎え、インフルエンザは 5 月末には終息するでしょう。

　今回のことで教訓を得るとすれば①手洗いを頻回にすること、日ごろからお茶をよく飲む習慣をつけておくこと、②発熱した場合は、まず診療所に電話すること（発熱相談室に電話しても今回のような場合はつながらないことが多い）。お年寄りの場合は特に身体の事をよく知っている「かかりつけ医」に連絡をとるのが一番、③症状があれば自宅でもマスクをしておくこと、④ＳＡＲＳ・鳥インフルエンザと違い弱毒性と判断された場合は、新聞記事に踊らされないこと。もっと大切なことがあります。⑤この間保健所の体制が非常に弱くなり、公衆衛生を担える医師、看護師、保健師、事務職員などの人数が少なくなっています。大阪府は保健所を増やすこと、⑥抗ウイルス薬、判定のための検査キット、マスクなどが十分行き渡るように行政は対応すること、⑦有効なワクチンの開発に力を入れることなどがあげられると思います。今回のことをしっかり記憶に残し、次回に備えておきましょう。

医療法人共立会　たかもと診療所だより	第 168 号
内科　　循環器内科　　呼吸器内科 # 生命は宝、健康こそ財産 ホームページ　http://www.myclinic.ne.jp/takamoto/ 〒536-0006 大阪市城東区野江 1-2-3 モリビル 1 階　TEL06-6930-3300　FAX06-6930-3200	2009 年 （平成 21 年） 7 月 1 日発行

あなたの病名が世間にもれても構いませんか！「レセプトオンライン義務化」に反対の声をあげましょう！　リーフレット配布中

　患者さんの名前、住所、生年月日、病名、治療内容、通院医療機関、通院回数・費用などがすべて記載されているのが**レセプト（診療報酬明細書）**です。月に 1 回、国民健康保険、社会保険の関係先に**紙**で提出しています。

　プライバシーがぎっしり詰まった膨大な個人情報であるレセプトを電話回線などで瞬時に送るシステムを**オンライン化**と言います。

　来年（2010 年）4 月から大半の診療所は、**強制的にオンライン化**しなければ診療ができなくなります。(厚生労働省令１１１号：小泉内閣時代に省令は国会審議もなく出されました)

　もしレセプトの情報が漏（も）れれば、大変なことになります。あなたの情報、たとえば精神疾患、悪性腫瘍、糖尿病、高血圧症、肝臓病などがすべてオープンとなります。厚生労働省は漏れないといいますが、これまでも銀行、証券会社、通信販売などだけでなく、厳格に㊙とされている自衛隊の情報まで漏れる事故が相次いでいます。

　私たち開業医は、プライバシーが守られてこそ患者さんとの信頼関係が維持できると考えていますので、これまで通り紙やフロッピーで提出する自由を求めて裁判中です。患者さんの声を法廷に届けたいと思います。配布中のリーフレットにある一言メッセージ欄にお書きください。そして診療所にお届けください。

全国の開業医は、国民のプライバシーを守り、医療崩壊を防ぐため国を相手にレセプトオンライン請求義務化に反対して大阪と横浜地裁に裁判を起こしました。皆さんの強力な後押しが必要です。応援をお願いします！

　4 月 23 日に 245 名、7 月 3 日には 203 名の医科・歯科開業医が大阪地裁に裁判を起こしました。すでに横浜地裁に原告団として加わっている大阪の開業医を含めると 500 名を超える大原告団となっています。7 月 10 日 13 時半から大阪地方裁判所にて第一回口頭弁論が行われます。開業医の思いを裁判官に訴える重要な公判です。私はトップバッターの大役を担うことになりました。患者さんの思いも一生懸命伝えたいと思います。

裁判の3つの争点：
1)開業医の保険診療を行う権利の侵害になる（憲法 22 条、25 条、13 条に違反）
　　すべてのレセプトデータを電話回線などを利用して送らなければ診療はできなくなる
2)患者のプライバシーの漏洩（ろうえい）および開業医の人格権侵害に当たる（13 条に違反）
　　自分の病名などが世間にもれる可能性があることを大部分の患者は望まない。医師はこの省令によって、危険性があるにも関わらず、そうすることを強制される
3)厚生労働省令 111 号で診療の権利を制限することは誤りである（憲法 41 条に違反）
　　国会で論議の上法律として制定された内容でなく、厚生労働省の一省令にすぎない。

医療法人共立会　たかもと診療所だより	第 169 号
内科　　循環器内科　　呼吸器内科 **生命は宝、健康こそ財産** ホームページ　http://www.myclinic.ne.jp/takamoto/	2009 年 （平成 21 年） 8 月 1 日発行
〒536-0006 大阪市城東区野江 1-2-3 モリビル 1 階　TEL06-6930-3300　FAX06-6930-3200	

新しい国づくりのチャンス到来。マンネリ化した自民・公明政権の退場を！

医療・介護・福祉を良くする政党はどこか。その基準を考えましょう

その1：年金からの強制的引き去り、「はよ死ね言うんか」の後期高齢者医療制度の廃止をまず実現しましょう。制度を強引に作った自民党、公明党は、今でも賛成、猛反省を！

その2：「100 年安心の年金」は嘘だった。老後の不安を取り除くため、中高年パワーを結集し、年金の増額を要求しましょう。

その3：高くて払えない国保料、介護保険料の引き下げを要求しましょう。なんと年収 200 万円の 4 人家族で 50 万円の国保料！国の負担率を増やせば引き下げは可能です。保険料滞納世帯、無保険者を生み出さない政策の実現を、新しい政府に求めましょう。

その4：低賃金・身分保障のない派遣労働者・非正規労働者、野宿者の増加、10 年連続の 3 万人以上の自殺者、小泉自公政権以降ますますおかしくなった日本。働く者が報われる社会の実現に汗を流している政党はどこか見極めましょう。

その5：レセプトオンライン義務化で、患者さんのプライバシーは世間に洩れます、また開業医の閉院が強制されます。反対し力になってくれている政党はどこか。

その6：医療・介護・福祉予算を増やしていく財源は、急がない公共事業は延期し、天下り法人をなくし、大企業の法人税を引き上げ、戦争の道具である防衛予算を減らしていけば可能です。そのことを実行してくれる政党はどこでしょうか。

まだまだ基準になる項目はあると思われますが、紙面の都合で省略させていただきます。この記事を使って大いに考え、家庭でも論議しましょう。疑問、質問は診療所におたずね下さい。

☆☆　第11回患者さんと診療所を結ぶつどい（10 月 25 日）　講演者決定！☆☆

　失明、両腕切断のハンディーがありながら、点字を唇で読みながら教壇に立ち続けた教師、藤野高明さんに、**「憲法9条 25 条を大切にしよう！平和な世の中でこそ、いのちは輝く」**（仮題）をテーマに講演していただきます。ご期待下さい。詳細は次号でお知らせします。

♡　お知らせ　♡　**8 月 13 日から 16 日まで盆休みのため休診**となります。
　　ご迷惑をおかけしますがご協力よろしくお願いいたします。

都島休日急病診療所（06-6928-3333）、中央急病診療所（06-6534-0321）

医療法人共立会 たかもと診療所だより	第170号
内科　　循環器内科　　呼吸器内科 **生命は宝、健康こそ財産** ホームページ　http://www.myclinic.ne.jp/takamoto/	2009年 （平成21年）
〒536-0006 大阪市城東区野江1-2-3 モリビル1階　TEL06-6930-3300　FAX06-6930-3200	9月1日発行

「第11回患者さんと診療所を結ぶつどい」を開催します

"憲法9条25条を大切にして、みんなの命を輝かそう！"

"安全・安心の医療福祉政策が実行されるか、新政府に注目しよう"

　　　日時　　10月25日（日）1時開場、1時半開会～4時半閉会
　　　場所　　京阪ホテル7階　かがやきの間（JR京橋駅、京阪電鉄京橋駅すぐ）

記念講演　藤野高明氏「未来につなぐいのち」

　元大阪市立盲学校教諭、元全日本視覚障害者協議会会長、第11回鳥居賞受賞、第37回NHK障害福祉賞受賞、著書「あの夏の朝から」「未来につなぐいのち」
　小学2年生のとき不発弾の爆発で両眼、両手首をなくし13年間学校でまなぶことさえ許されず希望も夢も失いそうになっていたが、唇で読む点字を覚え、苦闘の末教員資格をとり教職に就かれた。かたわら、障害者運動・平和運動に全力で取り組んで来られました。

音楽のひと時　大橋剛氏（大橋音楽事務所主宰）、草野友善氏（キーボード担当）

　1978年、ドイツ・ケルンにてオットー・ヴィット氏にバンドネオンを師事
　演奏曲目：碧空、小さな喫茶店、ジェラシー、里の秋、影を慕いて、丘を越えて他
　バンドネオンが奏でるコンチネンタルタンゴから懐かしい童謡まで、お楽しみに！
　（バンドネオンとは、アコーディオンに似ていますが、ピアノ式の鍵盤の代わりにボタンを用います。ドイツで発明されアルゼンチンに伝えられ、軽音楽、ことにタンゴ演奏に用いられています。）

ホットな話題　新型インフルエンザ撃退法　診療所　高本英司

　インフルエンザは罹るもの、もちろん罹らない方が良いのですが、いかに軽く抑えるかがポイント、みんなで実践法を勉強しましょう

健康教室　「医療どぉ～ナル」ビデオ学習会　9月16日（水）2時より診療所にて

　元NHKアナウンサー寺谷一紀氏と開業医によるおもろいコントで
　難しい医療制度を簡単に解説、勉強になりまっせ！見に来て下さい！

　ご迷惑をおかけしますが**11月21日（土）研修のため休診**にさせていただきます

医療法人共立会　たかもと診療所だより	第 171 号
内科　　循環器内科　　呼吸器内科 **生命は宝、健康こそ財産** ホームページ　http://www.myclinic.ne.jp/takamoto/	2009 年 （平成 21 年）
〒536-0006 大阪市城東区野江 1-2-3 モリビル 1 階　TEL06-6930-3300　FAX06-6930-3200	10 月 1 日発行

「第11回患者さんと診療所をむすぶつどい」

テーマ
"憲法9条　25条を大切にして、みんなの命を輝かそう！"

"安全・安心の医療福祉政策が実行されるか、新政府に注目しよう"

どなたも参加できます

10月25日（日）　午後1：00から5：00
場所：ホテル京阪・京橋7階　かがやきの間
（JR京橋・京阪電鉄京橋駅下車すぐ）
主催：医）共立会たかもと診療所
（駐車場はありません）

プログラム

午後1：00　開場・受付開始
1：30　開会の挨拶（診療所所長）
1：40　講演「未来につなぐいのち」
　　　☆点字の獲得は光の獲得でした☆
　　　　　藤野高明氏
　　　　　元大阪市立盲学校教諭
　　　　　元全日本視覚障害者協議会会長
2：40　質疑
2：55　トイレ休憩とリラックス体操
3：05　音楽のひと時　バンドネオン・大橋剛氏
　　　　　　　（大橋音楽事務所主宰）
　　　　　　キーボード・草野友善氏
3：35　「新型インフルエンザ撃退法」
　　　高本英司（医）共立会たかもと診療所所長
4：05　質疑
4：20　お楽しみ抽選会当選者発表
4：30　閉会の挨拶
4：45　景品手渡し・片付け

講演者：藤野高明氏の紹介

　小学校2年のとき不発弾の爆発で両眼・両手首をなくし13年間学校で学ぶことさえ許されず夢も希望も失いそうになっておられました。ある時、唇で読む点字があることを知り、覚え、苦闘の末　教員資格をとり教職に就かれました。かたわら、障害者運動・平和運動に全力で取り組んでこられました。

（バンドネオン演奏曲目）丘を越えて・影を慕いて
里の秋・碧空など10曲

インフルエンザが流行しています。咳エチケットを実行しましょう！！

「咳・くしゃみの際にはティシュなどで口と鼻を押さえ、周りの人から顔をそむける」
「使用後のティシュは、すぐにふた付きのゴミ箱に捨てる。」(神奈川県保険医新聞より)
「症状のある人は、マスクを正しく着用し、感染防止に努める。」

ご迷惑をおかけしますが11月21日(土)研修のため休診にさせていただきます。

医療法人共立会　たかもと診療所だより	第 172 号
内科　　循環器内科　　呼吸器内科 **生命は宝、健康こそ財産** ホームページ　http://www.myclinic.ne.jp/takamoto/	2009 年 （平成 21 年）
〒536-0006 大阪市城東区野江 1-2-3 モリビル 1 階　TEL06-6930-3300　FAX06-6930-3200	11 月 1 日発行

勇気が湧き、感激した記念講演、「つどい」110 名で大成功！

　今年は"憲法 9 条 25 条を大切にして、みんなの命を輝かそう！""安全・安心の医療福祉政策が実行されるか、新政府に注目しよう"を合言葉に開催されました。（10/25）

　1 時半の開会でしたが、12 時半には実行委員さんによる準備が始まり、待ちかねた患者さんも続々会場に来られました。雨天の予報も好転し、雨も降らずに助かりました。

　記念講演「未来につなぐいのち」をお願いした藤野高明さんも 1 時には来場され、お話になる点字の原稿を唇読されていました。

　診療所高本からの挨拶の後、藤野さんによる講演が始まりました。1 時間を超える講演でしたが、さすが 30 年間教壇に立たれていただけあって分かりやすく、自分の生きてきた一生と未来への希望をお話しされ、会場は静まり返り咳をする人もなく、参加者が真剣に聞かれている姿が印象的でした。高齢者の参加者が多く、膝や腰が痛くならなかったか心しました。

　特に 9 条、25 条の大切さは勿論、付け加えて 13 条（幸福追求権）にも言及されました。

　参加された患者さんの感想では「感動した」「人に言えない苦労もあったでしょう、それを乗り越えられてきた姿に打たれた」「励みになった」「勇気づけられた」「障害者に対する世間の目はかつてはきびしかったのに」など、素晴らしい講演に一同参加してよかったとの感想ばかりでした。どんな人でも努力が報われる社会にしたい、平和な世の中で生活したいという思いを共有できた一時でした。（次号に詳細は掲載します）

後期高齢者医療制度を即刻廃止し、少ない年金から保険料・介護料を払わなくてもよい医療福祉制度を新政府に緊急に求めます。臨時国会に注目を！

　民主党新政府が誕生して 1 ヶ月半、国民は今度の政府はなにかやってくれるだろうと期待し、じっと見守っている状態です。10 月 26 日からは臨時国会が開催され、半世紀の長き間日本の政治を担ってきた自民党、建設的野党として是是非非の立場をとる共産党との間で、この国をどのように作り直すかの論戦が始まっています。目が離せません。

　私たちの生活に直結している医療福祉が良くなるように、どんどん要望を新政府に出していきたいと思います。緊急の要望としては、患者さんの受診時の窓口負担の軽減、子どもや 65 歳以上の高齢者の窓口負担の無料化、後期高齢者医療制度の廃止、診療を充実させるために医療費の総枠を拡大することなどが柱になると思います。請願署名にご協力を！

ご迷惑をおかけしますが診療所の研修のため11 月21 日（土）は休診となります。

お手伝いしていただきました皆様に感謝申し上げます。
　お一人お一人に記念品をとお人形の手作り根付を作ってくださった津田ウメヨさん、皆様にとても喜ばれた肩たき棒(新聞広告を固めに巻いたものを12〜3本入れて袋に入れたもの)を作ってくださったつくろう会の皆さん本当に有難うございました。
　色々な方より抽選の景品やカンパを頂戴しました。　お礼申し上げます。

参加された皆様の感想の一部を紹介します。(貴重なご意見有難うございました。)　　♫　

１．藤野高明さんの「未来につなぐいのち」－平和と人権を求めて－の講演を聴いて
・人と人とのつながりが大切だと思った。
・立派な人だと思います。涙が出ました。同じ県人の人だと思えば私も元気をもらえる。
・感動しました。感謝して毎日を暮らしたいと思います。
・生きる事の大切さ、命を守る事の難しさ等、戦災罹災者として通じる思いと共感を憶えました。
・同年代の方、又福岡出身とのこと。１時間が短く感じられるお話でした。戦後の幼い時期、生活苦など通じるもので大変なご苦労があったと思います。努力で人間可能性がある事を学びました。
・とてもいいお話聞かせていただき有難うございました。
　私もがんばろうと思いました。
・重い障害を持ちながら素晴らしい力強い生き方、元気にトークされる様子にただ感心する。良い話を聞く機会を与えていただき感謝します。
・不幸にくじけず、人生を前向きな姿勢に勇気をもらいました。大変な人生を目の前にして我が人生反省すること多い。
・克己心の強い人だ！！両手がなかっても不自由だろうが器用に腕を使われていたのには感動した。すごい生き様を見せられました。
・大変感動しました。私達五体満足の人間は恥ずかしくなりました。
・これからの生活に大変良い日々が出来るように感じました。。
・人の出会いが人生を変える。出会いを大切に毎日をすごします。
・感動的な話を聞かせてもらいました。
・大変感激しました。
・たいへんよかったです。
・心が痛く大変だったと強く感じました。
・貴重なお話しを聞かせていただきました。戦争体験など、これまでも聞くことはありましたが、どこか自分とは遠い話のように感じていたように思います。差別的な考えは持っていないつもりでいましたが、無知で無関心なこと事態が、障害を抱える方々の苦労やつらさの一因になるのかもしれないと感じました。
・良かったです。がんばって下さい。
・大変ご苦労されて涙が出ました。
・私も障害を持っている子供がいます。人の目がとてもこわく21年になりますが、まだこわいです。藤野さんも本当に大変だったと思います。これからも元気で楽しくすごして下さい。
・生かされていることの大切さを改めて認識するお話であった。
・大変良い話でした。

　目も手も不自由なさっているにもかかわらず、自殺なんて子供のときには考えずにこられた氏をすごい生き方だと‥‥‥。又、社会が障害者に対して、受け入れがたい場面などおっしゃられ、ボッーと生きている自分が気恥ずかしくも思ったものです。小さい不発弾が日本のあちこちに落ちていた事など先生の話を聞いて初めて知ったのは私だけでしょうか？外国の子供たちが不発弾で足や手をなくしているのは、知っていますが、とてもショックでした。講演の後は、音楽のひと時を楽しく過させて頂き、新型インフルエンザ撃退法を聞くうちにあっという間に時間は過ぎてしまいました。有意義な１日を皆さんと共有できたことに感謝致します。　　(H/K)

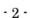

命の源・食事　　　　　　コレステロール

コレステロールは体内で①全身を構成する細胞の「細胞膜」の主要な材料になる。②ホルモンの原料になる。③胆汁酸の原料になる。など重要な働きをします。体の中でも作られていますが、普段食事として摂りいれる食材の中にも多く含まれているものがあり摂り過ぎると体に弊害を起こします。今回は、お菓子についてみてみました。

和菓子			洋菓子		
カステラ	50g（一切）	80mg	カスタードプリン	150g（1個）	210 mg
どら焼き	80g(1個)	72mg	シュークリーム	70g（1個）	175 mg
栗饅頭	55g(1個)	18mg	ショートケーキ	110g（1個）	165 mg
カステラ饅頭	40g(1個)	17mg	ドーナッツ	45g	10～45 mg
サブレ	28g(1枚)	17mg	ホットケーキ	50g（1枚）	42 mg
かわらせんべい	10g(1枚)	11mg	マドレーヌ	20 mg(1枚)	34 mg
ソフトビスケット	8g(1枚)	5 mg	中華風クッキー	50g（1枚）	41 mg

- コレステロールは1日300mgが目安といわれています。
- 洋菓子の材料に含まれる卵、クリーム、バター(動物性食品)が
- 入っているお菓子は　コレステロール量が多く含まれています。
- 和菓子もカステラやスポンジ(卵、バター)を使う材料には、
- コレステロールが含まれているものがあります。
- コレステロールの少ないお菓子だからといって安心ではありません。食べる量が多くなると同じこと。また砂糖もかなり使ってありますので高エネルギーになります。
- お菓子は、ときには疲れた体をほっとさせます。しかし、ついつい食べ過ぎてしまう傾向にありますので要注意です。
- 病気の有無に関らず、お菓子大好きの人は注意したい食べ物の代表かもしれません。
- 4回コレステロールの多く含まれている食品についてみてきました。今回で終わります。

（参考文献：コレステロール・食物繊維早わかり）

ふれあい教室(10/14)の報告

10月例会は、塩分を摂り過ぎない工夫をテーマに、各家庭の味噌汁の塩分測定をして見ました。高血圧は、血管や心臓に負担をかけ様々な病気を引き起こします。原因となる塩分をどの様に控えたら良いか、どんな工夫が出来るか学習した後、皆さん持参の味噌汁の塩分測定と味見をしました。約2gの塩分が含まれる味噌汁一杯の濃さは、約1g/dlですが、参加者皆さんのは0.10～0.70g/dlと、断然薄味で健康的と言えます。

参加者のYさんより感想を頂きました。

　今日は皆さんの味噌汁を味見しました。みんな、それぞれ家庭の味がありました。私みたいに一人になった者は、皆の笑顔を見てうれしかったです。又、して頂きたいです。お願いします。

- 3 -

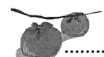

診療所からのおしらせ

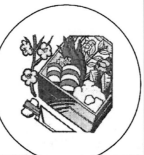

ふれあい教室１２月例会
１２月９日（水）
午後２時～３時半
診療所の待合室にて
「食べ過ぎない工夫」
（お正月に向けて）
「手軽に出来る体操」
是非、参加して下さい。

作ろう会１２月例会
１２月１６日（水）
午後２時～３時半
診療所の待合室にて
寅（来年の干支）
の置物

初参加職員の感想

つどいに初めて参加した私は、終始緊張の連続でした。プログラムの中でも藤野さんの講演が私に色々と考える機会を与えてくださいました。看護婦さんとの出会い・点字との出会いを通して自暴自棄を乗り越え、前向きに生きることができたという実感。藤野さんに限らず、色々な人との出会いが今の自分を育ててくれていることを思い返す良い機会になりました。同時に、普通に学べることがどれだけありがたいことかを考えさせられました。「新型インフルエンザの撃退方法」のお話も、特徴や若年層に多いことなど、私たちが一番知りたいことを分かりやすく教えてくださり、感染予防が一番大切なことを改めて学びました。来年のつどいも患者さんと共に有意義なものにしていきたいと思います。

（職員　土井香織）

原稿募集中

診療所たよりは、皆さんとの交流紙です。色々な方からの原稿をお待ちしています。

ちょこっとメモ

「健康づくり応援団の店」を知っていますか？
○ メニューの栄養成分表示―主なメニューにカロリーなどの表示
○ ヘルシーメニューの提供―野菜たっぷりメニューやエネルギー控えめメニュー
○ ヘルシーオーダーの実施―ご飯を減らしたり、減塩醤油があったり
☆貴方の職場やおうちの近くにもありますよ。ステッカーが貼ってありますので探してみては。詳しくは下記のアドレスで

大阪ヘルシー外食推進協議会
http://www.osaka-gaishoku.jp/ouendan/a_3.htm

診察に来院時お薬手帳・お薬情報の紙(薬の写真付き)にこれは必要・不要・久しぶりにこの薬が欲しい・残っているから何錠少なめとかメモをつけて持参されると過不足なく　診察室でも大切な診察時間がスムーズにいきます。
また、処方箋をもらったら必ず自分が欲しかった薬が入っているか確認してから薬局へ行きましょう。

当院では特定健康診断を実施しています。健診希望の方は基本的に予約となっていますので窓口にご相談下さい。又、受診券を紛失された場合は保険組合に問い合わせて再発行してもらえます。

医療費の総枠を拡大し、医療の充実を！
医療崩壊をくい止め、患者負担の軽減により安心して医療が受けられることを求める請願署名　　集めています御協力お願いいたします。

年末年始の休診日のおしらせ

12月30日（水）～1月4日（月）までは休診です。5日（火）からの診察です。

医療法人共立会　たかもと診療所だより	第 173 号
内科　　循環器内科　　呼吸器内科 **生命は宝、健康こそ財産** ホームページ　http://www.myclinic.ne.jp/takamoto/	2009 年 （平成 21 年）
〒536-0006 大阪市城東区野江 1-2-3 モリビル 1 階　TEL06-6930-3300　FAX06-6930-3200	12 月 1 日発行

後期高齢者医療保険料は、来年 4 月から値上がりします！

大阪は最大で約20%の値上げ！国にすぐにでも廃止を迫りましょう。

　11 月 17 日、後期高齢者医療制度の運営を行っている大阪府広域連合議会で、来年 4 月からの試算が報告されました。夫婦 2 人の所帯で年金収入 211 万円では 1 万 2787 円の引き上げ、212 万円では 1 万 7737 円の引き上げとなります。

　1 人当たりの保険料平均額は、9 万 2439 円となり、今年度の 7 万 6833 円と比べて 20.3% のアップです。2 年に 1 回の見直しがあるため、このまま後期高齢者医療制度が続けば、必ず保険料は上がり続けます。そして近いうちに必ずこの制度は破綻（はたん）します。

　高齢者になれば、一つや二つは身体に具合の悪いところがあり、診療所にかかることが多くなるのは当たり前です。しかも 75 歳以上の高齢者ばかり集めたこの後期高齢者医療制度は、始めから保険料が上がるような仕組みになっています。現在保険料が払えなくて短期保険証を発行されている人も府内で 3991 名にも上っています。

　医療が必要な高齢者にとって、診療所の敷居はますます高くなり、気軽に受診できなくなることは死活問題です。民主党などかつての野党が約束したように、この制度はすぐに廃止し、もとの老人保険制度に一旦戻すことが先決です。新しい制度を検討すると政府は言っていますが、保険料のアップに高齢者は、この先耐えられるような経済状態にはありません。75 歳未満の方にとっても自分に降りかかってくる制度です。廃止しかありません。

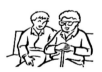

新型インフル・アンケート結果。皆さんはどのようにお考えですか。

（回収 78 名/100 名中：10/25「つどい会場にて」）

　このアンケートは１０月２５日に京橋京阪ホテルで開催された「第１１回患者さんと診療所を結ぶつどい」参加者を対象に実施しました新型インフルエンザについての結果です。

　アンケート実施は、突然にもかかわらず参加者の７８人（７８％）が回答して下さいました。お礼申し上げます。

　回答の一部を紹介しますと、皆さん報道には大変関心が高く、大部分の方がテレビから情報を得られています。そして新型インフルをおそろしいと思われている方が８１％でした。その他、季節型ワクチンは毎年している５０％、毎年しない２７％、今年はしたい４５％でした。予防には８２％が工夫していると回答されました。　····二面に続く····

医療法人共立会　たかもと診療所だより	第 174 号
内科　　循環器内科　　呼吸器内科 **生命は宝、健康こそ財産** ホームページ　http://www.myclinic.ne.jp/takamoto/	2010 年 （平成 22 年）
〒536-0006 大阪市城東区野江 1-2-3 モリビル 1 階　TEL06-6930-3300　FAX06-6930-3200	1 月 1 日発行

新年明けましておめでとうございます。2010 年（平成 22 年）という新しい年が始まりました。

　365 日、8760 時間の始まりです。毎年お正月を迎えるたびに、いつもと変わり映えのしないお正月でも、少しは気持ちも新しくなり清々しく感じられます。不思議なものです。皆さんは今年はどんな年であってほしいと望まれているでしょうか。どんな年にしたいとお考えでしょうか。

　「いや～、わしはもう年やし、とにかく住みよい世の中なら、なにも文句は言えへん」という声が聞こえてきそうです。同感です。昨年の夏の総選挙で民主党連立政府が出来てから「住みよい世の中」を造っていこうという実験が始まっています。画期的な出来事でした。慣れ親しんできた自公政権、「どうせ政治は変わらへん」というあきらめに近い気持ちから、「ひょっとしたら政治を変えられるかも」という気持ちになったことは大きな変化でした。

　私も「これで 75 歳から強制的に保険が切り替えられる姥（うば）捨て山行きの後期高齢者医療制度は無くなる」と期待しました。総選挙前の民主・社民・国民新党、共産党の当時の野党は、公約として「後期高齢者医療制度はすぐに廃止します」と明言していたからです。しかし政権の座に就いた民主党連立政府は、最近では 2013 年までには新制度を作ると後退してしまいました。今年の 4 月からは保険料のアップが予定されていますので、これは明らかに公約違反です。当然保険料のアップ分など 75 歳以上の方がかぶる不利益は国が補償すべきです。皆と力を合わせて「すぐに廃止する！」よう政府、全政党に要請を強めたいと思います。

　私の 1 年間の目標ですが、これまでと同様に患者さんの話しを時間の許す限り聞きたいと思っています。身体のことはもちろんですが、患者さんが話されたこと、たとえば「ここに来たら、なんでか知らんけど、ほんまにホッとするんですわ」、「診療所が繁盛するようにお天道様に拝んでます」、「今日は聴診器の当てる回数が少ないで」、「目が回るので、あるお医者に行ったら、目を見て回ってへんがなと言われた」、「ポックリ死なせてや、なにもせんといてや」などメモに取って宝物にしています。超多忙な中でもちょっとした余裕を持ち患者さんに接したいと念願していますが、どこまでできるか自信はありません。

　次の目標は、医療・福祉の制度が少しでも良くなるように微力を注ぎたいと思います。患者さんが住みよい世の中は、医者や診療所にとってもやりがいのある世の中です。患者さんの懐（ふところ）や診療所の経営を心配しながら診療することは不幸です。医師としての技術を思う存分磨き、発揮することが、本来の私がしたいことです。そのためにも、沖縄から米軍は出て行ってもらい、憲法 9 条を守り、医療福祉が充実した平和国家、医療福祉国家の実現が一番です。

　最後の目標は、診療を全力でするためにも、気分転換のために休診日をいただいてリフレッシュをはかりたいと思います。急に休むことはありませんが、たよりに 3 カ月前に休診日をお知らせします。「先生が休む時に限って調子が悪くなるねん」という言葉ほど恐ろしい言葉はありません。

　今年も楽しく充実した診療所にしたいと思います。なにとぞよろしくお願いいたします。（高本）

130

医療法人共立会　たかもと診療所だより	第 175 号
内科　　循環器内科　　呼吸器内科 **生命は宝、健康こそ財産** ホームページ　http://www.myclinic.ne.jp/takamoto/	2010 年 （平成 22 年）
〒536-0006 大阪市城東区野江 1-2-3 モリビル 1 階　TEL06-6930-3300　FAX06-6930-3200	2 月 1 日発行

後期高齢者医療制度の保険料は 4 月から増額されます。こぞって反対を！

　昨年 8 月 30 日、長年続いた自民党・公明党政権は、国民 1 人 1 人の一票によって民主党・社民党・国民新党政権に代わりました。始めのうちは何かしてくれるだろうという期待を皆が持ったと思います。年末の予算編成を巡る各省庁との予算獲得折衝は、事業仕分として、テレビで連日報道されました。バッサバッサと切り捨てていく光景に胸がすく思いを持たれた方や、やりすぎと感じられた方など様々であったと思います。

　その派手な映像に隠れて話題になっていませんが、新政権の公約であった後期高齢者医療制度の即刻廃止は、最短でも平成 25 年 4 月まで延期されました。今年 4 月はその保険料の見直し時期で、全国平均で 13.8%（年額約 6 万 2 千円の保険料が約 8556 円増額される）のアップと試算されています。もう一度この医療制度の廃止を政府に強く要望しましょう。

　最近では鳩山首相の 12 億円の「お母さまからの小遣い」に続く小沢民主党幹事長のゼネコンおねだりワイロを含む 4 億円の出所不明金に対する検察による聴取がマスコミで報道されています。自民党も自民党なら民主党も同じ穴のムジナかと言いたくなります。

　民主党にはしっかりしてもらわなくては、私たちの忍耐にも限度があるというものです。

沖縄に米軍の基地は要らない。普天間基地は条件付けずに日本に返還を

　アメリカ海兵隊は沖縄を守っているのではない。他国からの日本への侵略を防いでいるのでもない。沖縄からイラク、イラン、アフガニスタンなどに戦争に出かけて行くのです。普天間基地の飛行場の滑走路は、日本一長い天神橋筋商店街（2.6km）より長いのです。

　5 年前に職員旅行で沖縄に行きました。丁度その時普天間基地のそばに観光に行っていたのですが、沖縄国際大学に攻撃用ヘリコプターが墜落し大惨事になるところでした。墜落したヘリコプターの大きさは 25m プールが空から降ってきたようなものだったそうです。

　橋下大阪府知事は、関空に沖縄の基地の一部を持ってきたらどうかと発言していますが、とんでもない話です。苦しみぬいている沖縄の人々の気持ちを全く理解できず、基地の島沖縄では飽き足らず、基地の島日本にしたいと言うのでしょうか。基地はなくすのが一番です。米軍への 3270 億円にも上る「思いやり予算」「米軍再編費」をなくして、医療福祉の充実や後期高齢者医療制度廃止のための予算に組み替えるべきです。

　この点でも名護の市長選挙で、基地撤去を市民が選択したにも関わらず、民主党は普天間基地をなくすと明言できずにいます。がっかりです。民主党は国民の方を見て政治をしているのか？財界・アメリカの方を見ているのか？はっきりさせる必要があります。

医療法人共立会　　たかもと診療所だより 内科　　循環器内科　　呼吸器内科 生命は宝、健康こそ財産 ホームページ　http://www.myclinic.ne.jp/takamoto/ 〒536-0006 大阪市城東区野江1-2-3モリビル1階　TEL06-6930-3300　FAX06-6930-3200	第176号 2010年 （平成22年） 3月1日発行

　早いものでもう三月。厳寒時に採れたイチゴはたった5つ。甘かった。鉢植えの紅梅、白梅はほのかな香りを漂わせ、出勤時には元気を与え、疲れがちの帰宅時にはやさしく迎えてくれた。半年間の暗い地中から解放された福寿草は濃い緑の葉に黄色い花をつけ、今日も生きていることを精一杯主張している。ヘレボルス・ニゲル（クリスマス・ローズ）は、闇夜で蛍火のように辺りをぼんやり照らしている。シンビジウムは花芽がぐんぐん伸び、紫のつぼみ、黄のつぼみ、白のつぼみが、透けて見えるようになっている。あと一息。

　一年間を通して、世話をする草花が成長していくのは楽しみである。ましてや花を見た時は、褒めてやりたい気持ちになる。反対に冬場に野外に長く置きすぎ、葉が傷んでしまったクンシランをみると反省させられる。

　地球上の生き物は、どんなものでも一生懸命生きている。生きているから大切にしなければならない。とりわけ一番高等化した人間は、真っ先に平等に大切にされるべきである。

　その人間が、地球を温暖化で壊してしまおうとしている。派遣切りで生活を奪われてしまった人たちがいれば、追い込む企業がある。どこか歯車が狂ってしまっているとしか言いようがない。他の生き物のように、必要な分量だけ、必要に応じて消費するようにすれば、豊かな地球になるはずである。日本には有り余るほどの食べ物があり、有り余るほどの製品が毎日毎日作り出されている。問題は公平に配分する能力があることに気づいていないことだ。

　＊一口メモ　インスリン注入器は3年が保証期間です。期限の過ぎている患者さんは更新しますので。ご相談ください。

　昨年10月25日第11回「患者さんと診療所を結ぶつどい」会場でインフルエンザに関するミニアンケートを実施しました。78名の参加者から回答を頂きました。また直後の外来診察時にも同様の内容で、連続168名の受診者に行い、総計246名の方に回答を頂きました。

　当時マスコミは連日、新型インフルエンザの恐怖を記事にしていましたが、患者さんは賢明で冷静に対応されていたことが、アンケート結果からも読み取れ安心しました。

　これからも、インフルエンザに関する記事がマスコミをにぎわせるかもしれませんが、疑問に思われたことは診療所で尋ねていただき、より適切な対処方法を探っていきたいと思います。患者さんをはじめ、地域が健康になっていくために、今回のデータは極めて貴重なものになると思います。ご協力ありがとうございました。

2010年2月24日　高本

インフルエンザ・ミニアンケート結果は二面に掲載しています。

医療法人共立会　たかもと診療所だより	第 177 号
内科　　循環器内科　　呼吸器内科 **生命は宝、健康こそ財産** ホームページ　http://www.myclinic.ne.jp/takamoto/	2010 年 （平成 22 年）
〒536-0006 大阪市城東区野江 1-2-3 モリビル 1 階　TEL06-6930-3300　FAX06-6930-3200	4 月 1 日発行

もう四月！保険料負担増のラッシュです。この国を安心して住める国に！

　持病のある方が多い高齢者だけを集めて作った後期高齢者医療制度の保険料は、もともと年々上がるようになっています。案の定 4 月から負担増です。軽減後の一人当たり平均 5 ％アップ、年約 8 万円強となります。制度自体の即刻廃止は皆の願いです！しかし政府の案は、75 歳からを 65 歳に引き下げようとしています。

　この制度が国会で成立したのは平成 18 年 6 月、施行は 20 年 4 月。あまりのひどさに、当時の野党である民主党、共産党、社民党などはこぞって反対し、20 年 6 月の参議院で廃止法は可決されました。しかし昨年 8 月反対していた民主党・社民党・国民新党が政権についたとたん雲行きが怪しくなり、廃案どころか 4 年先まで維持するとしています。これでは詐欺と同じです。自公政権は平成 13 年以来、社会保障費を 10 年間で 13 兆円削減しました。このために皆さんが実感されているように医療福祉の水準はどん底まで落ち込んでしまいました。患者さんだけでなく、私たちの技術料である診療報酬も 8 年間下げられ続け倒産する診療所が出てきています。地域医療の崩壊が進行しています。なんとかしなければと思います。患者さん向けの署名にぜひご協力ください。

　協会けんぽ（政管健保）の保険料も大幅アップ、国民健康保険はと言えば、保険料の高さは中途半端でありません。200 万円の年収で 40 万円の保険料。どう考えても払えるわけがありません。民主党連立政権に強く改善を要求しましょう。憲法 25 条が泣いています。

憲法 25 条：すべて国民は健康で文化的な最低限度の生活を営む権利を有する。国は、（略）社会福祉・社会保障及び公衆衛生の向上及び増進に努めなければならない。

□5 月 22 日 15 時（土）**「後期高齢者医療制度は今すぐ廃止、守ろういのち、なくせ貧困」**をテーマにエル大阪（天満）で集会があります。ぜひご参加ください。（交通費あり）
□**「いのちを守る」患者負担軽減署名、あなたの一筆が必要**です。ご協力を！

恒例　春の遠足(バス)　　4 月 25 日（日）

　北淡路から明石魚の棚　　　　　募集中
　　野島断層保存館　　　　　　定員　42 名
　　かんぽの宿・淡路島(昼食)　参加費用　　6000 円
　　　展望風呂あり(入浴希望者は入浴料・タオル必要)
　　あわじ花さじき　明石魚の棚
　集合　8 時 15 分　診療所前
　出発　8 時 30 分　帰阪　18 時予定

先生やスタッフがご一緒します。

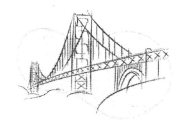

133

医療法人共立会　たかもと診療所だより　　内科　循環器内科　呼吸器内科　**生命は宝、健康こそ財産**　ホームページ　http://www.myclinic.ne.jp/takamoto/　〒536-0006 大阪市城東区野江 1-2-3 モリビル 1 階　TEL06-6930-3300　FAX06-6930-3200	第 178 号　2010 年（平成 22 年）5 月 1 日発行

「患者負担軽減」「後期医療制度廃止」の声を、私たちの力で、大きな世論にしましょう！ 署名にご協力ください。

　北海道から沖縄までの開業医・勤務医で構成されている保険医団体連合会は、全国で 50 万筆、大阪で 5 万筆を目標に署名を集めることを決めました。私たちの診療所では 500 筆を目標にしています。署名用紙はいくらでもありますので、患者さん、家族、友人、老人会、町会、サークルどこででも、お願いして書いてもらってください。

　診療所、調剤薬局の窓口患者負担が 3 割〜1 割も必要な国は、世界的にみてほとんどありません。まして世界でトップを競う先進国では、米国を除くイギリス、カナダ、イタリア、オランダ、スペイン、フランスなどゼロ、ドイツでも少額の定額制です。日本は異常です。「窓口負担は子どもと高齢者はゼロ、他は 1 割」という要求は当然すぎる要求です。

　財源は大企業の法人税を上げることや、毎年の 5 兆円にもなる防衛費・毎年の 6 千 3 百億円以上の在日米軍駐留経費を削り、沖縄をはじめとする全国の米軍基地への毎年 2 千億円以上の思いやり予算を減らすなど、今行っている政府の仕分け作業の課題とすることで生まれます。また大企業がため込んだ 428 兆円にも上る巨額内部留保金（当面使わずため込んだ企業の貯金）を出すことで、派遣社員を正社員にすることが可能です。働く者の生活の安定が得られれば、病気になっても安心して受診でき、納める保険料も増え、保険財政の安定化から患者負担を減らすことにつながります。

　消費税を上げよと主張する財界は、「労働者の賃金や生活を徹底的に抑えておいて、自分たちの手取りは少なすぎるから上げよ」と誠に身勝手な主張を繰り返しています。

　それに追随して消費税アップを政策として掲げる政治家集団には、7 月選挙でぜひ落選してもらわなければなりません。

あなたが動けば、この国は元気になる。

「守ろういのち、なくせ貧困」「後期高齢者医療制度は、公約通り今すぐ廃止を。」

5 月 22 日（土）午後 3 時から大阪天満橋エルおおさか 2 階大ホールで近畿総決起集会開催
基調報告、落語、リレートーク、パレードなど　　足の悪い方、目の悪い方でも参加可能！
　　▼行きは診療所からタクシーに分乗して参加します　（交通費 2 千円支給あり）▼

お盆休みの変更　　カレンダーに書いてお間違えの無いようお願いします。 **8 月 19 日（木）〜21 日（土）** をお休みさせていただきます。

医療法人共立会　たかもと診療所だより	第 179 号
内科　循環器内科　呼吸器内科 **生命は宝、健康こそ財産** ホームページ　http://www.myclinic.ne.jp/takamoto/	2010 年 （平成 22 年）
〒536-0006 大阪市城東区野江 1-2-3 モリビル 1 階　TEL06-6930-3300　FAX06-6930-3200	6 月 1 日発行

「患者負担軽減・後期医療制度廃止」署名実施中、ラストスパート！
目標 500 筆、現在443筆(5/29)、診療所の声を国会へ届けましょう。

　「いのちを守れ、なくせ貧困」5.22 近畿総決起集会は、和歌山からのバス 2 台など、1000 名の参加者で熱気あふれる集会となりました。診療所からは 34 名が参加し、集会後のパレードでも 17 名が歩ききりました。ご苦労様でした。安心して医療にかかりたい、後期高齢者医療制度はすぐに廃止してほしい、年金からの強制徴収は止めてほしいなどの気持ちが一つになった集会でした。

　診療所では、集会までに 300 筆、国会会期末までに 500 筆を目標に取り組んでいます。家族・友人・近所の方に署名をお願いしてください。全国から集まる署名は必ず心ある国会議員の胸に届くと思います。7 月 11 日に参議院選挙があります。医療・福祉に手厚い政策を掲げ実行する政党はどこか、選挙の時だけのリップサービスにだまされないように。

辺野古、徳之島などへの基地の分散は、米軍基地を半永久化するだけ。
普天間基地は、条件を付けずに、沖縄に返すべき。大阪に誘致は論外。

　米軍基地は、日本の国土を守らないばかりか、イラク、イラン、アフガンなどの遠い国で戦争をするためにあり、北朝鮮、中国などを威嚇するためのもので、東アジアに軍事的緊張をもたらすものです。米軍基地は、沖縄の人々から強制的に奪った土地の上につくられたものです。土地は返すべきです。また米軍基地は、日本の安全を守るどころか、基地があるために沖縄の人々は、戦後 65 年もの長期間、米兵による犯罪に巻き込まれ、平和な生活を送れないでいます。

　1960 年に発足した日米安保条約（日米軍事同盟）は、自民党保守政権が退陣したのと同様に、半世紀を経て歴史的使命を終えようとしています。安保条約は廃棄して、新たに多くの国と平和友好・相互互恵を基本とする条約を、日本が先頭に立って結ぶ時期に来ています。そうすれば最たる無駄である約 5 兆円もの防衛予算を減らし、福祉・医療予算に回せます。受診時の窓口負担を限りなくゼロにすることは可能で、消費税に頼る必要はなくなります。

　今回の普天間基地をどうするかは、日本の将来を左右します。全国に沖縄の基地を分散するのではなく、日本から米軍基地をなくすことが国民の利益になると考えます。

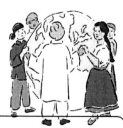

お盆休みのお知らせ　8 月 19 日(木)〜21 日(土)です。よろしくお願いします。

医療法人共立会　たかもと診療所だより	第 180 号
内科　　循環器内科　　呼吸器内科 ## 生命は宝、健康こそ財産 ホームページ　http://www.myclinic.ne.jp/takamoto/	2010 年 （平成 22 年）
〒536-0006 大阪市城東区野江 1・2・3 モリビル 1 階　TEL06-6930-3300　FAX06-6930-3200	7 月 1 日発行

「診療所だより」1 号（95 年 10 月）から 180 号へ、患者さんと診療所の交流紙として、15 年間毎月休まず発行できました！ありがとうございました！

　最初は 100 号まで続けようと出発した「診療所だより」ですが、今月で 180 号を迎えることができました。熱心に読んでくださる方、投稿してくださる方に支えられて、ここまで発行することができました。お礼を申し上げます。

　1 号から 67 号までは、待合室に置いてあります「生命は宝、健康こそ財産：地域に生きる診療所」の冊子の中に収録してあります。68 号以降の「たより」については、いつのことか分かりませんが、第二冊目として発行したいと思っています。

今政治に必要なことは、とにかく老後を安心して迎えられるようにすること！若者に仕事と希望を与えること！参議院選挙はそのためのもの。

　診療所の仕事は、日頃の患者さんの訴えに基づいて、病気の早期発見や、慢性疾患の進行を少しでも食い止め、患者さんも私たち医療従事者も、ともに納得した医療をまんべんなくしていくことと思います。その点から今政治に欠けているものは何かを、この機会に考えてみました。

　まず 60 歳を過ぎて、退職するころになると、将来についてだんだん不安になってきます。病気をして寝込んだらどうしよう。入院費はどこから出そうか。家族に迷惑がかかるし、どうしようかと。色々頭をかすめます。もしそんな時、年金でなんとか暮らせる、通院費、入院費は要らないとなると、どれだけ気持ちが楽になるでしょうか。そんなことはあり得ないと思われる人も多いでしょう。

　しかし、ヨーロッパの国では、年金で生活できるのは当たり前、通院・入院しても費用の心配は一切要らないというのが、当たり前になっています。日本でも無理なはずがありません。老人の医療費自己負担がゼロの時があったのですから。政治の在り方の問題です。

　自民・公明連立前内閣は、社会保障費を毎年２２００億円削減し、医療・介護保険料を値上げし、保険料を払えない人からは保険証を取り上げ、姥捨て山行きバスである後期高齢者医療制度を実施し、消された年金で老後の不安は一気に噴き出しました。若者は就職できず、派遣労働者は３割を占め、自殺者は１２年連続３万人を超えました。民主党政権も同様な政策で期待外れでした。また大企業には法人税の引き下げなどの優遇政策を継続し、国民には消費増税を押しつけようとしています。

　国民が安心して生活できる政策を掲げて実行する政党はどこか、医療福祉を充実させ安心して老後を託せる政党はどこか、見抜く力を試されているのが今の時代です。

「患者負担大幅軽減、後期高齢者医療制度の廃止を求める請願」署名は、みなさんのご協力で 563 名集りました。ありがとうございました。すべて国会へ届けます。

医療法人共立会　たかもと診療所だより 内科　　循環器内科　　呼吸器内科 **生命は宝、健康こそ財産** ホームページ　http://www.myclinic.ne.jp/takamoto/ 〒536-0006 大阪市城東区野江 1-2-3 モリビル1階　TEL06-6930-3300　FAX06-6930-3200	第 181 号 2010 年 （平成 22 年） 8月1日発行

夏休み中に橋下府知事を採点しましょう。あなたは何点をあげますか？

　橋下知事が誕生してから2年半が経過しました。相変わらずマスコミに連日登場し、刺激的な発言で府民の注目を引きつけるのに余念がありません。

　人気を保っていますが発言を注意深く聞いていると、見過ごせない部分がたくさんあります。拾ってみましょう。

　最近では、沖縄普天間基地の米海兵隊の移転先をめぐって、国から関西空港に海兵隊の一部機能を移設したいと要請があれば、沖縄だけにしわ寄せするわけにはいかない、検討に値すると発言し、マスコミもよくぞ言ったと持ち上げました。

　日本の平和は米国に守られているという橋下氏ですので、個人的発言なら百歩譲って許せますが、大阪府民を代表する責任者の発言としては許されないことです。なぜなら橋下氏を、海兵隊が関空に来てもよいと府民が了承して知事に選んだわけではないからです。

　少し前には「大阪の高校生に笑顔をくださいの会」との席上（08.10.23）、「今の日本は、自己責任が原則。それがいやなら、国を変えるか、日本から出るしかない」との暴言を選挙権もない高校生に吐いた記事を目にされた方もおられると思います。分別のある大人の言う言葉ではありません。その後の経過は、政府は公立高校授業料の無償化を決定し、知事の発言とは反対の方向に進みました。世間の良識が国を動かしたのです。

　知事がやろうとしていることは、大型公共事業には金を出し、医療福祉、教育は自己責任でするもの、金は出さないというものです。聞きなれないかもしれませんが、これを「地域主権国家」づくりと言います。

　具体的には近畿の府県を解体し関西州を作り大阪を都とする構想、そのための府庁解体・WTCへの府庁移転、「命を賭ける」と啖呵を切った関空ハブ空港化と伊丹廃港、府職員削減、最近ではカジノを大阪につくるなどを実現しようということです。

　なぜ知事は、高支持率を維持しているのでしょうか。本音を隠した「国に物申す」という反権力姿勢や官僚と同列に扱いながらの自治体「公務員攻撃」にあります。

　国直轄事業の負担金問題では、「ぼったくりバー」と国へ挑戦的な発言を行い、生活の困難さが増している府民の不安な気持ちを知事の方へ向ける作用を果たしています。

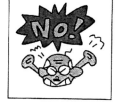

　「民間企業は、赤字になったら首を飛ばされる覚悟で頑張っている」、「自治体が雇用確保を言うなら、まず職員給与を削る覚悟がいる」と、民間企業の首切りを肯定し、自治体職員給与の削減を当たり前とするすり替えは、派遣労働者の首切りを当然としたキヤノンなど大企業経営者と同じ目線であり、住民自治の代表としてはもっともふさわしくない発言を繰り返しています。

（2ページにつづく）

休診のお知らせ・8月19日（木）〜21日（土）

　　　　　　　　　　　　よろしくお願いいたします。

医療法人共立会 たかもと診療所だより	第 182 号
内科　循環器内科　呼吸器内科 **生命は宝、健康こそ財産** ホームページ　http://www.myclinic.ne.jp/takamoto/	2010 年 （平成 22 年） 9 月 1 日発行
〒536-0006 大阪市城東区野江 1-2-3 モリビル 1 階　TEL06-6930-3300　FAX06-6930-3200	

この夏の猛暑は地球温暖化の現れ、来年も続く？　うんざり

　大阪人のあいさつは、「どないでっか」「ぼつぼつでんな」「なんとか食べてますわ」「あつうてさっぱりですわ」など商売に関することが、多いように思います。しかし今年は違います。「あついでんな」それしか言う言葉がありません。

　この夏の猛暑は、確かに異常です。天気予報時の 35 度、37 度などの気温は百葉箱の中、すなわち一番快適な環境での気温です。京橋の路上では 40 度を越えているでしょう。一度計ってみようと思います。この現象が一時的なものではないことに恐怖感を覚えます。

　大阪湾に熱帯魚が泳いでいたり、淀川にワニが住みついたり、犬のかわりに熱帯トカゲと散歩したり、人はみんな裸同然の恰好で行き来したり、大阪城公園の桜や梅の木が、ソテツやヤシの木にかわったり、そんな日がくるかもしれません。想像するだけでぞっとします。まるで夏のお化け屋敷です。

地球はゆで卵状態、それが地球温暖化現象

　2003 年ヨーロッパを襲った熱波で 3 万 5 千人がなくなりました。先月ロシアでは猛暑による山火事で死者が多く出ています。世界の各地で巨大台風、洪水、干ばつなどが発生しています。日本でも昨年の新型インフルエンザで亡くなられた数を今年の熱中症死が追い抜いて 3 百人以上に達しています。

　原因は明らかにされています。近代工業があまりにも無秩序に発達したため、自動車や工業用排気ガスなど、地球を包み込む温室効果ガスが増えすぎ、土壌の温度上昇による土中からの二酸化炭素やメタンの大量発生、海水の温度上昇による二酸化炭素の吸収の低下などが、急速に進行しています。

　「温暖化は、私たち市民の予想を遥かに超えるスピードで進行しつつある。‥‥温室効果ガスの大幅な削減という大きな課題に向けて、直ちに行動を開始する必要がある」と科学者は訴えています。

地球を熱くして、地球をこわし続けているのは、私たち人間

　日本国内の分野別二酸化炭素排出量は、企業・公共部門関連が８０％を占めています。真っ先に企業が、温室効果ガスを減らす先頭に立つべきですが、極めて消極的です。家庭関連も２０％あり、私たちの無駄を削る努力も必要です。家庭での冷暖房・給湯、家電が１３％、自家用車６％、一般廃棄物１％となっていますので、可能なところから手をつけましょう。四季のあった美しい日本を取り戻すために。猛暑は続きます。お体を大切に

- 1 -

138

医療法人共立会　たかもと診療所だより	第 183 号
内科　　循環器内科　　呼吸器内科 **生命は宝、健康こそ財産** ホームページ　http://www.myclinic.ne.jp/takamoto/ 〒536-0006 大阪市城東区野江 1-2-3 モリビル 1 階　TEL06-6930-3300　FAX06-6930-3200	2010 年 （平成 22 年） 10 月 1 日発行

今月から臨時国会が始まります。現在の後期高齢者医療制度はどうなるのか。医療福祉関係の国会論議はどうなっていくのか注目しましょう。

　政権を担われている民主党に対しては、厳しいかもしれませんが、当初期待したほど国民や患者の立場に立っておられないように感じます。少ない年金からの保険料の天引き、さらに値上がりした保険料、廃止で合意したはずの後期高齢者医療制度の廃止はまだです。

　新しい後期高齢者医療制度も、75 歳で線引きし、国民があれほど怒り反対したにも関わらず自動的に保険料が年々上がる仕組みは残されたままです。

　「強い社会保障」をマニフェストに掲げられていますが、先の所信表明では「真に手を差し伸べるべき方々に重点的に社会保障を提供する観点からも、番号制度などの基盤整備が求められています」と言明されているように、「強い社会保障」の根幹は国民の通院歴など一括管理する「社会保障カードの創設」と、全国民に番号を付けて管理する「共通番号制の実現」にあるという認識です。国民はがんじがらめになります。これでは、払えない人からも徴収するという取りはぐれのない医療、安上がりで効率的な医療を追求するだけで、血の通った強い社会保障にはならないと思います。もっと国民がどんなことで困っているかを現実に即して見ていただきたいと思います。ぜひ国会の審議でこの辺のところを国民に分かりやすく説明してほしいものです。

　野党もしっかり勉強してもらって、足の引っ張り合いという情けない国会にはしないでほしいと思います。それにしてもお金にまつわる汚い話は、民主党になっても同じですね。

大阪府橋下知事の本心を見抜こう。大阪市を乗っ取り、財界に売り渡したいだけ。

　橋下府政には、今後注意を払いながら監視を強めたいと思います。

　マスコミへの露出度は抜群ですが、最近の発言はバラバラで危険な感じが一杯です。

　たとえば、交通の便が良く歴史のある大阪府庁を解体し、地震にも大変弱い埋め立て地にある WTC を８５億円もの大金（税金）で買い、府庁を移転させる計画が進んでいます。また大阪市を乗っ取り、世界で最も進んでいる技術を持つ大阪市の水道事業の民営化やドル箱である地下鉄御堂筋線の民営化を考えたりと、財界の希望を受けいれた政策を実行することに熱心です。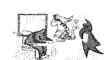

　一方、成人病センターなど高度な医療機関である府立病院の民営化、安い家賃で入れるためもっと増やしてほしいという要望が強い府営住宅を逆に減らしたり、森の宮にあった府立青少年会館の解体など公共施設の廃止・民営化など、市民・府民の生活にたいする温かい政策がないのが特徴です。小泉流を真似た手法に惑わされていては、気付いた時にはもう遅いのです。橋下府政をしっかりウオッチし力を合わせ医療福祉を良くしましょう。

139

医療法人共立会　たかもと診療所だより	第 184 号
内科　　循環器内科　　呼吸器内科 **生命は宝、健康こそ財産** ホームページ　http://www.myclinic.ne.jp/takamoto/	2010 年 （平成 22 年） 11 月 1 日発行
〒536-0006 大阪市城東区野江 1-2-3 モリビル 1 階　　TEL06-6930-3300　FAX06-6930-3200	

診療所の 16 年間をふり返る

　1994 年（平成 6 年）11 月 2 日に野江のこの地で開院して、今月で満 16 年を迎えます。21 年間の勤務医から、患者さんと緊密に交流できる場で診療してみたいと考え開業医の道を選びました。毎日充実した新鮮な気持ちで、患者さんに向き合い診療できているので、きっと開業したことはよかったのだと思います。

　数年たてば初心はどこかに置き忘れ、マンネリ化するのは人の常ですが、新鮮な気持ちを持ち続けられているのは、病状だけでなく医療福祉制度においても、あまりにも患者さんの置かれている状況が変わるからだと思います。マンネリ化している暇がないのです。その環境の変化をしっかり掴むことが診療にはとても大切ではと思います。

　16 年間で白髪頭になり、文字が見にくく小さな声は聞き取れなくなり、年を取るとはこういうことかと、最近では患者さんの不自由さを実感するようになりました。

　診療のスタイルも随分変わりました。手書きの紙カルテから電子カルテ併用に変わりました。お陰で目が大変疲れるようになりました。血圧は処置室で測ってもらうようになり、診察時間を確保できるようになりました。お陰で聴診、触診は手抜きせずに出来るようになりました。今気になっていることは、心臓エコーや肺機能検査など、実施すべき患者さんにも出来ていないのが実情です。一層の時間配分の工夫が必要となっています。

　診療所だよりも 184 号を迎えました。患者さんの一言メッセージなどを沢山いただくことで、マンネリ化を改善し交流を深めていきたいと思います。これからもよろしく。

橋下知事の「大阪都構想」「ワン大阪」は、府民の生活向上には役立たない。東京都の区長は評価ゼロか無視！喜ぶのは大企業・財界だけ！

　橋下知事の支持率は、ある新聞社の調査で今も７０％を超えているとか。しかし支持している方に、支持する理由はなんですかと、たずねた時、どんな答えが返ってくるでしょうか。「国にズケズケもの（文句）を言っている」「大阪の経済を立て直すのに一生懸命だ」「公務員の給料カットに努力している」など色々の支持する理由があるでしょう。

　それでは、知事になってからあなたや、子ども達にどれだけのことをしてくれましたか。後期高齢者医療制度廃止を国に要請してくれましたか、年収 200 万円の 4 人世帯で 40 万円の国保料金を減らす努力をしてくれましたか、と問い返してみましょう。「普天間基地の海兵隊を関空へ」「大阪にカジノ特区を」「府営住宅の半減」「救命救急センターへの支援廃止・移管」「行政が責任を持つのは中学生まで、日本は自己責任の国、イヤなら出ていくしかない」と高校生に暴言、「維新の会議員と大阪市・大阪府の解体を叫ぶ」など、府民の暮らしの充実とは無関係なところの発言ばかりです。

　知事になって 3 年目、府民の生活を豊かにする政策を提案すべきです。9 月には弁護士会から業務停止 2 か月の懲戒処分も受けた橋下知事。知事に浮ついた支持を与えることは私たちの首を絞めることになりかねません。

医療法人共立会　たかもと診療所だより	第 185 号
内科　　循環器内科　　呼吸器内科 **生命は宝、健康こそ財産** ホームページ　http://www.myclinic.ne.jp/takamoto/ 〒536-0006 大阪市城東区野江 1・2・3 モリビル 1 階　TEL06-6930-3300　FAX06-6930-3200	2010 年 （平成 22 年） 12 月 1 日発行

どなたでも参加できます。あなたもぜひご参加ください。

第 12 回患者さんと診療所を結ぶ新春のつどい

テーマ
地域から安心の医療・介護をつくり出そう！私たちの手で

2011 年 1 月 16 日（日）午後 1 時半～4 時半

場所：ホテル京阪（京橋）　7 階　　かがやきの間

1 時	開場
1 時 30 分	開会挨拶 物故者に黙祷（もくとう）
1 時 40 分	講演：**上がり続ける保険料！国民健康保険と高齢者医療はどうなっていくのか？** 寺内順子さん（大阪社会保障推進協議会事務局長）
2 時 30 分	質問コーナ；分かりやすく答えます。何度でもお分かりになるまで答えます！
2 時 45 分	トイレ休憩とリラックス体操
3 時	音楽のひと時 坂元いづみさん（トロンボーン） 福本一夫さん　　（キーボード）
3 時 30 分	講演：**医療機関に上手にかかる方法を教えます。** **診療所と病院の役割の違いを考えてみましょう** 高本英司（診療所所長）
4 時 10 分	質問コーナ：みんな納得するまでなんでも聞いて！
4 時 25 分	お楽しみ抽選会と発表
4 時 35 分	閉会の挨拶 お帰りの時に景品をお渡しします。お忘れなく！ （駐車場はありませんのでご注意ください。）

> 国保の広域化って、国保料が値上がりする仕組みは？70-74 歳の高齢者の窓口負担は 2 倍に！後期高齢者の保険料は必ず上がる！介護保険料も値上げ！

> 勉強し賢くなったら、だまされることも防げます。これ以上年金を減らさないで！国民の生活を豊かにするために政治はあるはずなのに。

1000 筆以上の国会請願署名にご協力を！

患者・利用者負担を大幅に軽減し、いつでも安心して受けられる医療・介護の実現をもとめる請願署名です。家族、友人、お隣さんにご協力をお願いしてください。

医療法人共立会　たかもと診療所だより 内科　　循環器内科　　呼吸器内科 **生命は宝、健康こそ財産** ホームページ　http://www.myclinic.ne.jp/takamoto/ 〒536-0006 大阪市城東区野江 1-2-3 モリビル 1 階　TEL06-6930-3300　FAX06-6930-3200	第 186 号 2011 年 （平成 23 年） 1 月 1 日発行

2011 年（平成 23 年）　新年おめでとうございます

　みなさんは、お正月をゆっくり過ごされましたか。束の間ですが、街が静かにゆったり流れていくように感じるお正月が大好きです。今年も明けたのだなと実感する三ケ日は何度繰り返しても良いものです。「初日まつ心しづかにたかぶりぬ（富安風生）」。ひとは、このようなゆとりの中で、新しいアイデアが浮かんだり、1 年の目標を立てることが出来るのだなと思います。みなさんは、どんな目標を立てましたか。一年が無事に過ごせますように、元気でいられますように、このことがやはり土台になくてはどんな願い事もかなわないと思います。

　今年は卯（う）年です。卯は十二支の四番目、東の方角、今の午前 6 時ころなどを意味します。以前から十二支に当たる置物を買い足してきました。うさぎ年の今年も買い足しました。12 年に 1 回しか巡って来ないので、あと 2 回は買えるように私も健康には注意し診療に励みたいと思っています。

　診療所の仕事は、患者さんにできるだけ健康でいてもらうことが基本ですが、それだけではありません。患者さんや府民の皆さんの健康を妨げる医療制度の改悪や、環境の悪化を防ぐことなど、地域全体が健康になるように沢山のことに対して責任を果たさなければなりません。

　今年も職員一同患者さんの体調管理のお手伝いをさせていただきますので、何なりとご相談ください。また皆様にとって良き年でありますように心からお祈りいたします。

＊第 12 回患者さんと診療所を結ぶ新春のつどいにお越しください

テーマ　地域から安心の医療・介護をつくり出そう！私たちの手で
1 月 16 日（日）午後 1 時半～4 時半　場所：ホテル京阪（京橋）7 階　かがやきの間
1 時 40 分　記念講演：上がり続ける保険料！国民健康保険と高齢者医療はどうなっていくのか？　　　寺内順子さん（大阪社会保障推進協議会事務局長）
3 時　　　音楽のひと時　坂元いづみさん（トロンボーン）、福本一夫さん（キーボード）
3 時半　　話題提供：医療機関に上手にかかるために診療所と病院の役割の違いはどこにあるのかを考えてみましょう　　高本英司（診療所所長）

1000 筆以上の国会請願署名にご協力を！只今 618 筆（1/1 現在）

患者・利用者負担を大幅に軽減し、いつでも安心して受けられる医療・介護の実現をもとめる請願署名です。家族、友人、お隣さんにご協力をお願いしてください。

医療法人共立会　たかもと診療所だより	第 187 号
内科　　循環器内科　　呼吸器内科 **生命は宝、健康こそ財産** ホームページ　http://www.myclinic.ne.jp/takamoto/	2011 年 （平成 23 年） 2 月 1 日発行
〒536-0006 大阪市城東区野江 1-2-3 モリビル 1 階　　TEL06-6930-3300　　FAX06-6930-3200	

128 名で楽しみ学んだ第 12 回患者さんと診療所を結ぶ新春のつどい

　「地域から安心の医療・介護をつくり出そう！私たちの手で」をテーマに、1 月 16 日に開催された「第 12 回つどい」の報告です。当日は今冬一番の寒さで、どれくらいの参加があるか心配していましたが、元気な患者さん達がぞくぞくと来場され、100 席を準備していたのですが足りず、急きょ増やしたために後ろの方は窮屈で身動きできないほどでした。また資料や参加記念品を 110 人分用意していたのですが、これも足りずご迷惑をおかけしました。みなさんが楽しみにされていた表れで、うれしい悲鳴でした。

　寺内順子大阪社会保障推進協議会事務局長の「上がり続ける保険料！国保の広域化、年金、後期高齢者医療、介護はどうなるのか」という話に、「これでやっと保険料が上がる理由が分かった」、「国保の広域化を地方選挙の争点にすべき」、「介護保険料は取られているだけ、使わなければ没収、まさに詐欺や」といった感想が聞かれました。また「話は分かりやすかったけれど、理解できなかった」という、寺内さんの噛み砕いた話を一生懸命聞いたけれどやはりこの問題は難しいといった率直な意見もありました。

　毎年予定している音楽や体操も好評で、トロンボーン、キーボード演奏に合わせ患者さん達の自然な合唱となり、楽しんでおられる様子に演奏者も喜んでおられました。トロンボーン演奏を静かに聞きたかったという感想もありました。次回は改善したいと思います。

　「診療所と上手に付き合うポイントは」の話題提供には、「一層診療所を身近に感じられて良かった」、「どのような方針で診療所が運営されているかが良く分かった」、「患者の目線で診てもらえることに安心感を持った」など「つどい」の目的を十分理解していただきほっとしています。手伝ってくださった患者や家族のみなさん、ありがとうございました。

　次回は 11 月 12 日（土）に第 13 回つどいを開催する予定です。

（今号 2，3 面にも関連記事が載っていますのでご覧ください。）

「安心の医療実現」国会請願署名は目標の 1000 筆を突破しました。さらに家族・多くの友人・近所の方に協力を呼び掛けてください。

　府下の開業医で取り組んでいますこの署名は、みなさんのご協力のお陰で 3 万筆となりました。1 月 27 日の国会に岸和田で開業されている医師によって届けられます。

　この間国民の声により、70-74 歳の高齢者の窓口負担は 1 割に据え置かれ、国保の広域化も足踏み状態に陥っています。確実に私たちの声が国会に届いています。

　しかし今度の通常国会では、菅内閣は「税と社会保障」を論議の大きな柱としています。税とは消費税のことで、消費税を上げなければ、社会保障は増やさないという主張です。消費税を上げなくても、大企業の法人税を上げ、防衛費を減らせば、社会保障費増加分はまかなえると思います。消費増税は、全国民を苦しめるだけです。（詳細は次号とします。）

医療法人共立会　たかもと診療所だより　第188号

医療法人共立会　たかもと診療所だより

内科　　循環器内科　　呼吸器内科

生命は宝、健康こそ財産

ホームページ　http://www.myclinic.ne.jp/takamoto/

〒536-0006 大阪市城東区野江 1-2-3 モリビル 1 階　TEL06-6930-3300　FAX06-6930-3200

第 188 号

2011 年
（平成 23 年）
3 月 1 日発行

大阪の失業者を減らし、医療・福祉を充実させることが府民の第一の願い

　「府民アンケート調査（36 市町村・4172 人）」によりますと、府民が府に求めているのは、「地域医療・救急医療の充実」「高齢者・障害者・子育て支援」「雇用対策の充実」「中小企業支援強化」などが上位をしめました。反対に求めていない施策は「府庁の WTC 移転」「ベイエリア開発の推進」「福祉・教育を削っての府の財政再建」などでした。

　今、橋下府政は、府民の利益でなく、大企業が喜ぶ事を必死にやっているのが実態です。

"大阪維新の会（代表橋下府知事）"は府民の生活を豊かにするのでしょうか

　維新の会は、1 月に「大阪都構想」を発表しました。府と政令市の二重行政を解消するため、大阪市や堺市を解体すると言います。乱暴な決めつけです。二重行政などありません。府の役割、市町村の大切な役割があるだけです。「二重」というなら城東や都島の区役所と府庁が同じ仕事をしているのでしょうか。府民密着の役割分担を深めていく事が大切です。

　本当のところは大阪市営地下鉄を民間に売却し、関空への交通網を整備し、カジノ特別区や金持ちのための医療特別区を作り、歴代の自民党や小泉内閣の失敗から教訓を学ばずに、大企業が望む開発一本やりの大阪にしようとするものです。

　そのために"大阪市をぶっこわす、大阪市の市会議員の半分を維新の会でしめる"などといって候補者を大量に立てようとしているのです。府民の暮らしを良くする方向に知事の目線は向いていません。知事の言う公立中学校の給食実施、中学生までの医療費助成の無償化などは、大阪市を解体し特別区を作らなくても今すぐできることです。知事が率先してやるべきことは、国保料や介護料を低く抑えるために、必死に国に訴えることです。

　4 月 10 日、24 日には統一地方選挙があります。混迷する民主党政権にうんざりしますが、身近な生活を守り良くする良い機会と考えて、じっくり 1 カ月考えて 1 票を投じましょう。

---

4 月 3 日（日）は春の遠足です。野生動物が放し飼いされている姫路セントラルパークにバスで行きます。バスに乗ったままライオンやトラ、チータなどに接近できます。空中散歩もあります。お楽しみに。参加受けつけ中です。定員 40 名、お早めにお申し込みください。
8 時 15 分診療所前集合、8 時半出発、6 時ころ診療所前にて解散、会費 6000 円（昼食付き）

---

4 月 27 日（水）から 5 月 7 日（土）までキューバ医療視察のため休診いたします。ご迷惑をおかけしますがご了承ください。

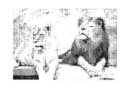

医療法人共立会　たかもと診療所だより	第 189 号
内科　　循環器内科　　呼吸器内科 **生命は宝、健康こそ財産** ホームページ　http://www.myclinic.ne.jp/takamoto/	2011 年 （平成 23 年） 4 月 1 日発行
〒536-0006 大阪市城東区野江 1-2-3 モリビル 1 階　TEL06-6930-3300　FAX06-6930-3200	

　3 月 11 日 14 時 46 分に発生した東日本大地震によって、亡くなられた 1 万人を超える方々のご冥福をお祈りします。またその家族の皆さんに心からお悔やみを申し上げたいと思います。

　被災者に対してさらに追い打ちをかけるように、福島原子力発電所の放射能漏れ事故は、人はもちろん、土壌の汚染、食物への影響など深刻な事態を引き起こしています。巨大地震だけでも大変な事態ですが、津波により町が全滅してしまい、再建出来るかどうかも分からないほどです。

　連日専門家と称する学者たちが、"大丈夫、大丈夫""心配しないで""ただちに影響はない"と繰り返し解説していますが、そのまま納得している国民は、おそらくごく少数だと思います。

　まさに国難といって間違いない状況が、長期間続くでしょう。被害が甚大であった岩手、宮城、福島 3 県では、多くの診療所も破壊されましたが、医療従事者たちは懸命に住民の健康管理に当たっているとの報告を地元の医師から聞いています。復興までの長い道のりですが、みんなで応援しましょう。

　阪神・淡路大震災から 16 年、神戸の街も復興しましたが、まだ空き地が多く残されています。毎年 1 月 17 日に追悼の行事は続けられていますが、記憶が薄れかけた今回の大地震でした。

地震に対して一番油断していたのは、大阪府知事橋下徹氏（維新の会代表）であった

　大阪湾の軟弱な埋め立て地、咲洲の５５階建ての WTC ビルを１１７億円で買い取り、府庁にするとごり押ししていました。しかし今回の地震で、ほとんど大阪では被害が無かったにも関わらず、WTC ビルは、もろくも天井落下、壁面の亀裂、エレベータが停止し、人が閉じ込められる事態が起こりました。

　今後近いうちに予想されている東南海・南海地震は、今回の 30 倍の揺れがあると考えられています。とてもたえられる WTC ビルでなく、ここに府庁を移すという知事の考えは根底から変えなければ極めて危険です。海の中に浮かぶ府庁など、緊急時に府民に対して責任を取れるものでは決してありません。

　今の大手前の府庁を解体し民間に売り渡し、森の宮の成人病センターを壊し大手前に移すなど、住民無視の、財政難と言いながらの税金の無駄遣いは目に余るものです。

　4 月 10 日、24 日の地方選挙は、大阪の、日本の将来を決める大切な選挙です。自分の意思表示が出来る大切な選挙です。よく考えて 1 票をふさわしい候補に投票しましょう。

＜お知らせ＞4 月 27 日から 5 月 7 日まで、キューバ医療視察のため休診にさせていただきます

医療法人共立会　たかもと診療所だより	第 190 号
内科　　循環器内科　　呼吸器内科 **生命は宝、健康こそ財産** ホームページ　http://www.myclinic.ne.jp/takamoto/ 〒536-0006 大阪市城東区野江 1·2·3 モリビル 1 階　TEL06-6930-3300　FAX06-6930-3200	2011 年 （平成 23 年） 5 月 1 日発行

福島原発事故関連ニュースをあなたはどのように受けとめますか

□ソフトバンク社長・孫正義氏、原発政策の決定に「国民投票」を提案（4 月 3 日）

　「少なくともこの原発問題だけは、国民の意見を代理して決める代議士方式じゃなく、国民投票で直接この件に焦点を当てた投票ができるようにしないと、国民の本当の意見は表せられないんじゃないか」「与党だった時の自民党は原発を推進した。現政権の民主党も原発関係の労組（原発推進派）が強く票田になっている」との発言を行いました。

□１７００万円を自民側に献金＝東京電力（東電）役員、07 年から 3 年間―「組織ぐるみ」の指摘も（時事通信 4 月 9 日）

　東京電力の役員の大半が自民党の政治資金団体「国民政治協会」に対し、2007 年から 1703 万円の政治献金をしていました。これにより原子力政策を推進してきた自民党と東電との癒着が明確になりました。

□ドイツ政府、6 月に「脱原発」へ政策転換（共同通信）

　風力など再生可能エネルギーへの転換を促進することをメルケン首相は強調しました。

□"欧州原子力共同体を廃止せよ！"、欧州市民の要求

　原発政策の見直しを求める市民の声が続々と上がっていて、ドイツ各地で 3 月 26 日、国内にある全原発の廃炉を求める大規模なデモが行われ、約 25 万人が参加しました。

□原発汚染水、海洋排出はロンドン条約違反

　枝野官房長官は、汚染水の拡散防止を怠ったことは「適切な対応でなかった」と答弁。

□東電など、全ての電力会社への天下り問題

　「原子力政策のまとめ役」として石原武夫元通産事務次官が東電に 1962 年に天下りしてから、東電の副社長は経済産業省幹部の「天下り」の"指定席"になっています。指導監督する側と、受ける側に癒着があるのは明らかです。朝日新聞（4 月 18 日）によると、電力会社に天下りした経産省役人の数は、東北電力、九州電力が各 6 人、北海道電力、東京電力、北陸電力、関西電力が各 5 人、沖縄電力が 4 人、中部電力、中国電力、四国電力が各 3 人、合計 45 人にもなります。どの電力会社も、ほぼ切れ目なく経産省幹部が天下りしていて、原子力発電を推進しており、癒着が今回の事故と対処姿勢にも関係があり極めて問題です。

診療所では、募金を集めています。集った募金は、府下診療所の医師の募金と併せて大阪府保険医協会（府下 6000 人の開業医の団体）を通じて、被災地の診療所が一刻も早く再開し、地域の医療を開始できるように、使わせていただいています。現在青森、岩手、宮城、茨城、福島県の保険医協会に合計 800 万円を送りました。また当院では 4 月 25 日現在 102,357 円の募金を頂きました。息の長い復興支援ですが、ご協力何卒宜しくお願いします。

医療法人共立会　たかもと診療所だより	第 191 号
内科　循環器内科　呼吸器内科 **生命は宝、健康こそ財産** ホームページ　http://www.myclinic.ne.jp/takamoto/ 〒536-0006 大阪市城東区野江 1-2-3 モリビル 1 階　TEL06-6930-3300　FAX06-6930-3200	2011 年 （平成 23 年） 6 月 1 日発行

原子力発電にたよらないエネルギー供給は可能か、みんなで考えましょう

　5 月 26 日菅首相は、フランスで開催されているG8（主要 8 カ国首脳会議）に出席し、「原発継続」を表明しました。出発前には 2020 年までに、自然エネルギーによる電力供給を 20％達成する決意を述べています。ドイツは、2050 年までに自然エネルギーで 100％まかなうとし、そのために 17 基ある原発のうち旧式の 7 基を暫定的に停止し、反原発に移行する計画です。米、仏は原発推進の姿勢を鮮明にしています。

　一方厚生労働省の大塚副大臣は、5 月 17 日、ジュネーブでの世界保健機関（WHO）総会で、今回の原発事故に対して、「国際社会の一員としておわび申し上げます」と挨拶を行いましたが、原発を持たないギリシャは「多大な被害にあった国が、まだ原発をもつのか」と質問がありました。

　また 5 月 26 日福井県に原発を持つ関西電力の八木社長は、原子力発電は必要であり「停止中のプラント（原発）の立ち上げに全力を尽くす」と述べ、停止はありえないと発言しました。一方ソフトバンクの孫社長は、全国 10 箇所を中心にメガソーラーを設置し、自然エネルギーの活用で日本の原発５０基分はまかなえると見通しを述べています。

　私たちは日本の将来（子どもや孫たち、次の世代）、地球の将来（世界の人々の生活）に責任を持つ者として、どのようにこの問題を整理すればよいのでしょうか。

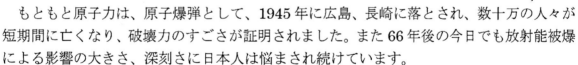

　キーポイントは、①原子力発電にたよらなくても、電力供給は維持可能か、②電力を消費し続ける現代社会の生活を合理的に見直せるかの議論にかかっています。すなわち原発はだめだというだけでなく、一人ひとりの生活の足元から、この問題を考えてみる必要があります。

　もともと原子力は、原子爆弾として、1945 年に広島、長崎に落とされ、数十万の人々が短期間に亡くなり、破壊力のすごさが証明されました。また 66 年後の今日でも放射能被爆による影響の大きさ、深刻さに日本人は悩まされ続けています。

　原子力を完全に制御できる技術はいまだ存在しておらず、今回のような原発事故が起こっても、専門家と称する人々でさえ、手探りの状況なのです。

　福島原発事故はスリーマイル島（米国）、チェルノブイリ（ソ連）とともに、気の遠くなるような年月をかけて、被害の影響を検討しなければならなくなった人類にとって悲惨なモニュメントになってしまったのです。

　今からでは遅すぎますが、戦争による唯一の被爆国としてだけでなく、原発事故による被爆国として、世界に向けて原発からの脱却を訴える必要があるのではないでしょうか。

＊＊＊＊7月16日夕方から18日にかけて、岩手、宮城、福島各協会と地元の開業医を訪問します。皆さんからの激励文と募金、大阪府保険医協会からの支援金を手渡す予定です＊＊＊＊

医療法人共立会　　たかもと診療所だより	192 号
内科　　循環器内科　　呼吸器内科 **生命は宝、健康こそ財産** ホームページ　http://www.myclinic.ne.jp/takamoto/	2011 年 （平成 23 年） 7月1日発行

〒536-0006 大阪市城東区野江 1-2-3 モリビル 1 階　TEL06-6930-3300　FAX06-6930-3200

原発の再稼働を急がせ、節電大口企業には電気料金を割引し、国民には復興増税を押し付ける菅政権には、日本の未来を任せられません

その１）消費税を２０１５年までに２段階方式で現在の５％から１０％とする計画です。
12 年度にまず８％にする予定です。消費税は、低所得者も大金持ちも、見かけ上の数字としては同じようにかかります。しかし大多数の家庭はお金に余裕がないために、毎日なんとか切り詰めて生活しています。1ヶ月の食費代や光熱費や通信費が一気に上がるようになれば、給料や年金が低く抑えられている中では大変な事が起こります。一方大金持ちは、消費税が少々上がっても生活に困ることはありません。そのことを考慮して本来税金は、大金持ちからは多く取り、低所得者からは少なく取る、これが本当の意味で平等なのです。消費税はそれとまったく反対の税金（逆進性の強い税）なのです。

その２）復興財源は増税でまかなうという復興ビジョン案が出ました。
　復興債を発行し、所得税・消費税・法人税を中心とする臨時増税で償還するというものです。明らかに大企業を擁護し、大企業の内部留保から拠出可能と言われている 20 兆円などを財源とするのではなく、国民にさらに増税を強いるものとなっています。大企業の法人税率のアップや大資産家の不労所得（証券や株によるもうけ）、不要不急の軍事費を削るのではなく、年収 2-3 百万の低所得者、年金暮らしの高齢者からもむしり取ることを、菅政権は考えています。

その３）東京電力支援法案がすんなり閣議決定されました。
東日本の被災地、被災者への支援策や東電による原発事故被災者への賠償などは、足踏み状態のままで 3 カ月以上経過しています。原発災害については、人災であることがはっきりした現在、国はきっちり加害企業を指導すべきです。東電だけでなく、東電に融資してきた銀行、経営に責任のある大株主、東芝・日立などの原発を作っているメーカなどを迅速な賠償のテーブルに着くよう指導すべきです。原発推進の政策をあきらめていない政府は、すべてにおよび腰です。

その４）医療費の削減など改悪政策は、「税と社会保障の一体改革」の中で進められています。3 年後には毎回医療機関受診時に 100 円を窓口で保険と別個に負担させる案が出ています。震災の陰で、どんどん改悪が進んでいます。恐ろしいほどのスピードです。よい政策は遅く、悪い政策ほど早いのが、残念ながら今の状況です。なんとかしたいものです。

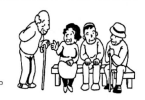

医療法人共立会　たかもと診療所だより	第 193 号
内科　　循環器内科　　呼吸器内科 **生命は宝、健康こそ財産** ホームページ　http://www.myclinic.ne.jp/takamoto/ 〒536-0006 大阪市城東区野江 1-2-3 モリビル 1 階　TEL06-6930-3300　FAX06-6930-3200	2011 年 （平成 23 年） 8 月 1 日発行

東日本の被災地を訪ねて、1日も早い復興と原発ゼロの日本を強く望む

　皆さんが書いて下さった 100 名分の応援メッセージを持って、7 月 16 日診療を終えたその足で、あわただしく夕方の飛行機に乗り岩手花巻空港に降りた。車で小一時間かけて J R 盛岡駅近くの会場に駆け込んだ。岩手県保険医協会の役員 18 名が私達を待っていてくださった。復興基本計画「いのちを守り、海と大地と共に生きる、ふるさと岩手・三陸の創造」を文字通り進めていってほしいと切に思う。何よりも住民を主人公にして。

　翌朝は J R 盛岡駅から仙台駅に移動し宮城県の協会役員と面談した。早期の復旧のためには地域医療の再開が必要であるが、被災された民間病院には公的補助がなく、補助を国や県に求めているということだった。人災にも関わらず国の施策は遅すぎると実感した。

　レンタカーで石巻、渡波、女川、松島と移動した。沿岸部は瓦礫（がれき）の処理は済んでいたが、打ち上げられた小船は市街にそのまま横たわり、地盤沈下のため水溜りがみられ、信号は消えたままで、何よりも人がいない光景が異様であった。生活のにおいがしないゴーストタウンのような感じであった。学校の教室や町立の体育館には、多くの人たちが避難生活を送られていたが、まだ電気・ガスが止まったままの所もあった。

　津波に飲み込まれ、児童の 7 割（74 名）と教師が命を落とした北上川の河口から 4 ㎞の所にある大川小学校まで行った。集落は根こそぎなくなっていて、唯一避難できる所は道も付いていない裏山だけで、子どもがよじ登ることは不可能と思った。重苦しい気分に襲われた。

　3 日目は福島市と郡山市を訪問した。地震・津波の被害はやや少なかったが、福島原発事故による被害の深刻さは計り知れない。東電に対する怒りが交流する中で伝わってきた。「私たち県民は逃げることが出来ない、ここで生活を立て直す住民に寄り添って医療を継続する」という言葉の重さを感じた。岩手、宮城、福島 3 県・3 様の被害の特徴があり、遠く離れた大阪からの支援の在り方についてあれこれ思案しながら帰阪した。

深刻さを増す原発事故は、福島だけの問題でなく、日本全体の問題

□地震大国、火山列島の日本に世界 2 位の 54 基の原発、関西には 11 基もある危険
□原子力発電は、人類がまだ事故を止めることがまったく不可能な、危険なものである
□日本は太陽光、風力、地熱など自然エネルギーによる発電能力の宝庫、原発依存は不要
□使用済み核燃料は増える一方なのに処分場所がない、死の灰は溜まる一方
□原子炉を停止しても廃炉まで数十年、使用済み核燃料の処理年数は万年単位
□子ども、孫など長期間、放射能汚染にさらされながら生活する事実に目をふさいではいけない

医療法人共立会　たかもと診療所だより 内科　循環器内科　呼吸器内科 # 生命は宝、健康こそ財産 ホームページ　http://www.myclinic.ne.jp/takamoto/ 〒536-0006 大阪市城東区野江 1-2-3 モリビル 1 階　TEL06-6930-3300　FAX06-6930-3200	第 194 号 2011 年 （平成 23 年） 9 月 1 日発行

橋下大阪府知事、強行した咲洲への府庁全面移転を撤回！注ぎ込んだ税金は全くの無駄使い

　大阪市が 1100 億円をかけて建てた旧 WTC。入居企業が集まらず事業として失敗した建物をわずか 85 億円で手に入れ、関西州の都（大阪都構想）としては最高の地の利と胸を張っていた知事。600ｋｍも離れていた東日本大震災の余震で、もろくも 55 階ビルは 2.7m の横揺れで、エレベータは停止し、天井や壁面がはがれおち、無残な姿をさらけ出した。南海地震では 6~7m の横揺れが想定されている。関西大学河田教授からは、高潮、津波、長周期地震動にはとても耐えられる代物ではないと断言されていた。遂に知事は全面移転を断念した。しかしすでに 2 千人以上の職員が執務しており、今後どうするのか。知事の悩みは深い。こんな事態になったのは、忠告に耳を貸さない子どものような知事の思い込みに端を発している。880 万府民の生活を任すには、極めて問題の多い知事だと思う。

　しかし 11 月 27 日の大阪市長選挙には出馬し、大阪市の地下鉄、水道事業、土地などを、大手民間企業に売却することを考えている。そのための府民向けアピールとして、平松大阪市長を敵役に仕立て、大阪市職員を堕落した公務員として描き出し、府・市・区があるのは無駄そのものと、大阪市を解体すれば素晴らしい自治体が生まれるようなデマをふりまいている。

　冷静な皆さんならすぐに気付かれると思いますが、後期高齢者医療制度の廃止を政府に突き付けず、高い国民健康保険料には一切発言しない、地震に強い街づくりの具体案は出さず、太陽光発電を各家庭に自前で強制的に設置させる、校長を公募（民間から採用）する、知事の言うことを聞かない公務員は止めさせる、むりやり府会議員の定数を減らす、「君が代斉唱」起立の強制など、どれをみても府民の暮らしを良くする目線に立って真剣に考える府政の具体化は皆無です。

　一方大阪市平松市長は、脱原発を関西電力の筆頭株主として明言できず、赤バス廃止の提案、生活保護受給期間を有限にする、いつでも首切り可能な状態で市職員の仕事ぶりを評価するなど、ダブル選挙を意識して知事に対抗心を燃やしています。橋下府知事同様、市民の生活がどのように良くなるかのビジョンは全く見えてきません。結局は府知事、大阪市長ともに、医療費の削減、消費税増税という国の政策に異議を唱えず、大企業の顔色を伺いながらの自治体運営に力を注いでいるようにしか見えません。東日本大震災・原発事故の未曾有の被害の中から、福祉国家を展望する国づくりの提案もなされています。大阪でも、安心して生活でき地震に強い町づくりを、私達が考え提案していくことが大切になっているとつくづく思います。

11 月 12 日（土）：第 13 回患者さんと診療所を結ぶつどいを開催！[2 面]

医療法人共立会　たかもと診療所だより 内科　循環器内科　呼吸器内科 **生命は宝、健康こそ財産** ホームページ http://www.myclinic.ne.jp/takamoto/ 〒536-0006 大阪市城東区野江1-2-3 モリビル1階　TEL06-6930-3300　FAX06-6930-3200	第 195 号 2011 年 （平成 23 年） 10 月 1 日 発行

「第十三回患者さんと診療所をむすぶつどい」のお知らせ

一人でも多くの方の参加をお待ちしています：事前受付中

日時： 11 月 12 日（土）1 時 45 分開場、2 時 15 分～4 時半

場所： 京阪ホテル（京橋）7 階かがやきの間（JR,京阪下車すぐ）

メインテーマ　**大阪の医療福祉・防災の現状と将来を考える**

討論　**知事、市長候補（代理あり）のお考えを聞く**

　11 月 27 日には、大阪府知事、大阪市長選挙が同時に行われる可能性が大となっています。このつどいも 13 回を数え、これまでも医療福祉の問題を取り上げ、みなさんと勉強してきました。それに加え今回は 3 月 11 日の東日本大震災と直後の福島第一原子力発電所の深刻な事態が、日本中を悩ませています。

　大阪も東南海地震発生の可能性が高くなっていますし、福井県には１１基の原発があり、事故が起これば琵琶湖の水も汚染される可能性が大であり、この問題は東日本同様避けて通るわけにはいかなくなっています。

　そこで、選挙まで２週間の大事な時期に、大胆にも各候補者（無理なら代理の方）にそれぞれお考え（公約）を聞かせていただき、選挙に臨むための知識を持ちたいと考えました。一人でも多くの方に参加していただき、住みよい大阪を実現し、元気な日本を取り戻すために、どうすればよいのか、一緒に考えてみたいと思います。

（報告）**キューバ医療視察の報告（写真を中心に）とそこから得た医療福祉・防災の考え方**

　　　　５０年間、医療費無料、教育費無料、貧しい国でなぜそんなことが可能であったのか。現地でみたもの、聞いたこと、すべてが新鮮でした。世界第３位の経済大国である日本で、なぜ仕事がないのか、国保料が高いのか、教育費が高いのか、自殺者が１３年連続毎年３万人も出るのか、憲法通りの国を目指すキューバ、憲法が骨抜きにされようとしている日本、そこに大きな違いを見ました。肩が凝らないように、当日は写真を中心にしてキューバを紹介します。

お楽しみ抽選会は例年通り行いますが、時間の都合上、当選者には後日お渡しします。

医療法人共立会　たかもと診療所だより 内科　循環器内科　呼吸器内科 **生命は宝、健康こそ財産** ホームページ　http://www.myclinic.ne.jp/takamoto/ 〒536-0006 大阪市城東区野江 1·2·3 モリビル 1 階　TEL06-6930-3300　FAX06-6930-3200	第 196 号 2011 年 （平成 23 年） 11 月 1 日 発行

今問題の大阪府庁咲洲庁舎（旧 WTC）の見学に行ってきました

　10 月 20 日思い立って診療所を 2 時に出て、大阪府庁咲洲庁舎はどんな所かと知りたくて行ってきました。大阪市が市民の税金をつぎ込んで 1100 億円で建設し、破綻後大阪府が府民の税金 85 億円で購入した、橋下知事が"ここを大阪都に決めた!!"と絶叫したあの第二府庁舎です。

　地下鉄鶴見緑地線で京橋駅から森の宮駅へ、中央線に乗り換えてコスモスクエア駅へ、そこでニュートラムに乗り換えてトレードセンター前駅で下車。そこから 10 分ほど歩いてやっと第二庁舎の玄関に着きました。所要時間は 1 時間 15 分程度、交通費は往復 620 円でした。

　玄関の右側のグルメ表示板は歯抜けで、空室が多くありました。収入印紙売り場のおばさんはスポーツ新聞を広げてあくびをしていました。のどかな光景でした。折角来たので 500 円を払って、55 階の展望台まで行くことにしました。52 階までエレベータ、私と若いカップルの 3 人が乗り込みました。52 階から 55 階まではエスカレータです。着いてみると天気も良く、眼下に大阪湾が一望できました。備蓄タンク、高層マンション、天保山の海遊館、観覧車などが見えます。異様なのは広大な空き地が、いたるところにあることです。また海面から埋め立て地・咲洲の高さはごくわずかです。もし地震、津波があれば、この辺は液状化現象と津波のダブルパンチで水没し庁舎は孤島になるということが、容易に分かりました。

　大阪市の説明では、満潮時に 2.1m 海面は上昇し、想定内の津波が来ても 2.9m が上積みされ、5m の防波堤があれば備えは大丈夫と考えているようです。想定外が起こるのが自然の脅威です。咲洲庁舎を災害時の司令塔にするなどと橋下知事はおっしゃっていましたが、見学すれば子どもにも信用してもらえない暴論だと、すぐ分かります。

　実際 3.11 東北大震災時の地震で、大阪は震度 3 でしたが、庁舎は 2.7m の横揺れ、壁・天井の損傷、エレベータ内に人が閉じ込められたなど、いざという時に使い物にならないことが証明され、橋下知事は大手前の庁舎の全面移転をあきらめました。府民の税金 85 億円で買った責任はないのでしょうか。この 85 億円を医療福祉・教育にまわしていればと思いました。

「第十三回患者さんと診療所をむすぶつどい」のお知らせ

メインテーマ　　大阪の医療福祉・防災の現状と将来を考える

　　日時：　11 月 12 日（土）　1 時 45 分開場、2 時 15 分〜4 時半
　　場所：　京阪ホテル（京橋）7 階かがやきの間（JR, 京阪下車すぐ）

報告①　大阪では病気、失業者、自殺者はなぜ日本一多いのか　　　　　　高本
　　　　　　　　　・・・・トイレ休憩とリラックス体操・・・・
報告②　私達の街の防災は？30 年以内に 50%と予想される南海地震や原発事故の準備は！
　　　　　　　　　　　　　　渡辺征二氏（大阪府保険医協会事務局次長）
報告③　写真を中心にしたキューバの医療福祉、防災の考え方を紹介　　　高本

　　お楽しみ抽選会は例年通り行いますが、時間の都合上、当選者には後日お渡しします

医療法人共立会　たかもと診療所だより	第 197 号
内科　　循環器内科　　呼吸器内科 **生命は宝、健康こそ財産** ホームページ　http://www.myclinic.ne.jp/takamoto/ 〒536-0006 大阪市城東区野江 1·2·3 モリビル 1 階　TEL06-6930-3300　FAX06-6930-3200	2011 年 （平成 23 年） 12 月 1 日 発行

１年間いろいろな事をしてきました。今月はじっくりふりかえる時ですね。私達の街や私達の生活を、良くするのも悪くするのも、私達の考え次第です。

　今年も師走をむかえました。１年間の出来事を振り返り、来年の準備に取り掛かる１カ月間としたいと思います。

　診療所の行った主な行事を振り返ることにします。

　1 月 16 日に「第 12 回患者さんと診療所をむすぶ新春のつどい」を 128 名で開催しました。大阪府社会保障推進協議会事務局長寺内順子さんの講演「上がり続ける保険料！国民健康保険と高齢者医療はどうなっていくのか」や、音楽「歌とトロンボーン演奏」、ミニ講演「医療機関に上手にかかるために」など盛りだくさんに企画しました。

　昨年の冬からスタートした署名の取り組みは、2 月には 1445 名の署名を患者さんから頂きました。大阪府下で 5 万名の署名が集まり、国会に提出しました。

　3 月 11 日 2 時 40 分過ぎ、ミーティングの最中にゆっくりとした揺れがあり、気分が悪いのかなと思いましたが、テレビをつけ東北の大地震を知りました。日本はこの日から、東日本大震災と福島第一原発の深刻な事故という二重の大きな試練を経験することになりました。さっそく 14 日より募金箱を受付に置き、7 月末まで設置し、合計 213,944 円の募金を頂きました。すべて被災地の診療所に送らせて頂きました。

　4 月 3 日には姫路サファリパーク、魚の棚へ、バスで遠足に行きました。放し飼いの虎、象、きりんなどやかわいいドッグショーを見物し、久しぶりに童心に返り楽しみました。

　4 月 27 日から 5 月 7 日まで休診させて頂き、キューバ医療視察へ行きました。医療・教育の全ての費用は無料である現実には驚きました。現在「たより」に旅行記を連載中です。

　7 月 16 日から 18 日、10 月 8 日から 9 日と 2 回、岩手、宮城、福島の状況を見て回り、開業医の団体である各県の保険医協会役員と今後の支援のあり方について懇談しました。皆さんに書いていただいた激励一言メッセージは、岩手県の協会新聞で紹介されました。

　11 月 12 日「第 13 回つどい」を 86 名で開催しました。当初府知事・大阪市長ダブル選挙の関係者に来場していただき討論の予定でしたが、都合がつかず中止し、「大阪の医療・福祉・防災を考える」をメインテーマにした内容で講演・報告を行いました。

　そのほか健康的な食事を学びあう「ふれあい教室」、手芸を楽しむ「作ろう会」、医療制度、放射能問題の学習会などを開催しました。

　精力的にいろんなことができた原動力は、やはり月に 1 回、この「たより」を発行することで、診療所の運営方針や診療のあり方と、毎月の診療所の行事が患者さんに伝わり、相互交流がスムーズにいったためと感じています。来年もマンネリにならないように、皆さんの意見をドシドシ寄せて頂いて、進めていきたいと思います。

ダブル選挙の結果を受けての雑感

　やはり「橋下大阪維新の会」は強かったというのが第一の感想です。しかし 4 割は平松氏に投票し、52 万人の批判票を無視して大阪市政を行うことはできないはずです。府知事時代も医療、福祉、防災予算は削減ばかりでしたが、わたし達にとって住みやすい大阪を実現してくれるよう息長く今後も府や大阪市に要請していきたいと思います。詳細は次号。

医療法人共立会　たかもと診療所だより	第 198 号
内科　　循環器内科　　呼吸器内科 **生命は宝、健康こそ財産** ホームページ　http://www.myclinic.ne.jp/takamoto/ 〒536-0006 大阪市城東区野江 1·2·3 モリビル 1 階　TEL06-6930-3300　FAX06-6930-3200	2012 年 （平成 24 年） 1 月 1 日 発行

辰年　今年を希望の年に

　新年を迎え、皆様はどのようにお正月をお過ごしになられましたか。早や三が日も終え、診療が始まりました。今年もよろしくお願いいたします。

　昨年は診療所という "あまり楽しみにして行く" ところではないにも関わらず、しんぼう強く通院していただき感謝しています。一方で薬の長期処方が進み、診察の機会が減っていることに私自身は若干不安になっています。かくれた病気の見逃しや誤診がないように、開業当初の "初心忘れず" を肝に銘じたいと思います。

　さて今年はどんな年になることでしょうか。「税と社会保障の一体改革」を、政府だけでなくマスコミや自民・公明・民主党からも盛んに推進する意見が出されています。「一体改革」は消費税増税、社会保障の改悪など、生活をさらに悪くする内容で、私は賛成できませんが、国の借金が膨大であるので仕方がないとあきらめておられる人も多いようです。

　発想をかえて、実現すれば良いのにと思うことを考えてみましょう。①医療費の窓口負担は高齢者と子どもはゼロに、②国民健康保険料が 1 万円さがれば、③消費税がなくなれば、④原発が限りなくゼロになり、自然エネルギーが普及すれば、⑤大阪市の地下鉄がたった 20 円値下げでなく半額になれば、⑥府下の美術館、コンサート、天満天神繁昌亭の入場料が半額に・・・などなどが実現すれば、生活が少しは楽になり、楽しみが増えると思いませんか。

　ちょっと待った、そんなことは夢のまた夢、ありえないと反論されそうです。しかしそんな国はたくさんありますし、昨年訪問した小国キューバでは 50 年間以上医療・福祉・教育すべて無料です。経済大国日本で不可能なはずがありません。国や大阪府・市の予算の使い方が間違っているから実現しないのです。カジノ誘致、ベイエリア開発など不用不急な公共事業を止め、一機 100 億円する F35 戦闘機の購入を我慢し沖縄など米軍への "思いやり予算" を中止し、270 兆円という巨額の内部留保金を貯蓄している大企業の税金を上げ、国や大阪の税収を増やすことです。そして医療・福祉、雇用対策に予算を大胆に配分することです。そうすれば夢は夢でなく現実になります。

　安心して暮らせる平和な大阪のために、今年も地域の診療所として努力したいと思います。そして皆さんが一年間を無事に過ごされるようにお手伝いをさせていただきます。

お知らせ；大阪ダブル選挙の結果の行方について今号に掲載する予定でしたが、松井知事、橋下大阪市長の「大阪都構想」の具体化がまだ明確でありませんので、時期を見て掲載予定とします。

-1-

医療法人共立会　たかもと診療所だより 内科　　循環器内科　　呼吸器内科 ## 生命は宝、健康こそ財産 ホームページ　http://www.myclinic.ne.jp/takamoto/ 〒536-0006 大阪市城東区野江 1-2-3 モリビル 1 階　TEL06-6930-3300　FAX06-6930-3200	第 199 号 2012 年 （平成 24 年） 2 月 1 日 発行

消費税増税する前に、もっとすることがあるのでは!野田首相！

　大阪府民の生活はどん底なのに、貯金（内部留保）がどんどんたまる大企業はホクホク。国会議員の給与はそのままなのに、サラリーマンの給料は減り、年金は増えず、保険料・介護料は上がる、なんでこんなことになるのか。政治は国民が豊かになるためにあるのに、大企業や政治家の都合の良いことばかり。

　まず国会議員が身を切るというなら、共産党以外の政党の国会議員に政党助成金（これまでに総額 5358 億円）がバラまかれているのを、きっぱり削ったらどうか。

　大企業のため込んだ貯金（内部留保）を景気回復のために、雇用に使ったり、法人税をまだ下げようとするのではなく元にもどす、大資産家の所得税を増やすなどの政策を打ち出すべき。

　使いもしない軍艦や戦闘機に予算をつぎ込むのは止める、日本にある米軍の軍事基地を応援する「思いやり予算」を削る、などをトコトンやってから、消費税を上げると言ってほしい。

　東日本の大震災・福島原発事故のために予算が足りないとか、医療費がかさばりすぎるから消費税を上げるなど、言ってほしくない。

　1 月 24 日から通常国会は開催されたが、自公民ともに消費税 10%増に賛成しているのに、政党間で泥のなすり合いなど、みっともないことは止めて、先程のような無駄を削る具体的政策を一刻も早く国民に説明をしてほしいと思います。

クルクル変わる発言をチェック!!橋下市長さん、元気だけでは "？" ですよ!!
地下鉄民営化、敬老パス廃止、赤バス廃止、幼稚園・保育所民営化、競争教育のみ、カジノ設置：見えてくるのは、府民・市民の生活を豊かにするのではなく、営業の話ばかり

　連日ニュースで取り上げられ、あれをする、これをすると言いたい放題の市長さん。そんなに簡単にできない中身でも彼が言うと出来るように思わせるのが彼のテクニック。彼のテンポに乗らずに、冷静に発言内容を追っていくことも、だまされないためには大切です。東京新聞の正月の社説では、「デマに迷わない判断を」という小見出しで、維新の会はわかりやすい敵を定めて民衆を動員し「独裁」（橋下市長）の手法で戦後、築かれてきた教育の中立や労働基本権に挑戦する危険な側面も持っている・・・と注意を呼び掛けています。

　敬老パスは選挙中は「継続する」が、今は「廃止する」に。関西電力の福井にある原発は「停止する」、「株主総会で筆頭株主として提言する」が、「関西電力と勉強会をする」に、「乳幼児の保育待機ゼロ」を「公立幼稚園は縮小」し「基準があえば民間の参入も OK」、保育内容の低下は仕方がないと。

　職員基本条例で物言わぬイエスマン職員づくりの強制。教育基本条例の押し付けによる日の丸・君が代の強制起立斉唱、違反者には罰則。そんな枠をはめることで大阪府、大阪市が良くなるとはとても思えません。選挙で勝てば、「民意」とは「橋下である」とは、思い上がりもひどすぎます。今年は、医療、福祉を徹底的によくする政党はどこか、一生懸命に市民のために汗をかいてくれる議員は誰かなど、一人一人がしっかり考えましょう。

医療法人共立会　たかもと診療所だより 内科　　循環器内科　　呼吸器内科 ## 生命は宝、健康こそ財産 ホームページ　http://www.myclinic.ne.jp/takamoto/ 〒536-0006 大阪市城東区野江1-2-3モリビル1階　TEL06-6930-3300　FAX06-6930-3200	第 200 号 2012年 （平成24年） 3月1日 発行

たよりを発行し続けて16年半、あっという間の200号！

　今月も皆さんに「診療所だより」をお届けします。「頭のてっぺんのできものから、足の先の水虫まで、じっくり診察してみたい」と思い立ち、診療所を開設したのが1994年11月でした。そして9カ月後の1995年8月、患者さんと診療所を固く結ぶ「たより」第1号を発行しました。100号まで発行することを目標にしましたが、熱心な読者の皆さんに背中を押されながら200号に手が届きました。お礼申し上げます。

　最初は、ワープロ原稿、市販のイラスト画をペタペタとのり付けして発行していました。見るからにダサい「たより」でした。体裁は"いまいち"でしたが、中身は"きらりと光っている"と自画自賛しながら作り続けました。

　幸い、毎月患者さんにお伝えしたい内容が山ほどあり、紙面が埋まらないという悩みは、16年間を通して一回もありませんでした。

　最初のころは、診療スタイルをトコトン知っていただくことに紙面を割きました。診察を受けるとは、薬だけ受け取って終わりではなくて、必ず診察室に入ってもらう。心臓の音、息する音を聴診し、おなかの柔らかさや足のむくみなどを診察して、薬を受け取るという一連の重要さを分かって頂く記事を書くことに集中していたように思います。

　ほどなくして、医療費が国家予算を圧迫し続けているという理由で、なんとか医療費を抑制しようと、受診時の窓口負担増、保険料の値上げ、介護保険制度の導入、後期高齢者医療など、国民にしわ寄せする医療・福祉制度の改悪が進みましたので、国の医療制度の改悪を知らせる記事を多く書くようになりました。最近では大阪府・市の、高齢者・障害者いじめ政策が猛スピードで進行している事実を伝えたいと思います。

　一方で、患者さんからのご意見の紹介、サークル・行事案内、紀行文など、交流紙面も充実しなければ飽きられるのではと思っています。200号は通過点です。
「生命は宝、健康こそ財産、元気な患者でいよう」
を合言葉として、医療・福祉の充実のために積極的に行動する診療所として、「たより」の発行を続けていきたいと考えています。患者さんから一層多くの"生の声"を頂戴して紙面にいかしていきたいと思いますので、今後ともよろしくお願いします。

ちょっと一言：柴島（くにじま）浄水場を閉鎖し、民間に土地を売却することは、絶対反対です。橋下市長は、計画を中止すべきです。
理由：1914年操業の柴島浄水場は、約100年間大阪府民に上質の水道水を提供し続けてきました。府下にある3カ所の浄水場（豊野、庭窪、柴島）の一つです。淀川の右岸に柴島、左岸に豊野、庭窪があります。淀川の右岸、左岸を流れる水は、混じり合うことが少ないのです。一方の水が有害物質などで利用できなくなっても、他方の水を利用することで、府民は断水を免れてきました。右岸にある柴島浄水場が閉鎖されれば、同じ流れの左岸の二カ所のみとなります。良質の水の確保は府民にとって死活問題です。これ程危険なことをしてまで、民間に柴島浄水場の土地を売却する計画とは、どういうことでしょうか。

行ってびっくりキューバの旅⑨

「キューバ丸かじりの集中講義を受けたその夜は、素晴らしいトロピカーナショーのご褒美が！」

日付が変わった5月4日午前0時45分、サンティアゴ・デ・クーバからハバナ便に乗った。ハバナのホセ・マルティ空港に2時半に着陸したが、車輪が地面にたたきつけられた瞬間、後方座席から拍手が起こった。サンティアゴに着いた時も拍手が起こったが、それほど命がけのフライトだったのか？！移動バスに乗り込んで入口ゲートに着くも、扉は閉まったまま。飛行場職員との連絡ミスで、帰ってしまっていたらしい。なんとも、いい加減というか、のんびりしているというか、キューバの素顔を見てしまった。

ゆっくり眠る間もなく、9時55分から、チェ・ゲバラの娘さんで小児科医のアレイダ・ゲバラさんとの懇談に臨んだ。私の方から挨拶を兼ねて、簡単な訪問目的などを説明したが、彼女は「懇談の一番の希望は、日本から来られたあなた方の質問をお受けすることです」とおっしゃった。「なぜ小児科医になられたのか」という質問に対して、「医師であり、模範となる人間である父ゲバラの影響が大きかった。キューバの人々は私を愛してくれている。それは父に対する愛であり、その事にどのようにして私はお返しするか、方法を探さなければならなかった。キューバの医療制度は、すべて無料であり国民の身近なところにある。身近なところということで、医師の道がみつかりました。医師の仕事は大好きです。仕事で愛をお返ししています」と。

「工業大臣の時、広島を訪問されたが、日本についての印象は」という質問に対して、初めて訪日した時に、広島に行った。人間としてこのような恐ろしいことができるのかと思った。平和公園に皆訪問しなければいけない。日本国民は、働き者、とってもまじめな国民です。何かあれば、心を動かします、だから連帯します」と。

キューバの将来に対しては、「新しい経済モデルを基礎に社会主義の国づくりをするには、改革が必要である。本当の権利は国民にあるのでマスコミは国営である。選挙制度は民主的システムであるが、国民は手に握る大切な権利をまだ理解していない。重工業、医療、教育、防衛は国の責任である」という返事でした。もっと話したかったのですが、時間が来てしまいお別れしました。

そのあと、老人医療の専門家である老人医学研究所のリリアン・リベラ副所長の講義を受けた。子どもの死亡率は、日本に次いで低く、高齢化社会が急速に進んでいる。平均寿命は男性76歳、女性80才である。120歳クラブがあり、現在100歳以上の研究をしているとのことでした。女性の社会進出も顕著であり、少子化が問題となっていて、人口ピラミッドは35-49歳を最多層として、ひし形構成となっている。詳細は割愛しますが、「日本では65歳以上の医療費が多く問題になっているが、キューバではどうか」という質問の答えは意表を突くものでした。「高齢者だけを取り出して、金で換算する習慣（概念）がないので、分からない」という返事でした。

2時過ぎから、ラテンアメリカ医科大学を訪問しました。カストロ前首相の提案で、1999年に開校したそうです。中南米の貧しい国々の医療を良くするために、無償で他国の医師を育成するこの大学は、世界的にもまれですが、着実に実績をあげ、諸国民友好の大きな柱に成長しています。現在までに28カ国の医師8520人を養成した。「ここを卒業する医師たちは、本当に人間を深く愛する医師です」、「お金がなくても、お礼だけ感謝だけで働く医師です」というムラボ副学長の言葉は新鮮でした。トロピカーナショーの報告は次号にします。お楽しみに。　　　＜続く＞

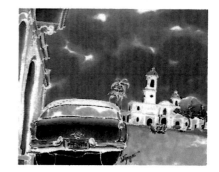

診療所だより 200 号によせて

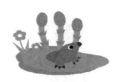

診療所へ行くのが楽しみで・・・

　高本先生、長い年月私達を親身に診てくださいまして有難う御座います。

　思い返しますと、私達、定年後東大阪に来ましたのは、昭和53年5月入居で、その時は東大阪市立中央病院でした。主人は色々と病気をしてほとんど通院致しておりました。そのときの出会いが高本先生でした。病名が大動脈弁閉鎖不全と左室肥大と診断して頂きました。そして、国立病院にて手術をすることになりました。国立の先生に「良くこの様な病気を早く発見されましたね」と高本先生のことをほめて頂き、とっても喜んで手術を致しました。それからは、京橋に移転されても自転車で通院いたしておりました。手術後しんどくなれば、「高本先生に電話しろ」とか、「先生のところに連れて行ってくれ」とかで、何をしても先生でした。平成7年5月連休に小便に血が出ると言い出したので、びっくりしてすぐに先生に相談致しまして今の国立医療センターに行き、色々と検査をしてもらった結果、前立腺がんで後半年位と言われびっくりしました。本人には言いませんでした。手術をするのに、「玉を二つ取り

ます」とおっしゃったときは本人もびっくりしておりました。後は元気で遊び回っておりました。自転車はいけませんといわれがっかり、歩く方向に変えました。でも、高本先生のところに行くのが楽しみで、喜んで行っておりました。自転車は駄目ですといわれてから私がついて行っておりました。放射線治療をしてからだんだんと弱っていき、近くの病院に変わるよう言っても「あの先生だけが良く診察していただける」と耳を貸しませんでした。日記を見ましたら、一番最後に行ったのは、平成22年8月28日でした。タクシーで行きましょうと言っても、聞かないで歩いて着くなり「寝かせてください」と看護婦さんに甘えるように言っていました。この時私は、この人は幸せな人だな、こんなにも先生や看護婦さんに良くして貰ってうらやましく思えました。私も歩ける限り先生の所に診察にお願いするつもりでおります。いつまでも頑張って下さいね。主人が亡くなった時、京阪ホテルにて写真を皆さんに見ていただき、貰って頂いたことは家族一同涙が出るほど嬉しいことでした。本当に幸せな主人だと思いました。　　　　　（楠瀬キミ子さん）

体の中はガタガタでも元気

　診療所だより200号発行に当たり、永い間続けてくださり、隅々まで読ませてもらっています。

　私も診療所だよりと同じ位古参の患者としてお世話になっています。次々想像もしなかった病名が見つかったり、ここが悪いあそこが悪いと言ってはすぐ対応してくださって感謝しています。

　私は他人には一切病気の話をしたことがありません。だから「元気ですね」とよく言われます。体の中はガタガタですが見た目だけでも元気な振りをしていますが、いつまでもこの調子でいけるよう願っています。（吉田マリ子さん）

変わることのない温かい診療所

　診療所だより、第200号発行おめでとうございます。

　振り返ってみますと、以前の会場での"つどい"が懐かしく思い出されます。バザーあり、資料の紹介ありとバラエティーに富んだもので、とても印象に残っています。

　いつも温かくて、優しい雰囲気の診療所はこれからも変わることはないでしょう。その待合室に、ちょこんと座っている私がいます。（澤下眞弓さん）

158

叱れないお父さんがふえている

「年寄りの育てる子は三文安い」ということわざや、「かわゆければ（可愛ければの意味）、五つ教えて三つほめ、二つ叱ってよき人となせ」という二宮尊徳の言葉の綾があります。いずれも甘やかすばかりの子育てを戒める言葉です。

しつけの目的はやってはいけないこと、やってほしいこと、がまんすることを繰り返し伝え、社会の一員として自立させることにあります。しつけのなかで、「叱る」事はとても重要です。普段、仕事で忙しいお父さんほど、子供につい甘くなりがちで、「いいよ」「いいよ」となりやすく「叱り上手」は少ないようです。私達の時代は、お父さんは大黒柱であり、子供には、常に家族を大切に、人には迷惑をかけるな、これが当たり前で「しつけ」には厳しく、口答えすればすぐに雷が落ちて叩かれる事が幾度もありました。　　　（今井　清文さん）

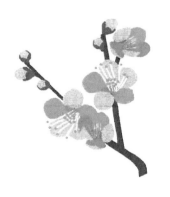

診療所スタッフよりご挨拶

診療所だより200号達成！！　すごい事だと思います。なんでもスタートする事は簡単ですが、続ける事はとても難しい事です。月に1回発行するこの診療所だよりは、先生とスタッフ全員で、お互い患者さんに少しでも役立てる内容を・・・と思い創っています。体調が悪く、読みたいけど読めないという患者さんもいらっしゃると思いますが、ぜひ読んで見てください。そして、診療所の"生命は宝、健康こそ財産"という言葉を、たよりを読んで感じ取ってくだされればうれしいです。最後に「継続は力なり」の言葉を信じて、これからも診療所だよりを大切にしていきたいです。

（看護部　高木直子）

たより200号発行にあたり、私は隔月に食事の欄を担当して十年が過ぎようとしています。この間の食生活、運動などの健康に関する情報はめまぐるしく変化しています。その中でさまざまな情報や昨年6月に取ったアンケートを参考に分かりやすく体に優しい摂りかたを工夫し、また日常生活に簡単に取り入れられるよう考慮して載せてきたつもりです。これからも「体に優しい摂りかたとは」を学習し参考になるようにしたいと思います。

（看護部・林　由子）

先生、看護婦さん達200号達成！！　おめでとうございます。そしてお疲れ様です。そしてこれからもよろしくお願いします。スタッフである私が言うのもなんですが・・・。私がここで働かせて頂いて1年半、1年半の間に発行されたたよりは18回。当たり前ですが200号と言うことは16年間毎月発行してきたと言うことになります。私も先月号からたより作りに参加していますが、文章を考えるのがこんなに大変だとは・・・。患者さんたちにわかりやすく、診療所のモットーである患者さんとの交流が出来るものとして作っていくのは、難しいです。これからは、先生や看護婦さんに負けず患者さんたちに楽しんで頂けるたより作りをお手伝いできればと思っております。宜しくお願い致します。

（医療事務　井上真生）

今回、たより200号達成という節目で継続する事の大変さを改めて思います。めまぐるしく変わる時事問題を的確に把握したり、四季に合わせた健康レシピ、食事の工夫など参考になる記事が多いです。継続する事は何事も難しいですが、自分自身を成長させてくれていると信じて突き進むことも大切ではないかと思います。これからも、みんなで力を合わせて頑張りたいと思います。

（医療事務　土井　香織）

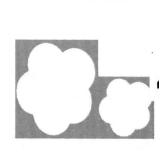

私がたよりに登場したのは、117号あたり、自己紹介をしたと思います。来月でちょうど7年、たかもと診療所の歴史の半分にも満たないのですが、もっと昔から居たような・・・そんな感じがするのは、遠足やつどい、教室など患者さんと共に作ってきた歴史を、№1からのたよりから読み取っていたからだと思います。今は「ふれあい教室の報告」を主に書いていますが、200号を迎え、改めて「たより」のもつ意味を考えているところです。　　　（看護部　久家久美子）

早いもので診療所も18年目。たよりの発行は開院9ヶ月目。私の手書き挿絵が4号からです。最初A4表裏一枚のたよりに手書きの絵を入れたり、四苦八苦の連続から今A3サイズ分1枚表裏になり、文明の利器インターネットで挿絵を探したり、どうやったら皆様に読んで貰えるたよりになるか？文章に合った挿絵か？毎回自問自答のたよりづくりです。質問があったり、反響があるとすごく嬉しく励みになります。これから若手スタッフがたよりづくりに加わりますので楽しみです。　（看護部　糸賀孝子）

ふれあい教室報告：骨を強くしましょう！（2012/2/15）

　初めはいつもの様にクイズから……骨粗しょう症の原因や骨折しやすい部位、骨を強くするための食品、栄養素など考えていきました。さすがに日ごろ骨に関心をもっている皆さんなので、すらすらと答えが出てきました。「頭では分かっているけど実践がねえ」の声もありましたが、まずは理解からですよね！
　この間続けている転倒予防のための運動は、簡単ですが腹筋・背筋・バランス感覚を鍛えるのでこのテーマにぴったり。みんなで張り切って行いました。

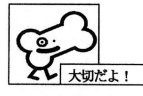

大切だよ！

バランスの良い食事

カルシウム　　ビタミンD

適度な運動

診療所からのお知らせ

お間違えのないよう、お願いいたします!!

☆休診のお知らせ☆　3月17日(土)〜20日(火)まで

春の遠足のお知らせ…防災のこと勉強しましょう！

行き先　**大阪湾巡り&海遊館：トイレ付バスで楽ちん、楽ちん**

（大阪湾巡りでは毎日新聞「わが町にも歴史あり；知られざる大阪」でおなじみの大阪案内人の西俣稔さんの説明付きで、津波について一緒に考えましょう）

日時　**2012年4月22日(日)**

時間　**8時20分　診療所集合**

4時頃　診療所到着解散

費用　**6，000円(昼食付き)**

人数　**40名**(人数に達し次第締め切らせて頂きますので参加ご希望の方は職員まで)

①旧WTCの展望台(55階)から大阪湾を見下ろす

②大阪の湾岸や堤防を見学する

③海遊館で海の生き物に癒されよう！

脳トレーニング

1つだけ違う文字が混ざっているよ〜♪

森森森森森森森森森森森森
森森森森森森森森森森森
森森森森森森森森林森森森
森森森森森森森森森森森

199号の正解：悩でした☆

場所は上から4段目・左から4番目です♪

3月21日つくろう会

ネコのブローチ(ネクタイ使用)

午後2：00〜3：30

持ち物：裁縫道具

費用：100円

特定健診についてのお知らせ：平成23年度の特定健診は3月末まで、予約の上受けることができます。受診券をお持ちの上ご相談ください。

署名をたくさん集め、政府に生活改善を訴えましょう！

生活直撃の消費税増税、社会保障改悪に反対する、カラフルな見やすい「税と社会保障一体改革」署名にご協力ください。家族、友人、知人に、協力を呼び掛けてください。

医療法人共立会　　たかもと診療所だより	第 201 号
内科　　循環器内科　　呼吸器内科 **生命は宝、健康こそ財産** ホームページ　http://www.myclinic.ne.jp/takamoto/ 〒536-0006 大阪市城東区野江 1-2-3 モリビル 1 階　TEL06-6930-3300　FAX06-6930-3200	2012 年 （平成 24 年） 4 月 1 日 発行

橋下「大阪維新の会」の政策、「船中八策」が掲げる未来とは

　橋下市長・維新の会がいう「船中（維新）八策」（3/10 発表）を読んでみました。ご存じのように、幕末から明治維新直前にかけて活躍した坂本竜馬が日本の将来を案じ、国の基軸のあり方をまとめたのが「船中八策」（1867 年）であると言われています。誰でも知っている坂本竜馬、土佐の酒・船中八策、この名前をちゃっかり借用して、いつものイメージ戦略でマスコミに売り出してもらうという彼独特の宣伝スタイルですが、さて「船中（維新）八策」中身はどんなものか・・・。ごく簡単に要約してみます。

　「維新が目指す国家像」で、なぜか「自立する個人」の必要性が第一に挙げられていますが、庶民の面倒は見ないよ、自分の力で生き延びよ！という激励？に当たるものです。「自立する国家」のために、個人、地域、国家の関係を分断し、国家に特別の役割を与えようとする意思が読み取れます。そして維新八策の各論に続きます。

　統治（行政）機構を作り直す事が第 1 策です。これまでの保守と同じく防衛・外交は国家が、医療・福祉・教育は地方に任せるという切り離し政策です。世界の勝者となるために大阪都や道州制の必要性を言い、絶大な権力を持つ首相の公選制や多数であれば強行突破しうる一院制の必要性を主張しています。多様な意見、少数の意見を考慮しながら政治を進めることの全面否定です。橋下市長のやり方を国政運営でも行うというものです。

　一方待機児をゼロにするという公約実現には、1.6 ㎡の空間で乳幼児 1 人を保育しても構わないとする、人間にふさわしい保育・教育の否定があります。保育所は鶏小屋なのか？。

　財政・行政改革が第 2 策です。財政改革は国民総背番号制で、国民からむしり取る徴税強化の徹底を主眼にしています。国会議員の定数を削減し、民意が反映しない選挙制度にすることと大阪府方式の究極の地域サービスの切り捨てを断行するとしています。

　公務員制度改革が第 3 策です。公務員を国民のためでなく、国に忠誠を誓う集団に作りかえようとしています。公務員攻撃を執拗に繰り返す狙いは、厳しい民間並みに職場を変え、国民の生活条件を悪い方へ悪い方へと誘導することにあります。政治活動の禁止という口実で、もの言わぬ公務員を作り上げる事を理想としています。かつての滅私奉公の思想と同類です。

　教育改革が第 4 策です。教育とは国際競争社会に勝ち残れるエリート作りのためにあるとしています。そのために地域において学力至上主義を唯一の正当な価値観とした教育の徹底を重視しています。首長の権限で、校長を通して学校教育を縛り、君が代を起立・斉唱しない教師に罰則を課す教育基本条例を国の基本にしようとしています。

　社会保障制度は第 5 策です。憲法 25 条で保障されている、人間として文化的な最低限度の生活を保障するのではなく、医療・福祉はお金で買うものという、社会保障とは天地の違いがある、金の切れ目が命の切れ目とするものです。混合診療解禁、営利企業の医療への参入、税と社会保障の一体改革（改悪）にも積極的です。そのほかにも TPP 賛成、消費増税賛成、日米追随強化、憲法改正（改悪）へと策は続きます。

　ここまで読んでいただいた方には当然お分かりでしょうが、維新の会の船中八策とは、新しいところはどこにもなく、これまで保守政党が作ってきた土俵の上で踊って見せているだけにすぎないということが分かります。

医療法人共立会　たかもと診療所だより 内科　循環器内科　呼吸器内科 **生命は宝、健康こそ財産** ホームページ　http://www.myclinic.ne.jp/takamoto/ 〒536-0006 大阪市城東区野江 1-2-3 モリビル 1 階　TEL06-6930-3300　FAX06-6930-3200	第 202 号 2012 年 （平成 24 年） 5 月 1 日 発行

橋下市長語録をゆっくり読み返してみましょう、皆さんはどう思われますか？

■教育、教師の理想像について‥‥エリート教育のみ、金八先生と正反対の橋下市長

・起立斉唱しないとダメですよということをしっかり示して、校長が学校を管理できるような形にしたい‥‥君が代に市長がこだわる言い分はたったこれだけ？

・僕の周りはみんな、お金があれば私学に行かせたいと言っている‥‥市長の視野の狭さ

・あのクソ教育委員会野郎が、過度の競争が生まれるからと（学力テストの地区別成績を）公表しない‥‥メディアを利用して「敵」をあぶりだす、小泉元首相そっくりの橋下流

・集団生活が成り立たないのは、教師が怒れなくなり体罰がなくなったからだ‥‥短絡思考

＜反論＞

・私には人を信じるに値するという信念がある。しかし、知事は頭から人を疑ってくる

・シンクロナイズド・スイミングの名コーチで元府教育委員井村氏の意見「記事や映像になりやすい言葉を発しているだけ。行政とは派手に行うものではなく粛々と進めるものだ」

・元毎日新聞大阪本社代表の意見「オレの意のままにならないとの反発が"クソ教委"発言につながったのではないか。ポピュリズムに乗って、自滅した独裁者は枚挙に暇がない」

＜参考＞

日本の学費は世界一高く、その中でも大阪の学費は日本一高い‥‥府立高校学費年間 14 万 4 千円、エアコン代年間 5400 円（2007 年）

■WTC への府庁移転で喜ぶ人達‥‥住友、伊藤忠商事など大手企業の売れ残り土地が一杯

平松元大阪市長は 2008 年関西財界が推進した大阪湾臨海地域開発計画の一環であったテクノポート大阪計画の中止（失敗）を言明した。総額 2 兆 2 千億の巨大計画であったが、破綻が続出したからである。府庁の移転計画は、借金埋め合わせと密接に関連していた。

WTC は交通不便、地震に弱い超高層、液状化の心配、津波で孤立化、交通費が高い、有毒重金属含むゴミ処理場として埋立られた土地であるなど、誰もここに府庁など望む人はいないはずである。にも関わらず、橋下知事は「もうここで決まりと叫んだ」。意図ははっきりしている。府民の税金を注ぎ企業救済のためであった。

■いじめの対象者（敵）を、公務員、教師、教育委員会、労働組合、辛口の評論家、朝日新聞など、次々に作って行くのはなぜでしょうか

内田樹（たつる）神戸女学院大学教授は、橋下氏を「情緒的な発達が 11 歳か 12 歳くらいで終わっている幼い人だと思います。複雑な問題に対して非常にシンプル（単純）な解決方法があると思いこんでいるのです」と評価している。

朝日新聞が「弁護士資格を返上してはどうか」「いつまでバラエティータレントやってんねん？？」と報道したのに対して「朝日なんか廃業したほうがよい」と、自分が批判されることには、我慢できない幼稚さを露呈した。

■橋下市長は、自分を日本一の大企業の社長と勘違い？大阪市は彼の持ち物ではない！

黒字だからもっと儲かると市営地下鉄を民営化、赤字だからとバスを民営化、黒字だからと海遊館を民営化、ただはダメと敬老パスの有料化、国民健康保険料・保育料軽減の見直し、区民センター・屋内プール・障害者スポーツセンターの統廃合など、まさに市民の生活を切り刻むことに一生懸命です。企業への大判振る舞いはそのままですが‥‥どう思われますか、みなさん。医療福祉を日本一に。子どもも大人も笑える大阪にしましょう。

医療法人共立会　たかもと診療所だより	第 203 号
内科　　循環器内科　　呼吸器内科 **生命は宝、健康こそ財産** ホームページ http://www.myclinic.ne.jp/takamoto/ 〒536-0006 大阪市城東区野江 1-2-3 モリビル 1 階　TEL06-6930-3300　FAX06-6930-3200	2012 年 （平成 24 年） 6 月 1 日 発行

福井の大飯原発は再開させてはならない。今、全国の原発はすべて停止中！！

　今、全国にある 50 基の原発はすべて止まっています。そのために日本のどこかで停電が起こっているでしょうか。誰もが原発は 50 基も要らなかったことには同意されると思います。

　今、福井県の大飯原発の再開が大問題になっています。関西電力が再開したい理由は、夏場の電力消費のピーク時（午後 1 時から 4 時）に電力不足（15%と言われていますが、この数字に根拠はありません）となるのが大変だという理由です。逆に言えば夏場の数時間以外は近畿に原発がなくても、電力の供給に困らないということです。

　それではこうしたらどうでしょうか。今年の夏は予備力のある火力や水力発電をフル稼働させ、私達も家庭での無駄な電力消費をなくし、企業も極力節電し、おまけに京橋駅付近などの繁華街のギラギラネオンを控えてもらったりすれば、夏を乗り切れます。そうすれば全国のすべての原発は要らないことが証明されます。この夏は世紀の大実験に挑戦しましょう！

　その間に、太陽光、風力、地熱などの自然エネルギーによる電力供給政策を大胆に政府、大阪府市、関電に打ち出させる世論を大きくしましょう。

　また電力会社に独占禁止法違反を適用し、政府には発電会社と送電会社の分離法案の成立を要請し、新しい企業が参入できるようにさせましょう。そして企業の電力料金の 2 倍も高く買わされている家庭電力料金の値下げを関電に要求しましょう。

橋下市長の公務員攻撃の発言には裏がある！企業には甘く、市民・府民には高負担を強制！

　今、西成区では「西成特区構想」と名付けて、生保患者が自由に受診できない制度を強化しようとしています。民主党政府も同様の行政指導を強めています。診療所に対しては医療費を削るように圧力をかけています。ねらいはまず生保患者を皮切りに、国保、後期高齢者医療制度などの患者さんにも広げ、医療費を抑制することにあります。気になる事は、出来るだけ受診を減らすだけでなく、シップや風邪薬・ビタミン剤・目薬などを保険の範囲から外してしまおうとする動きが出てきていることです。

　橋下氏は市長に当選すれば、"自分が民意"であると勘違いするほど思い上がった人物です。41%もの反対票があったことを忘れてしまっているようです。

　敬老パスの有料化、上下水道料金の福祉減免廃止、赤バス運営費大幅削減、保育料値上げ、国保への繰り出し金削減、がん検診（ナイスミドルチェック）廃止、出産一時金引き下げ、屋内プール・老人福祉センター削減、クレオ廃止などなど削減・廃止ばかりです。

　新聞の投書などには「道頓堀プール化より浄化を」「垣間見た橋下氏の差別主義」「人権を守れ　入れ墨調査反対」「堺市長、入れ墨調査批判　職務と直接関係ない」の記事がありました。子どもからお年寄りまでが笑う大阪でなく、財界のみが笑う大阪に変えられようとしています。

　やっかいなことに医療をはじめ日本をボロボロにした小泉「構造改革」をさらに強力に推進する立場で登場した橋下「維新の会」に対し、全国政党である公・自・民などが色目をつかっていることです。

医療法人共立会　たかもと診療所だより	第 204 号
内科　循環器内科　呼吸器内科 **生命は宝、健康こそ財産** ホームページ http://www.myclinic.ne.jp/takamoto/ 〒536-0006 大阪市城東区野江 1-2-3 モリビル 1 階　TEL06-6930-3300　FAX06-6930-3200	2012 年 （平成 24 年） 7 月 1 日 発行

"日本中の原発が止まっていた、それでも生活出来ている!!この事実が一番大切""夏の電力は原発なしでなんとかやりくりを！"

　50 基の全原発が停止している日本。"今年の夏は、原発がなくても乗り切れた"という世紀の大実験になるはずでした。昨年 4 月 28 日の毎日新聞は、橋下知事の「脱原発」発言を掲載していました。しかし今年の 5 月 15 日に関西財界・関電会長・経産省幹部らとの懇談以降、態度は豹変。橋下市長の原発容認発言で流れは決定的に変わりました。「反対」▶▶▶「容認」▶▶「夏限定」。この変わり身の早さは何なのか。関電株主総会が終わり、言うことを聞かないなら市民の税金で買った財産である大阪市所有の関電株は売却だ！と橋下市長。

　この夏を私達は我慢するのではなく、あらゆる知恵を発揮し、夏の生活を楽しみながら、将来に負の遺産を増やし続ける原発再稼働に反対しましょう。

　東電福島第一原発過酷事故はまさに覆水盆に返らずでしたが、大飯原発の再稼働は人類に対する恥の上塗りです。企業エゴのごり押しか、国民の生命の担保か、答は決まっています。

橋下語録
　4 月 1 日「電力が足りないのかはっきりしない‥‥こういう中で再稼働っていうのは、僕は今は反対」⇒4 月 13 日「民主党政権を倒すしかない」⇒4 月 26 日「再稼働を認めないなら、府民は電力料金の値上げなど覚悟を」＜財界、経産省幹部と懇談後、態度に変化が＞
　5 月 19 日「やむを得ず臨時の運転‥‥という動かし方もあるのではないか」⇒5 月 31 日「事実上の容認です」⇒6 月 6 日「再稼働は例外中の例外」⇒6 月 27 日関電株主総会に出席して"脱原発"をアピール？、"脱原発"を掲げるなら最後まで通してほしいですね。

"向日葵護れ南京玉の指輪の子を"（中村草田男）

　春に 20 粒ほどのヒマワリの種をまきました。次々とつぼみを膨らませ小ぶりの花を咲かせています。昨年 7 月岩手、宮城、福島の被災 3 県を訪れた時、福島の医療生協病院玄関に、どうぞご自由にお取りくださいと袋詰にして置かれていたものです。種をまき、育てることで、震災地の人たちと繋がっている気持ちがして、毎朝眺（なが）めてから出勤しています。

"ゴーヤチャンブル平和憲法綻びぬ"（丹間美智子）

　今年の夏は頼むから猛暑にならないでくれ。願いを込めて取置きのゴーヤの種を例年より多くまきました。蔓はぐんぐん伸び、根元近くでは小さな黄色い花を咲かせています。実になりゴーヤの料理が食べられるのが待ち遠しい。窓を覆（おお）うゴーヤのカーテンは、強烈な暑さの外気をほんのり甘く味付けし、清々しく部屋に呼び入れてくれるだろう。日差しを避けてヤモリが網戸のところにやってくるのも楽しみです。

-1-

医療法人共立会　たかもと診療所だより 内科　循環器内科　呼吸器内科 **生命は宝、健康こそ財産** ホームページ http://www.myclinic.ne.jp/takamoto/ 〒536-0006 大阪市城東区野江 1-2-3 モリビル1階　TEL06-6930-3300　FAX06-6930-3200	第 205 号 2012 年 （平成 24 年） 8 月 1 日 発行

<u>戦後最悪の法律「社会保障制度改革推進法（案）」をご存知ですか？</u>

　6 月 26 日に衆議院で「税と社会保障の一体改革法」が可決されたことは、皆さんご存知だと思います。今参議院で審議に入っていますが、新聞などは決まったかのような対応で、積極的には取り上げていません。参議院で徹底審議してほしいと思います。

　消費税増税には大多数の国民は反対していました。しかし民主、自民、公明の 3 党の合意により、数の力で消費税の増税は可決されてしまいました。このままでは2014年には8%、2015 年では 10%の消費税を払わなくてはならないようになるかも知れません。増税に賛成した議員の名前をしっかり覚えておき、消費税増税には最後まで反対しましょう。

　もう一つ皆さんに注意していただきたい重要な法案が、どさくさにまぎれて衆議院を通過してしまいました。「社会保障制度改革推進法（案）」がそれです。"改革""推進"などの名前がつけられ、何か良い法案と思われるかも知れませんが、まったくの悪法です。

　皆さんが医療機関を受診される時は、今でも高負担ですが 3 割、2 割、1 割と窓口負担分を払うと医療は受けられていますが、この法案が成立すれば、毎回受診時に 100 円ほどを上乗せする「受診時定額負担」や７０～７４歳の高齢者の窓口負担２割への引き上げ、風邪薬、シップ薬などは自費となり、混合診療という松竹梅の医療が生まれることになります。また介護保険も制限し、生活保護にも一部自己負担を導入する内容です。いつでも・どこでも・だれでもの皆保険を壊すことを法律として決める内容になっています。

　国民皆保険制度が出来て 50 年、ついに皆保険制度をつぶそうという本格的な内容の法律が、民主・自民・公明 3 党で押し切られようとしています。国民皆が等しく医療、福祉、介護を受けられるのではなく、お金の持っている人だけが受けられる制度、自立・自助・自己責任の制度にしようとする法案です。

　参議院でお盆ころにも可決させる動きが強まっています。反対の世論を大きくしていかないと、とんでもないことになります。「税と社会保障の一体改革」の実態はひどいものです。

際限のない患者・国民負担増につながる

「社会保障制度改革推進法案」の廃案を求めます

皆さんのひと言を国会に届けますのでご協力ください

私のひと言（ありましたらお書きください）　　　氏名（　　　　　　　　　）

....

....

....

....

医療法人共立会　たかもと診療所だより	第 206 号
内科　　循環器内科　　呼吸器内科 **生命は宝、健康こそ財産** ホームページ　http://www.myclinic.ne.jp/takamoto/ 〒536-0006 大阪市城東区野江 1-2-3 モリビル 1 階　TEL06-6930-3300　FAX06-6930-3200	2012 年 （平成 24 年） 9 月 1 日 発行

「第 14 回患者さんと診療所をむすぶつどい」のお知らせ

日時：11 月 3 日（土・祭日）、12 時半開場、1 時～3 時半
場所：京阪ホテル（京橋）7 階かがやきの間
＊どなたでも参加できますので、ご家族・ご友人と共にご参加ください♪

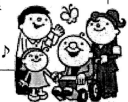

第一部：保険料は高すぎる！なんとか安くならないの？
知って得する保険の知識、家族みんなで勉強しよう！

　今回はいかにして生活を守るかを焦点にしたいと考えました。年金は減り、給料が減り続ける中で、収入の増加を見込める状況にはありません。それなら出費を出来るだけ抑えるしか道はありません。

　その上、さらに生活を苦しくする消費税増税が、民・自・公の与党・野党 3 政党談合で決められてしまいました。2014 年に 8％、2015 年には 10％となります。毎日のパン・お米などの食材、トイレットペーパーなどの日用品、電気・ガス・水道などの光熱費、衣料品すべてにわたって消費税が付きまといます。診療所が購入している医薬品も例外ではありません。

　そこで、私達が毎月支払っている国保保険料、後期高齢者医療保険料、介護保険料、窓口負担の医療費などを、今より安くすることが出来ないか、皆で勉強してみましょう。

　講師にはその道のベテランである大阪府保険医協会の別所陽さんにお願いしました。分かりやすい資料を準備してもらっています。講演の後で質問にも答えていただきます。

第二部：なるほどうまく出来ている人間の体、絶妙の調節機能の秘密を知る！

　日本人の平均寿命は男性 79.4 歳、女性 85.9 歳。人間の体はなぜ壊れずにこんなに長持ちするのでしょうか。膝・腰が痛い、目がかすむ、耳が遠い、眠れないなど、ぼやきつつ長生き出来ているのです。その秘密は、アクセルとブレーキを上手に使いこなす人間の知恵にあると思います。壊れるまで無理しない、ほどほどのさじ加減を皆が身に付けているからです。

　高血圧症、糖尿病、肝臓病、心臓病、不整脈など、どんな病気でもうまく付き合えば、結果は良です。うまく付き合う方法を勉強しましょう。講師は医師になってもうすぐ 40 年の高本が努めます。患者さんだけでなく、家族・近所の方など誘い合わせお越しください。

9 月になりました。夏の電力は不足したでしょうか。原発ゼロは可能です！

　暑い夏の日差しが照りつける昼間ですが、診療を終えて帰宅する 8 時ころには、あちこちでコオロギの声が聞こえるようになりました。虫達は季節の変わり目を敏感にキャッチしているようです。

　虫達に比べ政治家や電力会社の幹部連中の鈍感さは醜いほどです。国民の 9 割が、原発ゼロに向けて心の準備をしているのに、その変化に気づかない政治家たちの決断のなさは驚くばかりです。

　北極・南極の氷が超スピードで溶け出している地球温暖化の今、自然エネルギーへの転換は緊急の課題と思います。

医療法人共立会　　たかもと診療所だより 内科　　循環器内科　　呼吸器内科 **生命は宝、健康こそ財産** ホームページ　http://www.myclinic.ne.jp/takamoto/ 〒536-0006 大阪市城東区野江 1-2-3 モリビル1階　TEL06-6930-3300　FAX06-6930-3200	第 207 号 2012 年 （平成 24 年） 10 月 1 日 発行

11 月 3 日文化の日は「第14回患者さんと診療所をむすぶつどい」の日

みんなで事実を学び、知識を身につける事は、生活や気持ちを楽にする近道！
すぐ役に立つ保険料、介護料、後期高齢者医療などの知識を学びましょう
病気を予防し、これ以上悪くしないための心構え・ヒントを学びましょう

第一部：保険料は高すぎる！なんとか安くならないの？
知って得する保険の知識、家族みんなで勉強しよう！

　今回はいかにして生活を守るかを焦点にしたいと考えました。年金は減り、保険料は上がり、給料が減り続ける中で、生活は圧迫されています。出費を出来るだけ抑えるしか道はありません。

　そこで、私達が毎月支払っている国保保険料、天引きされている後期高齢者保険料、介護保険料や窓口負担の医療費などを、今より安くすることが出来ないか、出来る方法があります！皆で勉強してみましょう。

　講師にはその道のベテランである大阪府保険医協会の別所陽さんにお願いしました。分かりやすい資料を準備してもらっています。講演の後で質問にも答えていただけますので、質問したい事をメモしてきて下さい。

　8 月 10 日には生活を苦しくする消費税増税が、民・自・公の 3 政党談合で決められてしまいました。2014 年に 8%、2015 年には 10%が予定されています。同時に社会保障制度改革推進法も可決されました。この法律は、一口に言って、これまでとは全く違って、患者さん・国民に、懐具合に応じて自己責任・自助努力で医療・福祉にかかりなさいというもので、国民は人間らしい生活をする権利があると決められている憲法 25 条をなくしてしまおうという法律です。大阪市長橋下氏も賛成しています。この二つの法律を実施させたら大変です。反対運動を強めることも大切です。

休憩時間に抽選と体操とハーモニカに合わせた合唱でリラックスしましょう

第二部：なるほどうまく出来ている人間の体、絶妙の調節機能の秘密を知る！

　日本人の平均寿命は男性 79.4 歳、女性 85.9 歳、日本最高齢 115 歳。人間の体はなぜ壊れずにこんなに長持ちするのでしょうか。医療・保健の発展と同時に壊れるまで無理しない、ほどほどのさじ加減を皆が身に付けているからです。決してテレビでしつこく宣伝している健康食品のお陰ではありません！

　高血圧症は血圧チェック、糖尿病は血糖チェック、肝臓病は適度な休養、心臓病は適度な運動、不整脈はストレス予防など、どんな病気でもうまく付き合えば結果は良です。うまく付き合う方法を解説します。講師は診療所の高本です。

　　日時：11 月 3 日（土・祝日）、12 時半開場、1 時開始～3 時半終了
　　場所：京阪ホテル（JR 京橋すぐ）7 階かがやきの間
　　　＊どなたでも参加できますので、ご家族・ご友人と共にご参加ください♪
　※お車でお越しの方・専用駐車場はありませんのでお近くのコインパーキング(有料)をご利用ください。

医療法人共立会　たかもと診療所だより	第 208 号
内科　　循環器内科　　呼吸器内科 **生命は宝、健康こそ財産** ホームページ http://www.myclinic.ne.jp/takamoto/ 〒536-0006 大阪市城東区野江 1-2-3 モリビル 1 階　TEL06-6930-3300　FAX06-6930-3200	2012 年 （平成 24 年） 11 月 1 日 発行

橋下「維新の会」の支持率、朝日、毎日、読売などで2－4％、これが等身大！？

　橋下徹氏は連日なにかとマスコミに登場し、話題を提供していますが、そろそろ知事時代から市長になった現在までの5年間弱の実績を、冷静な目で検討する時期に来たのではと思います。

実は大阪府の借金は、橋下知事時代に増えていた！

　2008 年 1 月 27 日、島田紳助、やしきたかじん、吉本お笑い芸人たちの御輿にかつがれ、「タレント弁護士」からの華麗な？転身で大阪府知事に当選しました。2 月 6 日、府知事に就任し、大本営発表よろしく「財政非常事態宣言」をおこないました。府庁職員に向かって、あなた方は「破産会社の従業員。その点だけは、厳に認識をして下さい」と、公務員を敵に仕立てた頭ごなしの訓示をしました。

　その後、ワッハ上方廃止、国際児童文学館廃止、府市水道事業の統合、WTC への府庁移転、「教育非常事態宣言」、「あのクソ教育委員会野郎が」発言、「市営地下鉄民営化」「カジノ設置」発言、「普天間基地の米軍の関空受け入れ」発言、「3.11 により府庁咲洲庁舎（WTC）被災」、府議会「君が代起立条例案可決」、「職員基本条例案」「教育基本条例案」に対し弁護士会や府教育委員会で批判続出、「芸能界を引退した暴力団がらみの島田紳助ヨイショ」発言、大阪市議会で「職員、教育両基本条令」否決、「千里救命救急センターへの補助金廃止」など色々ありましたが、大阪市長に立候補するため任期途中で辞職してしまいました。退任の府庁職員へのあいさつでは、「皆さま方は優良会社の従業員であります」と手のひらを返したような発言でしたが、実際の府債（借金）は 2160 億円も増えていたことは、なぜかマスコミも報道しませんでした。

実は大阪市民の財産（地下鉄、バス、水道、土地など）を民間に処分するのが狙い、大阪市営地下鉄は1日1億円の黒字経営！！

「日本の政治で一番重要なのは独裁」と語る橋下氏は、2011 年 11 月 27 日のダブル選挙で、大阪市長に当選しました。得票率は橋下氏５９％、前市長平松氏４１％でした。得票率に見られるように橋下氏批判票が４割もあったのにも関わらず、以降の橋下氏をマスコミは天まで持ち上げている事は、マスコミの重大な汚点で忘れてはならないと思います。

　12 月 19 日就任した橋下氏は、側近ばかりを招集した府市統合本部を立ち上げ、大阪市の解体、大阪都構想に走り出すことになります。文楽などへの補助金カット、柴島浄水場廃止、思想調査アンケート、入れ墨調査、維新の会は自・公と組み君が代起立条例案を可決、明治維新とはなんの縁もゆかりもない住民を苦しめるだけの維新八策、「大飯原発再稼働の事実上の容認」発言、がれきの処分地として夢洲に決定、生活保護者への医療機関受診規制強化、公募区長、住吉市民病院廃止、赤バス廃止、路線バス大幅削減など、儲かるものは民間に、赤字の物は廃止、これで大阪が良くなるはずがないと思うのですが。

　橋下「維新の会」は、これから国政に打って出ようとしていますが、戦前の大日本帝国憲法が素晴らしいというような集団であることに最大限の警戒心が必要です。

医療法人共立会　たかもと診療所だより	第 209 号
内科　　循環器内科　　呼吸器内科 **生命は宝、健康こそ財産** ホームページ　http://www.myclinic.ne.jp/takamoto/ 〒536-0006 大阪市城東区野江 1-2-3 モリビル 1 階　TEL06-6930-3300　FAX06-6930-3200	2012 年 （平成 24 年） 12 月 1 日 発行

消費税増税と社会保障制度改革推進法を止めさせる署名にぜひご協力を！

　消費税が 2014 年 4 月から 8 ％、2015 年 10 月には 10%に上げられる法律が、8 月に民・自公の密室談合で決められ、国会を通過したことはよくご存じと思います。

　しかし「社会保障制度改革推進法」も同時に決まったことを知っておられる方は少ないでしょう。来年夏までに「国民会議」で具体化しようとする内容はひどいものです。

　70 歳から 74 歳の窓口負担を従来の 1 割から 2 割にする。毎来院時 100 円の定額負担を設ける。漢方・風邪・湿布薬などを保険から外す。すべての医療福祉内容の貧弱化につながる生活保護基準の引き下げなど、不健康になろうが、野垂れ死にしようが、医療費を抑えるためには何でもするという法律です。橋下維新の会も同じ方向で賛成しています。

　民・自公がいう「持続可能な医療福祉制度」の中身がこれでは、子や孫のために我慢しても、彼らが大人になった時にはもっと悪い制度になっているのではないでしょうか。

　70 歳になった患者さんが言います。「3 割負担から 1 割負担になった時、ほっとした」と。そのはずです。糖尿病の患者さんで 3000 円から 960 円に負担減となったからです。

　素晴らしい制度を創って子や孫に残すことこそ私達の責任ではないでしょうか。署名葉書に書かれてある内容をご理解して頂き、1 人でも多くの方からの署名をお待ちしています。

ただちに原発ゼロの国を創りましょう。大人から子どもへの最高のプレゼントです！

　私達の世代は、「原子力発電は安全である」という神話にだまされて、電気づけの快適な生活に慣らされた挙句の果てに、子や孫に大きな負の遺産を押しつけてしまいました。

　今回の原子炉の爆発やメルトダウンは、放射性物質の大気中への大量拡散、土地・海への流出など、67 年間続く広島・長崎の被爆の苦しみを、再び背負い込むことになりました。最終処理まで気の遠くなるような数万年以上の時間が、これから必要です。

　夏を原発なしでも乗り切れた事実を自信にして、大飯原発だけでなく、地震大国日本にある原発は、ただちに全て廃炉にし、これ以上の災害を引き起こさないように、真剣に取り組み続けなければなりません。民・自公・維新など原発維持賛成派でなく、「即時原発ゼロ、自然エネルギーへの転換を」の運動に協力して頂ける国会議員や地方自治体を多く作り、国や関電に圧力をかけ続けることが、本当に大切です。

TPP により日本の医療福祉は米国流の金儲け主義経営に変えられてしまう！

　TPP（環太平洋経済連携協定）参加を「平成の開国」であると絶賛した菅直人元首相は失速し、今では唯の国会議員になりました。後釜の TPP 賛成の野田首相・民主党陣営に自公・橋下維新の会も合流し、改革ではなくてこれまでの自民党政治とまるで同じとなりました。

　賛成派は農業だけでなく、病院・福祉施設、郵貯銀行、かんぽ保険、教育、郵便など全分野を、米国流の利潤追求の企業経営に変えてしまうことに大賛成なのです。

　そこで橋下維新の会の「カジノいいじゃない、混合診療完全解禁いいじゃない、地下鉄民営化いいじゃない・・・・」となるのです。

　TPP 参加は「平成の開国」どころか、国民をどん底に突き落とす地獄の 1 丁目なのです。

（医）共立会　　たかもと診療所だより 内科　　循環器内科　　呼吸器内科 **生命は宝、健康こそ財産** ホームページ　http://www.myclinic.ne.jp/takamoto/ 〒536-0006 大阪市城東区野江 1-2-3 モリビル 1 階　TEL06-6930-3300　FAX06-6930-3200	第 210 号 2013 年 （平成 25 年） 1 月 1 日 発行

 謹賀新年 平平凡凡たる生活を取り戻すための１年に

　明けましておめでとうございます。今年もよろしくお願いいたします。

　新年を迎え、今年はどんな年になるだろうかと、気をもんでおられる方が多いのではと思います。若い頃は、あれこれしたいと目標を立て、しゃにむに前へ進む意欲が自然と湧いてきたものですが、年を重ねるごとに、身の丈よりほんの少し背伸びする目標に変ってきたと思っています。皆さんはどうでしょうか。

　改めて気づくことは、今の世の中は当たり前の生活を送ることが、大変困難な時代ということが出来ます。福島の原発事故以降、私達の快適な生活が命の危険といかに背中合わせであったかを思い知らされました。近畿には福井県を中心にたくさんの原発があり、事故が起これば福島県と同じ状況が待ち受けています。

　また毎日の生活のことで言えば、体の不調があれば気軽に受診できているでしょうか。窓口負担・保険料・介護利用料など気にしなくてすんでいるでしょうか。気分が良ければ外出したりして、老後はそれなりに楽しむ余裕があるでしょうか。若い人なら学校を卒業すれば当然社会人になって仕事に就くなど、平凡ではありますが当たり前の生活があるでしょうか。

　平凡な生活を送る事がいかに難しいかを、痛感させられるのが現代社会だと思います。

住民がいつでも気兼ねなく受診できる、安心の医療の実現を

　気兼ねなく受診できる医療体制は、どこまで出来ているのでしょうか。窓口負担の支払いは 75 歳以上になってやっと 1 割になります。70 歳から 74 歳までの 1 割は 2 割にもどされそうです。現役の方は 3 割であり、糖尿病などの慢性疾患の患者さんは負担が大変です。また介護保険料・健康保険料が上がり、年金が下がった今、来院される患者さんは、窓口負担にため息が出そうになっていることが容易に想像できます。中学卒業までの子どもと高齢者の窓口負担はゼロに、働く人々は 2 割負担に、この事を実現するため頑張りたいと思います。

平和な世の中でこそ、社会保障は充実し、医療は花開く

　社会保障を充実させるということは、患者の自己負担が減り、経済的理由による通院中断患者が減り、早期に治療が出来、社会復帰を早めることを意味します。また診療所は適切な診療に専念出来、地域の健康保持に大きな力を発揮しうる条件が整うことを意味します。

　そのためには、防衛費を減らし米国への思いやり予算をなくす必要があります。また生活を一層圧迫する消費税の 10％へのアップを中止し、大企業の法人税、年間所得 1 億円以上の富裕層の所得税を上げることが優先されるべきです。

少病息災の１年を過ごせますよう今年もお手伝いしたいと思います

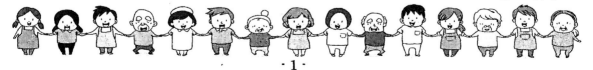

医）共立会　たかもと診療所だより 内科　循環器内科　呼吸器内科 **生命は宝、健康こそ財産** ホームページ http://www.myclinic.ne.jp/takamoto/ 〒536-0006 大阪市城東区野江 1-2-3 モリビル 1 階　TEL06-6930-3300　FAX06-6930-3200	第 211 号 2013 年 （平成 25 年） 2 月 1 日 発行

電気料金について、考えたことありますか？

　昨年の暮れに関電から「電気料金の値上げ申請について」という チラシが郵便受けに投函（とうかん）されていました。これ何？と思いましたが、あらため て読んでみますと、関電の都合の良いことばかりが、書いてあるではありませんか。知らな いと住民は損するばかりです。勉強して納得できるか考えてみましょう。

関電は電気料金を 4 月 1 日から 33 年ぶりに約 1 割値上げ予定していることを知っていますか？国は関電の申請を許可しないで下さい。

　電気料金は、「最低料金＋電力量料金単価×1 ヶ月使用量＋再生可能エネルギー発電促進 賦課金＋太陽光発電促進賦課金±燃料費調整額」からなっています。

　表向きは、「火力燃料費が増加し高くつくので、値上げする」と言っていますが、本音は 将来にわたって「原発再稼動に全力で取り組む」「原発を建設する」ことにあります。

　火力発電用の燃料費の中でLNG（液化天然ガス）燃料費は、外国に比べ高く購入（米国の 4.4 倍）されています。交渉次第で価格を抑えると値上げ幅は、まだまだ縮小できます。

　原発が停止しているから電気料金は上がると言いますが、これまで原発が日本中に次々建 設されましたが、家庭用電気料金の値下げは、そのたびにあったでしょうか。また電気料金 に含まれている「再生可能エネルギー、太陽光発電促進賦課金」を使った事業が、府下で目 に見えて進んだでしょうか。

　原発は必要不可欠なものなのでしょうか？日本で唯一原発をもたない沖縄電力は、電力不 足もなく健全経営です。

　ちなみに診療所・商店などは、2 割近い値上げが、一方的に予定されています。

　関電の電気料金の値上げについて、皆さん了解されますか？反対の声を上げなければ、了 解とみなされてしまいます。

関電の内部留保は 1 兆 8 千億円もあります。まずこの部分を活用し、値上げは最後の手段に残すべきと思いませんか。

　たとえば退職引当金は 3 千 5 百億円あり、1 万人の職員が同時に退職しても、大丈夫な額 が残されています。関電本店ビルなどは、別会社としてテナント料を払う操作なども行って います。電力は準公共のものという立場から、電力会社は安定供給をする代わりに損をしな いように法律で守られているのです。それを良いことにして住民には値上げは、困ります。

関電はなぜ、原発にしがみつくのでしょうか？

　“原子力村”すなわち「原子力利益共同体」が戦後の日本に広く、深く浸透し、政治家・ 学者・関連産業・立地自治体・関連社員・マスコミの巨大集団の利益が最優先される社会が 出来上がっているからです。しかし今回の福島第一原発の深刻な事故があっても、原発にし がみつこうとする、およそ人間の理性を失った集団が、まだまだ力を持っているからだと思 います。そのために関電は、関電の社員で国政・地方自治体の議員を兼ねる 15 名の議員を フルに活用し原発推進のための政治活動を行わせているのです。

医）共立会　たかもと診療所だより 内科　　循環器内科　　呼吸器内科 **生命は宝、健康こそ財産** ホームページ http://www.myclinic.ne.jp/takamoto/ 〒536-0006 大阪市城東区野江1-2-3 モリビル1階　TEL06-6930-3300　FAX06-6930-3200	第212号 2013年 （平成25年） 3月1日 発行

今年も3月11日を迎えました。原発過酷事故を二度と繰り返さないために今すぐ原発ゼロが賢明な選択肢

　全ての国民の気持ちが暗くなった東日本大震災と東電福島第一原発の事故から丸2年が経ちました。しかし地元の半分の自治体は、いまだ防災計画の策定・見直しが出来ていない状態です。

　関電などは、原発を再稼動させたい一点で、"安全に再開する"と"安全神話"をふりまいています。反省は微塵（みじん）も見られません。安倍内閣は電力会社に肩入れしつつ、他国民を不幸に陥れる可能性のある原発を、「成長戦略」という企業の利益のために輸出するお膳立てをしています。2年目の今、再度足元の生活スタイルからの見直しが必要です。

　毎週金曜日の原発ゼロの集会は、東京の官邸前、全国の電力会社前で、粘り強く行われています。3月10日昼過ぎから大阪中之島公園周辺でも2万人集会が準備されています。

訪問した福島県飯館村、南相馬市の住民の悩みは深い、出来る限りの応援を

　今回短時間でしたが、2月の連休を使って福島県南部を中心に訪問して来ました。仮設暮らしで酸素療法をされている肺の悪い患者さん、被災地の医師、村会議員・市会議員の方々のお話を聞きました。いつ戻れるか分からない、永久に戻れないかもしれない、行政が動いている感じがしないという住民の悩み、放射能で汚染された街に住むべきか否かという回答を迫られる医師、大企業は復興予算で潤っても地元業者にはよその世界の話、処分場も確保されていない野積みの汚染土と処理の気の遠くなるような膨大な作業、市町村の復興青写真が描けないなど議員の悩みも深いと思いました。

　また南相馬市の海岸近くの水没した広大な田畑などには、車や船、電柱などが放置され、崩れた家屋も手つかずのままでした。（待合室に写真掲示中）

　患者さんの寄付で購入した線量計を持って行き、道中で測定をしました。私達の診療所では0.05マイクロシーベルト程度でしたが、JR福島駅前では0.118マイクロシーベルト、宿泊ホテル前では0.46マイクロシーベルト、仮設住宅では0.199マイクロシーベルト、飯館村の帰宅困難地域に入ると0.729マイクロシーベルトまで上昇し、大阪の約14倍の放射線量となりました。何度も何度も、遠いところをよく来て下さったと感謝されましたが、同時に歯がゆさを感じました。"福島を忘れないでください"という言葉が心に残りました。

南海トラフ巨大地震が起これば、大阪も甚大な被害が予測されています。敦賀原発直下に活断層、大飯原発にも活断層（疑）など危険だらけ。原発はすぐに停止し、すべて廃炉にすべきという確信が持てた3回目の視察でした

（医）共立会　　**たかもと診療所だより** 内科　　循環器内科　　呼吸器内科 # 生命は宝、健康こそ財産 ホームページ　http://www.myclinic.ne.jp/takamoto/ 〒536-0006 大阪市城東区野江 1-2-3 モリビル 1 階　TEL06-6930-3300　FAX06-6930-3200	**第 213 号** 2013 年 （平成 25 年） 4 月 1 日 発行

国民皆保険制度を骨抜きにする TPP 交渉参加はただちに止めるべきです

　3 月 15 日、安倍首相は国家 100 年の計に基づく大きな決断であると、TPP 交渉参加に入ることを表明しました。経済再生の切り札として 10 年後に GDP は 3.2 兆円増加すると試算していますが、一方で農業生産は 4 割減の 3 兆円減となり、独立国家の指標となる食糧の自給率は 40％から 13％へと壊滅的状態となります。自動車、IT 家電産業など一部の企業の利潤擁護のために、国民生活の安全・安心の基盤である社会保障や農漁業を切り捨てる TPP 交渉参加は、51 番目の米国州になることを意味し、まさに売国的決断であると思います。

なぜ患者さんは TPP 交渉参加に反対しなければならないのか

　TPP は、まず医療福祉全体を企業のもうけの対象としてしまいます。保険の範囲を狭め、お金を出せば利用できる混合診療が全面解禁となります。米国の巨大生命保険会社が国民皆保険制度を弱体化させます。米国の薬代並みに日本の薬代は約３０％高くなります。3 万床規模の巨大株式会社立病院グループが日本の医療機関を圧迫します。米国の医療・介護サービス・製薬・薬局などヘルスケア産業が日本に本格的に上陸してきます。そして国民皆保険制度は名ばかりとなり公的保障部分は最小限に限られ、各人の懐具合によって医療は買う物となります。

　自助・自立が原則で公助（公的保障）は付け足しであるという政府や橋下市長の考えは、丁度 TPP の考えと一致しています。

　しかも、ISD（投資家保護）条項、ラチェット（貿易などの合意済み条件は、後で変更不可能）条項以外にも「毒素条項」があり、一旦 TPP に参加すれば、後戻りできない仕組みが出来上がっています。

長い目で見れば東南アジア諸国連合（ASEAN）や東南アジア諸国連合＋日中韓豪印ニュージランド（RCEP）との友好連携が大切です

　安倍政権は、米国との一体関係からしか世界を見ることが出来ない極端な視野狭窄政権です。世界はヨーロッパや南アメリカなど地域経済の発展から世界経済の協調を模索する時代にあり、アジアにおいては、発展めざましい ASEAN や中国、韓国抜きに、日本の経済発展、国民の繁栄はありえません。中国嫌い、韓国嫌い、アメリカ大好きといった好き嫌いのレベルを超えた判断が今もっとも大切だと思います。「GDP 貢献期待薄・TPP 交渉中国抜きでは限定的」という政府内からの指摘がありますが、この意見は当然であると思います。

橋下日本維新の会は、戦前回帰の改憲論者安倍政権にますますラブコール

　橋下氏は「自民党政権下では TPP 不参加となる可能性が高いのではないか」と牽制し、「TPP に反対することで日本の農業を守れるというのは幻想」などと暴言を吐いています。９６条を「改正」し、平和憲法の要である９条改正し、自衛隊を国防軍とし、天皇を戦前のように元首化する事に熱心な安倍政権と同じ考えであり、安倍政権のヨイショ勢力としての姿勢がますます鮮明になっています。改革者を売り物にして府知事、市長になってきた橋下氏の実像が見えてきた気がします。

医）共立会　たかもと診療所だより 内科　　循環器内科　　呼吸器内科 **生命は宝、健康こそ財産** ホームページ　http://www.myclinic.ne.jp/takamoto/ 〒536-0006 大阪市城東区野江 1-2-3 モリビル 1 階　TEL06-6930-3300　FAX06-6930-3200	第 214 号 2013 年 （平成 25 年） 5 月 1 日 発行

消費税は５％から８％にアップ、70-74 歳の診療窓口負担は倍に、かぜ薬・湿布などは自己負担に、年金給付２.５％カット、それでも我慢して生活しますか？？

　安倍政権がつぎつぎに打ち出す政策（金融緩和、財政出動、成長戦略）は、「3 本の矢」とかアベノミクスとか言われています。小泉純一郎、橋下徹氏が登場してきたときと同じマスコミの演出です。景気浮揚のムード作りに必死です。しかし本当は国民を徹底的にいじめる毒矢そのものです。だまされてはいけません。本当は医療福祉にかけてきた国家予算を極限までへらし、大企業に回すことが最大のねらいです。

　そのために生活保護費がやり玉にあげられたのです。"成功したお笑いタレントの母親が実は生活保護を受けていた、けしからん！"という話も、自民党の片山さつき議員などがマスコミを焚き付けて記事にしたことが発端です。そしてすべての国民は、生活保護を受ける前に、親兄弟・親戚でまず最大限助け合いなさいという、強制につながっていきます。

　200 万円以下の年収で暮らす人 1000 万人以上、不安定な身分・低賃金で働く非正規労働者 1700 万人、生活保護を受けている人 250 万人、国保料を滞納している世帯 463 万世帯という、国民のこんなにも多くの人々が、決して豊かさを実感できない生活を送っているのが現実です。日本は世界第 3 位の経済大国であるはずなのに異常です。安倍政権の政治姿勢が大企業、大金持ちにのみ都合の良い政治をしようと考えるから、こうなるのです。

　生きてきて良かったと思える日本に、住みたいと誰もが思うはずです。国民が主人公の国を創るためには、小さくても行動が必要です。

　「消費税増税の中止を求める請願」、「患者窓口負担の大幅軽減を求める請願」、「安心の医療を選択するあなたへ」（ポケットティシュ）などの署名を広めていただき国会議員に届けましょう。

安倍政権の TPP 交渉参加表明は、国を滅ぼす始まり！なぜそう言い切れるのか

　アメリカが望んでいることは、アメリカの大企業が日本に乗り込んできて、すべての分野をアメリカ式にかえることが、一番のねらいです。アメリカ式とは、医療福祉、薬産業、農業、生命保険、IT 産業、最先端科学技術など全てを、金儲けの手段にすることです。

　医療福祉に限って言えば、国民皆保険制度に守られて、健康保険証が 1 枚あれば、いつでも、どこでも、だれでも病気になれば治療を受けることが、現在曲がりなりにも確保されています。しかし TPP に参加すれば、医療福祉の中身は、松竹梅の選択となり、お金持ちは十分に、お金の無い人はそれなりの医療福祉を選択せざるを得なくなります。

　緊急手術もお金があれば真っ先に、お金がなければ順番待ちにとなります。検査も薬も保険外が増えるようになります。入院も公平には保証されません。すなわち金の切れ目が命の切れ目になっても仕方がない、というのがアメリカ式です。

　TPP は日本の医療を立ち上がれないほど破壊してしまうことが明らかです。

　7 月の参議院選挙では TPP に反対する国会議員を選ぶことが日本の将来に本当に重要です。

医）共立会　　たかもと診療所だより	第 215 号
内科　　循環器内科　　呼吸器内科 **生命は宝、健康こそ財産** ホームページ　http://www.myclinic.ne.jp/takamoto/ 〒536-0006 大阪市城東区野江 1-2-3 モリビル 1 階　TEL06-6930-3300　FAX06-6930-3200	2013 年 （平成 25 年） 6 月 1 日 発行

橋下市長「従軍慰安婦は必要」、維新の会松井幹事長「その通り」、石原慎太郎氏「侵略戦争でなかった」、安倍首相「侵略の定義は未確定」、彼らは戦争から何を学んだのか？

　従軍慰安婦の強制はなかったというのが、安倍内閣、橋下・石原維新の会の公式見解です。しかし、半世紀を過ぎてやっと重い口を開いた当時 15 歳のフィリピン女性が書いた「日本従軍慰安婦の回想」（岩波書店、1995 年）には生々しい事実が淡々と記されています。無理やり連行して慰安婦にする強制はアジア各地で間違いなくありました。

　従軍慰安婦制度は日本軍とナチス・ドイツ軍にのみあり、橋下市長がいう、「世界の軍隊のどこにもあった、反省すべきはみんなである」というのも見苦しい言い訳です。

　さらに「沖縄の米軍は風俗の活用を」などと暴言を吐き、女性の性を商売にしても構わないという市長は市長に値しません。

　横山ノック元知事が辞任したように、自らの不徳を恥じて辞めるべきです。また選んだ私たちの責任の取り方は、止めてもらうよう要請することです。

ＴＰＰに参加すれば、薬代はびっくりするほど高くなる

　日本の保険で扱う薬は全国同額の公定価格ですが、アメリカの薬は自由価格制で製薬企業の言いなりです。折角有効なジェネリックの処方を進めていたのですが、今後は高止まりになるかも知れません。

　例）降圧剤ノルバスク 5ｍｇ（アムロジピン）は日本 64 円、米国 144 円、胃潰瘍や逆流性食道炎治療薬タケプロン 30ｍｇは日本 178 円、米国 395 円、コレステロール低下剤メバロチン 10ｍｇは日本 110 円、米国 270 円といった具合です。

世の中にあるものすべてを商売（商品）とするのがＴＰＰ

　私たちの子どもの頃は、水といえば、学校では水道の蛇口に口をつけて飲んでいましたし、自宅でも生水、湯冷ましが普通でした。今は水は商品です。どこそこの水がおいしいという宣伝で、ペットボトル 500 ミリットル 120 円で自販機から出てきます。空気も売っています。空気清浄機から出る空気は、アルプスの空気といった具合です。

　医療もすべてもうけに換算する商売の時代が目前に迫っています。金がなければ医療を買えない時代、すなわち命も金で買う時代が近づいています。

　米国の民間生命保険は、がん保険だけでなく、窓口負担・入院負担・検査・薬剤負担などすべてを、直接保険会社が診療機関などに支払う形です。貯蓄の乏しい人は、条件の良い保険には入れなくなり、基本部分だけ民間保険で、後は自費でというように混合診療が当たり前になると思います。曲がりなりにも今の国民皆保険の方がよっぽどましです。この皆保険を骨抜きにする TPP 参加には反対しましょう。

176

（医）共立会　たかもと診療所だより 内科　　循環器内科　　呼吸器内科 **生命は宝、健康こそ財産** ホームページ　http://www.myclinic.ne.jp/takamoto/ 〒536-0006 大阪市城東区野江 1-2-3 モリビル 1 階　TEL06-6930-3300　FAX06-6930-3200	第 216 号 2013 年 （平成 25 年） 7 月 1 日 発行

参議院選挙に行きましょう！これからの日本にとって重要です！

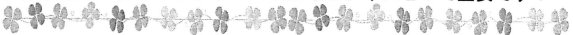

選挙に行きましょう！消費税の増税はしないと明言する立候補者はだれか？

　今月の参議院選挙の結果次第で、消費税は来年 4 月に 8％、再来年 10 月に 10％になると言われています。年金は減り、国保・介護保険料は上がり続けている中で、生活はますます大変になるのは目に見えています。自公民の賛成で国会で決まっていますが、最終確定ではありません。

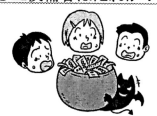

選挙に行きましょう！国民皆保険（国保）を充実してくれる候補者はだれか？

　医療・福祉・いのちを大切にする政権を、私たちはいまだ経験していません。「コンクリートから人へ」の党は公約違反続出で凋落しました。医療費亡国論、枯れ木に水論、長生きは税金の無駄論など、高齢者にはつらい言葉です。いつも医療福祉は後回しでした。

　国民には消費税増税や自立自助を押し付け、大企業・大資産家には減税などの大盤振る舞いの政治が続いています。3 万人の自殺者が１４年間続いた世界第 3 位の経済大国はいびつです。国民が主人公になるために投票所に足を運びましょう。

選挙に行きましょう！お金の有る無しで医療にかかれない世の中には

反対です！

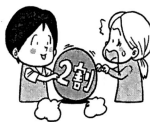

生活保護受給者は 215 万人を超えました。それでも 5 人に 1 人しかカバーできていません。あと約 900 万人が生活保護を受けて当然の状況にあります。国保の保険料を払えない人は約 40％います。また年収 200 万円未満の国民は 1700 万人に達しています。政治がだらしないからです。患者・国民の不安を代弁できる候補者を国会に送り出しましょう。

選挙に行きましょう！日本国憲法は国民の宝、世界の宝

　安倍政権は、自民党憲法改正草案を実現するため、96 条を変えようとしています。「総国会議員の 3 分の 2 以上の賛成で国民に提案できる」を、過半数とすることを明言しています。9 条、25 条などの改憲をしやすくするのが狙いです。しかし自民党元幹事長古賀誠氏や改憲論学者小林節氏からも「裏口入学みたいなもの」と批判が強まっています。戦前の憲法にもどすことは戦争への道です。この機会に日本国憲法を読んでみませんか。（次の頁に続く）

医）共立会　たかもと診療所だより 内科　　循環器内科　　呼吸器内科 **生命は宝、健康こそ財産** ホームページ　http://www.myclinic.ne.jp/takamoto/ 〒536-0006 大阪市城東区野江 1-2-3 モリビル 1 階　TEL06-6930-3300　FAX06-6930-3200	第 217 号 2013 年 （平成 25 年） 8 月 1 日 発行

参議院選挙で自民党の１人勝ちの原因と今後の問題点を考えてみましょう

大きく分けて６点を考えてみました。今回の結果につき、みなさんはどう思われましたか。

①自民党は戦術として都合の悪い争点を国民に示さなかった（あとからみます）

②アベノミクス（三本の矢）が、景気を良くしてくれると信じ込まされた

③最高裁違憲判決の選挙制度のまま選挙した（国民の４人に１人しか自民党に投票しないのに、当選者の過半数を自民党が占める選挙制度の問題点がある）

④マスコミが衆議院・参議院のねじれが最大の焦点であると国民を誘導した？暗にねじれ解消は良いことであり、自民党に投票したらという誘導であったのでは。衆参ねじれ現象は確かに解消されましたが、私たちにはそれが良いことであるとは限りません。自公与党提出の法案が成立しやすくなったというだけでは、法案の内容の善し悪し、すなわち国民にとっての善し悪しとは別物です。国民とのねじれはさらに大きく深くなるかもしれません。

⑤かつて期待した民主党が変質してしまい、自民党と区別がつかないまでになってしまい、自民党に票が流れた

⑥マスコミは投票前から自公過半数確保と報道し、結果にしらけた棄権者が増えた

もっとほかの原因があるかもしれませんので、教えて下さい。

政権には都合の悪い争点は、実は国民にとっては大変重要な争点でした

医療費窓口負担、保険料、年金、原発、消費税、憲法改定、ＴＰＰはこれからどうなるのでしょうか。具体的に見て行きましょう。

まずＴＰＰです。12 月に国会で承認される予定で進行中ですが、国民には何も知らされていません。国を滅ぼしてまで米国と経済協定を結ぶのはあまりにも危険です。

コメなど農産物の総自給率は３０％以下になるだけでなく、今より高濃度の農薬使用農産物が日本に輸入されます。防腐剤漬けで日本に輸入されているグレープフルーツと同じです。

診療所で処方する治療薬の値段が米国の言い値になり、今より高薬価になります。また保険の利かない医療内容・混合診療が増えます。

米国の巨大病院、巨大薬局、介護事業社が日本に進出し、金儲け主義の医療に替わります。

ＴＰＰ参加を喜ぶのは自動車産業、大手製薬会社、ＩＴ産業などと、自民、維新などの政治家、大資産家だけです。

原発はどうでしょうか。原発を推進する姿勢を明確にした安倍自公政権・維新の会ですが、選挙後電力会社は一斉に、電力料金の値上げをちらつかせながら再稼働を申請しました。また安倍首相は、原発を売るため諸外国を訪問しています。死の灰の商人と言われています。

福島第一原発からの放射性物質を含んだ地下水が海に漏れ出しています。海から５０ｍ地点の地下配管の水から２３億ベクレルの放射性セシウムが検出されました。終息どころか深刻な被害が拡大中です。

消費税はどうなっているのでしょうか。来年４月に８％、2015 年 10 月に１０％にする政策が着々と進行中です。

医）共立会　たかもと診療所だより 内科　循環器内科　呼吸器内科 **生命は宝、健康こそ財産** ホームページ http://www.myclinic.ne.jp/takamoto/ 〒536-0006 大阪市城東区野江 1-2-3 モリビル 1 階　TEL06-6930-3300　FAX06-6930-3200	第 218 号 2013 年 （平成 25 年） 9 月 1 日 発行

10 月臨時国会で、医療福祉の負担増の論議が開始されます 私達も「プログラム法案」の内容をしっかり勉強しましょう

医療についてはこう書かれています。

①現在医療機関に受診されている方は、69 歳までは 3 割負担です。70 歳以上の方の大部分は 1 割負担です。しかし安倍内閣は早ければ来年 4 月から 70-74 歳の負担を 2 割にしようとしています。順次 70 歳になられる方から実行しようとしています。2 割負担にすることは、すでに法律で決まっているのを理由にしています。しかし、選挙前に実行すれば、票が減ると考えたのでしょうが、自公が安定多数を参議院選挙で得たので、本気で考えています。

69 歳までの方は現在 3 割負担ですので、2 割になっても負担が減るのだから、我慢しようと気の良いことを考えてはいけません。次々と政府は負担増を考えているからです。

かつて革新黒田府政の時は、65 歳以上は窓口負担ゼロだったのです。せめて病気にかかった時くらいは、お金の心配をせずに、医療機関に受診できるように小児と高齢者は負担ゼロをめざして政府や大阪府に要求していきましょう。

②市町村単位の国保を大阪府単一の国保にする計画です。国保加入者は、ご存知のように、高齢者、商売している人、非正規労働者、失業者などが加入しています。収入の少ない方が圧倒的多数です。しかも病気になりがちな高齢者が加入していることなどから、赤字運営となっています。この間国は税金の投入を大幅に減らしました。そのため各自治体は国保を維持するために、一般会計から税金を投入して維持して来ました。大阪府単独の広域国保になることで、市町村は一般会計から国保への援助を打ち切ります。そうすると国保はたちまち運営できなくなるため、それを回避するため、結局住民の懐ろを苦しめる国保料の値上げとなるわけです。

介護についてはこう書かれています。

①要支援 1，2 など「軽度」介護認定の方を介護保険から外そうとしています。介護保険から外すということは、自費を払って民間業者にお願いして下さいということです。理由はこうです。身の回りの世話、掃除・洗濯や買い物援助などは、誰でも可能なのでボランティアに任せ、介護保険からお金を出すのはもったいないという発想です。介護保険料は年金から取られ、介護を利用したい時には、利用できなくするとは、以前からこの「たより」でも書いてきましたように、やらずぼったくり制度であることが、ますますはっきりしてきました。また一定の収入がある方には利用料を 2 割にしようという案が浮上しています。

年金についてはこう書かれています。

① 支給額の削減が明確になっています。すでに 10 月から向こう 3 年間で 2.5%減額することが決まっています。②少子高齢化社会の進行と皆年金の持続可能性を追求するということを理由に、マクロ経済スライドという聞き慣れない言葉を持ちだし、物価スライド制だけでも年金は目減りするのに、デフレの状態で給料は減り、家計が苦しくなる今のような状況になっていても、毎年約 1.3%の年金を減らしていく制度にしようとしています。

次のページに続く…

医）共立会 　たかもと診療所だより 内科　　循環器内科　　呼吸器内科 **生命は宝、健康こそ財産** ホームページ http://www.myclinic.ne.jp/takamoto/ 〒536-0006 大阪市城東区野江1-2-3モリビル1階　TEL06-6930-3300　FAX06-6930-3200	第 219 号 2013 年 （平成 25 年） 10 月 1 日 発行

第 15 回　患者さんと診療所をむすぶつどい

テーマ　患者さんは言います。"ポックリ旅立てるにはどうすれば？"それをみんなで考えましょう！

日時： **11 月 16 日(土)**　午後 2 時～4 時半　（1 時半・開場）
場所：京阪ホテル 7 階　かがやきの間

2 時　開会
2 時 10 分から 3 時 20 分まで

記念講演：「健康長寿はお口から」口呼吸は万病の元
（かむことと脳の活性化・健康長寿の二つの法則など）

小山榮三先生(大阪府歯科保険医協会　元理事長)

「"歯っぴいスマイル" 口から見える健康長寿の秘密～口が元気なら、若い、ぼけない～」お話をして頂きます。ウソと思うならためしに聞きに来て下さい!!

＊＊＊お楽しみ音楽タイム；GINJI ギターライブ＊＊＊

3 時 50 分から 4 時 20 分まで

話題提供：「みんなの願い！どうすればポックリ成仏できるの？」討論形式で！！

高本英司　（たかもと診療所　所長）

4 時 20 分からお楽しみ抽選会
4 時半　閉会

【どなたでも参加できますので、ご家族やご友人とご参加くださいね】

☆☆☆☆☆☆☆☆☆☆☆☆☆☆☆☆☆☆☆☆☆☆☆☆☆☆☆☆☆☆☆☆☆☆☆

消費税増税には反対しましょう！　　庶民からは消費税をぼったくり、大企業には税金を減らす大盤振る舞い。安倍さん、アベコベと違いまっか！

　来年 4 月から消費税を 5 ％から 8 ％に上げることを安倍さんは決断しました。国民には総額 8 兆円の負担増になるそうです。赤ちゃんも人数に入れて 1 人当たり年間 7 万円の負担増です。

　生活保護費は 8 月からは 3 年間で総額 670 億円、1 人当たり 1 カ月 6330 円の引き下げです。10 月からは年金も高齢者、障害者に対して 3 年間で 2.5%切り下げられます。

　おまけに介護保険では要支援 1、要支援 2 の人は、介護保険が使えなくなりそうです。また要介護 3 以上でなければ特別養護老人ホームに入れなくなります。それでも介護保険料は払い続けなければなりません。さらに年金が 280 万円超の高齢者は介護利用料は 2 割にする案が浮上しています。

　廃止を約束した後期高齢者医療制度についても、そんな約束はなかったかのようです。政府の約束はそんないい加減なものかもしれません。70-74 才の高齢者の受診時負担は現在 1 割ですが来年から政府は順次 2 割負担に引き上げていく予定です。（2 ページに続きます）

医）共立会　たかもと診療所だより 内科　循環器内科　呼吸器内科 **生命は宝、健康こそ財産** ホームページ http://www.myclinic.ne.jp/takamoto/ 〒536-0006 大阪市城東区野江 1-2-3 モリビル1階　TEL06-6930-3300　FAX06-6930-3200	第 220 号 2013 年 （平成 25 年） 11 月 1 日 発行

おかしいぞ、安倍内閣！国民を戦争に引きずり込む特定秘密保護法、国家安全保障会議設置法（日本版 NSC）が今国会で審議中！

　今国会では、自衛隊と米軍の共同軍事行動を一層緊密にするために、演習計画などの国家秘密が漏れないように、機密を漏らした者、機密を知ろうとした者に対して、懲役 10 年を最長とする特定秘密保護法案を成立させるため、自民党・公明党の動きが活発化しています。この法案は米国の強い要望でもあります。

　墜落事故を多発している米軍オスプレイを滋賀県の自衛隊演習場あえば野に配備したり、松井府知事が八尾空港に勧誘したり、沖縄で離島上陸を想定した合同演習を強化したりしているのは、その先取り延長線上の行動です。

　戦争で傷ついた人々の治療にあたる前に、戦争を未然に予防し平和な世の中で地域の人々に医療技術を心おきなく活用したいと思っている私たち医療者にとっては、見過ごせない事態です。

　今世の中で起こっている事柄に、不気味な恐ろしさを感じているのは、私だけではないと思います。ため息の出る記事が連日なんと多いことでしょうか。

　「防衛秘密公開ゼロ―省判断で廃棄 3 万件（10/14 毎日）」、要するに自衛隊の運用・計画、武器や航空機、船の種類・数、日米合同演習計画・実施などは、秘密指定解除後に国立公文書館に保存されることになっていますが、02 年以降公開はゼロです。

　またセット法案である「秘密保護法案国会論戦へ（10/26 朝日）」ということが大問題になっています。あいまいな「知る権利」「取材の自由」の文言だけで政府与党である公明党は閣議決定に賛成しました。「平和の党」の看板を下ろす覚悟があってのことでしょうか。

　安倍首相のいう積極的平和主義とは、この国を米国とともに戦争にのめり込む国にするための、国民をあざむくキャッチコピーです。

　秘密事項を政府が決め、何が秘密か国民に知らされないなど、国民主権、恒久平和主義、基本的人権の尊重を掲げた立憲主義日本国憲法の下で許されるはずもありません。憲法を守り戦争に反対する国民の良識の声が大きくならなければ、安心・安全の医療の未来はないと思います。

第 15 回　患者さんと診療所をむすぶつどい

テーマ：　患者さんは言います。"ポックリ旅立てるにはどうすれば？"それをみんなで考えましょう！

11 月 16 日（土）　午後 2 時〜4 時半　（1 時半・開場）　京阪ホテル 7 階 かがやきの間

記念講演：「健康長寿はお口から」口呼吸は万病の元
　　　　（かむことと脳の活性化・健康長寿の二つの法則など）
　　　　　小山榮三先生(大阪府歯科保険医協会　元理事長)

ギターライブ：GINJI　　曲目：吾亦紅、プカプカ、おふくろ、遠き昭和になど

話題提供：「みんなの願い！どうすればポックリ成仏できるの？」討論形式で！！
　　　　　　　　　高本英司　（たかもと診療所　所長）

お楽しみ抽選会：【どなたでも参加できますので、ご家族やご友人とご参加くださいね】

医）共立会　たかもと診療所だより 内科　　循環器内科　　呼吸器内科 **生命は宝、健康こそ財産** ホームページ　http://www.myclinic.ne.jp/takamoto/ 〒536-0006 大阪市城東区野江 1-2-3 モリビル 1 階　TEL06-6930-3300　FAX06-6930-3200	第 221 号 2013 年 （平成 25 年） 12 月 1 日 発行

どさくさにまぎれて自公両党はプログラム法案を強行採決！！
国民に知らされない報道の異様さ！！（11 月 19 日衆院通過）

　『何が秘密か国民には一切知らされず、「秘密」を探ろうとすれば逮捕され、最高 10 年の刑罰となる特定秘密保護法案』が、国民の多数の反対にも関わらず、11 月 26 日衆議院で与党自公とみんな・維新の会の賛成の下、強行採決されました。民主主義の最も大切な国民 1 人ひとりの知る権利を踏みにじり、もの言えぬ戦前への回帰をめざす自公・みんな・維新の地元国会議員の名前を確認し、長く忘れないようにしたいものです。

　その陰に隠れて、とんでもない法案が、11 月 15 日に衆議院厚生労働委員会で強行採決、19 日衆院を通過しました。それがプログラム法案です。プログラム法案が、いかに国民を痛めつける悪法であるかの説明をする前に、プログラム法案に至った経過を知ることが大切です。悪法は一夜にして出来た訳ではありません。

　「税と社会保障の一体改革」の必要性が話される時、消費税を増税（8 ％）するのは、増税分（8 兆円）を年金・医療・福祉の財源にあてるというのが理由でした。また経済成長・賃金増には大胆かつ機動性のある異次元の景気浮揚策が必要であり、政府・日銀一体となって行うとの宣伝がなされ、国民はすっかりだまされました。それらのことを公約にした自民党は昨年 12 月の衆議院、今年の 7 月の参議院選挙で大勝しました。

　ねじれ国会は解消し、自民党の安定多数となるや、昨年 8 月民・自・公で成立させていた社会保障制度改革推進法を足場に、自公政権は国民に異次元の痛みを押しつける社会保障の大胆な削減に乗り出しました。

　まず今年 8 月に社会保障制度改革国民会議が総論的報告書を出しました。第一次団塊世代が 75 歳に到達する 2025 年までの青写真です。自立・自助、助け合いが基本であり、国は社会保障から手を引くというものです。　そして直後には具体的なプログラム法案の中身が発表されました。

　悪法の中身を紹介します。年金、医療・介護、少子化対策の 4 分野にわたるものです。年金は 10 月から 3 年かけて 2.5%削減、支給年齢を上げる、マクロ経済スライドという年金削減の継続など、介護では要支援 1、2 は介護保険外し自治体へ丸投げ、特養は要介護 3 以上、年金 280 万円程度以上は 2 割負担など、医療では 70-74 歳は 2 割負担、急性期病床含め大幅削減、溢れる患者は地域の受け皿で・・・など、医療難民、介護難民、老老介護共倒れ・餓死、生活保護受給の制限など、人間としての尊厳が保障されず、人として生活する事さえ許されない制度が、今の自公政権下で進行しています。

　憲法 25 条で保障されるべき、健康で文化的な最低限の生活は、高望みなのでしょうか。私たちが心をひとつにして、政府や自治体に訴え続けなければ、社会保障の改善はあり得ないことを肝に銘じなければならない事態です。このような政府を、選挙で選んでしまったことの反省の上に立って、署名等出来るところから行動を起こしましょう。

　患者さん、家族、私たちの声を、一つに束ねて国会に届けることは可能な一つの手段となり得ます。今国会は 12 月 6 日が閉会予定です。来年すぐに通常国会が開かれます。良識ある国会議員に署名を届けましょう。診療所から政治をよくするため、患者さんの生の声をお寄せ下さい。たよりに掲載していきたいと思います。

医）共立会　たかもと診療所だより 内科　循環器内科　呼吸器内科 **生命は宝、健康こそ財産** ホームページ http://www.myclinic.ne.jp/takamoto/ 〒536-0006 大阪市城東区野江1-2-3 モリビル1階　TEL06-6930-3300　FAX06-6930-3200	第 222 号 2014 年 （平成 26 年） 1月1日 発行

謹賀新年　"人間万事塞翁が馬"（にんげんばんじさいおうがうま）　2014 年

　新年を迎えました。今年も皆さんと同じ気持ちで、少しでも体が楽に動き、気が滅入らず、無事に1年間過ごせますように、どうしたら良いかを考えながら診療に励みたいと思います。どうぞよろしくお願いいたします。

　当院が出来て、今年11月で満20年になります。思いこみかもしれませんが、すっかり地域に溶け込んだ気がしています。勤務医21年と合わせて41年目の新春です。不思議なことに診察がマンネリ化して退屈だと思ったことは一度もありませんでした。毎日反省すること多く発展途上だからです。それは毎日たくさんの患者さんの診察をしていても、だれ1人として同じ状態の患者さんはおられず、新発見が続くからです。

　たとえば高血圧症という同じ病気で受診されていても、受診時の血圧、家庭での血圧は様々ですし、服用されている薬の種類や量も違います。薬が切れてあわててこられても血圧に変動がなかったり、きっちり飲まれていても一向に安定しない方もおられます。診療所に今日は行かなければと思うだけで血圧が上がる方、白衣を見ただけで上がる人などもあります。受診時空いていたので、すぐ血圧測定をした場合、診察時間に間に合わないと息を切らせて受診された場合なども、影響があります。

　また生活環境も大いに関係があります。仕事の忙しさ・職場の人間関係、1人暮らしか大家族か、塩分などの味付けの習慣、飲酒や間食などによっても血圧は左右されます。

　さらに注目すべきは、窓口負担額の負担感、介護・健康保険料の値上がり、年金の目減り、消費税の増税など、生活全般にわたる医療福祉政策の悪化は、生活を圧迫し、安心して病気を治すためには悪影響を与えます。

　このような事を色々考えながら診察していると、マンネリ化している暇がないのです。しかしこの間、私も体力的・能力的にはきついと思うことが、ままあるようになりました。60歳後半になれば70歳台の方のしんどさを少しは理解できるようになりました。それぞれ患者さんからは「60歳台と70歳台はしんどさが全然違うんや」「70歳台と80歳台は全然違うがな」とよく聞かされます。それは私にとって未知の世界ですが、やはり病気を持っていても元気にすごしたいものです。このことは患者さんだからという事ではなく、みんなの思いです。そんなこんなで今年も明けました。どんな1年が待っているかワクワクです。

　今年1年、皆さんの健康を祈りつつ、"政治は暮らしを良くするためのもの、政治家にはそのために税金と頭を使ってもらいたい"という事を診療所から患者さんと一緒に声を大にして訴えて行きたいと思います。「福寿草家族のごとくかたまれり（福田蓼汀）」

いのち奪う暴走政治にストップを!　2.15 近畿総決起集会

　近畿各県の医療関係者、医師、看護師、年金者組合、社会保障推進協議会、障害者団体、患者さんなどが、"医療福祉を充実させよう！"の思いをひとつにして集会をもちます。

　寒い時期ですが、元気な老人パワーを結集して参加しましょう。

　2月15日（土）3時から4時半まで　御堂会館にて　（交通費2千円支給されます）

　診療所からタクシーで会場まで行きます。膝腰痛くない人、余力のある人は運動がてらに難波までパレードします。当院の医師、看護師つきパレードです。

医）共立会　　たかもと診療所だより 内科　　循環器内科　　呼吸器内科 **生命は宝、健康こそ財産** ホームページ　http://www.myclinic.ne.jp/takamoto/ 〒536-0006 大阪市城東区野江 1-2-3 モリビル 1 階　TEL06-6930-3300　FAX06-6930-3200	第 223 号 2014 年 （平成 26 年） 2 月 1 日 発行

いのちを奪う暴走政治にストップを！消費税増税、介護保険大改悪、年金減らし、かぜ薬保険はずし等などに反対の方は、2 月 15 日 3 時からの南御堂会館の集会に参加しませんか！

（診療所前に 2 時に集合し、タクシーで会場まで行きます。集会は 4 時半までです。交通費 2 千円の支給があります。参加ご希望の方は、診療所にご連絡下さい。）

<u>待合室から医療を守り、悪政をなんとかしたいと願っておられる皆さんに呼びかけます</u>

　国民の生活を破壊し、診療所をつぶしかねない消費税 8%増税と 70-74 歳の 2 割負担の開始が、4 月に迫っています。また年金減らしはすでに始まっており、介護保険大改悪、改悪生活保護法が着々と実施されようとしています。社会保障費は負担増と給付へらしで 3 兆円にもなります。

　「消費税は医療福祉に回します」という公約はすでに嘘であったことがはっきりしました。

　一方防衛予算は 4 兆 9 千億円だけでなく、ローンのような後払い分 2 兆 1700 億円を含めると膨らみ続けています。黙っていては生活は良くなりません。声を上げましょう！

　2 年前の 2012 年 3 月 3 日の南御堂会館での集会の時は、民主党が政権与党でした。今は自公政権となりました。安部内閣のあまりにも戦争にのめり込む姿勢に批判が自民党内からも噴き出すほどになっています。国民の生活向上には目もくれず、憲法改悪から戦争できる内閣へと突き進む姿に不気味さを感じます。

　暴走政治はもううんざりと感じている人々が多いのではないでしょうか。悪政は変えられます。集会に参加し、待合室から医療を守り悪政を変えていきましょう。

<u>安倍政権の暴走に不安を抱く全ての患者さんやご家族に集会参加を呼びかけます</u>

　年末には「なにが秘密か、それも秘密」である特定秘密保護法が強行採決されました。少なくとも数十万人が適性評価対象になるこの法律は、患者さんのプライバシーを守る義務がある医師にも回答する義務が課せられました。

　また「積極的平和主義」の名の下に戦争する国への近道として、集団的自衛権の行使も憲法解釈上可能という暴論を撤回していません。

　平和な世の中でこそ患者さんを治す医療技術を使いたい思いの私たち医師や看護婦にとっても今は由々しき状況です。

<u>憲法 25 条に則り社会保障を充実させるのか否か、瀬戸際の通常国会が始まっている</u>

　私たちの要求は、人間らしい生活をしていく上で、当たり前の要求ばかりです。医療福祉を皆さんと一緒になって守り、悪政を変えていきたいと思っています。

　集会は力強く楽しいものになるよう準備中です。ミニトークあり、大学の先生達による授業風景のミニコントあり、楽しいストレッチ体操などなどとなっています。

　診療所あげての参加で集会を大きく成功させ、暴走政治を止めましょう。

医）共立会　　たかもと診療所だより 内科　　循環器内科　　呼吸器内科 **生命は宝、健康こそ財産** ホームページ　http://www.myclinic.ne.jp/takamoto/ 〒536-0006 大阪市城東区野江 1-2-3 モリビル1階　TEL06-6930-3300　FAX06-6930-3200	第 224 号 2014 年 （平成 26 年） 3月1日 発行

6億円もかかる「橋下出直しむりやり選挙」に6割が反対！
前代未聞の2月7日辞職届け直後の立候補宣言、議会不同意、27日失職、3月23日出直し市長選挙。その間、大阪市長は空白！？

今大阪市は大変な事態になっています。"大阪都構想"をゴリ押ししようとする橋下市長は、自分の意見が市議会で通らなくなるや、辞任してしまいました。市民の暮らしをよくするための予算立案の大事な時期に大阪市には市長はいません。

今回の辞任劇までの経過を見てみますと、府知事、大阪市長、府議・市議各 9 人の合計 20 人で、"大阪都構想"実施の是非について 1 年かけて討議されて来ました。市長は先月、北区と中央区を分離した5区案を提案しましたが、議論は生煮（なまに）えとして継続審議となりました。"大阪都構想"の問題点が次第に明確になり、逆切れした橋下市長は突然選挙をすると言い出し、マスコミも大きく報道しましたが、以前のような持ち上げ方は見られませんでした。意見が通らないから辞任という短絡さは、無責任そのものでまるで幼児です。

では何故議会で支持が得られなかったのでしょうか。「大阪府と大阪市では二重行政の無駄が多すぎる」ため「大阪府・市、堺市をまず解体し大阪都にする」ということでした。

しかし堺市は、"大阪都構想"に加わらないという意思が選挙民の選択でした。橋下市長は仕方なく大阪市のみを"大阪都構想"の対象にせざるを得なくなりました。そして大阪市を5ないし7つの区に分ける案が提案されましたが、確保すべき区役所の建物、職員数などにおいて無駄が多く出ることが試算で分かりました。「無駄をなくす!!」という公約が破綻（はたん）した瞬間でした。

同時に財政的には北区、中央区と合区になる区は黒字、他の3区は赤字で、城東区は赤字区、都島区は黒字区に編入となることも分かりました。大阪市をなくしても新たに区の格差が出来るということは、二重行政の無駄どころか、医療福祉・教育・保育などにも格差が生まれる心配が出て来ました。

選挙を権力獲得の道具としてしかみない橋下氏の大義なき出直し選挙は、無駄な最悪の選択。6億円の選挙費用より医療福祉の充実を！

2月23日の朝日新聞の記事を紹介します。「橋下流のやり方は、ナポレオンやその後継者らが、上からの『人民投票』を繰り返した政治手法を思わせます。自分が絶対的な権力を握るまで何度でも民意を問い続ける。選挙を形式的に尊重していますが、実質的には違う。無理に同意させるのではなく、粘り強く調整するのが本当の民主主義では。」（杉田敦・法政大教授）、なるほどと思いました。

小泉劇場に喝采を送った国民は、お礼に「格差と貧困」を頂き、今は生活苦にあえいでいます。橋下維新の会に拍手を送った府民は、ますます悪化する景気・医療福祉・教育・保育の現状にぶち当たり、熱は急速に冷め、支持率は半分を割り、不支持率は44%と急上昇しています。同時並行的に"大阪都構想"の反対も43%と賛成とほぼ同じにまでなっています。

高齢者住宅改造助成など数々の助成を廃止し、住吉市民病院廃止など医療をつぶし市民を泣かせ、カジノの誘致・なにわ筋線などの大型公共事業で大企業を喜ばせる。そんな市長は考え物です。

-1-

（医）共立会　たかもと診療所だより 内科　循環器内科　呼吸器内科 **生命は宝、健康こそ財産** ホームページ　http://www.myclinic.ne.jp/takamoto/ 〒536-0006 大阪市城東区野江 1-2-3 モリビル1階　TEL06-6930-3300　FAX06-6930-3200	第 225 号 2014 年 （平成 26 年） 4 月 1 日 発行

大阪市市長選　　終わってみれば・・・なにか変わったのか？

　出勤時の地下鉄。5人に1人くらいがスマートホンとニラメッコ。朝からすでに疲れて爆睡中の人も。どちらも定番の光景だ。お年寄りが立っていようが席を譲る気配なし、座席に余裕があろうが詰めようともしない。挙句の果てに長い足を組んだままブラブラ。こちらは前に立つことも出来ない。私含めみんなよく我慢して乗っているものだとあきれてしまう。

　帰宅時の御堂筋線。車内放送は脳天に突き刺さるような絶叫調だ。車掌も過重労働・過密ダイヤでいら立っているのだろう。同情してしまう。地下鉄が民営化されたら快適な車内は実現するのだろうか。そんなことは考えられないと思う。地下鉄株式会社で儲ける大金持ちと大株主の大企業が喜ぶだけだろう。

　3月9日からの2週間は最悪であった。テープから流れる女性のアナウンスが追い討ちをかける。「3月23日は大阪市長選挙の投票日です!!当日ご用のある方は期日前投票が可能です!!必ず投票に行きましょう!!!!」と往復車内で聞かされた。難波から乗車した時などは、淀屋橋と西中島南方付近で2回聞かされる。逃げ場もなく、"乗車している人すべてが大阪市民でもあるまいし"と一人ボヤキながら本をながめていても、そろそろ「投票に行きましょう!!」コールが始まるぞ!!と思って身構えるから情けない。まさに洗脳だ。

高校生も捨てたもんじゃない！

　やっと「投票してください!!」コールから解放された24日、JR京橋駅から同乗した3人の男子高校生が私の横に座った。そのうちの2人が市長選挙の投票について真剣に議論を始めた。きっかけは"投票に行くか行かないか"をめぐってだった。

　A君（大阪市内から通学）；「うちのおとんもおねえも選挙に行かんかった。あんなん行っても一緒や、入れるもんおれへん。最低の投票率も当たり前や」

　B君（市外から通学）；「そら、おかしいで。行かなあかん。投票してから批判するなら、ええけど、行かんと批判したらあかん」

　A君；「行っても誰入れるねん。無効票もあんなに多かったのに。投票箱開けるのに時間も金もかかるんやったら、箱開けんとその金回してほしいわ」

　B君；「白紙でも無効票でも投票に行かなあかん。絶対行かなあかん」としつこい。

　A君；「お前の言うことも一理あるけど、おれ、松井（知事のこと）も大嫌いや。2人とも生理的に嫌いなんや」

　B君；「君を批判してる訳やないけど、松井は間違ったこと言うてへんらしいで。ネットでみたら、みんなそう書いてる」・・・・

　この議論に耳をそばだてていたが、下車のため高校生の議論も打ち切りとなった。彼らが今後どのような結論にたどり着いていくかは不明だが、ほほえましく有意義な車内であった。

批判は選挙に行った人しか、出来ないのか

　「大阪市（橋下氏）に対する批判は選挙権を行使して初めて言う権利がある」という論点、この点がB君の主張の中心点であり原則的な言い分でした。A君は「今回の出直し選挙を通して今の大阪市の在り様と指揮する橋下市長は評価に値しない」という現実から出発した意見だったとまとめることもできます。

　先日患者さんのCさんはおっしゃいました。「敬老パスが廃止され3千円の有料になった。有料になったが路線バスは廃止になった。今回ばかりは選挙に行きません」と。

　皆さんはどう考えられますか？ご意見をお待ちしますので、一文をお寄せ下さい。

（医）共立会　たかもと診療所だより 内科　循環器内科　呼吸器内科 **生命は宝、健康こそ財産** ホームページ　http://www.myclinic.ne.jp/takamoto/ 〒536-0006 大阪市城東区野江 1-2-3 モリビル 1 階　TEL06-6930-3300　FAX06-6930-3200	第 226 号 2014 年 （平成 26 年） 5 月 1 日 発行

中身を知れば知るほど、ほんとにあぶない医療・介護総合法案

国会で審議中の、暮らしに多大な影響がある医療・介護総合法案の中身を検討しましょう。

訪問・通所介護が使えなくなる！

要支援 1，2 の方は、週に何回かデイに行ったり、ヘルパーさんなどに、掃除・買い物・診療所への送り迎えをしてもらっていると思いますが、この法案では出来なくなります。介護保険サービスから軽症の介護予防事業を除外しようとしています。

ボランティアなどを活用するとして、大阪市などの自治体に丸投げしますので、高齢者の 3-4 人に 1 人が認知症・軽度認知障害と推計される中、介護レベルの低下が危惧されます。

何のための介護保険制度か疑問だらけです。保険詐欺と言われる所以（ゆえん）です。

特養ホームには要介護 3 以上でないと入れない？

私たちの診療所の経験では、要介護 3 以上の方はごく少数です。しかも誰がみても、一刻も目が離せない重症の方ばかりです。

家族も大変だなーと思う方でもやっと要介護 1、2 です。しかも認知症があり、老老介護をされている等、介護する側も疲れているなど困難な状況が一般的です。

有料老人ホームは高額ですし、簡単には入所出来ません。

65 歳以上が 3500 万人と推計される 2025 年に向けて高齢者は増える一方です。分かっていながら、門戸を一層厳しくする法案は大問題です。

今以上に早期退院が迫られる急性期病床

2012 年の全国統計では、大阪市立総合医療センターなどの高度機能を持つ病院では、癌手術、心筋梗塞、脳梗塞患者などの平均入院期間が 13.4 日で、退院時の「治癒」判定が 4.3% しかありませんでした。退院してきた患者さんが、"あと数日入院させてほしいと頼んでも退院させられた" という話をよく聞きます。

急性期病床を 2 年間で 9 万床減らすとされていますので、法案が通ればさらに早期に退院が迫られることになります。その後は自宅で療養ということになります。

米国の病院では、手術直後から近くのホテルに部屋を確保し通院するという、嘘のような本当の話を聞いたことを思い出しました。

入院給食費が原則自己負担に！

治療中の患者の食事は治療の大事な部分を占めています。薬を飲むだけが治療ではありません。糖尿病の食事、心不全時の食事など、献立、カロリー、塩分制限など栄養士の専門的知識を必要とします。自宅では、なかなか難しいと思います。

自宅での治療では食費は自己負担。だから入院時も自己負担にしないと不公平？食事はどんなものでも同じということでしょうか。こんな理屈が政府から出るとはお粗末です。

まずは、うがい薬を手始めに、外来受診は制限される

4 月 2 日から 70 歳になられた方は、5 月から 2 割負担になりました。4 月 1 日までに 70 歳になられた方は 1 割負担であるのに大きな違いです。受診抑制含め 4 千億円の削減になると試算されています。消費税増税分は医療福祉にあてるといった安倍首相ですが、国民に負担増を押しつけるばかりで、その嘘が事実によって証明されることになりました。

医）共立会　たかもと診療所だより	第 227 号
内科　循環器内科　呼吸器内科 **生命は宝、健康こそ財産** ホームページ http://www.myclinic.ne.jp/takamoto/ 〒536-0006 大阪市城東区野江 1-2-3 モリビル 1 階　TEL06-6930-3300　FAX06-6930-3200	2014 年 （平成 26 年） 6 月 1 日 発行

平和憲法のどこに「集団的自衛権行使が可能」と書いてあるのか？

　安倍首相の私的勉強会「安保法制懇」は、米軍と一緒なら武器を持った自衛隊の海外派兵は許されるとし、戦争することもありうるとする意見書を首相に提出しました。

　憲法前文と 9 条の解釈から、国民の生命と財産を守るためには集団的自衛権を行使し、米軍と一緒になって戦争も可能であると書いてあると、主張しています。

　びっくりして再度憲法を読み返してみました。

　憲法前文には、第二次世界大戦でアジアの多くの人々を殺し傷つけたことや日本の国民が犠牲になった反省の上に立って、日本だけでなく世界の恒久平和の実現のために憲法を定め、政治家には憲法を守る義務があることを高らかに宣言しています。

　また 9 条の 2 項には陸海空の戦力を一切保持しないことが謳われています。

　6 月 22 日の通常国会閉会までに単に閣議決定すれば認められると、憲法を一内閣で実質上変えようとする信じられないくらいの強引さで突破しようとしています。

　理由として近隣国の政治状況が不安定で、小さな紛争も頻発していることがあります。そして中国、北朝鮮の脅威を最大に宣伝し、国民に不安感を植え付ける形で集団的自衛権行使の決定に持ち込もうとしています。

　不安定なアジアに対して、核兵器を持たず、自衛隊の海外派兵を抑制してきた日本こそが、外交を通じてアジアの安定化に率先して乗り出すことが、日本のとるべき道だと思います。

米軍基地がひしめく沖縄県から、今学ぶことは多い

　沖縄には本土にある米軍基地の 74％が集中しています。沖縄本島の 20％が基地です。米軍基地からは中東や北東アジアまで偵察機・戦闘機が常時飛び立っています。また米兵による犯罪が後を絶ちません。しかも日米地位協定で守られ、米兵は罰せられることは皆無です。まさに沖縄県は米国の植民地状態です。

　40 年前沖縄県民は、平和な日本に復帰できることを最大の希望としていました。それはまだ実現していません。このような状況下で集団的自衛権の名の下に米軍と一緒になって自衛隊が戦争に参加することは、沖縄を更に苦しめ、本土を危険にさらすことにしかなりません。

医療福祉の充実は平和が保障されてこそ花開き、平和な世の中でこそ医師や看護師は専門的技術を大いに発揮できる

　戦時下の生活を経験されたお年寄りは戦争中には医療福祉などなかったことをよく知っておられます。医師・看護婦は戦争に駆り出され、負傷兵を治療することに追われる毎日でした。国内では食料・医薬品はなく、医師・看護婦不足が深刻で、敗戦近くなるとけが人の手当てに大部分の時間が割かれる状態でした。そんな時代の再来は御免です。

　専門的知識は何より平和な世の中で存分に発揮したいものです。医療福祉の専門家であればこそ、世の中がおかしくなってきているこの時代に、声を上げていかねばと思っています。

　今号では平和、憲法、集団的自衛権行使について考えてみました。みなさんはどの様に考えられますか。

戦争

平和

（医）共立会　　たかもと診療所だより 内科　　循環器内科　　呼吸器内科 **生命は宝、健康こそ財産** ホームページ　http://www.myclinic.ne.jp/takamoto/ 〒536-0006 大阪市城東区野江 1-2-3 モリビル 1 階　TEL06-6930-3300　FAX06-6930-3200	第 228 号 2014 年 （平成 26 年） 7 月 1 日 発行

患者・国民には負担増、国は医療・社会保障から手を引く
医療介護総合法が国会で成立

　6 月 18 日参議院本会議で強行採決の末、自民・公明の賛成多数で、今後の医療・介護が大きく変わる法律が成立しました。マスコミは患者・国民の生活に大きな影響を与える法律にも関わらず、報道はほとんどしませんでした。

　この「たより」では、「税と社会保障の一体改革」の危険性について、「2014 年 4 月 8%、2015 年 10 月 10%の消費税増税は、持続可能な社会保障制度の維持にあてるため」という政府の言い分は、ごまかしであると、何度もお知らせして来ました。

　今回の医療介護総合法は、社会保障予算をギリギリまで減らすことを目的にしています。そして消費税増税は、安心した暮らしの実現にまわすのではなく、大企業を優遇し法人税を 20%台まで引き下げる手段とすることが益々はっきりしてきました。

　いよいよ患者・国民には、負担増だけを押し付ける内容が決定されましたので、紙面の都合上一部しか紹介できませんが具体的に見ていきましょう。

160 万人の要支援１、２の訪問介護、通所介護は今後介護保険では扱わない

　当診療所でも、通院されている患者さんからの依頼で、"かかりつけ医"として介護意見書を毎月多数書き、区役所に送っています。高齢の患者さんの自宅での生活ぶりを聞いていて、これからの老後の生活に不安を持っておられるのがよく分かります。

　体力の衰えはどうしようもなく、買い物・掃除・受診時の介助など短時間でもヘルパーさんに手伝ってもらえて助かるということを聞きます。

　意見書提出後、判定結果が戻ってきますが、支援１，２の意外に軽い等級判定が大半です。介護保険を払い続けていても、今後この保険は利用できなくなります。現在民間企業による介護事業が準備されています。内容も、金額も介護保険と同じとは限りません。

特別養護老人施設（特養）には、要介護３以上しか入所できない

　要介護１、２の方の 80%になんらかの認知症があると言われています。認知症は麻痺のような身体の機能障害の方に比べ介護度の判定が重くならないようです。しかし介護をしている家族はへとへとです。老老介護といわれる深刻な状況でも、特養には要介護３以上でないと原則入れません。要介護１，２の人たちの 17 万人が特養に入る順番待ちをしている現状を放置している国は共倒れを奨励しているとしか思えません。

年金収入２８０万円の人では、生活費は 60 万円が余る??だから介護利用料金を 2 倍にする??

　小池晃参議員（共産）の追求で、あわや医療介護法案は廃案になる一歩手前まで政府を追い詰めました。政府は間違った資料で 2 割負担可能と答弁してきたからです。年金収入が 280 万円の人とは、家賃、光熱水道費、税金、食費など月に 23 万円で全ての生活がまかなえるという計算です。しかも 60 万円余るとは月に 18 万円で生活できるという計算です。実際は貯金を取り崩しての赤字生活が実態です。貯金がない世帯はどうなるのでしょうか。

　介護を受けたければ住んでいる家などを担保にして払えという案が浮上しています。高齢者に対してここまでやるのが、安倍政権の言う"国民が豊かになる政治"なのでしょうか。

（医）共立会　たかもと診療所だより 内科　循環器内科　呼吸器内科 **生命は宝、健康こそ財産** ホームページ　http://www.myclinic.ne.jp/takamoto/ 〒536-0006 大阪市城東区野江 1-2-3 モリビル 1 階　TEL06-6930-3300　FAX06-6930-3200	第 229 号 2014 年 （平成 26 年） 8 月 1 日 発行

暑中お見舞い申し上げます　2014 年盛夏
熱中症に最大限の注意を！

梅雨も明け、天神祭も過ぎ、これからはただただ暑い夏に耐え、乗り越えるのみです。

当院を受診される方々は、高齢の方が大半です。体調を崩されない様に、最大限の注意を払われるよう、お願いいたします。

下痢・腹痛や高熱などは、誰でも異変に気づかれ受診してみようかという判断がつきますが、判断がつきにくく、やっかいなのが熱中症です。

以前は熱射病という言葉が普通に使われていました。今は熱中症と言います。

「熱中症で 11 人死亡、1500 人超を搬送」（7/27）という新聞記事の数字は、氷山の一角です。かくれ熱中症は私たちの周りにたくさんおられると思います。

熱中症という言葉が普及してきたのは、そんなに前ではなく、家で熱中症になることはないと考えられる方は、今でも多いかもしれません。

昔は玄関や窓も開けっぱなしで風通しも良く、熱を出す電化製品も多くなく、団扇（うちわ）や扇風機でしのげました。冷蔵庫に入れる氷を買いに行かされたのが懐かしい思い出です。今は不用心なので窓も閉め切り、節電キャンペーンに協力し、電気代も節約になると考え、エアコンの使用を控える家庭も増えています。特に若い者が働きに出て、1 人留守番をする高齢者の場合は注意が必要です。

高齢者は、汗もかきにくく、皮膚からの体温の調節が上手く出来ないとか、脳の体温中枢が敏感に反応しない特徴があります。熱中症になっていても、なんとなく食欲がない、気だるい、気分が悪い、微熱があるなど、はっきりしない症状で熱中症は始まることが多いように思います。

猛暑が続く約 2 カ月間、水分をこまめに補給し、扇風機や団扇なども利用しながら室温を 30 度以上にしない様に調節して下さい。また日中には図書館や喫茶店、スーパー、百貨店などに行って涼むのも経済的です。

その上でなんとなく普段と違う気分の悪さを感じたら、受診して下さい。

夏の怪談話より背筋が寒くなる話：私の解釈も交えての紹介です

「いま靖国から」の連載が毎日新聞で続いています。40 話は特攻についての話です。陸軍特攻を総指揮した第六航空軍司令官、菅原道大中将は戦後も生き延び 95 歳で亡くなった。特攻生還者を福岡市の振武寮に隔離し、参謀が「なぜ死なない」と責め立てた。寮の管理者は、菅原道大の部下である倉沢清忠少佐であった。戦後も「特攻は志願だった」と言い張った。彼は名声も手に入れ 86 歳で死去した。日本軍慰安婦は「強制でない」と言い張る安倍首相、橋下市長に通ずるものがある。

記録作家林えいだい氏は、倉沢とのインタビューで次の言葉を聞き出していた。「少年飛行兵は、12，13 歳から軍隊に入っているから洗脳しやすい。あまり教養、世間常識のない内から外出を不許可にして、小遣いをやって国のために死ねと言い続けていれば、自然とそういう人間になっちゃう」と。なんという命を軽く扱う本音だろうか。

安倍首相は、憲法を変えるのに必死である。集団的自衛権行使容認を閣議決定した。戦争できる国にしたくてたまらないようである。しかし紹介したように戦争仕掛け人の本音はそんなにきれいなものではない。国民を守るための戦争などは、一回もあったためしがない。

医）共立会　　たかもと診療所だより	第 230 号
内科　　循環器内科　　呼吸器内科 生命は宝、健康こそ財産 ホームページ http://www.myclinic.ne.jp/takamoto/ 〒536-0006 大阪市城東区野江1-2-3 モリビル1階　TEL06-6930-3300　FAX06-6930-3200	2014 年 （平成 26 年） 9 月 1 日 発行

今月はクイズ形式で、医療・介護・生活全般について考えて見ましょう

＜クイズ＞

１．「消費税のアップ分は、医療・介護制度などの社会保障にあてる」と安倍内閣は約束しました。それは実行されている：はい（　）、いいえ（　）

２．介護保険利用者の内、要支援１と２を合わせて 154 万人が利用されています。6 月 18 日に国会で強行採決された医療・介護総合法により、2015 年から介護保険で利用できなくなる：はい（　）、いいえ（　）

３．入院中の給食費は１食 260 円、１日 780 円自己負担していますが、今後１食 460 円、１日 1380 円に引き上げる案が政府・厚労省で検討されている：はい（　）、いいえ（　）

４．高齢化のピークを迎える 2025 年には、202 万床の医療用ベッドが必要と予測されているので、政府は大急ぎでベッドを増やそうとしている：はい（　）、いいえ（　）

５．火力、水力、原子力発電などの内、電力料金は原発により作られる電気がもっとも安い：はい（　）、いいえ（　）

＜回答と解説＞

1. いいえ：4 月から消費税は 8％になりました。消費の落ち込みは深刻と報道されています。皆さんの生活はどうでしょうか。安倍首相は、消費の一時的冷え込みは折込ずみと強気ですが、国民は深刻です。同時に年金や医療・介護などの充実にまわすというウソがはっきりしてきました。1％アップで 2 兆円の税収増、今回 3％増で 6 兆円、この税収増は国民から搾（しぼ）り取ったものですが、ほとんどが大企業の法人税減税にあてられます。大企業の利益が増えれば、国民の生活も良くなるという理屈は、現実を見れば真逆であることが実感されます。大企業は内部留保を 290 兆円から 313 兆円に増やしていますが、家計消費は 19.2％も減少しています。

2. いいえ：2015 年に提出される法案に盛り込まれます。法案が成立すれば、要支援１，２の方は、掃除・買い物・診療所送り迎えなどの訪問介護や通所介護を介護保険で受けられなくなります。大阪府下の自治体に事業が移管され、民間業者やボランティアが行うことになります。負担増もしくは質の低下が考えられます。介護保険料を納めても利用できないということは、行政による詐欺（さぎ）と同じです。反対の世論により止めることが出来ます。

3. はい：在宅医療の食事代は患者さんが全額自己負担している現状から、入院との不公平感があるという屁理屈で、入院中の食事（治療食）代自己負担を１食に付き 200 円アップすることが検討されています。もし給付費が全廃されれば月 3.5 万円～1.8 万円の自己負担増になります。そもそも入院時の食事は治療の大切な柱であることを再確認しましょう。

（2 ページに続く）

医）共立会　　たかもと診療所だより 内科　　循環器内科　　呼吸器内科 **生命は宝、健康こそ財産** ホームページ　http://www.myclinic.ne.jp/takamoto/ 〒536-0006 大阪市城東区野江 1-2-3 モリビル 1 階　TEL06-6930-3300　FAX06-6930-3200	第 231 号 2014 年 （平成 26 年） 10 月 1 日 発行

第16回　患者さんと診療所をむすぶつどい

テーマ

第一部

医療・介護はここまで悪くなる！そうさせないためにまず知ろう！！

第二部

あの患者さん、この患者さんを通して診療所の20年間を振り返る

日時・会場　**11月29日（土）15時～18時**
ホテル京阪 7 階（かがやきの間）

15時00分　開会：歴史にうずもれた関東軍細菌戦部隊の貴重な資料を展示します
第一部
15時05分　医療・介護はここまで悪くなる！そうさせないためにまず知ろう！！(高本)
15時50分　リラックス体操
16時00分　リラックスタイム　つどい初登場!!シャンソン歌手・梨里香さん
第二部
16時40分　あの患者さん、この患者さんを通して診療所の 20 年間を振り返る (高本)
17時45分　おたのしみ抽選会
18時00分　閉会

参加費無料

☆ご家族・お友達など、どなたでもご参加できます☆

※シャンソン(chanson)は、フランス語で歌の意味です。
日常の喜怒哀楽の物語を音楽にのせ、時には演じるように、語るように「一遍の短いドラマ」であると
いわれるシャンソンを是非お楽しみ下さい。

●患者さん、ご家族の皆さんに、署名ご協力のお願いです。

今回は診療所として最大限頑張りたいと思います。目標は全国で 100 万筆です。署名の中身は、誰でも賛成できる内容になっています。
「新たな患者負担増をやめ、窓口負担の大幅軽減を求める請願」
衆議院議長、参議院議長に提出します。期限は来年 2 月末までです。
請願事項は以下のとおりです。

1.患者負担をこれ以上増やさず、窓口負担を大幅に軽減してください。

2.保険のきかない医療を広げる計画をやめ、必要な医療は公的保険で保障してくだ

さい。　　　　　　　　　　　　　　　　　（2 面に続く）

医）共立会　　たかもと診療所だより	第 232 号
内科　　循環器内科　　呼吸器内科 **生命は宝、健康こそ財産** ホームページ http://www.myclinic.ne.jp/takamoto/ 〒536-0006 大阪市城東区野江 1-2-3 モリビル1階　TEL06-6930-3300　FAX06-6930-3200	2014 年 （平成 26 年） 11 月 1 日 発行

第16回　患者さんと診療所をむすぶつどい
ご家族やお友達などもご一緒にぜひお来しください♪♪

テーマ

第1部:**医療・介護はここまで悪くなる！そうさせないためにまず知ろう！！**

第2部:**あの患者さん、この患者さんを通して診療所の 20 年間を振り返る**

日時・会場:**11 月 29 日（土）15:00〜18:00**

（ホテル京阪 7 階　かがやきの間）

１５時００分	開会：歴史にうずもれた関東軍細菌戦部隊の貴重な資料を展示します

第1部

１５時０５分	**医療・介護はここまで悪くなる！そうさせないためにまず知ろう!!**	
１５時５０分	リラックス体操＆トイレ休憩	（講師：高本）
１６時００分	リラックスタイム：つどい初登場!!シャンソン歌手・梨里香さん 曲目：①オ・シャンゼリゼ②バラ色の人生③枯葉④ピギャール 　　　　⑤そのつもりでも…⑥100 万本のバラより 5 曲を予定しています	

第2部

１６時４０分	あの患者さん、この患者さんを通して診療所の 20 年間を振り返る	
		（講師：高本）
１７時４５分	お楽しみ抽選会：景品例：インスタントコーヒー(10 名)・ビール券(10 名)	
１８時００分	閉会	その他あり

☆パネル展示☆

　森村誠一著「悪魔の飽食」で世に知られた『731 部隊の蛮行』

　　（11 月 17 日〜28 日まで 731 部隊関連のパネル展示を診療所でも行います）

黙っていてはどんどん改悪!!　署名を集め、国会に積み上げましょう!!
　「新たな患者負担増をやめ、窓口負担の大幅軽減を求める請願」

両議院議長に提出します。期限は来年 2 月末までです。請願事項は下記の 2 項目です。

1.患者負担をこれ以上増やさず、窓口負担を大幅に軽減してください。

2.保険のきかない医療を広げる計画をやめ、必要な医療は公的保険で保障してください。

医) 共立会 　たかもと診療所だより 内科　循環器内科　呼吸器内科 生命は宝、健康こそ財産 ホームページ　http://www.myclinic.ne.jp/takamoto/ 〒536-0006 大阪市城東区野江 1-2-3 モリビル 1 階　TEL06-6930-3300　FAX06-6930-3200	第 233 号 2014 年 （平成 26 年） 12 月 3 日 発行

「大阪都構想」は市民生活を改善しない。医療・介護の改悪は中止を！

　この 1 年間で、私たちの暮らしと大阪はどのように良くなったのでしょうか。皆さんはどう考えられますか。毎日の診療の中で気になることがたくさんあります。

　安心して診療を受けるためには、懐（ふところ）具合を気にせず受診出来ることが一番大切です。

　しかし、4 月から 70 歳以上になられた方は、これまでの 1 割負担から 2 割負担になりました。年金が減りました。介護保険料が上がりました。100 円バスは無くなりました。無料の敬老パスが年間 3000 円になり、乗車するために毎回 50 円を払わなくてはならなくなりました。物価は上がりました。消費税は上がりました。働く人々の賃金は 16 ヶ月減少です。

　国と大阪府市はこれでもか、これでもかと患者・国民を痛めつけます。

　診療所から見える状況としては、長期処方を希望する患者、降圧剤など自己判断で服用方法を変える患者、検査を拒否する患者などが気になるようになりました。診療所に来るのが邪魔くさい、採血が痛いなどという理由ばかりではない様に思います。

　さらにいつの間にか受診されなくなる患者もいます。他院へ代わられるのは一向にかまいませんが、どこにも受診されない患者の今後が心配です。

　このような事態をみても、なんとかやりくりされ受診されている患者・家族の生活状況が目の前に浮かび上がって来ます。診察後の支払い（窓口高負担）が問題である気がします。

　大阪城公園、天王寺公園を民間委託し、利益の一部を大阪市が受け取る。地下鉄を売り払うような発想の「大阪都構想」や博打（ばくち）で不幸な人々を大量生産させるカジノを、大阪に何が何でも実現させるという知事、市長はいい加減に交代してほしいのです。

　橋下市長は、市民が安心して受診出来る住吉市民病院を壊し、市民の足であり財産である地下鉄、路線バスの民間売却に熱心ですが、それは民間会社が儲かるという理由だけです。

　市民の生活が豊かになる市政、府政を橋下、松井両氏は最初に考えるべきことです。それをほっぽり出して衆議院選挙に出るとか、出ないとか。結局出ない。あきれるばかりです。

アベノミクスは失敗です。　12 月 14 日の衆議院総選挙に行きましょう！

　安倍さんは、岸信介元首相を祖父に、佐藤栄作元首相を大叔父に持つ、権力の中枢に常にいた政治家一家です。草の根の庶民の反対側に立つ人物です。最も危険なことは戦前の日本（日本帝国、帝国軍隊、帝国憲法など）に戻ることを夢見る人物です。諸外国から危険視される側面と、同時にアメリカや大企業・大資産家から歓迎される政治家でもあります。

　沖縄には米軍基地を“思いやり予算”で固定化し、大企業には法人税 2.5%の減税で喜ばれ、国民には 8%増税を押し付け、2 年半後には 10%の増税を断行すると宣言しています。

　今回、降って湧いた様な国民不在の総選挙が 12 月 14 日に実施されますが、子や孫のことも考えて、日本の将来を託せる人物に、貴重な 1 票を投票しましょう。

-1-

医）共立会　たかもと診療所だより 内科　循環器内科　呼吸器内科 **生命は宝、健康こそ財産** ホームページ http://www.myclinic.ne.jp/takamoto/ 〒536-0006 大阪市城東区野江 1-2-3 モリビル 1 階　TEL06-6930-3300　FAX06-6930-3200	第 234 号 2015 年 （平成 27 年） 1 月 1 日 発行

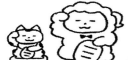

2015 年　　謹賀新年
日日 是 好日
（にちにち　これ　こうじつ）

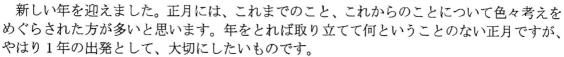

（碧巌録：毎日毎日が平和なよい日であること）

　新しい年を迎えました。正月には、これまでのこと、これからのことについて色々考えをめぐらされた方が多いと思います。年をとれば取り立てて何ということのない正月ですが、やはり 1 年の出発として、大切にしたいものです。

　今年は 1 月 17 日には、阪神淡路大震災から 20 年目を迎えます。また沖縄の地上戦の惨劇から 8 月 6 日、9 日の広島、長崎の原爆投下を経て、8 月 15 日に日本帝国主義が崩壊して 70 年の節目の年になります。マスコミも様々な特集を組むでしょう。

　歴史から学ぶべき内容が多く残っていると思います。たとえば南海トラフ大地震・津波・新たな原発事故にどう対処するかは未解決ですし、平和憲法を軽んじる政治家の問題です。

　原発はゼロが歴史の流れ。 4 年前の東日本大震災、福島第一原発過酷事故で被災された岩手、宮城、福島では医療や福祉、住民生活は改善していません。破壊された原子炉の処理に困り果てている現状があり、放射性冷却水は海への垂れ流しが続き、汚染土壌は野積みのままで、使用済み核燃料棒の処分方法は未解決です。故郷に帰れない人々の生活、仮設住宅の生活からの脱却、地域産業の立て直しなど、どれも個人のレベルでの解決は不可能です。こんな時こそ政府の出番なのに、安倍首相の口から具体策は語られません。

　政府の抜本的政策の無策、東京電力会社の責任放棄が浮き彫りになるばかりです。それでも福井高浜原発、鹿児島川内原発を稼働させるというのでしょうか。

　福島第一原発過酷事故から学び、ただちに原発廃止を決断したドイツでは、風力や太陽光などの再生エネルギーによる発電量が総発電量の２８％を占めるようになっています。2022 年までに全炉の運転を停止し、廃炉に向かうという法律を 2011 年に成立させています。

　安倍首相は、原発を他国に売り込むことは熱心でも、ドイツが出来たことを、直接国民が被害を受けている日本でやろうとはしていません。どこの国の首相なのでしょうか。

　医療・介護・年金など社会保障を充実させる署名をひろげましょう。 今年 4 月から軽度の「要支援１，２」の人を対象にした訪問介護などのサービスを、介護保険から市町村事業に移管することになっています。しかし 9 割の市町村は体制が整っていないと回答しています。また特別養護老人ホーム入居者を要介護 3 以上に限るとしています。

　自公政府は、介護保険料を強制的に取り立てながら、介護を受けさせないという国家的詐欺を行おうとしています。さらに年金は不景気でも引き下げる制度が開始されます。

　また今年 8 月からは、介護保険の自己負担割合を所得 160 万円以上の人は 2 割にアップとなります。まだまだありますが省略します。今年もみなさんの健康を念じつつ新年のご挨拶に代えます。

4 月に統一地方選挙があります。どの党に投票しても同じと言わないで、今から医療福祉や平和のために頑張る政党はどこかを、十分勉強して 4 月の選挙を迎えましょう。

　　お知らせ：3 月から木曜日を休診にさせていただきますのでご注意ください

医）共立会　たかもと診療所だより 内科　　循環器内科　　呼吸器内科 **生命は宝、健康こそ財産** ホームページ　http://www.myclinic.ne.jp/takamoto/ 〒536-0006 大阪市城東区野江1-2-3 モリビル1階　TEL06-6930-3300　FAX06-6930-3200	第 235 号 2015 年 （平成 27 年） 2 月 1 日 発行

富裕層と貧困層の格差は、過去 30 年間で最も大きくなっている

　大富豪 80 家族の富は、世界中の 5 割の家族の富と同じだそうだ。日本でも同様で格差は広がるばかりです。アベノミクスがそれを加速させてしまった。

　安倍政権は富裕層と大企業を優遇する内閣です。国民には消費税増税 8％、年金切り下げ、サラリーマンの賃金切り下げ、非正規労働者の拡大、国民健康保険・介護保険料値上げなどを押しつけながら、大企業には法人税を減税し、富裕層の所得税の見直しはしないなど、明らかに国民の暮らしを良くする政治からは遠いところにいる政治家です。

安倍内閣は社会保障の充実より、軍備の充実を優先している

　1 月 26 日から始まった通常国会で来年度予算案が審議されます。96 兆円の予算案のうち 38％は国債発行でまかなうとしています。これまで通りの大幅な借金漬け予算です。

　台所事情が苦しい政府は、医療、介護、年金、教育などの社会保障削減で乗り切る構えの反国民的な予算案としています。一方防衛予算は天井知らずの増額となっています。

　敗戦後 70 年を迎える今年こそ、再度平和の重要性をかみしめ、近隣諸国との友好関係を深める好機ですが、殺し合いの手段である軍備の増強を図るなど、時代に逆行するものです。安倍政権の戦前復帰の考えが予算にも盛り込まれ、危険性が現実になってきています。

「入れた党、選挙が終われば、消えていた」

　20 年前に政党助成金制度が出来ました。助成金を受け取った 35 党のうち、27 党がすでに解散・消滅しています。本来政党は主義主張を鮮明にして、国民生活を良くするために汗を流すものと思っていましたが、国民の税金からひねりだした 320 億円の政党助成金を山分けするために、くっついたり離れたりを繰り返す、あさましい団体が多数あることが、誰の目にもはっきりしてきました。総選挙の投票に 48％の人が棄権するように、国民の政治に対する不信感の根底には、政党の腐敗があるような気がします。

多くの国民が反対なのに自民党多数、なぜ？原因は小選挙区制度に

　アベノミクスで景気は良くなる；「思わない 62.8％」、2017 年 4 月からの消費税再増税；「反対 57.5％」、集団的自衛権行使容認など、安部政権の安全保障政策を支持する；「支持しない 55.1％」。

　大事な政治課題のどれに対しても、国民の半数以上が、自公政権の政策に反対しています。しかし選挙区から一人しか当選できないという小選挙区制度のマジックで、比例区で自民党の得票率は 33％であるにも関わらず、議席数は 61％を占め多数となってしまうのです。

目の前の生活破壊の数々の具体例

　□特養（特別養護老人ホーム）利用者を要介護 3 以上に制限；現在 50 万人の方が、特養入所の待機中です。要介護 1、2 などで認知症の方も多くおられますが、門前払いとなるケースも出てきます。2 面に続く

医）共立会　　たかもと診療所だより 内科　　循環器内科　　呼吸器内科 **生命は宝、健康こそ財産** ホームページ　http://www.myclinic.ne.jp/takamoto/ 〒536-0006 大阪市城東区野江 1-2-3 モリビル 1 階　TEL06-6930-3300　FAX06-6930-3200	第 236 号 2015 年 （平成 27 年） 3 月 1 日 発行

大阪府議会（2 月 23 日）、大阪市議会（2 月 24 日）に「大阪都構想」協定書案が「維新の会」である松井知事、橋下市長により再度提出された。いよいよ大阪市を無くすのか、存続させるのかの選択が大阪市民に迫られる

　旭、城東、鶴見、東成、生野区は東区に、都島、福島、北、淀川、東淀川区は北区に、大阪市は広域の 5 区に再編されます。城東区役所、都島区役所はなくなり、区民ホールもなくなります。そもそも今の区を広域化すると、自治体の本来の仕事である住民サービスに目が届かなくなることは明らかです。役所に相談に行っても、今なら地名・番地をいえば、すぐにその地域の状況が理解されますが、広域化することで、住民と役所は間違いなく疎遠になります。

　また国保、介護保険などの窓口は区役所にありますが、大阪市解体で、一部組合事務所という別の場所で取り扱われるため、区役所の仕事から切り離されます。

　役所が使い勝手の悪い方向に変えられようとしています。

大阪（なにわ）らしい文化を発信してきた事業予算の廃止・削減からみえる橋下「維新の会」の大阪の良さつぶしの数々

① 森之宮の青少年会館の廃止、跡地を 80 億円から 32 億円に値下げし長谷工に売却、マンションとして京阪不動産が販売
② センチュリー交響楽団の補助金を廃止
③ 国際児童文学館を閉鎖、東大阪市の府立中央図書館に移転、専門員はすべて非常勤
④ ピースおおさか補助金削減、府市から派遣されていた各 4 人の職員はゼロとなる
⑤ 大手前のドーンセンターの機能縮小、府職員引き上げ
⑥ 中之島図書館廃止
⑦ 大阪市音楽団の民営化
⑧ ワッハ上方（府立上方演芸資料館）の見直し
⑨ 人形浄瑠璃文楽の補助金廃止の方針

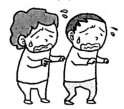

「都構想」には問題点・疑問点が多すぎます。議会に任せるのではなく、今はじっくり 1 人ひとりが考える時ではないでしょうか

　橋下氏は大阪府・市ダブル首長選挙（2011.11）のときに、こう公約しました。「大阪市はつぶしません」「24 区、24 色の鮮やかな大阪市へ」「敬老パスは維持します」と。今は 5 区の特別区にすれば市民はハッピーと。敬老パスは廃止され年間 3 千円払い、乗車毎 50 円必要です。嘘つきは泥棒の始まりです。

橋下氏は二重行政を目の敵にするけれど・・・批判は的を射ているか

　たとえば府立成人病センターと大阪市立総合医療センターを、二重行政の無駄（ムダ）だから、一つにしてしまえということです。実際通院されている方なら、そんな無茶なと思われるかも知れませんが、実際進行中の話をします。

　住之江区にある住吉市民病院は、小児科、産科の中心的役割を地域で果たしてきました。しかし近く（2kmも離れている）に府立急性期総合医療センターがあるので、無駄だから廃院にするというのが橋下氏の言い分です。安心して子どもが入院でき、また安心して出産できる病院が極めて少なく、

医）共立会　　たかもと診療所だより 　　内科　　循環器内科　　呼吸器内科	第 237 号
生命は宝、健康こそ財産 ホームページ　http://www.myclinic.ne.jp/takamoto/ 〒536-0006 大阪市城東区野江 1-2-3 モリビル 1 階　TEL06-6930-3300　FAX06-6930-3200	2015 年 （平成 27 年） 4 月 1 日 発行

今月の大阪府・市議会議員選挙は大阪の将来を決めてしまう重要な選挙!! ## 117 年続いた大阪市を無くしたらあかん。「都構想」は疑問だらけ、問題だらけ!!

　先月診療所で患者さんと勉強会を持ちました。医療・介護総合法と医療保険制度改革関連法案を勉強しました。直接みんなに関係する問題なのですが、難しくて理解することが困難です。何度も繰り返しての学習が必要です。

　目的は、今月の統一地方選挙に向けて医療・福祉を大切にする候補者選びの判断材料にすること、生活がじわじわ悪くなっている中で患者さんはどのように感じておられるのかを交流するためでした。

　解説後の「質問ないですか」の問いに、ある男性が「介護保険は詐欺（サギ）みたいなもの」と口火を切られ、「払いたくない」「年金が下がった」と続き、70 歳以上が大半であった参加者の雰囲気は重く感じられました。

　確かに年金は減り、国保・介護・後期高齢者医療保険料は上がり、消費税が追い討ちをかけています。「生きていて何も楽しいことがない」。こんな思いに患者さんをさせてよいものだろうか。国民が安心して生活できるような政治が行われていない!!とつくづく考えさせられました。

　一向に生活が良くならないアベノミクス、あれもこれもと改悪される医療・介護・福祉、下がり続ける年金、企業利益優先の原発推進、集団的自衛権行使など戦争できる国づくり政策をひっくるめて、国が向かおうとしている道は危なくて仕方がありません。

「都構想」に反対し、医療・福祉の充実のために汗をかいてくれる地元の議員を増やしましょう！

　国の政治から、今度は大阪府市の橋下政治に目を向けたとき、二重行政と言って住吉市民病院をつぶす、日の丸・君が代を強制するために公募民間校長を 11 人採用したものの次々に問題を起こし 6 人が辞めました。お友達の中原府教育長もパワハラで辞職してしまいました。よっぽど人を見る目がないのではと思いましたが、実は見る目がないのではなくて、採用した人々は市長から見れば同じ考えの「立派な人物」なのです。ただ教育者として大阪府民の感覚とずいぶん違うだけなのです。

　道頓堀にプールを作るという突拍子もない計画も賛同者が集まらずご破算になりました。またカジノを夢洲に作る、そのために公共鉄道を敷くなどを本気になって計画中です。

　民間が儲けられることならなんでもするのが、橋下流の政治です。市民のためになど爪の垢ほども考えていません。冷静に橋下政治を分析しましょう。

　医療福祉が良くなれば安心して暮らせます。大阪も活気付いて、経済の好循環も生まれます。消費の 6 割は国民が担っていますので、消費税増税や保険料の負担増、年金減などで消費が落ち込んでいては、いくらカジノだ！鉄道だ！道路だ！と叫んで大阪市を無くしても、大阪は良くなりません。

　今月の選挙で地元住民・患者の暮らしぶりにより密着した政治を進めてくれる議員を地元から選んで行くことが、今ほど大切な時はないように思います。

　今回の地方選挙で、「都構想」に反対し、医療・福祉の充実のために汗をかいてくれる地元の議員を選びぬく目が府民・市民に求められています。

-1-

（医）共立会　　たかもと診療所だより	第 238 号
内科　　循環器内科　　呼吸器内科	2015 年
生命は宝、健康こそ財産	（平成 27 年）
ホームページ　http://www.myclinic.ne.jp/takamoto/	5月1日
〒536-0006 大阪市城東区野江 1-2-3 モリビル1階　TEL06-6930-3300　FAX06-6930-3200	発行

5月17日住民投票には、必ず行きましょう。そして「反対」と書きましょう。

迷っていたら、はっきりわからなかったら「反対」と書きましょう。大阪市をなくせば、永遠にもどすことは出来ません。あわてて賛成と書いて困るのは市民なのです。

　全国有数の巨大都市・大阪市をなくし、大企業の利益のためにだけ役立つ「大阪都」構想は、住民生活にメリットが一切ないだけでなく、子や孫にとっても百害あって一利なしです。

　住民と行政が百年かけて築いた大阪の市営地下鉄や、水道事業を民間に売り渡す乱暴さは、目に余るものです。

　「大阪都」にするという前提は「二重行政の無駄」がはびこっているということだったはずです。では「二重行政の無駄」をなくすため「大阪市をなくす」（??）という「二重行政の無駄」とは一体どんなものなのでしょうか。

　・住吉市民病院の場合は、7万筆の署名を集め市長に存続を請願した病院を廃止し、2km離れた府立急性期総合医療センターに併設する。

　・大阪市民の医療・保健を担っている医学部がある大阪市立大学と独自に発展する府立大学を、経費が削減されるという理由だけで一つにする。

　・府立体育館と大阪市中央体育館を、府立中央図書館と市立中央図書館をひとつにするなど、それぞれが機能を発揮しているにも関わらず、市長の目では無駄に見え廃止の対象となるのです。

　それだけではありません。敬老パス有料化、老人福祉センター、子育てプラザ、屋内市民プールは削減、赤バス、上下水道料金の福祉減免、大阪市音楽団、市民交流センターは全廃するなど、まだまだありますが、市民の生活を豊かにするはずの政策は、ことごとく無駄と切り捨てています。市長のやり方にだまされ被害を受けるのは結局住民です。

　橋下「維新の会」の言うデマに、「勢いがあるから」「何かやってくれそうだから」と賛成するのでは、あまりにも丸め込まれていると思います。

　さらに重要なことは、大阪市を5区に解体し、税収の4分の3が府に吸い上げられ、5つの区の自由にできる予算は必ず減ることです。結果として医療・福祉レベルは今より低下します。逆に国民健康保険料は値上げされます。一旦府に吸い上げられた税金を、新設するカジノと関連鉄道網の延伸などにつぎ込もうとする市長の姿は異常です。

　大阪市を消滅させた後のビジョン（構想）を橋下市長は何も語っていません。5つの特別区の区長にまかすと言います。無責任そのものです。

　先日市主催の説明会が39か所で行われましたが、市民のボディーチェック、金属探知機、防衛隊の配置をしての開催など異常です。市民に背を向ける市長の姿を裏付けていました。

　住民生活の発展にとって、医療福祉の発展にとって「大阪都」構想は最悪の選択です。この闘いは、大阪市が消滅するか否かの、引き戻ることのできない取組です。診療所としても全力で取り組んでいるところです。住民投票で都構想「反対」とはっきり書くことで、一生後悔することはないと思いますので、投票所に足を運びましょう!!

(医) 共立会　　たかもと診療所だより 内科　　循環器内科　　呼吸器内科 **生命は宝、健康こそ財産** ホームページ　http://www.myclinic.ne.jp/takamoto/ 〒536-0006 大阪市城東区野江 1-2-3 モリビル 1 階　TEL06-6930-3300　FAX06-6930-3200		第 239 号 2015 年 (平成 27 年) 6 月 1 日 発行

126 年続いた大阪市が残ったことは良かったが、改善すべき点も多い
今後はみんなの知恵と力を結集し、大阪市を良くしていきましょう！

　テレビの開票速報を固唾（かたず）を呑む思いで見ていた。1 万票の僅差（きんさ）であったが反対多数となり、大阪市はかろうじて残った。反対区は 13 区、賛成区は 11 区であった。反対区は地震で大きな被害が予想される湾岸地域と大阪経済の地盤沈下の影響が強い南部の地域に集中していた。

　大阪市をなくし特別区に再編する「大阪都」構想案の発表以来、決着が着くまでに 5 年の歳月を必要とした。126 年間続いた大阪の将来を考える上で決して時間が長かったわけではない。その間市議会で幾度も議論され、「都」構想はその都度否決された。橋下市長・大阪維新の会の強引な議会運営に、歯止めをかける自・公・共などのねばり強い議会運営があり、議会制民主主義が機能した結果であった。

　そこで明らかになったことは、大阪市の税収の四分の三が府に移されること、「二重行政」を解消するとした「都」構想でも税収は伸びないこと、新庁舎など税金の初期投入の 600 億円はすっかり負債として残ること、特別区には意外と権限がないことなどの問題点が多数浮かび上がった。結局特別区に再編し強くなるどころか、大阪市を廃止して弱体化させ、府に権限を集中し、大規模公共事業やカジノに税金を投入する構想であることが市民に浸透していった。

　投票期間を通して「5 億円？」の市税・政党助成金を使い、なりふり構わずバラ色の「都」構想を宣伝したが、大阪市民の心をとらえられなかった。今回ほど真剣に考え大変な選択を迫られた大阪市民であったが、「大阪市をなくしたらあかん」という賢明な選択がなされたと思う。66.8%の高投票率がそれを物語っている。橋下市長は敗北を認め政治家を辞めると断言した。大阪維新の会は司令官を失うと同時に目標も大義も失った。橋下大阪維新の会の宣伝費は無駄のレベルを超えていた。

　さらに重要な事は、賛成票を投じた市民の思いである。橋下人気での賛成投票であったとしても、行政の無駄をなくしてほしい、大阪の経済を良くしてほしい、行政の官僚的体質を改めてほしいなどが大きな理由であった。この大阪をなんとか住み良い街にしたいという熱い思いは、賛成反対に共通したものであったと思う。

　私たちは失われた 5 年間を振り返り、後退した医療福祉の復活に取り掛かることだと思う。高齢者の足である赤バスの復活、敬老パスの無料化、住吉市民病院の閉院でなく現地立て替え、救命救急センター補助金の復活など多々あります。

入院給食費月額自己負担4万1400円に、次に湿布の保険はずしが狙われている!!

　また皆さんに請願署名していただいた医療保険制度改革法が 5 月 27 日に自公などの賛成により成立した。入院給食費の 1 食 200 円増、大病院への紹介状なしの初再診時の 5 千~1 万円の保険外負担、患者申出医療、国保の大阪府単位化などである。具体的内容はこれから決まるといういい加減さであり、今後も反対署名を集めていきます。さらに介護要支援 1、2 の介護保険はずし、要介護 3 以上のみしか特養に入所できないなどを止めさせる運動と一緒に、大阪市の医療を改善していく必要があります。これからもご協力お願いします。

（医）共立会　　たかもと診療所だより 内科　　循環器内科　　呼吸器内科 **生命は宝、健康こそ財産** ホームページ　http://www.myclinic.ne.jp/takamoto/ 〒536-0006 大阪市城東区野江 1-2-3 モリビル 1 階　TEL06-6930-3300　FAX06-6930-3200	第 240 号 2015 年 （平成 27 年） 7 月 1 日 発行

診療所だより「生命は宝、健康こそ財産」は 240 号、発行 20 年を迎えました。続けてこられたのは、患者さんとの交流のお陰です

　1995 年 8 月「小さな診療所だからこそ、痒いところに手が届く診療を！」の思いを込めて第 1 号を発行しました。そこには勤務医時代に出来なかった「頭のてっぺんのできものから、足の先の水虫までじっくり診察してみたい」と書いてあります。地域の健康を守る医師として、どこまで出来ているかは心もとない最近ですが、すべての患者さんの心臓の音や肺の呼吸音を、毎回聴診器で気を抜かずに聴いていると、今でも新しい発見があって楽しく診察しています。

「生命は宝、健康こそ財産」という「たより」のタイトルにも思いを込めました。

　「生命は宝」は、沖縄の "ぬちどぅ宝" を拝借しました。今年は敗戦後 70 年、日本で唯一の地上戦闘があり、県民 9 万人以上、日米双方で 20 万人が命を落とした沖縄の悲劇は、絶対繰り返してはならないという思いからです。「健康こそ財産」は、みんなの健康は毎日の健康管理が積み重なって、はじめて維持されるという、社会みんなの財産であるという考えから付けました。憲法 9 条、25 条と同じ意味のタイトルです。

　戦争は絶対にしないと国民が誓った 9 条、健康で文化的な最低限度の生活を営む権利を有するとした 25 条を、診療所としても手放すわけにはいきません。また政府に守らせていかねばなりません。

　240 号まで、職員の入れ替わりがあっても、手分けして発行し続けて来ました。

　その一番の原動力は、地域の医療福祉を良くしたいという私達の思いを伝えたい患者さん、その家族、応援して下さる方々がすぐ目の前におられるという、交流の強さ深さだったのではないかと思います。

　二番目の原動力は、改悪に改悪を重ね、地域の医療をずたずたにしても、大企業が栄えれば良いとする政治を、なんとかしたいという思いでした。小泉内閣は社会保障の自然増分を予算ベースで毎年 2200 億円削減し続けました。安倍内閣は「消費税増税、国民・介護・後期高齢者の保険料のアップ、年金の目減り、使い捨て低賃金労働者層の増大・固定化」を進めながら、一方で「大企業の法人税引き下げ、防衛費の増額」を行っています。

　自衛隊員を戦地に派遣し、アメリカの戦争に参加する集団的自衛権の行使容認を中心とする安保法（戦争法）は、憲法違反であり国民の大多数が反対しています。

　医療人の白衣は二度と戦争の血で染めることがないように、平和な国や地域で診療に思う存分私達の技術を発揮できる世の中を、皆さんと手をつないで作っていきたいと思います。

　240 号を迎えて、これまでの思いを、あれこれ書いてみました。

> **皆さんからのご意見、ご感想をお待ちしています。**
> **これからも応援よろしくお願いいたします。**

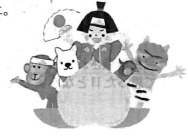

医）共立会　たかもと診療所だより	第 241 号
内科　　循環器内科　　呼吸器内科 **生命は宝、健康こそ財産** ホームページ　http://www.myclinic.ne.jp/takamoto/ 〒536-0006 大阪市城東区野江 1-2-3 モリビル 1 階　TEL06-6930-3300　FAX06-6930-3200	2015 年 （平成 27 年） 8 月 1 日 発行

　今年も暑い夏がどっかりと日本列島をおおっています。いかがお過ごしでしょうか。

　熱中症にならない様に、水分補給（お茶が良い）と炎天下の外出を避けた生活を心がけ、自宅でも我慢せずにエアコンを緩めに使うようにして下さい。もし気分が悪い、吐き気がする、急に寒気がする、食事がのどを通らない、脱力感があるなどの症状があれば、早めに受診された方が無難です。

　同時に元気で、酷暑を攻略する方法を考えましょう。たとえばシャワーを浴びたり、ぬるめのお風呂に浸かり身体を冷やしてみる。スイカや桃やトコロテンなどを冷やしておやつに摂る。どこかに眠っている風鈴を窓際に吊るす、すだれを掛けるとか。

　風鈴の鳴らねば淋し鳴れば憂えし（赤星水竹居）/冷麦や昔めきたるガラス鉢（広瀬美保）

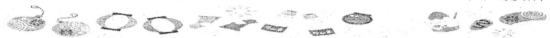

　ところで今年は、第二次世界大戦（15 年戦争）が日本の敗北で幕を閉じてから 70 年を迎えました。多くの国民はこの夏を特別暑く、危うく、息苦しく感じているのではないでしょうか。

　70 年前の大空襲で焼けた街、地上戦の沖縄、被曝地広島・長崎の熱さは想像もできませんが、戦争を経験された方々は、異口同音に戦争は絶対したらあかん！と言われます。今も世界のどこかで、同じような戦争が続き、子どもや市民が多く亡くなっています。平和の大切さを改めて考えさせられます。

二度と戦争で、白衣を血で染めることはしたくない。だから安保法案（戦争法案）に反対します。

　7 月 8 日弁護士会館で「私たち医師・歯科医師は安全保障関連法案（戦争法案）に反対です」という緊急アピールを行い、大阪市役所近くの淀屋橋で市民に訴えました。朝日新聞、毎日新聞、MBS 放送、大阪日日新聞、しんぶん赤旗などが取材に来られました。病の人を治し社会生活に復帰してもらうために、私たちは毎日どれだけ努力を必要としているか。一旦戦争になれば、医療を施し治癒した自衛隊員は、再び戦場に行かねばならない。また医師、歯科医師、薬剤師、看護師も戦場に行く義務を負う。そんなことに私たちの医療技術を使ってほしくないと訴えました。翌日記事になりました。

　私たち医療人は、戦争に反対することと、平和な世の中で医療の仕事をしていくことを、コインの表と裏、切り離せないものと考えています。

　憲法を破壊し、集団的自衛権を行使し、地球の裏側まで行って、米国の戦争にお付き合いすることを可能にする安保法案は、参議院で審議が進められています。戦後の 70 年間自衛隊員が、殺し殺される状況にならなかったのは、憲法 9 条などを柱とする平和憲法があったからです。現在の安倍政権、自民党・公明党政権は、日本を間違った方向に、国民を道連れにしていこうとしています。患者さんも私たちと一緒に安保法案の撤回、廃案の声を挙げていただきたいと思っています。

　今夏は日本の将来を決定づける特別暑くて歴史的に重要な夏だと思います。ご一考下さい。

- 1 -

医）共立会　たかもと診療所だより 内科　循環器内科　呼吸器内科 **生命は宝、健康こそ財産** ホームページ　http://www.myclinic.ne.jp/takamoto/ 〒536-0006 大阪市城東区野江1-2-3 モリビル1階　TEL06-6930-3300　FAX06-6930-3200	第242号 2015年 （平成27年） 9月1日 発行

患者さんへの大切なお知らせです。

　急なお知らせで誠に申し訳ないと思っています。まずお詫びします。1年ほど前から診療所の将来について考えていたことですが、皆さんにとっては寝耳に水のことだと思います。

当地での診療は 10月31日 で終了し、11月9日から「蒲生厚生診療所」にて診療を継続いたします。

（がもうこうせい）

がもう厚生診療所での診療は高本が担当します。林、久家看護師も継続します。また当院のカルテ、データなどすべて継続します。11 月からの診療を継続希望される方はいつでも結構ですのでお知らせください。準備に入りたいと思います。また転医を希望される方も紹介状の準備がありますのでご連絡下さい。

　がもう厚生診療所は、国道1号線沿いで、がもう4丁目交差点の方に向かい、城東警察・東大阪病院の国道を挟んで向かい側にあります。

　足が不自由で、遠いと感じられる方には、送迎バスを準備します。現時点ではたかもと診療所の向かい側、桜の宮中学校の塀の付近と考えています。診療は予約診を基本とさせていただきます。緊急の場合は、予約がなくても受診可能です。

　がもう厚生診療所に診療機能を移行させる理由をあげたいと思います。今後もこれまで通りの診療を継続させるためには、事務的諸雑用の時間をできるだけ減らし、衰える体力を温存することが大事と考えました。また患者さんとともに、患者さんの利益になる医療を追求するという、20年間続けてきたこれまでの当院の診療スタイルと、がもう厚生診療所の考えは一致できる部分が多くあると判断したからです。

　これからも一緒になって医療を良くしていきたいと思っていますので、突然ですが皆さんにお知らせし、ご理解をお願いすることにしました。何卒よろしくお願いいたします。

蒲生厚生診療所に見学に行ってきました。

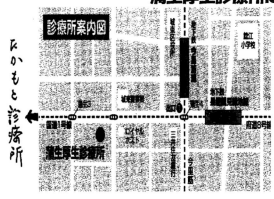

　11月より診療場所が変わることにともない、先だって見学に行ってきました。診療所は縦長の建物で看護師長さんと事務の方の案内で、1階フロアーが診療場所で、診察室2か所とレントゲン室、処置室、心電図室などの検査室のほか、上の階はヘルパーステーション、デイケアサービス、歯科診療所などが併設されています。診療体制は予約診療で薬は院外処方です。診療時間外のためか静かで、落ち着きのある雰囲気を感じました。（林　由子）

医）共立会　たかもと診療所だより 内科　　循環器内科　　呼吸器内科 **生命は宝、健康こそ財産** ホームページ　http://www.myclinic.ne.jp/takamoto/ 〒536-0006 大阪市城東区野江 1-2-3 モリビル 1 階　TEL06-6930-3300　FAX06-6930-3200	第 243 号 2015 年 （平成 27 年） 10 月 1 日 発行

11 月 9 日から「蒲生厚生診療所」にて診療を開始

（がもうこうせい）

　がもう厚生診療所での診療は高本が担当します。林、久家看護師も継続します。また当院のカルテ、データなどすべて継続します。

　診療を継続希望される方の予約を今月から受け付けています。また転医を希望される方も紹介状の準備がありますのでお早めにご連絡下さい。

　がもう厚生診療所は、国道 1 号線沿いで、がもう 4 丁目交差点の方に向かい、城東警察と国道を挟んで向かい側のがもう 3 丁目バス停近くにあります。

　足が不自由で、遠いと感じられる方には、送迎バスを準備します。遠慮なく申し出てください。たかもと診療所の向かい側、桜の宮中学校の塀の付近に停車します。時刻表が出来次第お渡しします。

　診療は月、金曜日の 9 時から 12 時半まで予約診療、水曜日は 9 時から 12 時半まで、2 時から 4 時まで予約診療、夜診は 5 時半から 8 時までです。緊急の場合は、予約がなくても受診可能です。

　がもう厚生診療所に診療機能を移行させる理由は、今後もこれまで通りの診療を継続させるためには、事務的諸雑用の時間をできるだけ減らし、数年先の衰える体力を温存することが大事と考えました。また患者さんとともに、患者さんの利益になる医療を追求するという、20 年間続けてきたこれまでの当院の診療スタイルと、がもう厚生診療所の考えは一致できる部分が多くあると判断したからです。

　これからも一緒になって医療を良くしていきたいと思っていますので、ご理解をお願いすることにしました。何卒よろしくお願いいたします。

「たかもと診療所だより　生命は宝、健康こそ財産」は今号をもって終刊とさせていただきます。20 年間ありがとうございました。

　読者の皆様には長い間お付き合いしていただき、まことにありがとうございました。毎月途切れることなく発行できましたのは、患者さんが楽しみに待っておられることを日々感じ、背中を押していただいたからだと思います。私もこれだけは伝えなければという思いの 20 年間でした。またスタッフにも、慣れないながら編集に加わってもらい、徐々に腕を上げ、今日の「たより」にまで育ててもらえた事に感謝し、誇りに思っています。

　手作りのこのような診療所だよりは、日本中探しても、あまりないのではないかと思っています。しかしそのことは不幸なことでもあります。日本の開業医が日本のどこかで、このような診療所だより発行の産声を上げることを期待しつつ、終刊とさせていただきます。

生命は宝、健康こそ財産

244 号（復刊）　2016 年 3 月　　　　　　　発行責任　高本英司

参議院選挙後、要注意! あらゆる世代に負担増。
「さらなる患者負担増計画の中止を求める請願」
署名を集め国会議員に手渡そう

皆さんお変わりないでしょうか。お元気でお過ごしのことと思います。

　私は、診療所を畳んで早や 5 カ月となりました。ようやく新しい職場にも慣れ、週 3 日の診療時間はこれまで通り忙しくしていますが、少しはゆとりをもって過ごすことが出来るようになりました。幸い患者さんも約 7 割の方が受診して下さっていますので、継続して治療に当たれることを幸せに感じています。同時に足の悪い方や、常時診療所に私がいなくなったため不安を感じられ、いざという時のために近くの先生に継続治療をお願いした方については、心残りです。

　高齢患者さんにとっては、診療機能が近くへの移動であっても大変であり、看取りまで変わらずその場所で診療所が在り続けることの重要性を考えさせられました。また患者さんは今診てもらっている医者に治療してもらいたいという強い思いがあることも再認識しました。　閉院しなければ解らなかったことですが、患者さんの振る舞いから勉強させてもらいました。

　また開業医が中心の団体である大阪府保険医協会や協会の全国組織である全国保険医団体連合会（副会長職）の仕事は、これまで以上に増えています。理事長職を 10 年間担うことで、責任の重さと舵取りの難しさを感じる最近です。社会に何らかの役に立てればと思って続けている活動ですので、気力体力がなくなり、周りに迷惑をかける前には止めるつもりでいます。今のところは、東京の会議に月 1 回から 3 回、大阪の会議は数知れず、街頭宣伝にも月 1 回は出るようにしています。

　3 月は大阪府弁護士会の次期会長である山口健一氏、大阪府看護協会会長の伊藤ひろこ氏のインタビューに出かけましたが、勉強になりました。後日保険医協会新聞に掲載します。希望があれば申しつけ下さい。3 月 26 日は NO NUKES DAY（ノーニュークスデイ；原発のない未来へ！）の東京集会に 3 万 5 千人の一人として参加してきました。

　皆さんもご存じと思いますが、昨年 9 月 19 日戦争法（平和安全法制）が、国会で強行採決（弩号で聴取不能で議事録の記録なし）されました。そして 3 月 29 日法律が施行されました。さっそく南スーダンへは武器の使用が大幅に可能となる自衛隊員が交替派遣されます。殺し殺される事態は時間の問題です。日本の進路（憲法改正含め）はいよいよ怪しくなっています。

健康な町づくりのお手伝い　手づくり私信	第 245 号
生命は宝、健康こそ財産 蒲生厚生診療所：大阪市城東区蒲生 3 丁目 15-12 06-6931-3807	2016 年 （平成 28 年） 6 月発行 文責　高本英司

参議院選挙後、要注意！　医療・介護・年金改悪がズラリ！

「さらなる患者負担増計画の中止を求める請願」署名は現在 1 万 1 千筆（大阪）

お知り合いの方に署名もう一筆とお声をかけてください。

　皆さんお変わりないですか。久しぶりに復刊診療所「だより」をお届けします。
　参議院選挙の投票日（7 月 10 日）が目の前に近づいてきました。生活していくには大変ご苦労が多いと思います。暮らしを良くするための大切な選挙です。1 票を投じることで政治を変えていきましょう。住民が少しでも安心して医療に掛かることができるように努力してくれる政党を私は応援したいと思っています。医療・介護・年金を充実させるために、どの政党が一番頑張っているかを考え投票日を迎えましょう。
　もちろん憲法を変えて戦争する国をめざす政党は、医療人として私は賛成できません。

みんなの 1 票で医療・介護・年金などの社会保障を良くしましょう！

　「大企業・大金持ち優先の景気回復」か、「国民の安心した暮らしを優先する医療・社会保障の充実」か、国の方向性が問われる参議院選挙は目の前です。世論調査では、社会保障重視５３％（朝日新聞）、医療・年金重視２５％（毎日新聞）と社会保障充実がトップとなっています。
　サンデー毎日では今回の参院選の対決構図を、『大企業を向く安倍政権』対『社会保障を第 1 に生活者を向く野党』と紹介されています。
　アベノミクスは失敗しました。大企業と大金持ちをぼろもうけさせましたが、苦しい国民の生活は置き去りのままです。アベノミクスによって生活は良くなったとは誰も実感していません。金融緩和、財政出動、成長戦略の旧 3 本の矢は折れ、一億総活躍プランや GDP600 兆円、出生率 1.8 回復、介護離職ゼロの新 3 本の矢はすでに漂流しています。
　消費税 10%の 2 年半延期を口実に社会保障費に充てる財源はないと政府は言いますが、そんなことはありません。大企業の 300 兆円を超える内部留保金や大企業・大金持ちの税金を今より増やし、5 兆円を超えた軍事費を数%減らせば、財源は出てきます。

「生活を良くするために選挙に行こう、政治を変えよう」の気持ちが大切です

　安保法制=戦争法が昨年成立しました。現憲法を投げ捨てることは最も危険です。戦前の憲法を復活させてはなりません。憲法改悪でなく 1 人ひとりの国民が主人公である立憲主義を回復し、平和憲法（9 条）の下での社会保障の充実（25 条）を託せる政党選びが焦点となります。社会保障の充実を待ち望むのは私たちです！憲法を壊しているのは安倍政治です！自分の 1 票は未来への投資です。政治は私たちの身近なものです。社会は変えられます。1 人選挙区すべての野党共闘の実現は歴史的な出来事です。政治に無関心でいられても、無関係ではいられないのです。みなさん投票に行きましょう！

健康な町づくりのお手伝い　手づくりたより	第246号
生命は宝、健康こそ財産	2016年 （平成28年） 8月1日発行
蒲生厚生診療所：大阪市城東区蒲生3丁目15-12 06-6931-3807	文責　高本英司

暑中お見舞い申し上げます　　　　2016年 夏

　皆さん如何お過ごしでしょうか。暑さにめげず身体を壊さないように、十分ご注意ください。特に熱中症は、気付くのが遅くて入院となる場合がありますので、水分補給、室内温度の調節をこまめにしましょう。

　7月は、じめじめしていて気分が優れない日が多かったですが、梅雨開け宣言後も大雨となったり天候はかなり不安定でした。天神祭も過ぎようやく8月に入り落ち着いてきましたが、今度は35度の猛暑日が続くなど身体がついて行きません。

　私たちは今年ほど暑い夏はないとか言いますが、毎年気象条件は違っていても草木や昆虫は季節の移ろいを見事にとらえて逃がしません。日よけに植えたゴーヤは実がなり始め、朝顔の花が咲きだしています。また午前中早くから、土の中での長い生活から解放された蝉があちこちで短い地上での生活を満喫するように元気よく鳴いています。

　しかし昆虫の世界でも大きな変動が起こっているようです。最近はクマゼミが大半で、アブラゼミ、ミーミーゼミ、ニーニーゼミはほとんど見かけません。ましてやツクツクボウシ、ヒグラシなどは貴重な存在で、鳴き声を聞いたことはありません。そういえば以前なら水たまりに、アメンボウ、水スマシなどがどこからか飛んできていましたね。遠い遠い昔の話になってしまいました。近くに水田もなく、アスファルトばかりで、水たまりもない都会の暮らしでは昆虫にとっても生きづらく、生き延びるのが大変なんでしょうね。

　私は蒲生診療所に来てからも元気にしています。最初は新しい環境で戸惑うこともありましたが、徐々に慣れてきて、今では自分のペースで診療ができるようになり充実した日を送っています。少し考える余裕ができましたので診療所だよりを発行しようと思うようになりました。3月、6月と発行したのですが、患者さんから「懐かしい」、「嬉しい」、「たより全部残しています」、「ゆっくりするつもりで閉院されたのにまた忙しくするのですか」と励ましの声を掛けていただき、反響の多さに気分良くして、定期的に発行しようかと思っているこの頃です。

湾曲し火傷し爆心地のマラソン

　　昭和20（1945）年8月6日広島に、9日長崎に、原爆が投下された。この大惨禍をふかく恨み悼んで、原爆忌、広島忌、長崎忌、そして爆心地などの季語が生まれた。

たっぷり鳴くやつもいる夕ひぐらし

　　子どものころ、谷間の川で一日中遊んで、夕暮れとともに崖からあふれだすようなひぐらしの声のなかを帰ったことを思い出す。　　金子兜太著「老いを楽しむ　俳句人生」より

[一口メモ] 戦後71年目の8月15日がやってきました。もう一度かみしめましょう。憲法9条を。

第二章　戦争の放棄

第九条　日本国民は、正義と秩序を基調とする国際平和を誠実に希求し、国権の発動たる戦争と、武力による威嚇（いかく）又は武力の行使は、国際紛争を解決する手段としては、永久にこれを放棄する。

②前項の目的を達するため、陸海空軍その他の戦力は、これを保持しない。国の交戦権は、これを認めない。

健康な町づくりのお手伝い　手づくりたより **生命は宝、健康こそ財産** 蒲生厚生診療所：大阪市城東区蒲生3丁目15-12 06-6931-3807	第247号 2016年 （平成28年） 9月1日発行 発行者　高本英司

防衛予算は毎年増えるけど、医療介護予算は毎年けずられる！
この矛盾、この怒りをどこにぶつければいいのか！

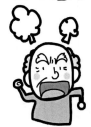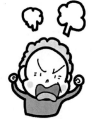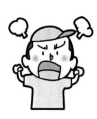

そうだ!!先生・スタッフに相談してみよう！

　8月は東日本では記録破りの多くの台風が上陸し、我が大阪では昼夜を問わず暑さはハンパでなく、観測史上2番目？の暑さだったとか。診療所を出るとフライパンの上で炒（いた）められているようなというか、めまいがするほどの暑さでした。それでも熱中症の患者さんの受診は、今のところ昨年より少ない気がします。しかし9月に入り少し涼しくなってから夏の疲れがどっと出ることがありますのでご用心下さい。

　9月といえば臨時国会が26日から開催され、日本の将来を左右する重要な議題が多く取り上げられます。自分自身や子ども、孫にも直接関係する内容ばかりです。勉強しましょう。

　たとえば内乱状態にある南スーダンに駐屯する自衛隊員が、戦闘に直接かかわる危険性がある憲法違反の「駆けつけ警護」の問題、2020年オリンピック開催に向けてのテロ対策を口実とする自民党による共謀罪の提案、今も放射能汚染物質が垂れ流しになっている福島第一原発をどうするのか、沖縄普天間基地の返還を「人質」にした辺野古に何が何でも米軍のための新基地を作ろうとする政府の米国言いなり姿勢など、数多くあります。

　これらの事を実行していくために防衛予算を5兆円規模にまで拡大しているのです。5兆円という巨額の税金は、全国民1人当たり5万円を差し出していることに他なりません。

　この国は本当におかしな方向に突き進もうとしています。9条だけでなくあらゆる条項での全面「改正」をやろうとしているのが、今の安倍自民党政府です。また大阪維新の会も改憲応援団として自民党と足並みをそろえています。

　一方で、医療、福祉、年金、教育などの社会保障予算は、毎年けずられ続けています。高齢化社会の進行を背景に、毎年約1兆円の自然増が見込まれていますが、小泉内閣の時は毎年2200億円カット、安倍内閣になって毎年5000億円がカットされています。

　患者さんは、「年金は減るばかり、介護保険料や国民健康保険料は上がるばかり、診療所の窓口負担も増えるばかり、介護利用料も上がるばかり」となげかれていますが、予算配分の中で、社会保障予算を極端に削る安倍政治に根本的な原因があるからです。

　防衛予算を1割減らし、医療介護福祉予算に回すことは、そんなに難しいことでしょうか。

（朝日川柳 2016.8.27より）**共謀罪長い呼吸で再登場　　（吉田哲弥）**
内緒だが治安維持法つくりたい（浅葉進）

健康な町づくりのお手伝い　手づくりたより	第 248 号
生命は宝、健康こそ財産	2016 年 （平成 28 年） 10 月 1 日発行
蒲生厚生診療所：大阪市城東区蒲生 3 丁目 15-12 06-6931-3807	発行者　高本英司

「さらなる患者負担増計画の中止を求める請願」署名にご協力ありがとうございました！診療所から 700 筆、大阪で 2 万 2 千筆を、9 月 28 日国会議員に届けました！

　ご存じのように 9 月 2 6 日から 1 1 月 3 0 日にかけて、臨時国会が開かれています。冒頭安倍首相は所信表明演説を行いました。

　歯の浮くような言葉の羅列（られつ）で、心にまったく響きませんでした。たとえば「1 億総活躍の未来を見据え、子育て支援、介護の拡充を進めます」、「介護離職ゼロを目指し、5 0 万人分の介護の受け皿を前倒しで整備します」、「介護の仕事は、本当にやりがいがある。そのことを国民の皆さんに正しく理解してもらいたい」（首相が正しく理解しているか疑問）、「障害や難病のある人も、お年寄りも若者も、女性も男性も、1 度失敗を経験した人も、誰もが生きがいを感じられる社会を創ることができれば・・・」等々。あとは馬鹿らしいので省略します。

　挙句（あげく）の果てに自民党議員は大半起立して安倍首相演説の途中で拍手を送ったとか。ヒットラーにナチス党員が集団で忠誠を誓うナチス式敬礼を思い浮かべぞっとしました。

注目！演説とは真逆の政府が実施を予定する医療・介護改悪の具体例

- ◆　75 歳以上の医療費窓口負担を原則 2 割に引き上げる
- ◆　介護保険の要介護 1、要介護 2 の生活援助などの保険はずし
- ◆　かかりつけ医以外の受診時に 100~500 円の定額負担徴収
- ◆　湿布、かぜ薬、漢方薬などの保険外し
- ◆　一般病床での居住費（光熱水費）の患者負担　まだまだあります！

待合室キャンペーン　クイズで考える私たちの医療　切手を貼らずにポストか診療所へ

Q1　いま、政府が進めようとしている負担増計画によって、影響を受けるのは？
Q2　入院や手術で医療費が高額になったとき、患者さんの窓口負担を過重にしない制度とは「高額療養費制度」である。〇か×か？
Q3　歯周病と糖尿病は互いに影響する？

憲法の話
第 1 条　天皇は、日本国民の象徴（しょうちょう）であり日本国民統合の象徴であって、この地位は、主権の存する日本国民の総意に基く。（象徴とは、たとえば鳩で平和を、十字架でキリスト教を表すように、天皇は日本国民統合のシンボルである）
第 25 条　すべて国民は、健康で文化的な最低限度の生活を営む権利を有する。②国は、すべての生活部面について、社会福祉、社会保障及び公衆衛生の向上及び増進に努めなければならない。この第 25 条は 10 回声を出して覚えましょう。私たち国民の権利であり政府は義務を負っています。今の政治と比べましょう!!

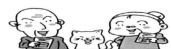

健康な町づくりのお手伝い　手づくりたより	第 249 号
生命は宝、健康こそ財産	2016 年 （平成 28 年） 11 月 1 日発行
蒲生厚生診療所：大阪市城東区蒲生 3 丁目 15-12 06-6931-3807	発行者　高本英司

待合室キャンペーン
クイズで考える私たちの医療　クイズに答えて景品ゲット!! 締め切り 1 月 10 日

クイズ①　「医療も介護も負担が増える」は「高齢者だけ？あらゆる世代？」

（解説）政府はびっくりするような負担増計画を順次進めています。最近厚労省は「かかりつけ医を持つよう」宣伝しています。うまいだまし宣伝です。**子どもでも大人でも**病気で困った時に、いつでも診てもらえる気兼ねしない町医者がいれば安心だからです。

問題なのはここからです。もし「かかりつけ医」を受診しなかった場合、ペナルティーとして窓口負担を 100～500 円高くする制度を作ろうとしています。かかりつけ医を無理やり作れと国民に強制するのも問題ですが、内科がメインで整形外科を腰痛で頻回に受診した場合に 100～500 円毎回余分に必要なのか、皮膚科、眼科など、年に数回しか受診しないときも必要なのかはっきりしません。疑問が一杯です。

ねらいは**子どもも大人も**出来るだけ受診する医療機関を制限し回数を減らし、国が負担する医療費を減らすことが目的です。慎み深い国民はつい我慢することとなり、病気の悪化が心配されます。

クイズ②　窓口負担を過重にしない制度とは「高額療養費制度」である。〇か×か。

（解説）医療技術の進歩はめざましく、肺結核が死の病と言われた時代は過去のものとなっています。寿命も世界トップクラスとなり、高齢化する中で、癌疾患を発症する人口の比率が増しています。しかし癌も早期発見や有効な抗がん剤の開発で完全治癒する時代となりましたが、同時に高薬価などで医療費が高額になり患者の窓口負担も高額になっています。

そこで高額負担の限度額を決めて、限度額以上は公費負担で治療を続けられるようにした制度が、「高額療養費制度」です。この制度の弱点は、政府のさじ加減で、国民に喜ばれる負担軽減にも患者・家族が苦しむ高額負担にもすることができます。

政府は患者・家族が苦しむ改悪である高額負担を実行しようとしています。たとえば 70歳以上の通院時の窓口負担の上限は、現在の月額 1 万 2 千円から財務省案では 5 万 7600 円に、入院時は現在の 4 万 4400 円を 5 万 7600 円にしようとしています。治療を我慢する患者が増えるのは目に見えています。

クイズ③　歯周病と糖尿病は互いに影響する？

（解説）「口腔から見える貧困」が小中学生の調査で明らかになっています。経済的にゆとりのない家庭の生徒ほど虫歯が多く、治療の中断比率も高いという結果でした。

全国保険医団体連合会の「受診実態調査」では、経済的理由で治療中断を経験した診療所は 51.7％あり、その半分は病名が歯周病でした。おそらく歯周病は放置されることが多く、内科医の私の印象ではもっとあるように思いますので、歯科と連携して口腔内の疾患に関心を持つことが重要です。糖尿病の患者さんは、一度歯科を受診することを勧めたいと思います。　糖尿病が悪化すれば歯周病が悪化する。その逆も当然考えられます。

健康な町づくりのお手伝い　手づくりたより	第 250 号
生命は宝、健康こそ財産 蒲生厚生診療所：大阪市城東区蒲生 3 丁目 15-12 06-6931-3807	2016 年 （平成 28 年） 12 月 1 日発行 発行者　高本英司

1 年間通院ご苦労様でした、これからも元気な患者さんでありますように!!
来年も診療所だより「生命は宝、健康こそ財産」を皆さんにお届けします

　より良き地域医療をめざし、1994 年 11 月「小さな診療所だからこそ、痒いところに手が届く診療を！」「頭のてっぺんのできものから、足の先の水虫までじっくり診察してみたい」の思いで診療を開始し早や 22 年が過ぎました。勤務医時代に出来なかった地域に出かけ健康を守る町医者として、外来をこなしながら、往診も看取りもしてきました。

　ようやく「生命（いのち）は宝、健康こそ財産」を発展させることが、いかに大切かが、分かってきたような気がします。

診療所だより「生命は宝、健康こそ財産」を継続する大切さ

　随分あれこれ考えましたが、2015 年 11 月閉院と同時に、これからもずっと患者さんの健康管理を行っていくためには、蒲生厚生診療所の勤務医として診療を継続するのが良いと決断したことは間違っていなかったと思っています。

　「たかもと診療所」に来られていた皆さんを、引き続き診察していましたが、何か忘れものをしたような、診察の心棒がないような思いがしていました。複数の患者さんからは、「診療所だよりは勉強になりました」と懐かしむ声を頂戴していました。

　患者さんと診療所を結ぶ交流紙であった手作りのたよりを、不定期にでも再発行しようかという気持ちが湧いていました。高齢者・国民いじめの医療制度改悪の連続が、さらに発行に向け背中を押しました。閉院 5 か月後に再発行しましたが、患者さんの多くから様々な嬉しい言葉を戴きました。今では町医者としてピリオドを打つまで、患者さんのためと自分のボケ予防のために、毎月続けようと思っています。

　次に「生命（いのち）は宝、健康こそ財産」をタイトルにした私の考えを書いてみます。ちょっと難しいかもしれませんが、辛抱（しんぼう）して読んで下さい。

「生命（いのち）は宝」とは・・・・

　「生命は宝」とは、命は生まれながらにして、誰が何と言おうと、もうそれだけで宝です。命を粗末にすることは以ての外（もってのほか）です。「生命は宝」は、憲法 11 条（基本的人権）、13 条（個人の生命の尊重）、憲法前文の生存権と沖縄言葉 "命どぅ宝（ヌチドゥタカラ）" より拝借しました。

　しかし現実には患者さんから頻繁（ひんぱん）に反撃されます。「先生、もう十分生きた。世間に未練はない。ポックリ死ねる方法ないやろか？」と。

　憲法 11 条には、「国民は、すべての基本的人権の享有（註；権利・能力など無形のものを、生まれながらに身に受けてもっていること）を妨げられない。この憲法が国民に保証する基本的人権は、侵すことのできない永久の権利として、現在及び将来の国民に与えられる」とあります。そして 12 条の「国民の不断の努力によって、これを保持しなければならない」とつながって行きます。掛け替えのない自分なのです。"世界に一つだけの花" であり、"鈴と小鳥と　それからわたし　みんな違って　みんないい"（金子みすゞ）なのです。

<table>
<tr><td rowspan="2">健康な町づくりのお手伝い　手づくりたより

生命は宝、健康こそ財産

蒲生厚生診療所：大阪市城東区蒲生 3 丁目 15-12
06-6931-3807</td><td>第 251 号</td></tr>
<tr><td>2017 年
（平成 29 年）
1 月 1 日発行
発行者　高本英司</td></tr>
</table>

2017年　新年おめでとうございます。今年もよろしくお願い致します

　新しい年を迎えました。皆さん如何お過ごしでしょうか。この「たより」を手にされる時は、365 日のうち、すでに何日かが過ぎていると思います。

　日日是好日（にちにちこれこうじつ：来る日も来る日も穏やかでよい日が続くということ。一日一日をたいせつにして安穏に生きる心構え）を願い、気が早いですが「よい年やったなあ〜」と皆で喜び合える 1 年のスタートにしたいと思っています。

　そのためには、身体だけでなく心も健康に保つことが、基本になります。しかしこれがなかなか難しい。自分の力だけではどうしようもないと感じることが、多々あると思います。

「生命は宝、健康こそ財産」のミニ体験報告

　今後白内障の手術を受けられる方も多いと思い、その機会の参考になればと報告します。年末に白内障の日帰り手術を京橋にある S 眼科で受けました。どんな段取りで手術したのか、当日のことをちょっと説明します。眼科に予約時間 2 時直前に到着し、ほどなく何種類もの点眼剤を 30 分間ほどかけて点（さ）していきます。少し視野がぼやけた？ような状態で手術室に入室しました。歯科治療で座るような手術台でした。右腕に自動血圧計、左指に酸素飽和度を測定するパルスオキシメータを挟み、胸に心電図モニターをつけました。手術台は座位から仰臥位となり、消毒後に顔全体を覆う清潔な不織布がかぶされます。手術する方の目の部分だけ、切り取られて手術開始です。

　目の付近が重い感じがしました。麻酔が効いているのでしょうか。明るさははっきり感じられますが、水中で目を開けている時のように、さざ波が打つような視野となります。白内障のため濁った水晶体の液が取り除かれているのだと思いました。しばらくして今度は、ゆっくりと眼内レンズが挿入されていくような手技が伝わってきます。その時もさざ波が目の中で起こっているように感じました。

　S 先生曰く、「スムーズに終了しました。10 分位しかかからなかった。今年最後の手術でした」と。大きなガーゼと衝撃を防ぐ器具で眼球を防御し、受付開始から約 1 時間強で、眼科を後にしました。1 月は第一号患者として手術を受ける予定です。痛みも緊張感もほとんどなく、無事終了しました。挿入した眼内レンズの耐用年数は 40 年だそうです。医療技術と医療機器の進歩は目を見張るものがあると実感しました。長生きはするものです!!

　手術した目で見ると、新聞紙は白く字がくっきりと明瞭で、子どもはこんな眼（まなこ）で観察しているんだ！と感激しました。片方の手術日ももうすぐです。澄んだ両眼で、文字は勿論、世の中の善悪をじっくり見渡し、行動したいと思っています。

「山や野を歩き元日熟睡す」

（平畑静塔、精神科医、1940 年京大俳句事件で検挙される）：金子兜太解説「大戦後まもなくの時期に読んだ。ほとんどの人が衣食住の暮らしに追われていて、気持までが貧しくなっていたときだから、（中略）スケールの大きい気持ちがとても楽しかった」

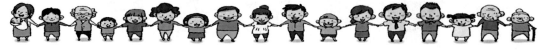

<table>
<tr><td rowspan="2">健康な町づくりのお手伝い　手づくりたより

生命は宝、健康こそ財産

蒲生厚生診療所：大阪市城東区蒲生3丁目15-12
06-6931-3807</td><td>第 252 号</td></tr>
<tr><td>2017 年
（平成 29 年）
2 月 1 日発行
発行者　高本英司</td></tr>
</table>

大阪の福祉医療、いまこそ拡充を！府民大集会に参加しませんか！！
2 月 19 日（日曜日）10 時開始、阿倍野区民センター（谷町線阿倍野駅スグ）

　一緒に参加される方は、9 時 15 分に**地下鉄**京橋駅改札口に集合して下さい。

　久しぶりに多くの医療福祉団体が集って、大阪の医療福祉は今のままでいいのか？医療福祉の充実より府民の税金で夢洲にカジノを優先して造る方が良いのか？をテーマに皆さんと一緒に考えたいと思います。時間のある方は、ぜひご参加下さい。記念講演は関西学院大学教授冨田宏治さんです。テーマは「カジノより福祉に！都構想住民投票から始まった市民共闘のこれから」です。

　松井知事は、大阪が全国に先駆けて実施した福祉医療費助成（子ども、障がい者、ひとり親家庭、高齢者対象）制度を、2 月の大阪府議会で転換しようとしています。12 月から黄色の署名用紙を皆さんにお渡しし、協力していただいた内容の改悪です。1 万筆の府民署名用紙と 700 筆の院長署名は近日中に大阪府に提出します。改悪されると全国でも最悪の大阪の健康度は、さらに悪化することが目に見えています。

　これ以上患者をいじめるな！府民の税金をまっとうな医療福祉の改善に使え！を訴えましょう。

戦後世代は日本国憲法の素晴らしさをしっかり学び、そして考えましょう

戦争を知らない世代に戦争が迫ってきている！

　今年は、第二次世界大戦後の日本に平和憲法ができて 70 年になります。改めて憲法の大切さを確認することが、重要な年になってくると思います。私たち戦後生まれ世代にとっては、憲法は空気のようで日頃はあまりこだわることがないのですが、改憲がクローズアップされる今、最大限関心をもつ必要があると感じています。安倍首相は通常国会での施政方針演説の中でも、はっきりと改憲の意思を表明しています。私は平和の中でしか活かされない医療という仕事を 44 年間真剣に取り組んできたので、絶対に日本の平和憲法を守っていく必要があると思っています。

　自民党の改憲案を読みましたが、それは今の平和憲法をつぶしてしまえという悪意に満ちたものです。自民党の改憲案を知る前に、現在の憲法の素晴らしさに、まず触れる必要があると思います。

　現在の憲法は前文と 1 条から 103 条までの 11 章で構成されていますが、簡潔で、格調高く、味わい深く、奥深い内容で満たされています。日本で生活していく上できちんと読まないといけないと思っています。

　1 章の 1 条は「天皇は日本国民統合の象徴」ですが、それをなぜ憲法の最初に持ってきているかについても、考えてみる必要があると思っています。2 章の 9 条「戦争、武力による

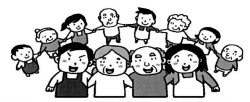

威嚇、行使の放棄」はたった数行で、章の中では一番短いですが、戦争は二度と繰り返さな

健康な町づくりのお手伝い　手づくりたより **生命は宝、健康こそ財産** 蒲生厚生診療所：大阪市城東区蒲生3丁目15-12 06-6931-3807	第 253 号 2017 年 （平成 29 年） 3 月 1 日発行 発行者　高本英司

昨秋のアンケートの概要をご報告します

　遅くなりました。たかもと診療所から蒲生厚生診療所に転院してくださった患者さんを対象にして、昨年 11 月~12 月に実施しましたアンケート結果のご報告です。このアンケート結果は、蒲生厚生診療所の立場から、2 月 11 日の学術運動交流集会（大阪国際会議場）の場で、「閉院する開業医を丸ごと受け入れて」というテーマで発表されました。皆さんにはお礼申し上げます。ご協力ありがとうございました。

　概要をお知らせします。

□アンケートには 320 名の方に回答していただきました。

□男女別では、女性 161 名（50%）、男性 135 名（42%）、無記名 24 名（8%）でした。

□年令別では、50 歳未満 9 名、50-59 歳 24 名、60-69 歳 101 名、70-79 歳 103 名、80－89 歳 77 名、90 歳以上 2 名でした。通院患者さんの高齢化が顕著でした。

□診察までの待ち時間については、普通が 75%、長くなったが我慢できるが 15%、長くなった・改善策を講じて欲しいが 8%でした。診察後診療所を出るまでの待ち時間についても、同様の回答でした。今後も出来るだけスムーズに診療出来るように工夫したいと思っています。

□診察について、職員の言葉づかいや対応については、満足とやや満足で 93-98%でした。これもまだまだ改善する余地があると思いますので、気が付かれることがありましたら、遠慮なく診療所に言って下さい。

□医療生協については、知っている、聞いたことがあるが 59%でしたが、良く分からない、知らないが 34%もありました。地域の住民が出来るだけ健康に暮らせるように、住民の方々が主体になって運営している蒲生厚生診療所の成り立ちを、理解してもらう必要があると感じました。

＊＊一言メッセージも沢山頂戴しました。今後も皆さんの期待を裏切らない診療および診療所づくりに、努力したいと思います。

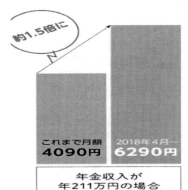
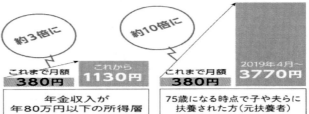

高齢者いじめの負担増

低所得者に対する後期高齢者保険料の軽減特例の廃止で、のべ943万人の方の保険料が2020年までに1.5倍～10倍に。

約1.5倍に
これまで月額 **4090円**　2018年4月～ **6290円**
年金収入が年211万円の場合

約3倍に
これまで月額 **380円**　これから **1130円**
年金収入が年80万円以下の所得層

約10倍に
これまで月額 **380円**　2019年4月～ **3770円**
75歳になる時点で子や夫らに扶養された方（元扶養者）

お知らせ

5 月 2 日（火）より高本担当の夜診は毎週火曜日に変更になります!!
水曜日の夜は休診となります。よろしくお願いします。

健康な町づくりのお手伝い　手づくりたより **生命は宝、健康こそ財産** 蒲生厚生診療所：大阪市城東区蒲生3丁目15-12 06-6931-3807	第 254 号 2017 年 （平成 29 年） 4月1日発行 発行者　高本英司

森友学園籠池氏へ8億円もの値引きを、背後からあやつった政治家たちは誰か？
逃げ腰の安倍政権、きっかけを作った松井知事、橋下元知事の責任は重大！

「類は友を呼ぶ」「類を以て集まる」。森友学園スキャンダル（疑獄）についての新聞、テレビの報道を連日見ていると、このことわざがまず浮かんできた。

「私も妻も森友学園にかかわっている事実があるなら、総理・国会議員を辞職する」と大見得を切った安倍首相。昭恵夫人付き政府職員が夫人の意向をくんで、財務省トップ官僚が動いたとされている証拠のファックスを見せられても、ゼロ回答だから問題なしと開き直っている。「理屈と膏薬はどこへでも付く」を実践する底の浅い政治家である。

「自分の記憶力に自信がある」と自信家ぶりを発揮し、10年来籠池氏とは会ったことがないといった尻から昨年10月に贈呈式で会っていた稲田防衛大臣。「嘘つきは泥棒の始まり」であり厚顔無恥をいつまで続けるのか。恥ずかしくないのか。

学校設立認可基準を無制限に甘くして、なんと8億円‼の値引きに道筋をつけた松井（橋下）大阪府知事。籠池氏から一番悪いのは松井知事と国会で逆襲され、テレビ出演ではいつものモゴモゴ。何が言いたいのか意味不明。「持った棒で打たれる」（自分のしたことが原因で相手に武器を与えてしまい、そのために自分が被害を受けること）とはこのことか。

明治憲法を教育理念とする小学校設立まであと少しのところで失敗した籠池氏。国会証人喚問で、もう失う物は無く「事実は小説より奇なり」と松井知事、安倍夫人、維新・自民党議員の名前を暴露した。「身から出た錆（さび）」を反省する気は毛頭ないらしい。

勢ぞろいした役者の特徴は、①悪いことをしているという自覚がまったくない、②指摘されても誤りを認めず居直る、③他人を攻撃することで自分を優位な立場に置こうとする、④国民・府民の8億円の税金が無駄に使われようとしたことへのお詫びの気持ちが一切ない、⑤官僚には頭が上がらないなど、本来の道徳的品性に欠けている共通点がある。

さらに最も重要な共通点は、国民が主人公であり平和を世界に広げていくという、７０年目を迎えた現憲法に対する尊敬の気持ちを、役者たちは全く持っていないことだ。戦前の大日本帝国憲法と同様に、「日本国民は、国と郷土を誇りと気概を持って自ら守り…和を尊び、家族や社会全体が互いに助け合って国家を形成する」（自民党憲法改正案）、即ち国家が国民をしばる日本に作り変えたいという政治姿勢が共通していることだ。

5月2日（火）から高本担当の夜診は水曜日から火曜日（5時半から8時まで）に変更になります。
水曜日は夜診なくシャッターは閉まっています。お間違えのないようにくれぐれもお願いします。

健康な町づくりのお手伝い　手づくりたより **生命は宝、健康こそ財産** 蒲生厚生診療所：大阪市城東区蒲生3丁目 15-12 06-6931-3807	第 255 号 2017 年 （平成 29 年） 5 月 1 日発行 発行者　高本英司

患者負担がさらに増す2017年度の国家予算が成立し、介護保険法等を改正する法律案が自公維新の賛成で強行採決されました！安心な暮らしは増々遠のく！

　1 年の三分の一が過ぎました。月日の立つ速さにびっくりするばかりです。気持ちが晴れやかになるはずの風薫る 5 月なのに、私たちの生活はどうなるのか？日本の国はどこへ行こうとしているのか？不安が一杯で落ち着きません。

　予算では、①70 歳以上の患者負担限度額引き上げ、②65 歳以上の療養病床の光熱水費負担引き上げ、③75 歳以上の医療保険料の引き上げなど、医療福祉予算は限界を超えて削られる一方で防衛予算は 5 年連続増え続けています。

　介護分野では、介護利用料の一部 3 割負担引き上げなど、自助・互助を押し付ける政策を一層進めようとしています。4 月 18 日自公維新の賛成で改悪法が衆議院を通過しました。国民いじめはもう我慢の限界を超え自公政府のやることは正気の沙汰とは思えません。

　生活保護世帯の 51％が 65 歳以上の高齢者で占められ、月 10 万円に満たない年金受給者は 1200 万人、無年金者は 100 万人もいる日本、憲法 25 条はどこへ消えたのでしょうか。

　憲法 25 条「すべて国民は、健康で文化的な最低限度の生活を営む**権利**を有する。②**国は**、すべての生活部面について、社会福祉、社会保障及び公衆衛生の向上及び増進に努めなければならない。」この条文を国会・地方議員や公務員は行政にしっかりと活かすべきです！！

　　答弁は読むものですか「云々」とせめて漢字にルビ頼んだら（山室咲子）永田和宏選

健康メモ　　　「閉そく性睡眠時無呼吸症候群」

　運転中の居眠りによる事故や、不整脈の発生、子どもの集中力の低下などで注目されるようになった病気です。睡眠中のいびきや無呼吸、昼間の過剰な眠気、熟睡感の欠如、夜間の頻尿、起床時の頭痛などの自覚症状で、この病気を疑い受診される方が多いようです。

　成人の 1-6%、子どもの 2%くらいに見られます。やはり中年過ぎの男性に多く女性にも見られます。

　睡眠時無呼吸症候群の定義は、睡眠中に 10 秒以上の無呼吸や低呼吸が 1 時間に 5 回以上起こり、かつ、いびきや日中の過剰な眠気があるものとされています。

　1 時間に無呼吸や低呼吸の回数が、5 以上 15 未満を軽症、15 以上 30 未満を中等症、30 以上を重症としています。

　診断は終夜睡眠ポリグラフィー検査（1 泊）で行います。心当たりの方はご相談ください。

<table>
<tr><td rowspan="3">健康な町づくりのお手伝い　手づくりたより
生命は宝、健康こそ財産
蒲生厚生診療所：大阪市城東区蒲生3丁目 15-12
06-6931-3807</td><td>第 256 号</td></tr>
<tr><td>2017 年
（平成 29 年）
6 月 1 日発行</td></tr>
<tr><td>発行者　高本英司</td></tr>
</table>

花を育てるように、国を育てよう

　草木を育てる楽しみは、何と言っても、孫のように日に日に成長・変化する姿を、目の当たりに観察できることです。どんな草木も、花が咲きます。君子蘭のように目を見張るようなあでやかな花があれば、南天の花のように、よく見ないと見過ごしてしまう地味な花もあります。

　成長の証しであり子孫にバトンをつなぐ花が咲くための適した環境も千差万別です。気温、日照時間、土壌の性質、水分量、肥料、他の草木との折合などで成長が左右されます。春や秋の防虫対策も大切です。自然とのつながりの強さを感じます。

　若葉と開花の頃は、人々の心が解き放たれる一番楽しみな季節ですが、手を加えすぎるのでもなく、放任するのでもなく、じっと観察しながら、気になる変化があれば、最小限の修正を加える姿勢を持ち続けるのが、大切と思っています。診療の態度に通じるものがあります。

　花屋さんで買った切り花でちょっと気分転換をはかるのも良い方法ですが、私は球根やポット苗を買ってきて花が咲いた後の種を採るところから楽しみが始まります。種を蒔き芽が出て、すくすく成長していくのを見ると、いつも心が豊かになるのです。

　菜の花、なでしこ、芙蓉、クレマチス、綿などは1週間程度で発芽し、1年サイクルで繰り返しますが、今は木を種から育てるのに挑戦しています。古くは阪神大震災後の復興住宅に植えられていた椿の種は、2メートル以上の木になっています。東京出身のもみじ、名張出身のあけびも成長中です。伊豆大島の椿、隣家から貰った蝋梅（ろうばい）は5センチ程度です。これらの樹々に花が咲くまで元気でいようと目標にしていますが、15年はかかるかな〜。

　江戸時代後期に原種が渡来したアマリリスが咲きだしました。親株から種をとり、多くの育った子どもも花を咲かせるようになりました。夕暮れになってもアマリリスの大輪は離れていてもすぐに目に飛び込んできます。

アマリリス月のなき夜をふかねむり（柴田白葉女）

私たちの手で国を育てよう、みんなが住みやすい国にするために

　今の日本は実に住みにくいと感じておられる方が多いと思いますが、それはまともな感覚

健康な町づくりのお手伝い　手づくりたより	第 257 号
# 生命は宝、健康こそ財産	2017 年 （平成 29 年） 7 月 1 日発行
蒲生厚生診療所：大阪市城東区蒲生 3 丁目 15-12 06-6931-3807	発行者　高本英司

なぜ時間は早く（速く）すぎるのか？もう半年が過ぎました！

　患者さんとのよくある会話です。「もう 6 月が過ぎ 7 月ですね〜。あとは盆と正月を待つだけで、すぐですね〜。また年とりますね〜。」なんとせわしいことだろうか。内科単科でしかも比較的高齢の患者さんを診察しているからでしょうか。小児科の医者はおそらく子どもと「一か月あっという間ですね〜」というような会話などしないと思いますが、どうでしょうか。一度聞いてみようと思います。

　子どもの頃は「は〜やく来い来いお正月」と歌いました。待ち遠しいことが多かったように思います。なぜ時間は年を取ると早く過ぎるのでしょうか？いつも疑問に感じていました。

　最近「タンパク質の一生」（永田和宏著；岩波新書）という本を読みましたが、その中でのお話を紹介します。人間の体はタンパク質を主とする約 60 兆個の細胞で出来ていて、約 3 か月で全てのタンパク質は生まれて死んでいき、新しいタンパク質に置き換わる。細胞のレベルでも 1 年たつと 90 数％の細胞が入れ替わってしまうそうです。80 歳まで生きたとすると、約 80 回！体は入れ替わってしまっているという勘定になります。

　ただし例外がひとつあります。それは神経細胞です。脳の神経細胞は誕生のときにすでに 140 億個の細胞が完成していて、生まれてから死ぬまで生き続けます。私たちが別人になってしまうことを食い止めているのです。

　その神経細胞も 60 歳を過ぎると 1 日に 20 万個、1 年で 1 億数千万個が死にますが再生されないのです。そのことで物忘れ症状が進みます。時間が早く過ぎることも関係があるのではと私は勝手に想像していますが、詳しくはわかりません。インターネットで「年齢、高齢、早く感じる」をキーワードにして調べてみました。納得できる説明はなかったのですが、「ジャネーの法則」というのを知りました。ほんとかな？という感じです。興味のある方は調べてください。

「たとへば君－40年の恋歌」（河野裕子・永田和宏著；文藝春秋）より

　　たとへば君　ガサッと落葉すくうやうに私をさらつて行つてはくれぬか（河野裕子）

　　　きみに逢う以前のぼくに遭いたくて海へのバスに揺られていたり　（永田和宏）

　　やはらかな縫い目見ゆると思ふまでこの人の無言心地よきなり（河野裕子）

　　　とげとげともの言う妻よ疲れやすくわれは向日葵の畑に来たり　（永田和宏）

　　さうなのか癌だつたのかエコー見れば全摘ならむリンパ節に転移（河野裕子）

　　　平然と振る舞うほかはあらざるをその平然をひとは悲しむ　（永田和宏）

　　手をのべてあなたとあなたに触れたきに息が足りないこの世の息が（河野裕子）

　　　おはやうとわれらめざめてもう二度と目を開くなき君を囲めり　（永田和宏）

 よく勉強しましょう！サプリメントにだまされないために。

健康な町づくりのお手伝い　手づくりたより **生命は宝、健康こそ財産** 蒲生厚生診療所：大阪市城東区蒲生 3 丁目 15-12 06-6931-3807	第 258 号 2017 年 （平成 29 年） 8 月 1 日発行 発行者　高本英司

日野原重明先生105歳で天国へ
（ひのはらしげあき）
先生の思い、命は宝・平和のバトンをつなぎましょう

　日野原重明先生は７月１８日に天寿を全うされ、１０５歳で亡くなられた。残念というより祝福したい気持ちの方が強い。これこそ大往生なのではないか。「105歳、生涯現役の医師」「原爆に怒り『命が大事』」「寄り添い　語った医・平和」などの見出しで報道された。

　今から４０年ほど前の医師になって間もないころ、臨床に寄り添って書かれた本に興味があり、先生の講義を聞く機会が楽しみでした。患者を丹念に診察することから出発する臨床医学に情熱をささげられている先生という印象が一番強く残っています。

　当時の医学は、研究室にこもり研究することが主で、患者を診る臨床は片手間にするものという雰囲気がありました。私も研究より患者を診る医療にひかれていたので、あこがれる先生の一人でした。

　ここで宝田明さん、澤地久枝さんとの共著「平和と命こそ―憲法九条は世界の宝だ」（新日本出版社）に収録されている「勇気をもって『ノー』と言おう」から抜粋し、先生の思いを共有したいと思います。

　「シュバイツァー博士の言葉より『どの国のどの人も、人間はみな同じ細胞でできている。そのことを、一番知っているのは医師です。それ故医師は、殺し合うことに反対しなければなりません』」、「人を殺す戦争というのは基本的によくないから、自衛隊が国防軍になるようなこと、アメリカやその他の国の兵隊と一緒に任務につくようなことはやめて、沖縄その他の基地をできるだけ縮小して、そして十年後には、日本からアメリカの軍事基地をなくしたいと思っています」、「憲法九条を守る運動こそが、沖縄の問題を解決する唯一の方法であると、私は信じています」、「武器のための国家予算を、介護のため、福祉のため、教育のため、医療のために使えばよいではないですか」など、引き継がねばならない大切なことが一杯書かれています。

　毎月発行し、258 号を重ねてきたこのたより「生命は宝、健康こそ財産」の思いと通じるところがあります。安らかにお眠りください。

<u>平和の日を子どもたちが</u>　日野原重明作

60 年前の真夏の８月６日朝　広島市上空に投下された原子爆弾は　14 万人もの人の死をもたらし
　あの日を辛くも生き延びた多くの市民も、その後遺症に苦しみ悩んで死んで行った
　広島の平和公園からは　古びた裸になった鉄骨のドームが 60 年もの間市民の日々見続けられてきた（略）

湾曲し火傷し爆心地のマラソン（金子兜太）

<table>
<tr><td rowspan="2">健康な町づくりのお手伝い　手づくりたより
生命は宝、健康こそ財産
蒲生厚生診療所：大阪市城東区蒲生 3 丁目 15-12
06-6931-3807</td><td>第 259 号</td></tr>
<tr><td>2017 年
（平成 29 年）
9 月 1 日発行
発行者　高本英司</td></tr>
</table>

「僕たちが何者でもなかった頃の話をしよう」（文藝新書）の「挫折から次のステップが開ける」より

　山際さんは、「78 年よりアフリカ各地でゴリラの野外研究に従事され、類人猿の行動や生態をもとに初期人類の生活を復元し、人類に特有な社会特徴の由来を探り続けている日本の霊長類研究の第一人者」です。京都大学の学長も兼ねたスケールの大きな方です。

　ニホンザル、チンパンジーの研究からゴリラ研究に移り、ライフワークとなりました。群れに近づく方法は、餌付けではなく人づけという方法です。人づけとは、たった一人で自分自身がゴリラになったつもりで群れと生活し、研究する方法です。まず人間に興味のある子どものゴリラと友達になり、5 年、10 年かけて群れに受け入れてもらえるようにするそうです。雨宿りの木の洞で、後から入ってきた 80㌔もある子どものゴリラと体をくっつけ、1 時間一緒に過ごしたエピソードは面白かったです。

「見つめ合う関係」は、サルは威嚇目的ですがゴリラは友好のサインだそうです。喧嘩中のゴリラに対して、別の仲間が双方の顔を覗き込んで仲裁するそうです。ニホンザルは勝つことで群れのボスになり、一方ゴリラは勝者も敗者もつくらない社会を作ります。チンパンジーは相手の気持ちを乱すことが大嫌いなので、相手に喜んでもらおうと一生懸命相手に合わせようとします。

　サルは序列社会、ゴリラは序列のない社会なのです。人間の社会のあり方のヒントがここにはあるように思います。ゴリラを研究していると、「人間は紛争を起こさず平和な暮らしを模索できるのではないか」と山際さんは強調されています。興味の尽きない 1 冊でした。

なにがなんでも「大阪都」構想、ほんとにそれで大阪はバラ色になるのか？　―堺市長選挙間近―

　9 月 24 日に投票日を迎える堺市の市長選挙が注目されています。理由は維新の会の市長が堺市で誕生すれば、大阪市で進めている維新の会による「大阪都」構想の行方（ゆくえ）に大きな影響が出るからです。

　2 年前の「大阪都」構想を巡る大阪市の住民投票では、市民は「大阪をつぶしたらアカン！反対！」という意思表示をしました。しかし維新の会は今回の市長選挙の結果で再び住民投票をしようとしています。ソースの二度漬けはアカン！が大阪のルールのはずです。

　維新の会は「堺の経済は停滞している、成長は止まっている」と言いますが本当でしょうか。国民健康保険料を 8 年間で一人 1 万 6 千円引き下げ、保育待機児を減らし、出生率も大阪府市を上回り、お出かけ応援 100 円バスを充実させ、中学校 3 年生までの医療費助成などを実現してきました。また堺市の製造品出荷額は大阪市を上回っています。

　大阪市はどうかというと、公共施設を次々壊し、そこには民間マンションなどが建ち、地下鉄・

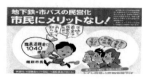

健康な町づくりのお手伝い　手づくりたより **生命は宝、健康こそ財産** 蒲生厚生診療所：大阪市城東区蒲生3丁目15-12 06-6931-3807	第 260 号 2017 年 （平成 29 年） 10 月 1 日発行 発行者　高本英司

今回の総選挙は、憲法を守り、医療・福祉の予算を大胆に増やす政策が最も重要！
──大企業・大富裕層の税金を増やし、緊張を高める防衛予算の無駄を削ること──

　森友・加計隠しをはじめとして国政を私物化し続けた安倍首相は、ついに逃げ場を失い、9月28日、苦し紛れに1年の任期を残して衆議院の解散を一方的に宣言しました。行政のトップである安倍首相が、自らが招いた国政のかじ取りの誤りを立法府である国会の場で認めることなく、衆議院を任期途中で解散することで闇に葬る算段です。そしてすでに10月10日告示、22日投開票に向け国会議員村では浮足立った選挙活動が始まっています。

国民を馬鹿にして見下す安倍政権の退陣を、本当に望んでいる一人として、安倍政権がしてきたことを、冷静に振り返ってみたいと思います。一緒に考えましょう。

　都合の悪い情報隠しのための何が秘密かも国民には分からない特定秘密保護法、米国と協力して海外に一気に進出し他国と戦争できる安保法制（戦争法）、国民すべてを対象とするテロ等準備罪（共謀）法を強行成立させました。そして防衛予算を年々増加させ、5兆2千億円に膨らんでいます。許せない北朝鮮の核搭載可能なミサイル発射実験をもって、危機感を必要以上に増幅させています。北朝鮮の挑発行為を一番喜んでいるのは政治的に利用する安倍首相だと思います。

　一方、2013年10月の消費税を5％から8％にする時、税の増収分約7兆円は「社会保障にしか使わない」と国民に約束しました。しかしその後どうだったでしょうか。

　社会保障費の自然増加は約1兆円といわれています。確かに増加分は、高齢者人口の増加による影響が大部分を占めています。本来長寿は喜ぶべきことですが、政府はそうは考えていません。高齢者を中心に「医療費を浪費せずに早く死んでくれ」と言わんばかりの、医療・介護改悪政策を進めています。戦後経済の立役者は高齢者です。医療介護の充実を胸を張って訴えましょう。

　その毎年の1兆円の社会保障自然増分を半分の5千億円に抑えようとしています。その結果、70歳以上の医療自己負担上限額の増加、75歳以上の窓口自己負担の2割化、毎受診ごとの数百円の定額負担新設、湿布・風邪薬・漢方薬などの保険外しなど、多くの改悪が実施・予定されています。消費増税分を「社会保障にしか使わない」は全くのウソでした。

今回の解散理由が、「消費税率を10％にした際の増収分のうち、2兆円規模を教育無償化などに使う」ため、政策の変更の是非を国民に問うための解散である、のだそうです。

　2019年10月の消費税10％増税までまだ2年あり、取って付けた解散理由です。責任のある発言とは到底思えません。信じる者は馬鹿を見るたとえを忘れないようにしましょう。670億円の選挙費用（税金）を使い選挙を強行するのは反対です。（続）

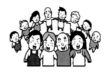

健康な町づくりのお手伝い　手づくりたより　 **生命は宝、健康こそ財産** 蒲生厚生診療所：大阪市城東区蒲生 3 丁目 15-12 06-6931-3807	第 261 号 2017 年 （平成 29 年） 11 月 1 日発行 発行者　高本英司

クイズで考える私たちの医療　抽選で景品をプレゼント！ドンドンご応募を！
ヒントを教えます。このたよりをじっくり読んでください。特に太字に注目を！

◆75 歳以上の患者さんの窓口負担を 2019 年 4 月以降、**原則 1 割から 2 割**（なんと 2 倍‼）にしようとしています。選挙が終われば公約なんて紙くずと同じという、いつものやり方です。

年齢が増すにつれて、病気を多く抱えるようになるのは当たり前です。しかし 75 歳以上では、かえって大幅に減少しています。受診を我慢する傾向があると調査でははっきりとでています。

◆歯周病は、誤えん性肺炎、**糖尿病**、脳梗塞、心筋梗塞などと関係していることが、明らかになってきました。歯肉炎、歯周炎などの歯周病は、55 歳〜74 歳では約 50％の人に見られる普通の病気です。

歯周病は、歯茎が赤く腫れたり、歯を磨くと容易に出血したり、口臭などで気づくことがあります。毎食後の歯磨きが大切です。また歯周病は喫煙によって悪くなるとされています。

最近 1 年間、歯科を受診したことがない方は、歯周病があるかも知れません。歯科受診をお勧めします。

◆自治体による子どもの医療費助成制度は、10 年間の粘り強い運動で拡充され、**80％**の自治体（1741 市区町村中 1383 市区町村）で実施されています。

0 歳〜中学校卒業までは 58％、0 歳〜高校卒業相当までは 22％です。入院は 90％で助成制度が実施されています。完全無料も 60.5％になっています。

大阪府下自治体、大阪市、堺市も高校卒業相当までの、完全無料化実現も夢ではありません。親の負担はずいぶん軽くなるはずです。頑張りましょう。

核兵器禁止条約に反対する日本に、世界から失望の声。第二次世界大戦前夜の国際連盟脱退（1933 年 3 月）を思い起させる国連総会での振る舞い！

核兵器廃絶国際署名は多くの患者さんを通して現在 541 名いただいています。ありがとうございます。この署名活動は ICAN（核兵器廃絶国際キャンペーン）のノーベル平和賞受賞に貢献しています。残っている署名用紙を、診療所に届けてください。日本政府の態度を変えるために。

戦争のない国・地域で子どもたちが安心して教育を受け、飢えに苦しむことや、死なずに済む社会を実現しようと努力している世界各国の行動の妨害物になっているのが安倍内閣です。

「核廃絶の取り組みにおける嘆かわしい後退」（ブラジル）、「深刻な逸脱」（南アフリカ）など米国に金魚の糞のように従属する安倍首相、麻生大臣などの姿は、世界から失望の目で見られています。武器や原発を海外に熱心に売り歩く「死の商人」内閣を変えることが、今一番必要です。

平和な世の中でこそ、医療技術は活かされる

健康な町づくりのお手伝い　手づくりたより **生命は宝、健康こそ財産** 蒲生厚生診療所：大阪市城東区蒲生3丁目 15-12 06-6931-3807	第 262 号 2017 年 （平成 29 年） 12 月 1 日発行 発行者　高本英司

城東区役所との交渉（10 月 30 日自治体キャラバン行動）に参加し、緊急通報システムの改善を訴えました！　一人暮らしでも安心して生活できる街づくりのために重要です。

　複数の患者さんから、緊急通報システムの使い勝手が悪いので改善してほしいという要望があり、区役所との交渉時に現状の改善を訴えました。

　もし体の具合が急に悪くなっても、ボタンを押すだけで、対応してもらえる緊急通報手段が自宅に設置されていれば、一人暮らしの患者さんは夜間も心強いのではと考えたからです。

　私の経験からも明らかですが、たかもと診療所および蒲生厚生診療所に通院されていた患者さんで、判明しただけでも亡くなられた方は 287 名を数えます。そのうち自宅で亡くなられた患者さんは 69 名でした。そして死後発見は 19 名もあり、独居の方が多くおられました。

　この事実に基づいて発言したのですが、緊急通報システムの活用について、区役所は具体的に把握していないと感じました。

　緊急通報システムの事業主体は大阪市ですが、あまり知られていません。65 歳以上の一人暮らし、高齢者のみの世帯、身体に重度の障がいのある方が対象になっています。

　問題なのは設置条件に制限があり、誰でも受けられるようにはなっていません。たとえば「固定電話回線に限られていて、NTT アナログ回線以外は停電時などつながらないことがある。毎月 777 円の利用料が要る。NTT 回線以外では別途工事費用 6500 円程度が要る」などです。また固定電話を持たず携帯電話で用を足している高齢者は最初から対象外となっています。

　65 歳以上の高齢者、身体に障がいのある方などには、希望があれば無条件で設置すべきです。孤独死を避け、体調の急激な変化を乗り切るためには、セーフティーネットとして必須のシステムと考えます。機会あるたびに訴えていこうと思います。患者さんからのご意見をお聞かせください。

来年4月から福祉医療費助成制度は改悪しないこと！住民や医療従事者の声を尊重し行政に活かすこと！を大阪府交渉（11 月 24 日）で訴えました。

　高齢者医療福祉制度関連の要求項目を主に報告します。来年 4 月からの制度変更が行政により通知されていますが、府民市民に周知されていません。これ以上住民の生活が悪化しないように事前に申し入れた上で交渉を持ちました。

　①「老人医療費助成制度」の枠組みを存続させること、②70 歳以上の窓口負担を軽減すること、③後期高齢者医療制度の保険料減免や一部負担金減免制度の拡大など、大阪府独自の施策を進めることを要求しました。

　大阪府の回答は①65 歳以上の重度以外の老人医療対象者は 3 年の経過措置をもって対象外とする、②一部負担金の免除制度は特別の理由に該当する場合に実施する。特別な理由とは災害に

　事実は小説よりも奇なり：森友・加計で小説書けそう：安倍殿へ　

223

健康な町づくりのお手伝い　手づくりたより	第 263 号
生命は宝、健康こそ財産 蒲生厚生診療所：大阪市城東区蒲生 3 丁目 15-12 06-6931-3807	2018 年 （平成 30 年） 1 月 1 日発行 発行者　高本英司

和を以て貴しと　筆始めけり（阿波野青畝）　２０１８年

あけましておめでとうございます。新年を皆さんはどのようにお迎えになられたでしょうか。"元気な患者でいよう"が私たちの目標ですが、今年も自分にふさわしく力一杯過ごされることを、心からお祈りいたします。同時に何卒よろしくお願いいたします。

私はいつしか新年を迎えても、まっさらな気持ちでという気負いはなくなり、今年も無事に過ごせればと思うようになりました。昨年は古稀を迎え、月日の経つのが早いことと余命は有限であることを実感しました。25 歳から患者さんと共に歩み 45 年が過ぎました。両親が亡くなった時も診療を休むことなく続けられたのは、患者さんあっての自分であったからだと思います。まさに天職であると実感しています。これまで通りやっていきます。

さて今年の「診療所たより」にふさわしい句として上記の俳句を選びました。「和を以て貴しと為す」は、聖徳太子の憲法十七条第一条として、事あるごとに人々に取り上げられています。一人ひとりが「和」の気持ちを持つからこそ、政（まつりごと）の「和」が保たれ、その基盤に立って初めて平和が訪れ、住民の暮らしが安定し、結果社会が安定します。

もう一度ゆっくり言ってくれないか核持つ国が持たせぬ理由（小杉なんぎん；永田和宏選）

しかし、現実は平和な世の中とは決して言えません。国内では座間市で障がい者や寝たきり高齢者の存在を認めない福祉施設での殺人事件がありました。人間としての尊さを全面否定する事件でした。政治の世界では、防衛（軍事）予算に 5 兆 2 千億円の税金が投入され、巡航ミサイルを打ち落とすための陸上イージスという兵器を、2 千億円出して米国から 2 基購入が決定されました。またすでに 2 倍の価格で 17 機購入したオスプレイは、沖縄、全世界で墜落事故を頻回に起こしています。なぜ人を殺す高額な兵器などを税金で購入するのでしょうか？

中国や北朝鮮を危険な国と断定的に煽るのは、兵器産業の利益追求の片棒を政府が担いでいるからです。今年こそ「和を以て」の精神は政治に活かさなければならないと思います。平和を実現するためには、腕まくりして対抗するのではなく、憲法 9 条を武器にして話し合いのテーブルにつき、何事も外交手段で解決していくことを日本の基本とすべきです。

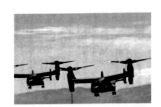

左；オスプレイの写真　右；増加する事故発生率

沖縄は眼力持って年を越す（稲葉千尋；金子兜太選）

健康な町づくりのお手伝い　手づくりたより	第 264 号
# 生命は宝、健康こそ財産	2018 年（平成 30 年）2 月 1 日発行
蒲生厚生診療所：大阪市城東区蒲生 3 丁目 15-12　06-6931-3807	発行者　高本英司

「憲法9条に自衛隊を書き加える悲願の時期が到来した！」と安倍首相

　第 196 回通常国会が 1 月 22 日から 150 日間の会期で開かれています。国会論戦を私達がどのように判断するかが極めて重要です。平和国家に首の皮一枚で踏みとどまるのか、戦争する国家になだれ込んでいくのかの分かれ道です。新聞や NHK の中継に注目しましょう。

　「憲法 9 条に自衛隊を書き加える悲願の時期が到来した！」と安倍首相は自民党議員総会で強調しました。そして自民党、公明党、維新で三分の二をしめる今年中に、国会に憲法改正の発議（提案）をすると明言しました。その本音は戦前の政治の復活にあります。

　国民の知る権利を否定した特定秘密保護法、警察に犯罪者扱いされる共謀罪、セットになった安保法制（戦争法）。政府は国民の反対を抑え込みながら、世界中どこででも米国と一緒になって戦争ができるように法律を整備しました。

　そのために防衛予算を 6 年連続増額し、5 兆 2 千億円としました。自衛隊の戦闘能力を急速に向上させています。沖縄や世界で事故が多発しているオスプレイ、他国を標的可能とする攻撃型巡航ミサイルや迎撃用ミサイル、多数の F35 戦闘機などを米国の圧力で購入し、護衛艦「いずも」の空母化改修など、止まるところ知らずの軍備拡張です。

　北朝鮮が開発中のミサイルで日本を脅しているというより、軍事力が各段上の日本が、米国と一緒になって北朝鮮を脅しているという方が当たっているかもしれません。いずれにしても武器をいくら増やしても平和は来ません。人殺しが始まるだけです。外交努力をもっともっと強化し、税金の最大の無駄遣いである武器購入をなくす方が現実的でベストです。

日本国憲法は読めば読むほど味がある、昆布のようなもの！

　憲法は言います。平和な日本を築こう（前文）、軍事費を増額するのではなく（9 条）、幸福を追求する権利を、国民すべてに等しく保障し（13 条）、医療・社会保障費に予算を回しなさい（25 条）、安倍内閣は憲法を守りなさい（98 条）など。

　日本も世界も貧富の差が、極端に拡大しています。2017 年に世界中で生み出された富の82％が、1％の超富裕層に集中し、また 1％の超富裕層の財産は、99％の人々の資産より多い！？医療・介護・福祉などの社会保障はトコトン削り、大企業や大金持ちには優遇する安倍政治とは、さよならすべきです。

衝撃を受けた 1 冊の本「否定と肯定—ホロコーストの真実をめぐる闘い」

昨年暮れに大阪でも上映された映画「否定と肯定」のデボラ・E・リップシュタットによる原作です。ごく簡単に紹介します。歴史の事実に向き合うための貴重な一冊でした。＜裏に続く＞

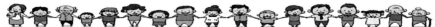

健康な町づくりのお手伝い　手づくりたより **生命は宝、健康こそ財産** 蒲生厚生診療所：大阪市城東区蒲生3丁目15-12 06-6931-3807	第 265 号 2018 年 （平成 30 年） 3 月 1 日発行 発行者　高本英司

憲法第25条 には「**すべて国民は、健康で文化的な最低限度の生活を営（いとな）む権利を有する。国は、すべての生活部面について、社会福祉、社会保障及び公衆衛生の向上及び増進に努めなければならない**」とはっきり書かれています。

　憲法 25 条で表現されている「健康で文化的な最低限度の生活」とは、肉体的、精神的、社会的に良好な状態であることを意味します。さらに社会的に良好な状態とは、失業や貧困の状態でないことを言います。すべての国民は憲法に沿（そ）う生活をする「権利」があり、国はそれを実現する「義務」があります。
　しかし今の自分の生活を振り返ってみるとどうでしょうか？
　まず肉体的にはどうでしょうか？膝が痛い、腰が痛い、手足が冷たい・しびれるなど、長年使ってきた身体にはいろんな故障がつきものです。また高齢になれば、高血圧症、糖尿病、高コレステロール血症、心臓病など様々な病気の治療をされている人が大半です。
　病院通いも増えます。診察後に払う窓口負担金が気になっていませんか。お金の心配をせず安心して治療を受けられるように憲法 25 条は安倍政権に求めています。実際は真逆です。

　次に精神的にはどうでしょうか？希望を持って生活が出来ていますか。経済的な不安が精神状態を悪くしています。年金は雀の涙です。9 年前のデータですが、65 歳以上の高齢者世帯のうち、生活保護基準の 170 万円（月額 1 4 万円）以下の年収で生活する世帯が 37.7%、250 万円未満の所得層は 53% でした。生活扶助費が支給されて当然の高齢者層が 2.6 世帯に 1 世帯あります。これで「健康で文化的な最低限度の生活」をしていると言えるのでしょうか？このような状態を放置しておきながら、森友学園へ 8 億円の値引き、加計学園新獣医学部開設に向けた大盤振る舞い、軍事費に 5 兆 4 千億円を気前よく用意する政府は、国民の生活などどうなっても構わない感じです。明らかに政治の方向を間違っていると思います。

　最後に社会的にはどうでしょうか？失業による貧困の壁、長時間労働による過労死、過酷な派遣労働者の増加などが、目の前に立ちふさがっています。
　申請するにも非常に抵抗感のある「生活保護」という名称でなく、憲法 25 条の下に、すべての人びとが安心して暮らせる生活保障法を「権利」として要求することは、超高齢化が進み、貧困と格差が拡大する日本の状況下では、緊急の課題です。1% の大金持ちや大企業の利益を代弁する安倍政治ではなく、99% の国民の生活に安心をもたらす市民と野党が手を結ぶ政治に、大転換していく待ったなしの時代を迎えていると思いますが、皆さんはどう思われているでしょうか。困ったことがあれば何でも相談してください。

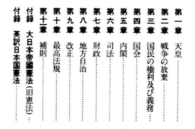

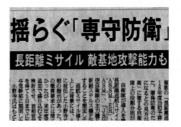

ご迷惑をおかけしますが、**3 月 23 日（金）、26 日（月）は休診**にさせて頂きます

| 健康な町づくりのお手伝い　手づくりたより

生命は宝、健康こそ財産

蒲生厚生診療所：大阪市城東区蒲生3丁目 15-12
06-6931-3807 | 第 266 号
2018 年
（平成 30 年）
4 月 1 日発行
発行者　高本英司 |

生活保護制度の改悪が、計画されています。他人ごとではありません

　政府は生活保護法など4本の「改正」法を成立させようとしています。今年度から3年で最大5％削減（年平均1.8％、210億円規模、母子3人世帯で月8000円減額）を計画中です。

　現在全国で生活保護利用者は212万人、世帯では164万世帯です。内訳は高齢者が半分以上の53％、母子世帯6％、傷病・障がい者26％などとなっています。多くの人びとが生活保護費で生活しているのが実態です。それでも生活保護費を申請せずに生活している人が8割も残されていて、まだ数百万人が制度を活用していません。もっともっと憲法25条の**「健康で文化的な最低限度の生活」**のために、積極的に利用すべきと思います。

　さらに医療費の抑制策として、医療扶助利用者は、「後発品を使うのが原則」という差別的な指導を行うことを厚労省は指示しています。

　生活保護基準を下げた後、次に来るのが生活保護を利用していない人への締め付けです。次は自分の番です。弱いものに対するモグラたたきのような政治は我慢できません！

　アベノミクスは失敗し生活が改善しない中で、身近にある医療・介護・福祉にばかりしわ寄せする安倍政治は、いい加減に終わりにすべきと思います。老人パワーをぶつけなければ、良い政治は今後も生まれません。

駆け足の旅：ベトナム北部とカンボジアの今 （2回に分け報告します）

　3月22日-26日に休みを取って回ってきました。3月に入り東京出張2回、原稿2本を書き上げ、出発前日の集会で挨拶、実にハードなスケジュールをこなしてのあわただしい旅立ちでした。その旅が予想以上に疲れる旅で、深夜便で関空に帰阪した時はくたくたでした。それでも、両国の生活を垣間見られて勉強になりました。

　簡単に紹介します。今回は5時間ほどの所要時間でベトナム北部の首都ハノイに到着。以前訪問した南部のホーチミン（旧サイゴン）市との経済格差は明らかでした。すぐにバスに乗り換え4時間かけてハロン湾のホテルに夕方7時ころ到着。高速道路は建設中で悪路の連続で、町の明かりは乏しく経済発展はこれからという感じを受けました。

　ベトナム人のガイドさんは37歳、元気な発展するベトナムの様子を、上手な日本語で話してくれました。人口は9600万人、バイクは4000万台、ホンダが人気、3-5人乗りOK！で排気ガスがすごい。200キロの水牛、鶏、食用犬なんでもバイクで運ぶので必需品だそうだ。乗用車はトヨタが圧倒的人気あると。勤勉な土地柄らしく、2-3の仕事を、民間会社員も公務員も掛け持ちしているとか。5時半からの夜の仕事として泥棒・スリもあるので注意するよう言われた。月収は3万円程度で5千円を貯金し、独立するために準備すると。共稼ぎなので、一般的に家で食事はつくらない、夢はベトナム独特の間口が狭い3階建の家をゲットすることだとか。社会主義国だが、昔から土地は売買可能とのこと。

　翌日午前中は世界遺産のハロン湾で景色を楽しんだ。ハロンは"竜の降りる場所"という意味で、大小数千の奇岩が海から突き出ていて見飽きなかった。1週間のクルーズ・ツアーもあるそうだ。その後、再び土ボコリが舞うでこぼこ道を4時間かけてハノイ空港へ引き返し、カンボジアに向け慌ただしく搭乗した。入国審査は靴も脱ぎ、やや厳しかった。

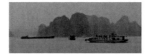 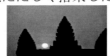 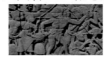 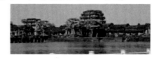

健康な町づくりのお手伝い　手づくりたより 生命は宝、健康こそ財産 蒲生厚生診療所：大阪市城東区蒲生3丁目 15-12 06-6931-3807	第 267 号 2018 年 （平成 30 年） 5 月 1 日発行 発行者　高本英司

いよいよここまで来たか！自衛隊3佐が民主党議員に「お前は国民の敵だ！」発言

　4月16日夜、ジョギングしていた自衛官と小西議員が、参議院会館前でバッタリ鉢合わせした。民主党小西議員は集団的自衛権を盛り込んだ安保法制は違憲であると国会で論陣を張っていた。30歳代の若い自衛隊幹部3佐（他国の少佐に当たる）は、日頃から敵意を抱いており顔をはっきり認識した上での暴言であった。

　この事件は、決して見過ごされてはならない大事件である。4月20日の朝日新聞は「自衛官暴言　文民統制に波紋」の見出しで報道した。小野寺防衛大臣は「若い隊員なので様々な思いもある」と当初隊員の発言を容認した。後日暴言は「あってはならないこと」と防衛省は謝罪した。

　そもそも自衛隊員は、憲法15条で「すべての公務員は、全体の奉仕者であって、一部の奉仕者でない」と定められた国家公務員として処遇されている。そのため防衛大学校で自衛隊員は政治的中立を保持すべきと教育されているはずである。今回の事件は、単に一人の自衛官の暴言として受け止めてはならず、もし複数の自衛官が徒党を組めば、戦前の1932年の犬養毅首相を殺害した5.15事件や1936年の陸軍青年将校らによるクーデター未遂の2.26事件と同様な事態が発生することも十分考えられる。

　1970年に三島由紀夫が、市ヶ谷の自衛隊宿舎で自衛隊員の決起を呼び掛けた三島由紀夫割腹事件を私は思い出した。

　安部政権により憲法9条が改憲されようとしている現在、戦前回帰が果たして最善の選択であるか真剣に考える時期に発生した大事件として真剣に考えることが大切と思う。

駆け足の旅：ベトナム北部とカンボジアの今

　ベトナムのハノイ空港からカンボジアのシェムリアップ空港まで1時間45分。26歳の女性ガイドが迎えてくれ20時ころホテルに到着した。周りとは不釣り合いな立派なホテルで築3年だそうだ。お目当てのアンコール遺跡が近くにあり、外国からの観光集客に力を入れているのが分かった。

　午前中にアンコール・トム、午後にアンコール・ワットを訪問した。遺跡近くのテントを張った土産物屋では、日よけ帽、シャツ、飲み物、果物などが売られ、小さな子ども達が押し売り風について回って来た。高校までは無料になっているが、農村では労働力扱いであり通学しない子が大変多く、カンボジア語しか理解できない子は就職も難しい、とガイドの説明があった。ベトナムとの国力の差が歴然であった。

　アンコール遺跡は、10-13世紀ころのものであるが、密林に埋もれフランス人の博物学者が1860年に足を踏みいれたそうだ。日本も17世紀に寺院を訪問した記録が残っている。

　いずれにしても、広大な土地に素晴らしい文明が存在していたことは明白で、石造建築の立派さ、石仏や彫刻の美しさに、疲れも忘れ見入った。郊外のバンテアイ・スレイまで足を延ばしたが、遺跡全体の六分の一程度しか見られなかった。当時のクメール人の生活を想像し再度訪問したいと思った。

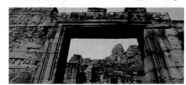 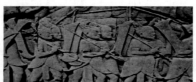 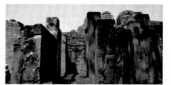

　翌日は早朝に起き、アンコール・ワットの石塔の背後から昇る朝陽を見て、平和を祈らず

健康な町づくりのお手伝い　手づくりたより **生命は宝、健康こそ財産** 蒲生厚生診療所：大阪市城東区蒲生3丁目15-12 06-6931-3807	第268号 2018年 （平成30年） 6月1日発行 発行者　高本英司

医療費の自然増を高齢者の責任にするのは反対！政府は最善の知恵をしぼれ

　今年から医療費の患者負担、介護費の利用者負担、医療・介護の保険料がまた増えます。社会保障制度を持続させるためにとか、少子高齢化のためますます若年者にしわ寄せがきているとか、消費税の10％引き上げは社会保障のためとか、いろんな理由を政府は並べています。また2040年には190兆円に膨らむ社会保障費をどうするかという危機感を国民に煽っています。マスコミも医療費の自然増は悪であるかのような論調が多いと思います。

　現在男性72歳、女性75歳の健康寿命を3歳伸ばすというなら、「患者の自己負担を増やす、病気になっても診療所に行けない、リハビリを制限する」などをなくし、すぐに改善すべきと思います。重症になってから治療するより、軽いうちの方が、医療費は安く済むのは誰が考えても当たり前です。

　国民・働く者が稼ぎ出した国民総生産（GDP）500兆円、ため込んだ大企業の内部留保400兆円は、国民の生活を豊かにするために使われるものです。さらに政府が手を付けたがらない大企業・大資産家の税率を増やし、国の収入を増やすべきです。そうすれば社会保障費の自然増は十分まかなえます。医療費の増大を目の敵にしていますが、社会保障費には医療以外に年金、子育て分野も含まれていて、それも減らしたいというのが本音です。反発がこわくて言い出せないだけです。

ドイツは2030年にガソリン車製造中止、電気自動車が主流！日本は遅れても我が道を行く？

　12年後にドイツはエンジン（ガソリン）車を禁止する決議案を採択しました。イギリスやフランスも22年後にエンジン車を全廃する計画です！中国も廃止方針を国家方針としました。電気自動車が当たり前に走る時代が到来することになります。

　エンジン車が無くなる！夢みたいな話が世界では当然のようにされています。広い場所が必要なガソリンスタンドが無くなり、窓ふきサービスも消え、車道に出るのを誘導してくれる従業員もいなくなる。全国に電気補給のための中継所が、かつての公衆電話のようにあちこちに出現する。もちろん自動補給で、料金は家庭用電気料金と同時に請求書払いとなる。

　またエンジン車は高価であるが、電気自動車はモーターで動くために安い。操作するパソコンの性能と蓄電池の性能が命となる。世界の大自動車産業は方向転換を開始しています。

　石油産業は落ち目となり、蓄電池製造企業は成長産業となる。日本はエンジン車を輸出や海外生産することで日本経済を引っぱってきたが、中国、インド、欧州などの他国がモーター車で先行すれば、日本経済は奈落の底に落ちてしまうだろう。安倍政治は自動車についても世界の流れに非常に遅れていることが大きな問題です。

原発にしがみつく日本、世界は太陽光・風力など再生可能エネルギーが主流に

　経済産業省はこの夏に「エネルギー基本計画」を改定する予定です。福島原発の深刻な事故が解決しない現状を無視して、原発を日本のベースロード（主軸）電源として継続する意思を明確にし、再稼働させた8基を2030年にはさらに30基にまで増やすとしています。

　ドイツは2年後の2020年までに原発を停止し、太陽光、風力などの再生可能エネルギーに大転換することを決定しています。欧州だけでなく中国も積極的に取り組んでいます。再生可能エネルギーを増やす問題は、地球温暖化問題と密接に関係しています。左の写真はバスからの風景です。

ドイツの風力発電（左）

他人ごとではない福井の原発
若狭湾の原発で事故が起これば

健康な町づくりのお手伝い　手づくりたより

第 269 号

2018 年
（平成 30 年）
7月1日発行

生命は宝、健康こそ財産

蒲生厚生診療所：大阪市城東区蒲生3丁目 15-12
06-6931-3807

発行者　高本英司

地獄の沖縄戦から 73 年目を迎え、相良凛子さん（中3）が詩「生きる」を朗読

私は、生きている。
マントルの熱を伝える大地を踏みしめ、
心地よい湿気を孕（はら）んだ風を全身に
受け、
草の匂いを鼻孔に感じ、
遠くから聞こえてくる潮騒に耳を傾けて。

私の生きる、この今よ。

どう表現しよう。
大切な今よ
かけがえのない今よ

私の生きる、この今よ。

七十三年前、
私の愛する島が、死の島と化したあの日。
小鳥のさえずりは、恐怖の悲鳴と変わった。
青く広がる大空は、鉄の雨に見えなくなった。
優しく響く三線は、爆撃の轟（とどろき）に消えた。
草の匂いは死臭で濁り、
光り輝いていた海の水面は、
火炎放射器から吹き出す炎、幼子の泣き声、
火薬の匂い。
戦艦で埋め尽くされた海。
血に染まった海。
妖魁魍魎（ちみもうりょう）の如く、姿を変えた
着弾に揺れる大地。
阿鼻叫喚（あびきょうかん）の壮絶な戦の記憶。
人々。

みんな、生きていたのだ。
私と何も変わらない、
懸命に生きる命だったのだ。
彼らの人生も、それぞれの未来を
疑うことなく、思い描いていたんだ。
家族がいて、仲間がいて、恋人がいた。
仕事があった。
日々の小さな幸せを喜んだ。
生きた時代が違う。ただ、それだけで。
壊されて、奪われた。
それなのに。

あなたも、感じるだろう。
この島の美しさを。
あなたも、知っているだろう。
この島の悲しみを。
そして、あなたも、

私と同じこの瞬間（とき）を
一緒に生きているのだ。

平和を創造する努力を、厭（いと）わない
こと。
誰からも侵されない世界を創ること。
生きる事、命を大切にできることを、
全ての人間が、国境を越え、人種を越え、
宗教を越え、あらゆる利害を越えた、平和
である世界を目指すこと。
もう二度と過去を未来にしないこと。
を、絶対に許さないこと。
私が生きている限り、
こんなにもたくさんの命を犠牲にした戦争
心から、誓う。
奪われた命に想いを馳せて、
私は手を強く握り、誓う。

の全て。
悲しくて、忘れることのできない、この島
かな海。
摩文仁（まぶに）の丘。眼下に広がる穏や
私は、今、生きている。

の日々を。
その命を精一杯輝かせて生きることだとい
得られる平和など、あたり前に生きること。
戦力という愚かな力を持つことで、
頭じゃなくて、その心で。
戦争の無意味さを。本当の平和を。

これからも、共に生きてゆこう。
この青に囲まれた美しい故郷から、
真の平和を発進しよう。
一人一人が立ち上がって、
みんなで未来を歩んでいこう。

摩文仁の丘の風に吹かれ、
私の命が鳴っている。
過去と現在、未来の共鳴。
鎮魂歌よ届け。生きゆく未来に。
悲しみの過去に。
命よ響け。
私は今を、生きていく。

大好きな、私の島。
誇り高き、みんなの島。
そして、この島に生きる、すべての命。
私と共に今を生きる、私の友。私の家族。

私は、今、生きている。
みんなと一緒に。
そして、これからも生きていく。
一日一日を大切に。
平和を想って。平和を祈って。
なぜなら、未来は、
この瞬間の延長線上にあるからだ。
つまり、未来は、今なんだ。

私はなんと美しい島に、
生まれ育ったのだろう。
ありったけの私の感覚器官で、感受性で、
島を感じる。心がじわりと熱くなる。

私はこの瞬間を、生きている。
この瞬間の素晴らしさが
この瞬間の愛（いと）おしさが
今と言う安らぎとなり
私の中に広がりゆく。
たまらなく込み上げるこの気持ちを

無辜（むこ）の命を。あたり前に生きていた、あ
だから、きっとわかるはずなんだ。

今を一緒に、生きているのだ。

青く輝く海。
岩に打ち寄せしぶきを上げて光る波、
山羊（ひーじゃー）の嘶（いなな）き、
小川のせせらぎ、
畑に続く小道、
萌え出づる山の緑、
優しい三線（さんしん）の響き、
照りつける太陽の光。

健康な町づくりのお手伝い　手づくりたより	第270号
## 生命は宝、健康こそ財産	2018年 （平成30年） 8月1日発行
蒲生厚生診療所：大阪市城東区蒲生3丁目15-12 06-6931-3807	発行者　高本英司

暑中お見舞い申し上げます　熱中症にくれぐれもご注意を　　2018年

　連日猛暑が続いています。二十四節句の一つである大暑の7月23日には、埼玉県熊谷で41.1度と、国内史上最高気温となりました。極（ごく）暑、酷暑の表現では生ぬるい感じがします。

　「零時過ぎ人語道行く熱帯夜（富岡掬池路）」と眠れない夜を詠んだ俳句もあります。

　世界のランキングを調べると、上には上がありました。56.7度（米国・カリフォルニア）、55度（チュニジア）、54度（イスラエル）、53.6度（クエート）など。日本もまだまだ毎年暑くなると予想され、対処法を真剣に考える必要があります。

　とりあえずエアコン・扇風機をつけて、室内温度を28度前後に保ち、こまめな水分補給、ぬれタオルで首の周りを巻くなど工夫してください。また気分が悪くなったときは我慢せずに医療機関を受診してください。この暑さは電気代を節約するレベルを超えています。命を守ることが最優先です。

　地球レベルでの解決法としては、地球温暖化をもたらす、温室効果ガス（石油、石炭、排気ガスなど）を極力減らし、太陽光、風力、水力、地熱などの自然エネルギーを積極的に取り入れる政策への転換が重要です。原子力産業を擁護する安倍内閣は温暖化対策に極めて消極的です。

75歳以上の窓口2割負担、受診時定額負担などの医療改悪を皆の力で止めましょう

　安倍内閣は「企業が一番活躍しやすい国、日本」と世界に宣伝しています。大企業の法人税を軽くするなどの優遇政策により、企業の当面使う当てのない内部留保は雪だるま式に400兆円まで膨らみました。企業にとってこれほど都合の良い内閣はありません。

　一方国民には冷たい政策を取り続けています。2013年以降、社会保障費を削れるだけ削り、診療所・病院に人々が行けないようにしてきました。削った額は少なく見ても1兆5900億円となります。来年度も4500億円減らそうと2019年度の予算の骨格となる「骨太の方針」で、75歳以上の窓口2割負担化、毎回100-500円の定額負担を上乗せすることを狙っています。高齢化による医療費の自然増加はそんなに気に入らないのでしょうか？政府が無駄なお金と考えているのは明らかです。

　力を合わせ「反対！」の意思表示をしなければ通ってしまいます。秋からの景品付き「クイズで考える私たちの医療」ハガキや5名連記の「みんなでストップ！患者負担増」署名用紙を作成中です。最大限のご協力をなにとぞよろしくお願いします。

カジノでギャンブル依存症を増やすより、社会保障費を増やし安心して暮らせる政治を！

　ちょこちょこっと国会で論議をしただけで、国民の6割以上が反対しているカジノ（IR）法が成立しました。カジノ誘致に目がくらむ自民党、松井知事・維新の会、引きずられる公明党は目を覚ませ！と言いたい。パチンコ、競馬、競輪、競艇のギャンブルだけでも年間30兆円産業となっています。日本は闇賭博（やみとばく）含めすでに世界的なギャンブル国家です。多種類の宝くじも盛んです。

　カジノはさらにギャンブル依存症を増やします。国会で賛成派が、「しっかりと対策を講ずる」と答弁しているのを聞いていて、深刻な依存症が増加するのを淡々と認めた上で、カジノをつくるという判断に、浅ましさ、品性のなさ、レベルの低さを感じざるを得ません。またこんな国会議員を選んでいるのは私たちです。来年の春の統一地方選挙、秋の参議院選挙では、カジノ賛成議員をなにがなんでも落選させなければと思います。

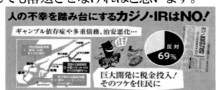

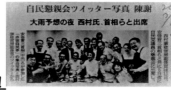

「こんな人たち」が政治している！

健康な町づくりのお手伝い　手づくりたより **生命は宝、健康こそ財産** 蒲生厚生診療所：大阪市城東区蒲生3丁目15-12 06-6931-3807	第271号 2018年 （平成30年） 9月1日発行 発行者　高本英司

社会保障費は減らされ続け、物騒な防衛予算は増えるばかり、変じゃない？

社会保障費の削減は驚くばかりです。年間約8000億円から1兆円が自然増として必要ですが、予算の概算要求の段階で財務省からまず数千億円削られ、厚労省は予算要求を出します。それがまた財務省によってさらに削られます。結果として2013年度2800億円、2014年度4000億円、2015年度4700億円、2016年度1700億円、2017年度1400億円削られました。2018年度から3年間の計画では毎年3000億円削ろうとしています。ゾーキンを絞れるだけ絞るというのはこのことです。ゾーキンではなく、こちらは生身の人間です。血も涙もない安倍政治が続いています。

一方防衛予算は毎年増加しています。防衛省は来年度5兆3千億円を予算要求しています。こちらの予算は毎年満額以上に認められています。さらに防衛予算はカラクリがあって、武器を買うのにローンが認められています。後年度負担といいますが、表向きの予算と合わせ10兆円を超えています。絶対打ち落とせないにも関わらず米国より購入する迎撃用ミサイル2基で2600億円、ステルス戦闘機42機など、戦争目的の武器を大量に購入する予算です。

人殺しの武器を買う莫大な国家予算を削り、医療・介護・年金・福祉予算を増やすべきです。

好きだ嫌いだは横に置き、隣の韓国・中国とは大人の付き合いをしよう！

北朝鮮と米国は、65年間の朝鮮戦争の休戦状態に終止符を打ち、終戦協定を結ぶ動きがあります。韓国も中国も歓迎しています。和平への動きに対して日本は反対で足を引っ張っています。

北朝鮮と米国はいがみ合ってきましたが、大規模な戦闘は起こらず、幸いにも多数の人が死ぬことはありませんでした。北東アジアに平和が来るように、冷静に考える時期が来ています。

米国嫌いは日本ではほとんどありませんが、韓国、中国、北朝鮮が嫌いという人は、結構大勢います。しかしあの人(国)は嫌い、この人(国)は好きという溝を作っているだけでは、いつまでたっても仲良くなれません。もし嫌いでも、付き合っていたら案外良いところが見つかるものです。人も国も同じです。

ケンカしないと決めたら、5兆円の防衛予算は大幅に減らせ、社会保障に回すことができます。税金や医療費がきつくて困っている国民にとってはありがたいことです。国と国との付き合いは、近所づきあいと同じで、ちょっとしたお互いの理解で、良い方向に転がるものです。

度外れの酷暑、エアコンは生活の必需品、電気代はもっと下げられる！

暦の上では今月より秋に代わりました。実際と暦の春夏秋冬のズレが、年々大きくなっているのは共通した感覚ですね。日本はもう熱帯です。地球温暖化が、いよいよ牙をむきだしたと思います。

今号は、電気代についてもっと安くできないかということを考えたいと思います。今の電気料金には、原発関連や太陽光発電関連費用などが加算されています。毎月の明細書を見てください。

例えば「再生エネルギー促進賦課金」という費目があります。賦課金とは、「税金などを割り当てて負担させること」と辞書には載っています。電気代に税金が忍び込まされています。

現在最初の使用電気料15kwhは43円50銭となっていて、使用量によって加算され、318kwhの使用で922円となります。1000円以上加算されている家庭が多いのではないでしょうか。またこの賦課金は1年ごとに値上げされています。私たちの電気料金になぜ上乗せされなければならないか疑問ですし、暑くても我慢し熱中症にでもなれば、関西電力の責任とも言えます。（ウラに続く）

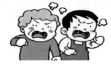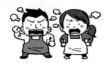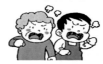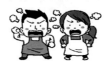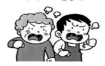

健康な町づくりのお手伝い　手づくりたより **生命は宝、健康こそ財産** 蒲生厚生診療所：大阪市城東区蒲生3丁目 15-12 06-6931-3807	第 272 号 2018 年 （平成 30 年） 10 月 1 日発行 発行者　高本英司

「みんなでストップ！患者負担増」署名を、力いっぱい集めましょう！

－12月6日請願署名提出のため東京へ行き、直接国会議員へ手渡します－

　すでに皆さんに手渡しています、衆参議院議長あての「はがきによる請願署名」ですが、このたよりの後の方でお知らせしていますように、すさまじい医療費、介護利用料の自己負担増を政府は計画し、一部は8月、10月に始まっています。家族友人に声を掛けて頂いて、一筆でも多く集めたいと思います。ご協力お願いします。また景品付きクイズはがきも、どんどんポストに入れてください！

請　願　事　項

患者負担を増やさないでください
- ・75歳以上の窓口負担を原則1割から2割にしないこと
- ・受診するたびに100円〜500円を窓口負担に上乗せしないこと
- ・痛み止めなど、薬の「保険はずし」や患者負担増を行わないこと

**お金の心配なく安心して
受診できるよう、窓口負担を
軽減してください**

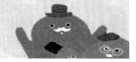

安倍首相へ、長生きすることは、そんなに悪いことですか？

　政治家・財界人は、自分たちが高齢であるにも関わらず、「医療介護費用が高齢化のために高くつきこれは放置できない政治問題だ！」と言います。

　一方患者さんは、「"年寄りは早く死んでくれ"やな〜」と言いますが、憲法 25 条には、「健康で文化的な最低限度の生活」をすることが、保障されています。胸を張れば良いのです。「最低限度の生活」とは、生まれてきて良かったと思える人間らしい生活のことです。

　9月15日に亡くなった樹木希林さんは、「今日までの人生、上出来でした」と納得の上で、死を人生の終わりとして、そのまま受け入れられたことに感動を覚えました。

　9月17日の敬老の日には、「70歳以上初の2割超」という新聞の見出しが目につきました。人口にして2千6百万人だそうです。また65歳以上の高齢者の就労率も 23％と主要7か国で最高水準ということです。就労率のアップは、元気な高齢者が増えていることと、年金が減る中で生活費を得る必要性が、以前にもましてあるからです。

　高齢化は決して悪いことではありません。むしろ出生率の低下・少子化による人口減少が問題です。これは低賃金で長時間働かされ過ぎの労働者は、結婚する機会や、経済的に家庭を持つ条件が奪われているからです。少子化問題は、安倍政治の「政治の貧困」に原因があります。

　高齢化が進行しても社会保障費の増額を予算化すれば解決します。しかし政府や財界は、「枯れ木に水をやる」ようなものと、税金を回すことをしません。そのしわ寄せが、年金減らし、自助の強制である医療の窓口負担増などにきているのです。国立社会保障・人口問題研究所の調査を見ると、「収入が減った」は6割に達し、高齢者の苦しい生活実態が明白です。

医療費自己負担・介護利用料値上げラッシュ、まだ我慢しますか！

　この間の医療費自己負担・介護利用料値上げラッシュは、ひどいものです。具体的に見てみましょう。目を回さないでください！
- ・70歳から74歳の窓口負担は1割から2割に
- ・「現役並み所得者」とされた人の介護利用料は1割から2割負担に：2015年度から
- ・入院時食事代の患者負担分は1食 260 円から 460 円に：2016 年、2018 年段階的に

健康な町づくりのお手伝い　手づくりたより **生命は宝、健康こそ財産** 蒲生厚生診療所：大阪市城東区蒲生 3 丁目 15-12 06-6931-3807	**第 273 号** **2018 年** （平成 30 年） **11 月 1 日発行** 発行者　高本英司

松井知事、たばこ吸うため公用車を私的利用！

　10月12日、大阪府庁の周りをぐるぐる6分間、公用車を喫煙ルーム代わりに利用。自分に甘く、府民に厳しい松井知事。公私の区別もつかない大阪府の行政のトップ、はずかしい低レベルで新聞・テレビをにぎわす。情けないね～。

　参考までに 2003 年大阪府庁や出先機関は喫煙室以外を禁煙に、2008年喫煙室を廃止、全面禁止、ただし議員控室は可能、2011 年議員控室も禁煙、その後松井氏知事に当選。時は流れ規制は甘くなり 2015 年府庁そばに二つの喫煙所設置、たまたま今回の事件が公に！

カジノ誘致で大阪経済は悪化、ギャンブル依存症さらに増加！知事は罪作り？

　カジノ実施法が今年の通常国会最終日 7 月 22 日の 2 日前に、どさくさに紛（まぎ）れて成立しました。その時は森友・加計問題などで安倍内閣が厳しい追及に曝され国会が大荒れの状況でした。早速松井知事は「他のエリアより突出して準備が整っているのが、われわれ大阪だ。遅れても 2025 年の万博前の 2024 年には実現させたい」と、カジノが一番大事であると気合を入れていました。

　11 月 23 日には万博の候補地が決定される予定です。カジノを誘致というのは、あまりにも品がないので、統合リゾート（IR）と言ったり、万博の名を借りて、府市民の税金を当てにして夢洲に公共交通を整備し、博打（バクチ）場を持ってこようとする目論見（もくろみ）がありありです。

　しかもカジノ業者 10 社が知事・市長との関係を深めています。米国の大手カジノ企業ラスベガス・サンズも名乗りを上げています。また香港系企業は、大阪北部地震に 3 千万円の義援金を出すなど接触を深めています。トランプ大統領が安倍首相・松井知事・吉村市長の背中を強力に押しているのがはっきりしてきました。

　参考までにギャンブルの年商は競馬 3 兆円、宝くじ 9500 億円、競艇 9000 億円、競輪 6000 億円、スポーツ振興宝くじ 1000 億円、オートレース 700 億円です。さらにコンビニのローソンよりも多いと言われているパチンコ、スロットの建物は 1 万 2000 館あり、しかもパチンコとスロットの年商はなんと 20 兆円です。カジノが加われば、年商 30 兆円程度になり、社会保障予算 31 兆円と同額か、それ以上になります。

　結局は人の不幸を当てにする賭博の莫大な収入は、それだけ損をする人、家庭が崩壊する人、犯罪に走る人を作るということです。ギャンブル依存症が増えることがもうけの前提となるのです。

橋下語録と大阪をダメにする維新政治：大阪の失われた 10 年とは維新政治の 10 年

・「こんな猥雑（わいざつ）な街、いやらしい街はない。ここにカジノをもってきて、どんどん博打打ちを集めたらいい。風俗街やホテル街、全部引き受ける」（2009.10.29）

・「ギャンブルを遠ざけてお坊ちゃま、お嬢ちゃまの国になっている。ちっちゃい頃から勝負を積み重ねて勝負師にならないと世界に勝てない」（2010.10.28）

・「慰安婦制度は必要」（2013.5.13）

・「森友学園」問題、大阪府私立学校審議会が「設置認可適当」と判断（2015.1.27）：誰への忖度？

・「都構想」住民投票投開票・・・・賛成 69 万 5 千票、反対 70 万6千票で否決（2015.5.17）

・沖縄・高江での大阪府警機動隊員による「土人」「シナ人」との差別的暴言に対し、松井知事は「出張ご苦労様」と擁護（2016.10.20）　などなど一杯あります。

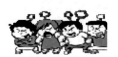

健康な町づくりのお手伝い　手づくりたより	第 274 号
生命は宝、健康こそ財産	2018 年 （平成 30 年） 12 月 1 日発行
蒲生厚生診療所：大阪市城東区蒲生 3 丁目 15-12 06-6931-3807	発行者　高本英司

今年も通院ご苦労様でした。来年も元気な患者でいましょう！

　蒲生診療所に移って 3 年が過ぎました。ということは、みんな 3 歳年取ったということですが、私が診ている限り元気な患者さん達だとつくづく思います。90 歳を超えても家事を切り盛りしている方、80 歳の今が最高と旅行する方、70 歳を超えてもテニスを続けている方、いつまで元気に診療所に来られるかなと杖をついて受診される方、いろんな事情を抱えながら皆さんボチボチ頑張っています。

　人生の先輩である皆さんに聞いてみたいのですが、「酸（す）いも甘いも噛分（かみわ）ける」ことが出来る年頃になれば、また違う世界が見えてくるものでしょうか。口先だけでなにもできない人のたとえとして「話は立っても、足腰立たぬ」ということわざがありますが、「口は達者やけど、体が動かん」を実感し、なげく方も多いです。年を取るということはそういうものなんですね、と自分自身に納得させる年齢が誰にでも必ず来ます。来年も自分の体に「今日の調子はどう？」と問いながら、自分なりのペースで過ごしましょう。

羊頭狗肉：「羊の頭を看板に出しながら実際には狗（いぬ）の肉を売ること」

　「ようとうくにく」について。意味は見かけは立派ですが実質がこれに伴わないことのたとえです。見かけが立派かどうかも疑問ですが、安倍内閣に当てはめますと、①消費税アップは社会保障の財源のためと言いながら、大企業の法人税や大金持ちの所得税の減税にあてたこと、②一億総活躍と言いながら、大量の労働者を低賃金のまま放置し、四苦八苦の生活状態に追い込んでいること、③世界で一番働きやすい国にすると言いながら、外国人労働者の使い捨てや失踪（しっそう）が横行していること、④日本を守るためといいながら、武装した自衛隊員を海外の危険な戦闘地域に派遣していること、⑤適材適所と言いながらとんでもない人（麻生氏）を財務大臣にしていること。なんぼでも上げられます。

　アベ政治が羊頭狗肉そのものです。

来年は大切な選挙の年、大阪は今までにも増して騒々しい落ち着かない街に

　来年は今後の住民の生活が少しでも良くなるように、立派な議員を選ぶ年です。立派な議員とは、医療・介護・福祉を良くしようと本当に頑張っている人、憲法九条を守り憲法を大切にしようと考えている人です。選挙の時だけ良いことを約束する人や政党はダメです。今から日頃の議員や政党の主張をチェックしていきましょう。

　しかし大阪の来年は、国際的な大きな行事が予定されていて、マスコミも力を入れて報道するでしょう。そのためいつも以上にゴチャゴチャ感が強いと想像できます。

　予定されている大きな行事を挙げてみます。3 月か 4 月に大阪市・府議会議員選挙、6 月28-29 日に世界の大統領・首相が集まる G20 大阪サミット、7 月に参議院議員選挙、9 月 22日－10 月 13 日ラグビーワールドカップ日本大会（大阪）、秋の大阪市長・府知事ダブル？選挙などがあります。おまけに最悪の場合「都構想」住民投票が秋に再度実施されるかもしれません。国際行事の開催にともなって、交通規制や検問、集会場所の規制などが強化され窮屈な日常になるかもしれません。また 2025 年の大阪万博も問題だらけです。（裏に続く）

点滴に繋（つな）がるる身ぞ薬降る
（田村としのぶ：西原：沖縄タイムス）

235

健康な町づくりのお手伝い　手づくりたより ## 生命は宝、健康こそ財産 蒲生厚生診療所：大阪市城東区蒲生3丁目 15-12 06-6931-3807	第 275 号 2019 年 （平成 31 年） 1 月 1 日発行 発行者　高本英司

大阪と日本の政治を良くする激動の 2019 年が明けました！おめでとうございます。

　昨年は皆様に支えられ励まされながら、無事診療を続けることが出来ました。感謝しています。今年も私なりに頑張るつもりでいます。よろしくお願いします。蒲生診療所で診療を始め 4 年目になりました。いただいたメッセージ「三年すぎ　健康管理を感謝しつ　日々おだやかに歳かさね行く」（N．S さん）に同感です。

　新年を迎え今年はどんな年になるだろうかと考えてみましたが、激動の年になることが容易に予想されます。気が早いかもしれませんが、1 年間をざっと見通してどんなことがあるか見てみたいと思います。

　4 月には大阪府・市会議員選挙と府下自治体の議員選挙があります。2025 年に大阪万博が開催されることが決まりましたが、2024 年にカジノ・IR をオープンしたいとする大阪市・府に対してイエスかノーを意思表示するのが春の選挙です。医療福祉が最低水準である不健康都市をこのまま放置し、府民の税金を万博・カジノにつぎ込んで良いのか？が問われる選挙です。また 4 月には平成が終わり、象徴天皇が交代します。

　6 月には先進 20 か国の大統領や首相が集まる G20 が大阪咲洲を中心に開催され、鉄道のターミナル・空港などや繁華街に厳戒態勢が敷かれ、生活が不自由になると予想されます。

　7 月には参議院選挙があります。10％消費税に賛成の自民党、公明党、維新の会に賛成か、反対か、また憲法 9 条を変えてますます戦争する国に向かって突っ走る自民党に賛成か、反対かが問われる大事な選挙となります。

　厄介なことに、松井維新の会・吉村大阪市長は、大阪市民によって否決された大阪「都構想」の市民投票を再度しようとしています。

　10 月には花園ラクビー場を中心にラクビー・ワールドカップが開催され、その話題で持ち切りになることが想像されます。その陰に隠れて消費税を 10％に上げようとしています。

　11 月には大阪市・府が所有する公共の土地・建物、地下鉄・バスなどの交通機関、水道事業などを次から次へと民間に売却していることの是非をめぐって市長、知事同時選挙が行われます。

　また大阪市立住吉市民病院跡地や大阪市立大学と府立大学の統合により生じる跡地を、民間に売り飛ばすなど、市民無視の乱暴な政治の継続を許すわけにはいきません。

　経済界は喜んでいるかもしれませんが、ますます大阪の医療福祉は後退し、長い目で見ると大阪の経済も発展するとはどうしても思えません。

　今年は選挙はもちろん、大阪や日本の将来、子どもや孫の将来のこともよくよく考えて、みんなが行動することが非常に大切と思います。

沖縄を久しぶりに訪問。そこで見た現実は、土地も空も米軍のもの！（その二）

　沖縄には「ヌチドゥタカラ」（命は宝）という言葉があります。その「反戦平和資料館ヌチドゥタカラの家」にも行き、館長の謝花悦子さんと再会しました。私たちの「たより」のタイトルである「生命は宝」はここからいただきました。・・・ここから今号に続きます。

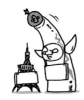 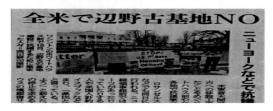 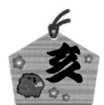

健康な町づくりのお手伝い　手づくりたより

生命は宝、健康こそ財産

蒲生厚生診療所：大阪市城東区蒲生 3 丁目 15-12
06-6931-3807

第 276 号

2019 年
（平成 31 年）
2 月 1 日発行

発行者　高本英司

身から出たサビの言い訳に終始した安倍首相の方針演説に思う

　波乱含みの通常国会が 1 月 28 日に始まりました。会期は 150 日間 6 月 26 日までの予定となっています。閉会直後の 6 月 28 日には大阪で G20 サミットが開催され、交通規制など日常生活が大幅に制限されます。4 月には税金をカジノ優先事業に浪費するのか？医療・福祉・子育て・教育を充実させて、府民の暮らしを良くする政治を優先するのか？が争点となる統一地方選挙があります。7 月にはアベ政治に終止符を打つ大変重要な参議院選挙があります。

　この半年間に起こるであろうことをあれこれ思いをめぐらせながら、安倍首相の国会演説はどうだったのかを考えてみました。一部分ですが紹介します。

　冒頭首相は、"日本に相次いで発生した自然災害の被災地には天皇・皇后の姿があり、国民は一致団結して困難を乗り越えてきた" と、西日本豪雨災害時に閣僚連中が赤坂でドンチャン騒ぎをしていたことを忘れたかのように、天皇を政治利用し、安倍首相を含む閣僚と閣僚候補の無責任さをごまかす作戦に出ました。

　次に演説の多くを占めたのは「全世代型社会保障への転換」についてです。

　少子高齢化が大問題と言い、"産めよ増やせよ" の号令です。待機児童ゼロ、保育士の待遇改善、学童保育の充実に言及しました。大いに実現してもらいたいものです。問題は少子の原因が、過重労働・安月給で結婚できない、出産しても育てられない給料や環境にあるということには黙ったままです。

　高齢化については「元気で意欲ある高齢者」に期待し 70 歳まで働く環境を整備し、経済成長の兵士であれとハッパがかかります。高齢者に働いてもらい、年金支給年齢を上げ、医療費窓口負担を 2 割、3 割とするウラの狙いも見えてきます。

　消費税増税については、「全世代型社会保障制度を築き上げる」ためにどうしても必要と強調しますが、国保料（税）を減らしたり、年金を増やしたりという社会保障の改善に回す文言は見当たりません。失政による膨らんだ国家財政の借金に、消費税増税を当てる基本は変わらず、10％への増税は、国民の生活に打撃を与える苦痛しかもたらしません。

　「全世代型社会保障への転換」とは、全世代が等しく負担することを、難しく言っているだけです。

　さらに給料、年金、保険料、労働時間など国民に大きな影響がある、大問題の毎月勤労統計調査の不正・ごまかしについては、さらっとお詫びしただけです。

　最後に改憲については、あきらめていないことが表明され演説は終了しました。経済一辺倒の、経済が成長しさえすれば国民の犠牲はかまわないという、国民の方を向いていない安倍内閣の姿勢がはっきりとわかる演説でした。

カジノの勧め？とんでもない大阪府市の高校生向け広報チラシの回収を !!

健康な町づくりのお手伝い　手づくりたより **生命は宝、健康こそ財産** 蒲生厚生診療所：大阪市城東区蒲生3丁目15-12 06-6931-3807	第 277 号 2019 年 （平成 31 年） 3 月 1 日発行 発行者　高本英司

「みんなでストップ！患者負担増」署名にご協力ありがとうございました

政府に診療所から 340 筆以上を提出。全国では 16 万 2 千筆集まりました。
要望内容は下記の通りです。　　　実現するまで粘り強く取り組みます！

　一、患者負担を増やさないでください
　　・75 歳以上の窓口負担を原則 1 割から 2 割にしないこと
　　・受診するたびに 100 円～500 円を窓口負担に上乗せしないこと
　　・痛み止めなど、薬の「保険はずし」や患者負担増を行わないこと
　一、　お金の心配なく安心して受診できるよう、窓口負担を軽減してください

　2019 年 10 月より 75 歳以上(低所得者)の保険料の軽減特例の廃止、2020 年には 75 歳以上の窓口負担 3 割対象者の拡大、介護利用料 3 割負担対象者拡大などが検討されています。署名を通して反対の声を大きくすることが大切です。

生活をさらに困難にする 10 月からの消費税増税 10％を中止させる署名を集めます

　所得の少ない世帯ほど暮らしが破壊される逆進性の強い消費税を中止させる署名を、今月より集めます。家族、近所の方、友人に署名を広げてください。食費や娯楽、衣服費への出費が切り詰められている実態が明らかです。一方保険料、光熱水費が増加しています。
　大企業の法人税率を上げ、大金持ちに応分の増税をすることが先決です。弱い立場の住民から、消費税で税金を吸い上げるのは根本的に間違っています。

辺野古米軍基地の建設は中止を！「あきらめない」沖縄の民意を訪問し肌で感じた

　2 月 22 日午前中の診察を終えて、関空から沖縄名護市辺野古米軍新基地建設の是非を巡る県民投票（2/24）の応援のために沖縄へ向かいました。気温差 10 度の現地では早速薄着に着替え、町角での訴えに参加しました。全国から駆け付けた医療従事者は 4－5 人の少人数の 13 班に分かれ地図を頼りに行動開始です。交互に私も 7 回ほどマイクを持ち、大阪から来たこと、沖縄だけの問題ではなく日本全体の問題であると訴えました。
　宣伝行動の中で、おにぎりやお茶を差し入れしてくれた老人、車から手を振りガッツポーズで意思表示する多くの人びと、婦人が「沖縄県民はあきらめてはいけない」ということを、マイクで訴えてほしいと涙ながらに話されたこと、電柱には基地建設に反対のポスターが至

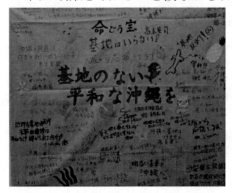
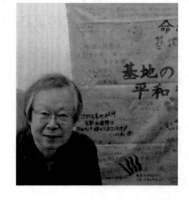
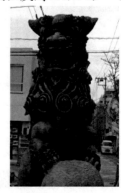

健康な町づくりのお手伝い　手づくりたより	第 278 号
# 生命は宝、健康こそ財産	2019 年 （平成 31 年） **4 月 1 日発行**
蒲生厚生診療所：大阪市城東区蒲生 3 丁目 15-12 06-6931-3807	発行者　高本英司

消費税増税 10%はまだ決まっていません！署名をたくさん集めて中止の実現を！

　受診された患者さんへ 3 月初めから「2019 年 10 月からの消費税 10%中止を求める請願」署名用紙をお渡ししています。患者さんに署名をお願いするやり取りの中で気づいたことがあります。それは「10%は決まっているのでしょ？」「消費税が上がれば、受診時の窓口で払うお金はどれくらい増えますか？」という、増税が決まったかのように思われている方が多いことでした。

　しかし国会中継の様子を見ていると、アベ政治の成長戦略は行き詰まり、ヨレヨレになっている感じがします。消費税 10%を決断するためには参議院選挙の結果が出るまで針のむしろの困難な状況が続くと思います。今月の統一地方選挙の結果は大変重要です。

　年金、健康保険料、税金、給料など私たちの生活ぶりを反映する鏡である政府の基幹統計は、政府にとって都合の良いように変えられていたことが明らかとなっています。

　しんどくなる一方である毎日の生活実感の方が正しく、好景気が続いているというアベ内閣のウソは明らかとなりました。株で大もうけする大資産家や減税の恩恵を受け 400 兆円以上の使い道のない内部留保を増やしている大企業だけが、好景気感に浸っていただけだったのです。

　もし消費税がアップされれば、10 月からの生活は大変になるのは目に見えています。あきらめてしまえば、取り返しがつかないことになります。沖縄の人びとから「あきらめない、くじけない、ブレない」という言葉を教えてもらいました。まだまだ中止に追い込むことは可能です。署名に協力よろしくお願いします。

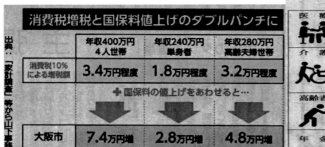

国民健康保険料のとんでもない値上げ！国保料は全国一高額に！

　国民健康保険は、これまでは大阪市国保、豊中市国保など各市町村で、地域の実情に合わせて運営されてきました。

　しかし 2015 年の改正国保法により都道府県で一本化することが決定され、大阪府として統一されるようになりました。手続きなどの実務は各市町村が、財政運営は大阪府が担当することになり、府が大きな権限を持つようになりました。

　そして各市町村の国保会計には国保料と都道府県支出金しか入らなくなりました。国庫支出金（21.2%）と前期高齢者交付金（22%）は大阪府に入ることになります。

　これって大阪市が無くなり、大阪府に一本化しようとしている「大阪都」構想の先取りみたいに私は見えますが…。

　大阪府に一本化するため、標準保険料が策定されました。これが以前から指摘してきたようにとんでもない保険料の高額値上げにつながっています。

　これまでは高額の保険料が払えない世帯が続出するため、各市町村は不足分の一部を一

| 健康な町づくりのお手伝い　手づくりたより

生命は宝、健康こそ財産

蒲生厚生診療所：大阪市城東区蒲生 3 丁目 15-12
06-6931-3807 | 第 279 号
2019 年
（令和元年）
5 月 1 日発行
発行者　高本英司 |

国民健康保険料（税）は、安くできます。1 兆円の税金を国保会計に回せば可能

　1 兆円は 5 億円超資産所有の富裕層に 0.1％の富裕税で 0.5 兆円、無駄な新規大型公共事業中止、軍事費削減で 3.6 兆円、合計 4.1 兆円の財源が生まれます。国民目線の政治に変えましょう！国民が望む社会福祉・教育などに予算を配分することは、政治家の仕事です。

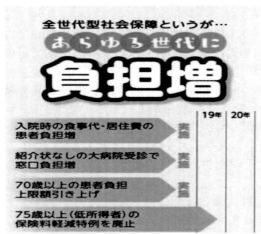
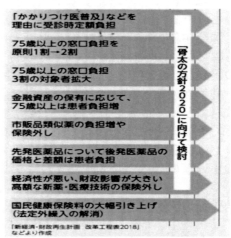

血も涙もない国民負担増ばかりの政治を変えましょう！2020 年までの政府の計画です‼

アベ首相が礼賛する大日本帝国憲法。新元号「令和」騒動と合わせて考える・・・

　1889 年（明治 22 年）に大日本帝国憲法が発布されています。ごく一部分を紹介します。
　　第一條　　大日本帝国は万世一系の天皇之を統治す
　　第四條　　天皇は国の元首にして統治権を総攬し此の憲法の條規に依り之を行う
　　第五條　　天皇は帝国議会の協賛を以て立法権を行う
　　第十一條　天皇は陸海軍を統帥す
　　第十三條　天皇は戦を宣し和を講し及諸般の條約を締結す
　1916 年（大正 5 年）当時東大法学部助教授であった吉野作造の問題提起が重要です。
　大日本帝国憲法は立憲君主制の体裁をとっていますが、吉野は言います。
　「見せかけの立憲君主制を中身のあるものにするためには、国民がうんと勉強して知識道徳のレベルが高くならないといけない」と言っています。立憲民主制に基づく平和憲法を持つ現代でも、現憲法を血肉にするためには、みんなが現憲法を勉強する努力を軽視してはならないという、心に留める言葉だと思います。
　新元号はどうでしょうか。アベ首相がテレビに登場して、しきりに万葉集（国書）からの引用で、素晴らしいと言えば言う程、天皇をうまく政治的に利用し、憲法を大日本帝国憲法の方向に変えたいという下心があるように見えてしまいます。天皇は迷惑に思っているかもしれません。また新天皇即位の行事として、天照大神の神話まで取り上げるマスコミの姿勢にも要注意です。
　「令和」の「令」とは「①命ずること、②おきて、のり、③長官、④他人の家族などを尊敬していう語」と広辞苑に載っています。角川新字源では、集める意味の「亼」と人がひざまずいた形の「卩」から成り、人を集めて従わせる、いいつける意味を表すとしています。そして「よい（善）」という意味も付け加えています。「令」の付く言葉と

健康な町づくりのお手伝い　手づくりたより

生命は宝、健康こそ財産

蒲生厚生診療所：大阪市城東区蒲生 3 丁目 15-12
06-6931-3807

第 280 号

2019 年
（令和元年）
6 月 1 日発行

発行者　高本英司

国民健康保険料（税）は、安くできます。1 兆円の税金を国保会計に回せば可能

　2017 年度の全国の市町村国保会計は 4844 億円の大黒字、大阪府全体で黒字 104 億円‼そ
れでも大阪府は国保料を値上げしますか？

　全国自治体の国保世帯は 1837 万世帯、その内 269 万世帯（15％）が国保料を滞納してい
ます。払いたくても払えないのです。なぜかを考えてみましょう。

　自治体の国保の加入者は、74 歳までの高齢者、小売商店の店主・従業員、パート・アル
バイトなどの非正規労働者、病気で働けない人、主婦、学生、赤ちゃんなど、もともと収
入を得る機会が少ないか無い人々の集団です。

　国保会計は赤字の体質を持っています。そのため税金の一部を運営のために国庫負担と
して投入してきました。それを無駄と考える歴代の自民党政権は、税金投入額を削って来
たのです。1984 年の 49.8％から現在 25％まで減らしています。

　赤字続きであった国保収支は、ここにきて黒字基調になりつつあります。国保加入者の
住民から、平等割、均等割り制度を使って赤ちゃんまで国保料金の対象にするなど、あの
手この手で国保料金を搾り取り、一方で窓口負担を高くするなど受診の敷居を高くした結
果です。

　全国知事会が国保会計に 1 兆円の税金を投入するよう要望しています。そうすることに
よって、中小企業が加入している協会けんぽ並みの国保料に下げることが可能になります。

　400 万円の年収の夫婦と子どもの 4 人家族で 40 万円にもなる国保料金を今すぐ下げさせ
ることは可能です。

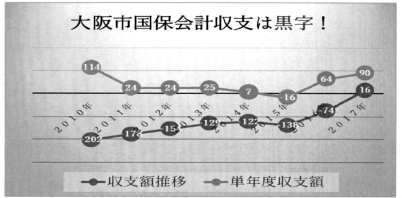

中央の実線の下が赤字、上が黒字、円内は赤字、黒字額（億円）（大阪社保協通信 5/14 より作成）

6 月 28-29 日に G20 大阪サミット開催。市民の日常生活が高度に制限されます

　5 月末にトランプ大統領が来日しただけで、マスコミ・相撲協会・宮中晩さん会・警備を
中心にあれだけの大騒ぎでした。6 月末には世界の経済を主導する 20 ケ国の首脳や関係閣
僚が大阪に集まります。交通量は普段の 40％に規制され、通勤は鉄道利用が最優先とされ、
主要ターミナルには警官の姿も多くみられるでしょう。私の通勤ルートの地下鉄御堂筋線
の混雑は大変だろうと思います。大きなトランクをいくつも持った旅行客はどうなるので
しょうか。

　G20 サミットが、国民生活を改善する目的の会議なら我慢しますが、アベ首相の人気取
りと世界の大企業や大資産家が、さらに儲けるための国家を上げての商談会議ですので、
市民生活がキューークツになるのはカンベンしてほしいと思うのですが。

健康な町づくりのお手伝い　手づくりたより 生命は宝、健康こそ財産 蒲生厚生診療所：大阪市城東区蒲生 3 丁目 15-12 06-6931-3807	第 281 号 2019 年 （令和元年） 7 月 1 日発行 発行者　高本英司

6 月 6 日「消費税 10%ストップ！」署名 2700 筆を国会に届けました

　皆さんから協力していただいた署名 377 筆と、大阪府下診療所の第 2 次分 2700 筆を国会に届けてきました。どんな方法で国会に届けるのかを説明します。

　まず衆議院会館の玄関に、空港の持ち物検査と同じ要領で、バッグ、携帯電話、カメラ、パソコン、鍵、飲み物などをケースに入れ、危険物がないか X 線チェックを受けます。身体もゲートをくぐりチェックされます。音が鳴ればやり直しです。当日ブザーが鳴り、再びポケットの中にあった鍵を取り出し、無事通過。胸のワッペンは鳴りませんでした。

　次に面会議員の名前を用紙に記入し議員の了解が取れれば、首からぶら下げる通行許可証をもらい、守衛の前のゲートを IC チップ付き許可証カードを当てて、やっと自由に行動可能となります。

　議院は超多忙ですので急いで署名を受け取ってもらえる議員の所に行きます。消費税増税反対の署名ですから、賛成の自民党・公明党議員は受け取りませんので、持っていくことはできません。当日は立憲民主党村上史好氏、共産党清水ただし氏に面会可能でしたのでお渡ししました。

　私たちの思いが詰まっている署名を、沢山の議員に受け取ってもらえるよう、自・公・維以外の国会議員を 7 月 21 日の参議院選挙では増やす必要があります。

　それ以外に今回は、厚労省保険局保険課の社会保険支払基金の官僚 2 人と 1 時間面談し、その後国会の厚労委員会の傍聴を行いました。一度国会に行ってみませんか。希望者は私に申し出てください。

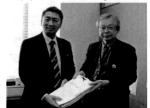
共産党衆院　清水ただし氏

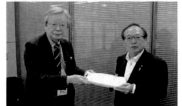
立憲民主党衆院　村上史好氏

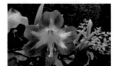
庭のアマリリス

100 年安心だった年金が、15 年で維持困難と金融庁発表‼　必死でもみ消す政府

　6 月に入り金融庁（麻生太郎担当相）は、①公的年金（国民年金、厚生年金など）の水準は中長期的に実質的な低下が見込まれる、②年金暮らしの 65 歳高齢者夫婦では生活費は月平均 5 万円不足している。あと 20-30 年生きれば 2 千万円足りないと分析した。

　金融庁が言いたかったことは、年金だけでは不足するのでせめて 70 歳まで働いて、生活費を年金の不足分にあてなさい、若い人は今から株・信託など蓄財に努力しなさいというものだった。要するに「自己責任で生きて行くべし」が本音だったのだろう。どこまで高齢者や若者にしわ寄せすれば気が済むのだろうか。

　しかし反発が急速に拡がったために、麻生金融担当相は「金融庁の報告文は無かったことにする」「政府は正式に受け取っていないことにする」という、あきれた弁明をした。

　自民党の国会議長は、「報告文を受け取っていないということは、無いのだから審議することはできない」と居直り政府を擁護した。また公明党も「無いので審議しようがない」と政府擁護の姿勢を明らかにした。どこまでこの国の政治は腐ってしまっているのか。

　参議院選挙で野党が市民と共闘して、政府をごっそり入れ替えるくらいのことが必要ではないでしょうか。

| 健康な町づくりのお手伝い　手づくりたより

生命は宝、健康こそ財産

蒲生厚生診療所：大阪市城東区蒲生 3 丁目 15-12
06-6931-3807 | 第 282 号

2019 年
（令和元年）

8 月 1 日発行
発行者　高本英司 |

「参議院選挙で各政党が公約した社会保障の充実を守らせましょう！」

[自民]「厚生年金の適用拡大、長時間労働の是正、同一労働・同一賃金」、[公明]「低所得高齢者の年金月額 5 千円上乗せ、介護保険料を軽減」、[立憲]「年金の最低保障機能を強化」、[国民]「年収 500 万円以下で賃貸住宅世帯へ月 1 万円の家賃補助」、[共産]「低収入の年金生活者に月 5 千円を上乗せ給付」、[維新]「待機児童ゼロ、教育の無償化」、[社民]「最低保障年金を創設」、[れいわ]「消費税廃止」など、いろいろありますが抜粋です。

みんなで勉強しよう会のまとめ　参議院選挙は終わりましたが参考にしてください。

■第 1 回 6 月 5 日　国民皆保険「国民健康保険料はもっと安くできる」
現状：年収 400 万円 4 人世帯の国保料は 40 万円！！1837 万世帯の 15％が国保料を滞納
改善のポイント：

① 緊急政策として全国知事会が要求しているように 1 兆円の国税を投入する。国保料は雇用者保険である協会けんぽ並みになり、今の半額になる。

② 1984 年 49.8％の国庫負担（国税の投入）率が今 23.8％に。思い切って元に戻し増やす。

③ 企業努力や国の政策として正規職員を増やし、協会けんぽなどの雇用者保険に加入

■第 2 回 7 月 3 日　国民皆年金「年金が増えればもっと生活が楽、政治をどうすればよいか」
現状：基礎年金+厚生年金受給の 65 歳、60 歳夫婦の生活は、現状で年金 5.5 万円不足、将来にわたり 2 千万円不足。政府の声「若者よ！将来のために貯蓄せよ！」の大号令が、今でも生活がギリギリの全国民の怒りと不安が爆発。
改善のポイント：

① マクロ経済スライド制を止める。マクロ経済スライド制継続で 2043 年までに 7 兆円が削減される。すなわち国民の年金は 7 兆円減る！1 人当たり 6.5 万円が 4.5 万円になる。

② 老齢基礎年金を 5 千円アップし、全国民が保障される最低年金制度を実現する。

③ 企業努力や国の政策として正規職員を増やし、中小企業の従業員も雇用年金に加入する。

④ 年金積立金の運用を株高維持の手段や政府の景気操作の手段に使わせない。

⑤ 減らない年金のための 7 兆円の財源は確実にある。大企業や大富豪に応分の負担を求め、実現するためにはアベ政治の大転換が必要。国民はだまされている。勉強しよう！

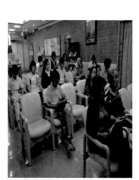
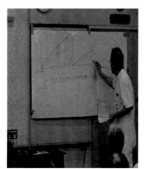
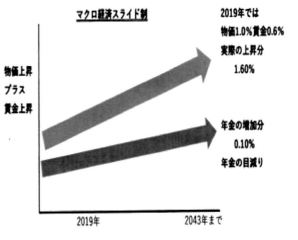

院内学習会風景　　マクロ経済スライドを説明

<table>
<tr><td rowspan="2">健康な町づくりのお手伝い　手づくりたより

生命は宝、健康こそ財産

蒲生厚生診療所：大阪市城東区蒲生3丁目15-12
06-6931-3807</td><td>第 283 号</td></tr>
<tr><td>2019 年
（令和元年）
9 月 1 日発行
発行者　高本英司</td></tr>
</table>

涼しくなった9月初めころの疲労感、食欲不振は要注意です

　待ちに待った秋がやってきました。今年の酷暑も大変でした。やっと生き延びた！やれやれというのが実感です。しかし涼しさを感じるようになった頃に、体調を崩される方が結構います。原因はやはり夏の疲れ、寝不足、長時間のエアコン使用、水分摂り過ぎ、胃が弱っているなどいろいろあります。

　また9月中旬以降になると、多い訴えとして、ムカムカ感、ドキドキ感、気持ちの不安定感、不眠感などがあります。このような症状は、深まる秋に向かう準備に身体が自然と入ったことを知らせている可能性があります。いわゆる夏用の自律神経を冬用の自律神経に、ゆっくりギアチェンジしているためと考えられます。気候が安定すればこのような症状は消えていきます。

　日本の四季は年々なくなり夏と冬だけという、味気ない気候になってしまいました。四季がなくなりつつあるのも地球全体が温暖化してきたためです。

　秋を楽しみたい、大阪城公園をゆっくり散歩してみたい、奈良にハイキングに行きたいと思う方はチャンスを逃さないようにしましょう。

「表現の不自由展・その後」中止をどう考えるか

　愛知県で開催されていた"あいちトリエンナーレ国際芸術祭"「表現の不自由展・その後」が3日間で中止に追い込まれた問題は、皮肉にも"表現の自由"について考えるきっかけを多くの人々に提供しました。

　開催中止に追い込まれた直接の原因は、展示されている第二次世界大戦時の従軍慰安婦を模（も）した「平和の少女像」を、鑑賞する人びとが、それぞれの立場から立ち止まり、考えてみようという意図を持った作品に対して、ケシカランとする無署名の脅迫メールが千通ほど愛知県に届いたからです。「ガソリンを散布して着火する」などの内容でした。

　さらに大阪松井市長は「日本人をさげすみ陥（おとしい）れる展示はふさわしくない。内容についてもっと精査すべきだった」「税投入してまでやるべきでない」と語っています。

　問題は松井氏が個人的に発言するのなら自由にどうぞ、私は違いますがというだけのことなのですが、市長という権力を持つ立場で中止すべきと公言することは、立場が理解できていないことを露呈してしまったことです。

　戦争中の天皇を頂点とする国家総動員体制が、国民のあらゆる生活を制限し、国内関係だけで300万人、アジアで2千万人の死者を作り出した事実を忘れたかのような発言だから大問題なのです。戦後反省の上に立って「表現の自由は不可侵の国民の権利」と憲法21条で定められたのです。憲法21条：集会、結社及び言論、出版その他一切の表現の自由は、これを保障する。②検閲は、これをしてはならない。通信の秘密は、これを侵してはならない。

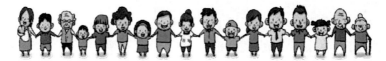

<table>
<tr><td rowspan="2">健康な町づくりのお手伝い　手づくりたより

生命は宝、健康こそ財産

蒲生厚生診療所（大阪市城東区蒲生3丁目15-12　06-6931-3807）</td><td>第 284 号</td></tr>
<tr><td>2019 年（令和元年）
10 月 1 日発行

発行者　高本英司</td></tr>
</table>

10 月以降の消費税 10％アカン！　75 歳以上の窓口負担 2 割、介護保険利用負担 2 割ダメ！

　秋風が心地よく酷暑の季節も変わり始めました。今度は台風です。なにしろ地球が温められすぎ気候がおかしくなっています。事故が無いよう気をつけましょう。

　さて安倍首相がダダをこねて、6 月 26 日以後国会議員は長〜い夏休みに入っていましたが、今月からやっと国会が始まりました。国会で議論してほしいことが山ほどあります。安倍首相も、国民が一生懸命に働き生きている姿を、模範として学び頑張りましょう！

　9 月 20 日には首相が議長の「全世代型社会保障検討会議」が発足しました。国民の反発を避けながら医療、年金、介護などを減らすことが目的です。毎年今頃になると、国民いじめの医療・介護の改悪政策が次々に新聞をにぎわすようになると思いませんか？

　その理由は、夏の間官僚・経済界のトップは、来年度の予算作成の打ち合わせに熱心で、医療・社会保障のどの予算を削ろうか、大型公共事業や防衛費のどこを増やそうかと必死に考え根回しを行い、その内容が新聞にリークされるからです。

　また 10 月消費税増税を前にして、9 月 11 日に第 4 次安倍内閣が発足しました。閣僚の面々を見てガッカリしました。安倍政治礼賛（友達というより家来の面々）、戦前の大日本帝国憲法礼賛（靖国神社万歳）、依存症など怖くないというカジノ推進閣僚などで埋め尽くされているでは、ありませんか!!　これでは国民の方を向いての政治など期待できません。

　減り続ける手取りの年金、削減ばかりの社会保障予算に対して、増え続ける消費税や受診時の窓口負担と介護利用料、米国・トランプ言いなりの戦闘機の爆買い、なぜこんな腐った国になっているのかを、国会で真剣に論議するのが、国会議員を選んでいる国民への義務と思いますが。税金は国民のために正しく有意義に使いましょう！

大阪にカジノはいらない！ギャンブル依存症を増やすだけ！早急に反対を！

　維新の会は、吉村知事、松井大阪市長を先頭に、急ピッチで夢洲にカジノを主とする統合型リゾートを、2025 年の大阪万博までに開業するとしています。大問題です。

　カジノは博打（バクチ）ですが、日本で初めて国や大阪府が公に認める博打場を夢洲に作るということです。

　パチンコ、競輪、競馬、競艇などの 500 万人に上るギャンブル依存症で、人間崩壊、さらに家庭崩壊、犯罪などがすでに大問題になっています。母親がパチンコ依存症で、「私はパチンコ屋で育った」という悲痛な手記も発表されています。2 面に続く

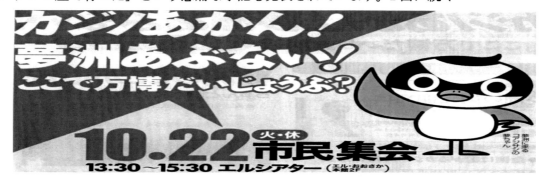

健康な町づくりのお手伝い　手づくりたより

生命は宝、健康こそ財産

蒲生厚生診療所（大阪市城東区蒲生3丁目15-12　06-6931-3807）

第 285 号

2019 年（令和元年）
11 月1 日発行

発行者　高本英司

消費税増の軽減対策「5%ポイント還元カード」はアリバイづくり？霞が関は現金払い

　「憲法・いのち・社会保障をまもる10.17 国民集会」のため東京へ行きました。集会までの午前中の時間を利用して、今回は衆議院議員・環境副大臣の佐藤ゆかり氏（自民）と面談出来ました。「花粉症薬の保険外しは患者も診療所も困り問題がある、妊産婦医療費助成制度の創設に尽力を！」と訴えましたが、予想通り反応はありませんでした。

　ついでに消費税増税の軽減対策として、安倍首相は「5%ポイント還元」カードの利用が決め手となると、盛んに宣伝していましたので、衆参議院会館の食堂でもカードが使用可能かチェックしました。なんと、一般のクレジットカードの使用も出来ず、現金払いのみでした。おひざ元での食堂で10%払っているのが馬鹿らしくなりました。カードで5%ポイント還元できると、いくら宣伝しても、嘘で本気でないことがよく分かりました。

　午後の日比谷野外音楽堂での集会は、全国の医療、介護、福祉職場で働く2500 人の人たちであふれていました。雨の中東京駅までパレードして帰阪しました。

国会のトイレ事情、女性用トイレが出来たのは戦後

　女性の国会議員が生まれたのは、女性の参政権が認められた1946 年の衆議院選挙が初めてで、戦後になってからです。466 議席のうち39 議席で8.4%を占めました。

　現在も衆議院女性議員が占める割合は47 名10.1%と、ほとんど変わっていません。参議院で50 名20.7%です。世界193 か国中165 位の低さです。先進諸国のスウェーデンは47.3%となっています。

　女性用トイレはどうだったのか？設置されたのは1957 年ころでした。それまでは男女兼用トイレでした。

　身体障がい者用トイレは、1977 年に参議院で設置されました。障がい者の議員が誕生したからです。さらに今回の総選挙でれいわ新選組の障がい者議員が当選し、国会内の不備があちこちに指摘され、急きょ改善が図られてきました。時代の先取りでなく、遅ればせながら国会も進歩してきています。女性議員が増え、障がい者議員が増えることは良いことです。

カジノあかん！夢洲あぶない！ここで万博だいじょうぶ？10・22 集会に参加して

　「天皇の即位の礼」が行われていた当日は、NHKを筆頭に行事の一部始終を伝える番組で一色でした。朝日新聞は、憲法に規定されている「象徴のあり方考える契機」「憲法上の疑義残ったまま」との見出しをつけていました。

　それはさておき、カジノを考える集会も800 人以上の参加者で、負けないくらい熱気ムンムンでした。一番の違いはマスコミで一切報道されないことでした。

　ごみ処理で出来た人工島夢洲に2024 年カジノ（賭場）を設置し、一時的な祭りである2025 年万博後の不況を乗り切り、持続的な収益を図るために、大阪府市は必死です。

　博打（ばくち）にのめり込む人の金を当てにして、家族の崩壊・犯罪の温床・依存症多発の不幸をかえりみない大阪府市の行政は一体何なのでしょうか。今安倍内閣が行っている金儲けばかりに目を奪われている日本の政治、「大阪経済の成長をとめるな！」と叫ぶ大阪府市の行政、こんなに歯車が狂ってしまった政治は、国民・府民・患者を不幸にするだけです。いい加減に私たちも目を覚まさなければ、奈落の底に落ちるのは私たちです。

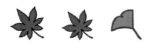

<table>
<tr><td rowspan="2">健康な町づくりのお手伝い　手づくりたより
生命は宝、健康こそ財産
蒲生厚生診療所（大阪市城東区蒲生3丁目15-12　06-6931-3807）</td><td>第 286 号</td></tr>
<tr><td>2019年（令和元年）
12月1日発行
発行者　高本英司</td></tr>
</table>

今年も通院ご苦労様でした。来年も元気な患者さんでいてください！
猪突猛進のイノシシは今月で終わりです。来年は「鼠も虎のごとし」といきましょう！

牙をむく安倍政権による医療・介護・年金改悪の数々は許さない！
市民と野党が力合わせ、生きていくことに希望が持てる政治に変えよう！

崖っぷち生活の高齢者、希望が持てない生活が続く若者、もう安倍政治はコリゴリ

　高齢者にとって今もこれからも生活に希望がなく、不安は極限状態となっています。患者さんの「早くお迎えが来ないかなぁ～、生きていても良いことは何もない」に触れるたびに、戦後の日本をここまで引っぱってきた高齢者に、こんなことを言わしていいのかと、今の政治の冷たさに怒りが湧いてきます。

　現代は65歳以上が人口の29％を占めている超高齢社会です。しかも高齢者がいる世帯の貧困率は27％あり、女性の単独世帯では56％に達しています。高齢無職世帯の平均年間収入は、一人暮らしで140万円、夫婦で251万円と、生活保護受給額程度となっています。

　今年の夏に「マクロ経済スライド制」実施により、年金が減ることを前提に、金融庁の「老後資金2000万円貯蓄の勧め」報告が現役世代に衝撃を与えました。

　安倍首相が議長を務める「全世代型社会保障検討会議」の狙いは、高齢者のみにターゲットが絞られているのではなく若者まで網羅する全世代に給付の削減と負担増を求めることにあります。高齢者とこれから社会の中心になっていく若者は、力を合わせ、こんな政治を改革していかねばなりません。

来年の通常国会で成立が強行されようとしている医療・介護の改悪

　年末にかけて安倍首相が議長の「全世代型社会保障検討会議」や麻生財務相が音頭をとる財政制度審議会で、検討が進んでいます。「桜を見る会」を私物化し、年金に関心がない2人ですから、悪い結論に持っていくのは目に見えています。

　医療改悪の具体例は、①75歳以上の窓口負担を原則1割から2割に引き上げる、②風邪薬、湿布や花粉症薬など調剤薬局で買える薬は、診療所で処方する医薬品から外す、③外来受診時に毎回ワンコイン（500円？）の定額負担とするなど、いずれも国民に痛みを伴う改悪です。

　75歳以上の窓口負担を原則1割から2割に引き上げる改悪については、負担増になれば受診を控えることとなり、病気の悪化が当然予想されます。また花粉症の治療薬が保険外になれば、自己判断で受診されない患者さんが増え、診断が間違っているのに、薬を飲み続けることも考えられます。さらに外来時毎のワンコイン定額負担は、自己負担上限を3割以内と決められている健康保険法違反となります。（裏面に続く）

健康な町づくりのお手伝い　手づくりたより **生命は宝、健康こそ財産** 蒲生厚生診療所（大阪市城東区蒲生3丁目15-12　06-6931-3807）	第 287 号 2020 年（令和 2 年） 1 月 1 日発行 発行者　高本英司

あけましておめでとうございます　今年を希望の年に　2020年元旦

皆様お正月を健やかにお迎えになられたと思います。今年もよろしくお願い致します。

年男であった昨年は大過なく無事に過ごせ安堵（あんど）しています。しかし体力の衰えはごまかせず、エアロバイク（自転車こぎ）を購入し時間を見つけては自宅で運動に励んでいます。

体力の低下に応じて診療の時間数は減らし、皆さんにはご不便をお掛けしていますが、診察を続けたいと思っています。またまだまだ行きたいところもありますので、欲張ってもう少し頑張るつもりでいます。この「たより」も反響のある限り続けますのでお付き合いください。

それとライフワークになっています医療・介護・福祉など社会保障が年々やせ細っていくのを食い止める運動に力を注ぎたいと思いますので、困ったことがあれば気軽に相談してください。

身近な問題ですがよそ事の様に感じてしまう今年の4月からの税金の使い道をどうするかという予算の政府案が示されました。1月末からの通常国会での議論の上で決定されますが、疑問ばかりが目立つ予算案となっていますので簡単にふれてみます。

「社会保障の財源のために消費税を上げた」はウソだ！社会保障予算を増額するために、10％に上げた消費税を使うという「アベ約束」は尻すぼみの状態です。反対に高齢者・若年者を問わず生活を痛めつける案が満載（まんさい）です。たとえば75歳以上の窓口負担1割を2割にする。薬局で処方箋（せん）なしで買える風邪薬、湿布薬、漢方薬、花粉症の薬などを、繰り返し保険から外そうとしています。介護保険も利用料が高くなり制限される。大阪府下の国民健康保険に加入している住民の保険料は増額となるなど。

署名をたくさん集め国会議員に強力に請願する大きな反対世論があれば、これらを食い止めることが出来ます。

防衛予算は毎年増額され5兆3千億円となっています。これとは別にローン返済額（後年度負担額）が5兆4千億円にまでふくらんでいます。他の国を脅（おど）すための最新兵器、人を殺すための武器に税金を使うのはいけません。折角日本は平和憲法があるのですから、最大限憲法を活かし世界に発信する運動がとっても大切です。

1月17日には阪神淡路大震災から25年目を迎えます。自然災害に強い街づくりや危機的な地球温暖化に関心を持ちたいと思っています。強い台風が多く、地震もいつ発生しても不思議でない状況です。城東区、都島区、鶴見区、旭区はもちろん大阪には川が無数に流れています。洪水に見舞われたら生活が破壊され、多数の死者が出ることも覚悟しなければなりません。カジノ建設に金を回さず防災に大阪府は税金を投入すべきです。

さらに百害あって一利なしの大阪市を無くす「都」構想反対の運動も非常に重要ですね！次回この「都」構想の問題点については書きたいと思います。

福寿草家族のごとくかたまれり　（福田蓼汀）

健康な町づくりのお手伝い　手づくりたより **生命は宝、健康こそ財産** 蒲生厚生診療所（大阪市城東区蒲生3丁目15-12　06-6931-3807）	**第 288 号** 2020年（令和2年） 2月1日発行 発行者　高本英司

またまた署名のお願いです。いっしょに頑張りましょう！

　1月から3月まで、これ以上患者・住民をいじめる医療改悪を実施させないための「必ずストップ！医療介護負担増！」署名にご協力ください。チラシを読んでいただき、家族・友人だれでもOKです。署名は国会議員に提出します。数は力です。

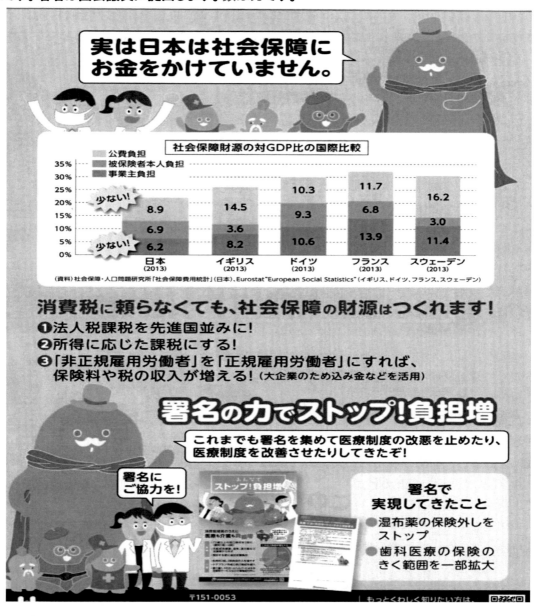

お礼 12月にお渡ししました「花粉症の薬、シップ等を医療保険から外さないでください！」署名は、1月30日国会議員に提出しました。6883筆、当院から235筆ご協力頂きました。ありがとうございました。（まだありましたら頂きます）

健康な町づくりのお手伝い　手づくりたより ## 生命は宝、健康こそ財産 蒲生厚生診療所（大阪市城東区蒲生3丁目15-12　06-6931-3807）	第289号 2020年（令和2年） 3月1日発行 発行者　高本英司

診療報酬ってなに？

　医療機関の診療行為の公定価格のことですが、"患者さんにもおおいに関係あり！"です

　診療報酬とは診療所の経営が成り立つための、国によって定められた医療行為すべてを、一つ一つ細かく決めた全国一律の料金のことです。

　医師の診察料（技術料）として6歳以上は毎回再診料730円、初診の場合は2880円と決められています。1割から3割までの窓口自己負担は、これを根拠に計算されています。

　医師の場合を例にとって、どんなことを考えながら診察しているのか順を追って書いてみます。まず「どうですか？」と尋ねますが、これは挨拶だけの意味ではありません。部屋に入ってこられた時の様子をジロジロではなくチラッと見ています。足がよろけていないか、顔色は悪くないか、表情はどうかなどです。お互い顔をしっかり見るのが基本です。「どうですか？と言われても、答えようがないわ」という返事が返ってきたらOKです。コミュニケーションが取れている証拠です。

　次に聴診器をあてたり、お腹を触ったり、足がむくんでないか見たりして、患者さんの健康状態をしっかりつかんでいきます。「聴診器で何がわかるんですか？」「お腹の音、微妙に叩く場所で違ってるわ！」という質問・反応は、素晴らしいことです。自分の体に興味を持つことが一番大事なことです。"先生にまかした"は、あきません。

　その上で必要なら看護師さんが採血したり、心電図や胸部写真をとったりして異常がないか、さらに詳しく調べます。状態が変わらなければ4週間後、心配なら1週間後など、受診してもらう間隔を決めます。どうも気になるという場合は、専門病院に紹介状を書いて行ってもらいます。

　1カ月から3カ月間の健康状態を保証する先ほどの再診料730円は、安いと私は思っているのですが、反論をお待ちします。

　さらに複雑ですが、この診療報酬1か月分で、10%の消費税付きで薬を問屋さんから買ったり、血液検査の費用を検査会社に払ったり、新しい機械を買ったり、家賃を払ったり、従業員の給料を払ったりします。その上で私は勤務医になりましたが、経営者である開業医は学会参加や研修の費用や家族を養う費用に残りの診療報酬収入を当てています。

　患者さんが、窓口で払う診察料は高いと感じられていると思いますが、政府厚労省によって1割から3割に自己負担分が徐々に引き上げられてきたのが原因です。

　一緒になって「ストップ！窓口負担増」の署名を集めましょう。3月26日には国会に署名を持っていき、国会議員に要請したいと思います。

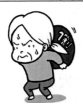
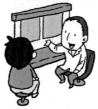
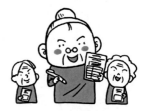
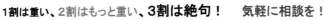

1割は重い、2割はもっと重い、3割は絶句！　　気軽に相談を！　　そうだ！署名を国会へ！

250

健康な町づくりのお手伝い　手づくりたより **生命は宝、健康こそ財産** 蒲生厚生診療所（大阪市城東区蒲生3丁目 15-12　06-6931-3807）	第 290 号 2020 年（令和 2 年） 4 月 1 日発行 発行者　高本英司

2019 年末、人類は新型コロナに中国で初めて出会った！未知との遭遇(そうぐう)

　患者の皆さん、一番気持ちがウキウキするこの時期をどう過ごされていますか。9 年前の東日本大地震と、それに続いた人災福島第一原発の大爆発・放射線被ばくの時と同じように、漠然とした不安や頭に重しがのったような気分でおられるのではないでしょうか。

　しかし「明けない夜はない」と思います。世界からは「必要なのは連帯と希望、政治的意志だ」（国連事務総長）、武漢での感染対策に対して「最も深刻な状況も逆転できるということだ」（WHO事務局長）など、地球規模での励ましの言葉が発信されています。必ずこの新型コロナウイルス感染も封じ込める手段を人類は編み出し、打ち勝つと思います。

　それまでは重症化しないためにもしっかりと手を洗い、適度の睡眠をとり、こまめな水分補給でのどの乾燥を防ぎ、人混みを避けるなど、自分でもできる予防策を実行しましょう。

　それでも発熱や咳・たん・息切れなどがあれば、すぐに診療所に電話してください。

　人類はすべての感染症を乗り越え生きてきました。ペスト、ハンセン病、天然痘、チフス、コレラ、結核、ポリオ、エボラ出血熱、エイズなどなど、多くの病気を克服してきました。コロナウイルスであるSARS（2002-2004 年）、MERS（2012 年）も乗り越えてきました。

　やがては今回の新型コロナウイルスも、毎年たくさんの人たちがかかる季節性インフルエンザのように、検査・対処法が確立し、人類と共存するようになるでしょう。

　未知との遭遇は、大変ストレスであり恐怖や不安も伴いますが、根拠のないデマに流されず、今なにが問題か、しっかりと考え次に活かす経験にすることが大切です。たとえばマスクが何故不足するのか、消毒の仕方など身近なことから、PCR検査施設の決定的不足、感染症ベッドの不足、保健所が減らされている現状など、医療・社会保障に予算を回さない安倍政権の政治の誤りなど、この機会に考えることは山ほどあります。

　用心しながら縮こまらず、この機会にガランとしている大阪城公園へ花見、新鮮な空気を吸いに行くのはどうでしょうか！

4 月から窓口自己負担分の変更があります。明細書を確認してください

　2 年に一度、診療所、病院、調剤薬局の医療費の全面改定が行われます。今年の 4 月から実施されています。前回とどう変わったのか、明細書で確認してください。

　また年金給付年齢を 70 歳まで引き上げる、遅く年金を支給される場合は歩合を増やす、75 歳からの医療機関窓口負担を 1 割から 2 割に引き上げるという「全世代型社会保障改革」が進行中です。それに沿った医療費の改定（改悪）です。…裏面へ続く

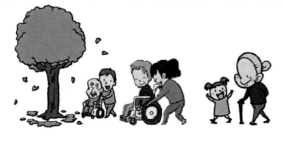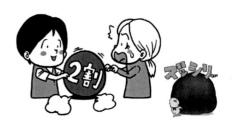

健康な町づくりのお手伝い　手づくりたより **生命は宝、健康こそ財産** 蒲生厚生診療所（大阪市城東区蒲生3丁目15-12　06-6931-3807）	**第 291 号** 2020年（令和2年） **5月1日発行** 発行者　高本英司

コロナ感染で気持ちが沈みそうになる皆さんへ・・・

最低1日1回15分、太陽に当たり、大きく腕をひろげ5回深呼吸しましょう！

　一年でもっとも待ち遠しかった5月になりました。たより291号を作っている現在での予想ですが、5月7日までの自粛要請はまだ続きそうな気配です。しかしコロナに負けるわけにはいきません。相手がしぶといなら、こちらもじっくり構えて、気持ちを切り替える方法を個人個人であみ出しましょう。

　患者さんは言います。戦争の時も怖かったけど、今の方が怖いと。B29は飛んでくるのが分かったけど、コロナは見えないし、かかって死んでしまうか分からないのでと。

　特に高齢者のみなさんは、心配で仕方がないでしょう。しかし自宅にこもりっきりになるのは、精神的にも、肉体的にも良くありません。最低1日1回15分太陽に当たり、大きく腕をひろげ5回深呼吸しましょう！そして帰宅した後は、手を洗い、うがい・水分補給をして、「外出して気持ち良かったなぁ～」と自分を納得させましょう。

コロナに効くという商品が、いっぱい出ていますが、効きませんので注意を！

　最近首から青い小さなケースをぶら下げて受診される患者さんを見かけます。どこで買ったのと聞きました。「友達からもらった、ネット通販で買った」と。驚いたことにブレーキをかける役割の薬局で売っていたという返事。これはほっておけないと思い記事を書いています。

　コロナウイルス予防はウソです。消費者庁も「効果は期待しない方が良い」と警告しています。調査では87商品の広告で、効果が宣伝され、その内78商品が健康食品です。

　マスクの路上販売もあり、今はコロナと言えば稼げるので、なんでもありの状態です。だまされたり、焦って買ったりしないようにしましょう。「馬鹿に付ける薬はない」といわれないようにしましょう。バカをみるのは自分なのですから。

コロナ収束に向け、今すぐすべきこと

・大阪市は、医師が必要と判断した場合、PCRを早く確実にできる体制を実現すること
・医療機関、保健所、介護施設が機能まひしないよう、病院・医師会・開業医は力を合わせること
・政府は、すべての国民に、10万円の支給を早く確実に実行すること
・政府・大阪府は、業者に休業を要請するなら、休業できる補償を早く確実に実施すること
・患者さんは、発熱、咳など風邪症状があれば、診療所に電話すること
・たばこを吸う人は、肺に傷があり、重症化の確率が2.25倍高いので、とにかく禁煙すること

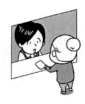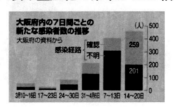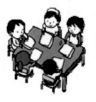

健康な町づくりのお手伝い　手づくりたより　生命は宝、健康こそ財産	第 292 号
蒲生厚生診療所（大阪市城東区蒲生3丁目15-12　06-6931-3807）	2020年（令和2年）6月1日発行　発行者　高本英司

人びとの価値観は変わりつつある、コロナ後の生活を想像し、生き方を考えましょう

　最近ポストコロナ（コロナ後）という言葉が目につくようになりました。まだまだコロナで頭がいっぱいですので、あんまり先のことを言われても、考えられないというのが正直なところですが…。考える材料を提供したいと思います。

　たとえば超多忙な生活よりゆったり目の自分らしい生活、忖度（そんたく）するより自分の意見を大切にする行動、今の政府は国民第一でなかったと思った、戦闘機買うより年金増やす内閣の方がまし、などとコロナは人々の考えを大きく変えつつあります。

　変わるかもしれない生活をちょっと想像してみましょう。

　身の回りのことでは、マスクをいつもする、手をしっかり洗う、品定めする時に品物をペタペタ触ることを避ける、レジでこれまで以上に間を空けて行儀よくならぶなどが浮かびます。楽しみでは飲み屋に行く回数を減らしライン飲み会をする、大相撲・野球・サッカーなどの試合は無観客試合で自宅のテレビで観る、なんば花月や天満繁昌亭に行っても大笑いしない、遊園地で子どもの密着は避ける、婦人服の試着は一回のみとする、スポーツは密着型のラグビー・柔道・相撲よりテニス・水泳・野球などの競技が好まれる、入学式・卒業式・送別会・結婚式・葬式などは中継画像をスマホや自宅で観て参加する。時間がなければ録画して観る。

　教育はオンライン授業が主流となる。仕事は可能な限り自宅でパソコンに向かってのテレワークとなり、出社はたまで定期券は支給されなくなる。会社の建物は縮小し、コンピュータ（サーバー）の部屋だけがホコリの無い立派な部屋となり、社員の机は共用で極端に減る。同僚とのつながりは最小限となる。

　医療ではオンライン診療が当たり前になり、携帯電話一本で診察が終わり、処方せんが発行される。処方せんは出来るだけ長期処方となり、具合が悪くなれば電話での医者とのやり取りとなる。もし最悪の場合は「自己責任です、お気の毒です」で診療は終了する。

　このようなポストコロナの世界はどうでしょうか？なんともやり切れませんね。そうならない様に想像し一緒に考えましょう。命暮らし最優先の社会に作り替える絶好の機会です。

コロナに対抗するには、PCR検査、抗原検査、抗体検査の違いを知ることが重要

　PCR検査は、ごく少ないコロナウイルスの遺伝子を増やしてウイルスの存在を確認する検査です。抗原検査はインフルエンザの時と同様に鼻孔にしなやかな管を入れて粘液からウイルス特有のタンパク質があるか調べる方法です。抗体検査はすでにかかったことがあって免疫ができているかをチェックする検査です。

    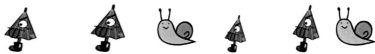

<table>
<tr><td colspan="2">健康な町づくりのお手伝い　手づくりたより</td><td>第 293 号</td></tr>
<tr><td colspan="2">生命は宝、健康こそ財産</td><td>2020 年（令和 2 年）
7 月 1 日発行</td></tr>
<tr><td colspan="2">蒲生厚生診療所（大阪市城東区蒲生 3 丁目 15-12　06-6931-3807）</td><td>発行者　高本英司</td></tr>
</table>

コロナ対策に集中すべき今、なんでわざわざ大阪市廃止の住民投票するの？

　6 月 19 日、法定協議会で、維新の会、公明党、自民党府議の賛成で、「都」構想の最終案が可決されました。大阪市を廃止し 24 区を無くし 4 つの特別区にする案です。インフルエンザが流行しだす 11 月 1 日が住民投票日として予定されています。住民投票で「都」構想をキッパリ否決するために、行動を強めなければなりません。

　大阪市を廃止してなにか良いことがあるのでしょうか。私たちもしっかり考えましょう。また賛成した議員と所属する政党をしっかり覚えておきましょう。

　この「たより」では、「都」構想を否決した 5 年前の住民投票の時から反対してきました。5 年間でますます反対したことの正しさが証明されました。無料の敬老パスや赤バス（100 円バス）が廃止され、大阪市営地下鉄・バスが株式会社となり、大阪城公園・天王寺公園は民間委託され、住吉市民病院が廃院となり、新型コロナで力を発揮すべき府立・市立の公衆衛生研究所は 1 ヵ所に、住民の大切な公共施設は無駄とバッサバッサ切り捨てられました。

　さらに文楽やセンチュリー楽団の補助金は廃止され、大阪市音楽団は民営化され、大阪の文化を衰退させてきました。公共施設の跡地は、高層分譲マンションに変わっています。

　こんなことをして大阪の成長が上向くのでしょうか？彼らの頭にあるのは、どんなに市民が困っても、企業が儲かればよいという発想しかありません。大阪市民の税金を大阪府に吸い取って、企業の都合の良いようにばらまくことしか考えていません。

　コロナが終息していない今、大阪市を廃止する住民投票に莫大な税金を投入することには反対です。医療・福祉・年金に税金を投入すべきです。次はカジノだ！万博だ！と府民市民の税金を、当てにして浮かれている場合ではありません。

大阪市を廃止する「都構想」なんて 夢　幻（ゆめまぼろし）じゃ、何の得にもならんぞ

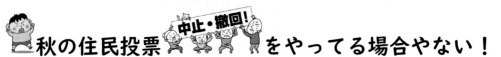

秋の住民投票 をやってる場合やない！

新型コロナでみんなが気づいた！ガタガタの医療と、不安いっぱいの住民生活

　新型コロナ感染で亡くなられた人は、6 月 21 日現在、世界で 46 万人以上、毎日 4 千人以上増えています。世界は収束にはほど遠い状態です。日本では死亡者は 973 人と少ないですが、日本の場合は抗体（免疫）を持つ人が大阪でも 0.1％程度ですので、ほとんどの人が感染していません。気を緩めると感染が一気に拡大する可能性があります。

　10 年前のことですが、世界的に新型インフルエンザが流行しました。日本でも 2 千万人以上がかかりました。その時の報告書で、保健所や衛生研究所の強化が指摘されていました。

　しかし「財政状況を考えれば、平時に不要な人員を抱えておくことは現実的でない」「財政的にも行革の観点からも余裕がなかったのが本当のところかもしれない」と、厚労省幹部

健康な町づくりのお手伝い　手づくりたより	第 294 号
生命は宝、健康こそ財産	2020 年（令和 2 年） 8 月 1 日発行
蒲生厚生診療所（大阪市城東区蒲生 3 丁目 15-12　06-6931-3807）	発行者　高本英司

大阪市廃止の「大阪都」構想は、市民にとって利益はありません。よく考えましょう

　一度決まれば二度と大阪市は復活できません。しかも「大阪都」にすれば、市民に何か良いことがあるように知事・大阪市長は言いますが、もともと「大阪都」にはなりませんし、良いことは何もありません。ただ大阪市の住民が、淀川区、北区、中央区、天王寺区の 4 区に無理やり分割されるだけです。

　狙いはズバリ、これまでの 24 区の住民が生活の中から生み出した大阪市に納める税金を、権限が大幅に減らされる特別 4 区ではなく大阪府に集中させることにあります。

　これまでの「維新の会」がしてきた実際を見れば明らかです。大阪市営地下鉄・バスを株式会社にして利益を民間会社や株主に回す仕掛けを作りました。メトロと名前が変わっただけで何か良くなりましたか？　敬老パスは無くなり、車内の広告放送が大声で頻繁になっただけではないでしょうか。また大阪市立住吉市民病院を廃止し、2.5km 離れて不便になった府立病院に吸収してしまいました。まだまだたくさんありますが、すべて「二重行政の無駄」の一言で強行しました。

　では何に税金を使うのでしょうか？公営賭博場（カジノ）開設、万博の開催（2024 年）を理由に、会場までの新規鉄道事業、大阪湾岸道路の建設、沿線の土地開発など、財界が喜ぶ事業にドッサリ税金を注ぎ込むためです。大阪市民の医療福祉はバッサリ削られてきましたが、もっと加速するでしょう。このコロナ禍で不安に思っている市民への目線は全くありません。これが「維新の会」が宣伝する "大阪の成長を止めるな！" の本音です。

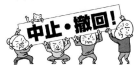

恩師とホヤ貝

　関西には馴染（なじ）みのないホヤ貝ですが、40 年程昔に指導して頂いた恩師を通じて知りました。以来好物の一つとなり旬の今頃になると、南三陸の業者から直送してもらい、楽しむことになりました。海蛸（海のたこ）、老海鼠（おいなまこ）と書き夏の季語にもなっています。私にとっては好物の双璧であるなまこ（海鼠）、これは冬の季語ですが、甲乙付けがたいほどはまっています。

　新鮮な丸々したホヤの突起（出入水孔）にハサミを入れ、くるっと 1 周外殻（から）を切り取ると、中から淡黄色の柔らかい実が顔を出します。内臓を取り除き、果肉を適当な短冊形に切って、ポン酢につけて食べます。

　恩師は、宮城県石巻出身で国立大阪病院の心臓外科の責任者をされていました。2011 年の東日本大震災直後に訪問した石巻の惨状と恩師の顔がだぶり忘れることが出来ませんでした。循環器内科を学んでいた私に、「内科と外科は一心同体で、外科医にとって手術に一番良い病状とは、内科医にとって一番紹介するのに良い病状だ」と常々言われていました。

　手術対象者の検討会の後、郷里のホヤを食べさせてくれる店が近くに一軒あると、連れて

健康な町づくりのお手伝い　手づくりたより **生命は宝、健康こそ財産** 蒲生厚生診療所（大阪市城東区蒲生3丁目15-12　06-6931-3807）	第 295 号 2020 年（令和 2 年） **9 月 1 日発行** 発行者　高本英司

大阪市廃止の「大阪都」構想住民投票（11/1）まで2カ月弱、じっくり考えましょう！

　「いっぺん「大阪都」にしてみて、ダメならもどしたらいいんちゃう」と思うのは浅はかです。二度と大阪市、24区には戻れないのです。市民そろって三途の川を渡らない様に、「大阪都」構想には反対しましょう！

　また「大阪都って、東京都と肩を並べるみたいで、経済も良くなる感じがするわ〜」と、なんとなく考えている方へ！豊中、吹田、堺市、千早赤阪村など大阪府にはたくさんの市町村があり、大阪府はそのままです。「大阪都」にはなりません。

　11月3日はアメリカ大統領選挙の日です。テレビ、ラジオや新聞は、大阪市民にも重大なニュースの様に連日報道していますが、大阪市が解体されようとしている住民投票の方が、アメリカ大統領選挙よりずっと大切です。投票が決定されれば責任をもって投票する必要がありますが、住民投票に10億7千万円の税金を使うのなら、一旦延期して苦しんでいる商売している人々の支援に金を回すべきです。

　コロナが収まっていないのに何が何でも住民投票を強行するのは絶対あきません。

季節の変わり目に血圧が高くなります、どうしたらいいですか？

　暦（こよみ）の上では9月からは秋です。季節の変わり目に身体の調子が、おかしくなることはありませんか？

　たとえば敏感な人ほど、その変化を感じるようです。たとえば消化器系がおかしくなり、「最近ムカムカします」と訴える人や、天高く馬肥ゆる秋で胃液が沢山出て食欲が増す元気な人もいます。「汗が出すぎるのですが」という方もいます。喘息発作が秋口に出やすい人もいます。冬に向かって体調を切り替えるこの時期に決まって症状が出る方がおられます。

　人間の身体は、40度近い夏の暑さに耐え、0度近くの寒い冬を乗り越えるため、うまく体温を調節し36度前後に体を整えるように出来ています。

　秋の入り口のこの時期に、患者さんから「血圧が安定せず高くなって心配だ」という相談をよく受けます。家庭血圧を毎日きっちり記録される方が気付くことが多いようです。診察時の血圧も、注意してみていると変化が激しい方がいます。

　血圧は、一般的には起床直後には高く、就寝時では下降します。季節によっても変わります。冬は高く、夏は低くなります。しかし冬の準備のための秋口は、不安定になりがちです。血圧は測定ごとに一喜一憂するのではなく、1−2週間の変化をじっくり観察することが大切です。多くの人は、季節が安定すれば血圧も安定します。まず正確なデータを集めることが大切です。その上で、血圧が乱高下するようでしたら、ご相談ください・

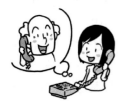 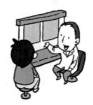 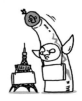

健康な町づくりのお手伝い　手づくりたより **生命は宝、健康こそ財産** 蒲生厚生診療所（大阪市城東区蒲生3丁目15-12　06-6931-3807）	第 296 号 2020年（令和2年） 10月1日発行 発行者　高本英司

大阪市廃止で130年の歴史は閉じ、税収の65%は府に。医療、福祉の低下は確実

二重行政のムダは本当か？医療など住民サービスは必ず低下します。

　かつて維新の会の橋下市長は、大阪市立住吉市民病院と大阪府立急性期総合医療センターが、2.5Kmの「近い」距離にあるのはムダだと言いました。「高齢者に2.5Kmは、ちょうど運動には良い距離」と。大きな反対運動がありましたが、強引に住吉市民病院をつぶしました。役割の違う病院をムダとつぶしてしまうやり方は今でも納得いきません。住民は大変困っています。　2.5Kmは蒲生診療所からコープおおさか病院を通過し横堤1丁目くらいの距離です。歩いて通院出来る距離ではありません。

大阪市は現在24区！ムダなので8～9区？　いや5区に？　もっと減らそう4区にしよう？？

　かつて維新の会は、大阪市の24区がそれぞれの色で輝く区にすると言っていました。それが今では4区にすれば、大阪は成長すると主張しています。なぜ成長するのか、根拠は何一つ示していません。大阪市の税収の65%が府に移管されます。いい加減なものです。コロナ禍で倒産が増える今、大阪市をつぶしてどうすんねん！

「二重行政はムダ」と言う維新の会。かつて削ったもの、これから削るものは、全部ムダですか？

　たとえば敬老パス、上下水道料金、新婚世帯向け家賃補助、国保料軽減見直し、老人憩の家運営費助成廃止、大阪フィル・文楽補助削減、区民センター統廃合、屋内プール統廃合など、二重行政とは何の関係も無いものが削減されたり、対象となっています。まさに「壊（こわ）し屋」としての維新の行政を、しっかり見届ける必要があります。

「道頓堀プール」案は、今どうなったのか？道頓堀を金儲けの手段にしか考えない知事・市長

「道頓堀はプール化より浄化を」という投書がかつてありました。川がきれいになって魚が戻り、川べりでは市民・若者や観光客がくつろぐ、そのような街が良いのか、川をプール化して金儲けの道具にするのか、ここらへんがなんでも金儲けの道具にしてしまう維新と大阪を大切にしようと考える市民の感覚の違いだと思います。北区の学校を廃校にして土地を売却し、タワーマンションを作ったのと同じ発想です。

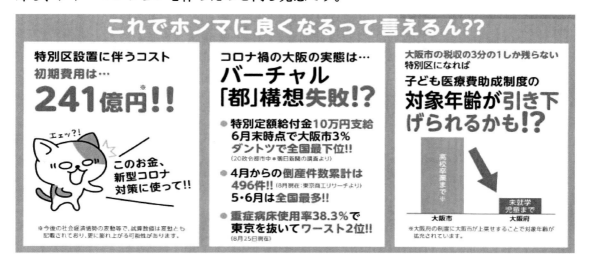

健康な町づくりのお手伝い　手づくりたより **生命は宝、健康こそ財産** 蒲生厚生診療所（大阪市城東区蒲生3丁目15-12　06-6931-3807）	第 297 号 2020 年（令和 2 年） 11 月 1 日発行 発行者　高本英司

今年はコロナ対応と大阪市解体・特別区設置反対運動にエネルギーを集中した1年であったように思います。師走までまだ1カ月を残していますが振り返ってみたいと思います

　新型コロナ感染症は100年に1度の世界的な大災害でした。ヨーロッパでは再び感染者の増加が深刻で、日本でもいまだ収束せず来年に持ち越されます。10月25日現在世界の感染者は4262万人以上、死者114万人以上という大惨事です。

　わが国でも大阪市を筆頭に全国の保健所が機能不全となり、病院・診療所の経営が大打撃を受けるほどの深刻な状況が続いています。今世紀の入り口から、経済成長一辺倒の政治が中心となり、社会保障を軽んじてきた歴代政府の無策がもたらした人災の側面が大きいと思います。安心した生活をしていくための基礎である医療体制と公衆衛生体制が貧弱であったことが、誰の目にも明らかになりました。11月に入り寒くなり、インフルエンザの時期を迎えましたが、引き続きマスク・手洗いなどで、感染を予防しましょう。

力いっぱい がんばった 大阪市解体ー「大阪都」構想反対！　奮戦記

　住民投票については、診察時間に「大阪市が無くなれば大阪の医療・福祉を含む住民サービスが必ず低下する」ことを中心に、なぜ反対するのかを手短にすべての患者さんに訴えさせて頂きました。またこの「たより」にも7月から連続で関連記事を載せ、しっかり読んでいただきありがとうございました。皆さんの反対の意志もはっきりしていて、分かってもらえたことで診察の疲れは残りませんでした。大変勇気を頂いたことに感謝します。

　11月号の「たより」を準備している現在は、一生懸命努力している最中ですが、ぜひ反対が上回るように最後までがんばりたいと思っています。結果についての報告は次号で行いたいと思います。

　とりあえず、どちらに転んでも、後々まで語り継がれる歴史的な大事な出来事です。現時点での「大阪市解体反対」の取組で感じたことを、思いつくままに書いてみます。

① トランプ顔負けの嘘を平気で言っても、それを指摘されても、ごまかしたり居直ったりするばかりの、知事・大阪市長の姿を見たこと。例）イソジンうがい薬でコロナは退治できる。捕らぬ狸の皮算用で、特別区になるとサービスは低下しないどころか向上する、経済は成長するなど。コロナ対策も後手に回り失敗なのに自画自賛するなど

② 大阪市の税金の65%を府が吸い上げ、格下になる特別区に分配するという、大阪市や住民を見下す上から目線の維新の会の態度が明らかになった

③ 大阪市を食い物にして、大企業や大株主にいい顔をする半面、コロナ禍で不安な生活を送っている市民の生活を向上させることには興味がない政治を見せつけた

④ 1人の知事がすべての権力を握るのが理想的な政治とは、独裁政治ではないのか

⑤ 130年続き発展させてきた大阪を、わずか10年そこらの「維新の会」が破壊する恐ろしさ、民主主義は多数決であると主張し、多数の横暴は当然という考え違いの危険な体質

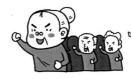

| 健康な町づくりのお手伝い　手づくりたより　　生命は宝、健康こそ財産　蒲生厚生診療所（大阪市城東区蒲生 3 丁目 15-12　06-6931-3807） | 第 298 号　2020 年（令和 2 年）12 月 1 日発行　発行者　高本英司 |

師走、この一年を振り返る

　早いものです。一年の締めくくりの 12 月となりました。例年ならあなたにとって今年はどんな年でしたか？と問えば、十人十色の違った答えが返ってきたと思います。しかし今年はコロナ感染が世界中に広がり、地球人みんな同じ思いで 1 年間過ごしたのではないでしょうか。わが国でも阪神淡路大震災、東日本大震災、福島原発過酷事故の時でさえ、地元の方々を除くと、このような重しが乗っかっているような気分で生活したことはなかったと思います。最悪の戦争中はこんな思いで人々は暮らしていたのではと想像してしまいます。

　来年も同じ状態が続くことを覚悟する心構えは必要ですが、人間は幾多の困難を乗り越え、暮らしを発展させてきましたので、必ずコロナに打ち勝つ日が来ると信じています。同時に未知のウイルスや細菌の感染から人類を守るために、今回の出来事を深く学び、次に備えるために医療・公衆衛生の強化が重要です。同じ失敗を繰り返さないために。

　とにかく今年一年間、診療所に通い続けられた皆さんと共に、師走を迎えられたことに感謝したいと思います。新年が皆様にとって良い年になりますようにお祈りしたいと思います。

今の政府・大阪府のコロナ対策では流行は止まらない。しかし方法はあります！

　11 月末現在、中国の感染者数は、約 9 万人、日本は約 13 万人と日本の方が上回っています。死者数は中国 4742 人、日本は 1943 人と追いかけています。中国武漢で確認された衝撃的な新型コロナウイルス感染ですが、中国は完全に抑え込んでいます。一方米国は最悪で、感染者約 1224 万人、死者 25 万 6783 人と桁違いの数字です。トランプ大統領のコロナ恐れるに足らずの間違った政策の結果です。

　この比較から学習しなければならないのは、PCR 検査を徹底的に実施し、陽性者を隔離し、感染の広がりを封じた中国の対応が、好き嫌いの問題ではなく正しかったと証明されたことです。経済の一時的落ち込みは承知の上で、人命の救済を最優先させた結果です。

　日本はどうでしょうか？　Go To キャンペーンで人の移動を奨励しながら経済を好転させると言った虫の良い話をだらだら続け、いつまでも PCR 検査体制は強化せず、保健所の機能マヒにも手を打とうとしていません。ただ国民には 3 密を避けるように自助自粛をテレビで訴えるだけです。国民はとうの昔からそれくらいは実行しています。菅首相に国民の命を託して大丈夫なのか本当に心配です。

　大阪はどうでしょう？　住民投票直前に、大阪市を解体するには 218 億円の初期費用が必要という試算が、大阪市財政局から報告されました。この費用を使わなくても済んだのですから、有意義に市民のために還元すべきです。市内 24 区すべてに、誰でも・いつでも利用できるコロナ対策の PCR 検査センターを開設すべきです。開設費用は、1 カ所当たり（続）

  2020 年さようなら *2021 年こんにちは*

健康な町づくりのお手伝い　手づくりたより　第 299 号

生命は宝、健康こそ財産

蒲生厚生診療所（大阪市城東区蒲生 3 丁目 15-12　06-6931-3807）

2021 年（令和 3 年）
1 月 1 日発行

発行者　高本英司

迎春 あけましておめでとうございます　2021 年丑（うし）年

新年に思うこと・実現したい夢

　＜新年に思うこと＞困難な時ほど、新年を迎え"今年こそ良い年になりますように！"と、願わずにはいられません。コロナ禍で迎えた今年は、初詣に行き願をかけるわけにもいかず、ひたすら自宅で心の中で祈るしかありません。こんな正月になるとは、1 年前には誰が思ったでしょうか。

　しかし 26 年前の 1.17 阪神淡路大震災、10 年前の 3.11 東日本大震災・福島第一原発事故、5 年前の 4.14 熊本地震など、どんな困難な状況に見舞われても人々は知恵と団結力で乗り越えてきました。加えて苦難やつらさを忘れる人間の能力も人びとを元気にしてきました。

　今年か来年か分かりませんが、コロナ禍が終息した暁には、大変だったという思いと、"のど元過ぎれば熱さを忘れる"との間の絶妙なさじ加減で、元気な日常生活を取り戻しているのではと楽観しています。明けない夜はないのですから。

　＜実現したい夢＞いっぱいありますが一番大事な夢について書いてみます。政治を変える夢です。当然大きな努力を必要としますが、困難を突破すれば喜びもハンパナイと思います。

　コロナ後の世界は、これまでと違う生活や仕事のスタイルになっていくと、多くの人びとは考え主張しています。まず大きな変化は仕事面に現れると思います。可能な限りネットワークにつないだパソコンによる自宅などでの仕事スタイルが増えると思います。その結果ますます労働者は企業の歯車の一部になり、いやが上にも仕事人間にさせられてしまうのではと心配します。企業はもうけることに必死で、労働者は使い捨て部品になっていきます。

　そこで疑問が湧きます。日本の大企業は 450 兆円以上の内部留保をコロナ禍でもため込んでホクホクです。しかし国民はコロナ不況で最悪状態です。労働者が生み出した富は、どこに消えてしまったのでしょうか？　大半は大企業・大金持ちの財布に転がり込んでいるのです。貧富の格差がますます拡大している不公平な現実を改善する必要があります。

　医療、福祉、年金、教育などにもっと富（予算）を振り分ければ、国民全体は安心した生活を送れます。国民には爪に火をともすような「自助」生活を強制しながら、2 時間で 6－7 万円もするステーキハウスなどにハシゴできる菅首相や政治家には、このような苦しみは分からないのです。今年は大企業・金持ちへの優遇政治を変えていかねばなりません。（ウラへ）

健康な町づくりのお手伝い　手づくりたより **生命は宝、健康こそ財産** 蒲生厚生診療所（大阪市城東区蒲生3丁目15-12　06-6931-3807）	第 300 号 2021 年（令和 3 年） **2 月 1 日発行** 発行者　高本英司

300 号特集　1995 年 8 月（1 号）～2021 年 2 月（300 号）

　いつの間にか 300 号にたどり着きました。25 年半の月日が必要でした。第 1 号の 1 面でどんなことを書いていたのか振り返ってみます。

　「診療所をオープンして 9 カ月がたちました。京橋駅付近の雑踏を離れ、日も暮れると静けさを取り戻すこの土地が、少しずつ自分にもなじんできているのがわかります。20 数年間勤務した東大阪市立中央病院では、60 人以上の患者さんを、6-7 時間かけて、まるでベルトコンベアーの上を患者さんが流れていくような感じで診察していました。話を聞こうと思っても、カーテンで仕切られた待合室には順番を待つ患者さんが、長時間まだかまだかと多分イライラしながら待っておられるのがよくわかり、それも出来ませんでした。患者さんもできるだけ余分な時間を取らせまいと、待合室で服のボタンを外し、すぐ診てもらえる準備をして診察室に入って来られる方もおられました。

　もっとゆっくり診察をしたい。患者さんの日常生活を知らずに治療など不十分にしか出来ないのではないか、と思うようになりました」が書き出しです。そして「この交流紙は、できるだけ患者さんとの交流が出来るものにしたいと思いますので、ご意見をお聞かせください」と結んでいます。

　「モットーは患者さんの話を聴く。ていねいに診察をする。医療の充実のためには積極的に行動する」でした。

　25 年半の歳月が流れましたが、交流紙になっているか不十分なところも多々あります。

　唯一励みになるのは患者さんから直接お聞きする感想です。「旅の記事はまだですか」、「毎号きっちり綴じています」、「あとから読み返すと先生の言ってることが分かった」、「今の政治がひどいのが分かった、友達にも見せてる、こないだ維新の議員にも見せてやった」、「いつ作ってるのですか」、「無理しないでください」などなど。楽しみにしてもらえている間は続けようと思っています。

＊＊患者さんからのメッセージ＊＊

高橋さん：高本先生には 30 年前に亡くなった父がお世話になったご縁で、私も診察してもらうようになって 11 年、夫は 13 年になります。5 年前に高本診療所を閉じられると聞いた時は、大きな不安を覚えたのですが、現在の診療所でまた診て頂けることになったときは心からホッとしました。月一回のペースでの診療がどれほど大きな安心に繋がってるのか思い知りました。先生にはできるだけお元気でいて頂きたい。これからも宜しくお願い致します。

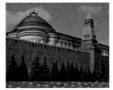
ロシア　赤の広場にて

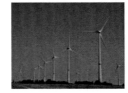
ドイツ風力発電

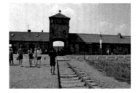
ポーランド・アウシュビッツ

O.Rさん：長きにわたる手づくりたより…先生の能動的な思いを感じながら（たより）拝読致しております。御無理なさいませんよう御自愛下さい。高本先生の診察室在っての患者の皆さん、私も其の一人です。2012年6月9日初めて高本診療所を訪れてから8年の歳月が流れ今日に至っております。幸運に感謝しております。これからも宜しくお願い致します。

==============================

藤田さん、98才：此の度「たより」300号を発行され誠にお目出度うございます。先生は世界中の国々へ研修旅行に行かれ、いつも「たより」に記録され、色々な国情がほんの少し解る気がしました。最近では、令和元年7月から美しい国ロシアの旅行記を再び読み、各街の様子や美術館等々、写真も沢山有り、大変勉強になりました。又大阪市内の運河めぐりや、淡路島の花座敷の美しさ、毎年のバス旅行が何よりの楽しみでした。待合室での作ろう会では袋物作りや和紙の手鞠（てまり）作り等、教えて頂き良き思い出です。私は体が弱いのですが、先生の適切な御指導のお蔭で今日迄恙無く暮らして幸せです。有難うございます。

****

M.Tさん：新聞で先生を知り、お世話になったのが、たかもと診療所でした。もう17年にはなると思います。毎月頂くおたよりは、いろんな事を知る事が出来ました。
　今はコロナで感染者数や死者数を見るたびに不安な思いで過ごしています。
　菅首相や政治家が信じられません。不安の種です。これ以上感染者が増えないように1日も早く終息するように願うばかりです。

~~~~~~~~~~~~~~~~~~~~~~~~~~~~~~~~~

T.Mさん：「たより」300号バンザイ！！ "継続は力なり" …「命とくらしを守る」を合言葉に「弱者のそばに」をいつまでもお願いします。400号を見れるよう頑張ります！

・・・・・・・・・・・・・・・・・・・・・・・・

関村さん：「たより」今年もお願い致します。私は我家の小さな窓から見たこと感じたこと望むことを書かせてください。「ゴマメのハギシリ」でも、知恵と団結力で乗り越えられます様に。老女のつぶやき、こんなこと書いていると、心、楽しくなりそうな…。先生の「実現したい夢」、コロナ禍終息は私たちの生活様式も変わるでしょうね。高齢者は変化に弱いので、今から心配です。

>>>>>>>>>>>>>>>>>>>>>>>>>>>>

林由子さん：たより300号おめでとうございます。300号（25年）と一口で言えども休みなく毎月の発行は、大変な作業と時間を要されたと思います。そして、この時の流れの中で、今コロナの大流行のもと、たよりの表題（先生のテーマ）にある「生命は宝　健康こそ財産」が大切だということに改めて考えさせられました。また「命」の尊さとは？ということについても考えさせられました。
　私は蒲生診療所を退職し2年5か月たち、今小さな畑を借り、回りの人に教えてもらいつつ野菜作りを楽しみのひとつとしています。＜つぶやき＞今、この時世に、外出時ほっこりした会話や出会いに遭遇すると、嬉しさと心に暖かさをもらうことがあります。

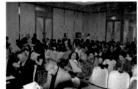 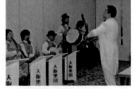 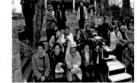 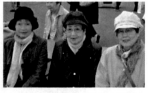

2008年11月たかもと診療所つどい　大阪楽団の演奏を楽しんだ　　2011年4月姫路セントラルパークへ遠足：左右お二人は今も通院中

吉川さん：　"お父さん、産経新聞に地域に密着した信頼出来るお医者さんの記事が載っているよ。今迄一度も入院した事が無いと自信あるげに言っているが血圧も高いのだし、一度健康診断受けてみたら"。

　この妻からの助言が高本先生との初めての出会いでした。それから十数年安心して私の大好きなテニスを夫婦共々楽しめているのは高本先生のお蔭だと心から感謝しています。残り少ない時間、悔いのない充実した人生を送りたいと願っております。これまでどおり健康管理、良きアドバイスをよろしくお願い致します。

　"たより"第 300 号発行おめでとうございます。25 年長年に渡り私達患者に寄り添い、心温まる記事に心からリスペクトしています。毎月の"たより"夫婦で愛読し、楽しみにしています。

　都構想反対運動での高本先生のスーパーな行動力には感動しました。"たより"を読み、私も一市民として傲慢な日本維新吉村知事、松井市長の暴挙を許してはいけないと強く感じました。住民投票に勝利したのは先生の影響力が大きかったのではないでしょうか。

　1 月 15 日現在、新型コロナ感染者の大阪府死者数 714 名は全国最多です。この最悪の状況を引きおこしたのは、日本維新・吉村、松井市長の"おごり"そのものが原因です。住民投票を貴重な市民の血税を遣い、新型コロナが急増しているにもかかわらず強行した責任は免れません。この蛮行を行ったリーダーとして無能な松井市長を任期を待たず即辞任さすべきです。

　市議会では反対派は勝利に満足せず立憲民主、国民民主、大阪自民、公明良識派を巻き込んで松井市長の責任を追及し辞任に追い込むべきです。これは次の衆議院選挙に強く影響を与えるものです。高本先生の啓蒙を受け、少し熱くなったかな！

＝＝＝＝＝＝＝＝＝＝＝＝＝＝＝＝＝＝＝＝

土井香織さん：みなさんと蒲生診療所に移って 5 年、時が経つのは早いものだとつくづく感じる今日この頃です。蒲生に来た当初は慣れないやり方にとまどうことも多かったですが、みなさんに支えられて、ここまでこれていることを実感しています。落ち込むことがあっても顔を見て話をすると嫌な気持ちも吹き飛ぶことがよくありました。

　たよりを 300 号まで続けてこれたのも先生とみなさんの信頼関係の賜物だと思います。素直に意見の交わせる関係が出来上がっているのも長年かけて築いてきたものが実を結んでいるのだと思います。そう思うだけで嬉しい気持ちになり、そんな環境に身を置いている私は本当に幸せ者だなと心から思います。これからもみなさんお元気で、お互い助け合っていきましょう！　＞＞＞＞＞＞＞＞＞＞

久家久美子さん：足かけ 25 年のうち、約 10 年間、私もたかもと診療所で「たより」の制作の一部に関わってました。分担部分が書けなくて、おしりに火がついて…苦痛でもありましたが、ちょっと勉強したり、パソコンの操作に慣れたり、得るものも多かったです。患者さんから感想や意見を通じ交流出来、良かったです。

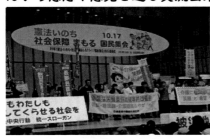
2019 年 10 月東京日比谷公園にて医療集会

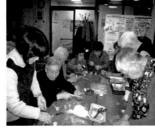
2009 年 12 月一緒に作ろう会干支寅作り

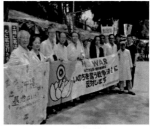
2016 年 4 月近畿の医師たちと辺野古へ

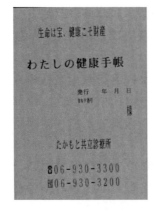

生命は宝、健康こそ財産

わたしの健康手帳

発行　年月日

たかもと共立診療所

☎06-930-3300
📠06-930-3200

　95年8月に「たより」第1号を発行して以来、毎月1日には窓口に「たより」を置くようにしています。診療所を開院してまる9年が経った今月、ようやく100号を重ねることができました。多くのご愛読して下さっている患者さんや、一生懸命に原稿を書き投稿して下さっている患者さんに感謝しています。休むことなく発行できましたのは、患者さんの励ましを受け期待を感じてきたからに他なりません。

　今後も診療所と患者さんとの交流の架け橋となる「たより」として、診療所からの情報公開の「たより」として、どこにもないユニークな「たより」を作って行きたいと思います。

　1号から67号までは、「生命は宝、健康こそ財産－地域に生きる診療所」の冊子に収録し発行しております。68号以降は発行予定の第二冊目に収録する予定でおります。

　職員一同がんばりますので、今後とも応援よろしくお願いいたします。(髙本)

「患者負担軽減、社会保障充実、大増税中止を求める請願」署名にご協力を！

1998 年 10 月作成　　　　　100 号に寄せての記事（上）2003 年 11 月号

たよりを発行し続けて 16 年半、あっという間の 200 号！

　今月も皆さんに「診療所だより」をお届けします。「頭のてっぺんのできものから、足の先の水虫まで、じっくり診察してみたい」と思い立ち、診療所を開設したのが 1994 年 11 月でした。そして9カ月後の 1995 年8月、患者さんと診療所を固く結ぶ「たより」第1号を発行しました。100 号まで発行することを目標にしましたが、熱心な読者の皆さんに背中を押されながら 200 号に手が届きました。お礼申し上げます。

　最初は、ワープロ原稿、市販のイラスト画をペタペタとのり付けして発行していました。見るからにダサい「たより」でした。体裁は "いまいち" でしたが、中身は "きらりと光っている" と自画自賛しながら作り続けました。

　幸い、毎月患者さんにお伝えしたい内容が山ほどあり、紙面が埋まらないという悩みは、16 年間を通して一回もありませんでした。

2012 年 4 月号　200 号特集の記事からから抜粋（上）　2012 年 10 月号「つどい」のお知らせ（下）

医療法人共立会　たかもと診療所だより	第 207 号
内科　循環器内科　呼吸器内科 **生命は宝、健康こそ財産** ホームページ　http://www.myclinic.ne.jp/takamoto 〒536-0006 大阪市城東区野江 1-2-3 モリビル 1 階　TEL06-6930-3300　FAX06-6930-3200	2012 年 （平成 24 年） 10 月 1 日 発行

11 月 3 日文化の日は「第14回患者さんと診療所をむすぶつどい」の日

みんなで事実を学び、知識を身につける事は、生活や気持ちを楽にする近道！
　すぐ役に立つ保険料、介護料、後期高齢者医療などの知識を学びましょう
　病気を予防し、これ以上悪くしないための心構え・ヒントを学びましょう

第一部：保険料は高すぎる！なんとか安くならないの？
　　　　知って得する保険の知識、家族みんなで勉強しよう！

　今回はいかにして生活を守るかを焦点にしたいと考えました。年金は減り、保険料は上がり、給料が減り続ける中で、生活は圧迫されています。出費を出来るだけ抑えるしか道はありません。

　そこで、私達が毎月支払っている国保保険料、天引きされている後期高齢者保険料、介護保険料や窓口負担の医療費などを、今より安くすることが出来ないか、出来る方法があります！皆で勉強してみましょう。

　講師にはその道のベテランである大阪府保険医協会の別所陽さんにお願いしました。分かりやすい資料を準備してもらっています。講演の後で質問にも答えていただけますので、質問したい事をメモしてきて下さい。

　8 月 10 日には生活を苦しくする消費税増税が、民・自・公の3政党談合で決められてしまいました。2014 年に 8%、2015 年には 10%が予定されています。同時に社会保障制度改革推進法も可決されました。この法律は、一口に言って、これまでとは全く違って、患者さん・国民に、懐具合に応じて自己責任・自助努力で医療・福祉にかかりなさいというもので、国民は人間らしい生活をする権利があると決められている憲法 25 条をなくしてしまおうという法律です。大阪市長橋下氏も賛成しています。この二つの法律を実施させたら大変です。反対運動を強めることも大切です。

休憩時間に抽選と体操とハーモニカに合わせた合唱でリラックスしましょう

健康な町づくりのお手伝い　手づくりたより **生命は宝、健康こそ財産** 蒲生厚生診療所（大阪市城東区蒲生3丁目15-12　06-6931-3807）	第 301 号 2021年（令和3年） 3月1日発行 発行者　高本英司

75歳以上の医療費窓口負担2倍化はおかしい！　高齢者の生活はギリギリ

　75才以上の23%である370万人が対象となる一人世帯の年収200万円以上、夫婦世帯320万円以上に対して、窓口負担を1割から2割に、2倍に増やす法案が2月5日に閣議決定されました。コロナ禍で大変な時期に、国民いじめの法案が自公政権から提出され、審議が始まろうとしています。今回の窓口負担2倍化案では、年平均8万1千円の負担がさらに約3万8千円の増加となります。

　政府は、①国民皆保険制度を持続可能なものにするため、②若者の負担軽減のためと、理由付けしていますがそれは違います。2倍化しても若者の負担は800円減るだけです。持続可能の危機は、国が税金で国民皆保険を健全に運営することを放棄してきたからです。

　1984年までは「かかった医療費」の45%が国庫負担（税金）でしたが、現在その割合は26%以下に減らされています。このことが高齢者の負担が高額になっている根本原因です。

　75才以上の医療費窓口負担の2倍化はなぜおかしいのか？高齢者の生活実態からみていきたいと思います。

　2倍化対象者を年収200万円以上としていますが、政府の根拠は1年間に188万円で生活出来ているため、まだ余裕がある？というものです。本当でしょうか？

　65才以上でみますと、高齢者世帯の年収で一番多い層（中央値）は244万円です。51%の世帯は年収は244万円以下でやりくりしていることになります。

　生活実態はどうなっているのでしょうか。各自治体で行われている高齢者生活実態調査がありますので、それを参考にします。

　2016年の大阪府調査では、生活ぶりについては苦しい（大変、やや合計）が、65才以上すべてで19%、借家住まいの世帯で43-32%、要介護度4、5で30.8-24.2%でした。生活上の不安、悩みは「自分の健康状態や病気のこと」が46.1%、「身近な家族の健康状態や病気のこと」が25%と断トツでした。また医療機関にかかる頻度は、毎日から月1－3回程度までで64.4%でした。

　2015年の東京都の調査では75-79才では苦しい（大変、やや合計）は24.9%、80-89才は24.8%で4人に一人となっています。また65才以上の家計状況調査では、毎月・時々赤字になるは44.5%です。収入源は公的年金67.5%、仕事13.1%、生活保護8%です。

　このような実態からして、75歳以上の窓口負担2倍化は、無理です。廃案にすべきです。

　むしろ大金持ち、企業の税率を思い切ってアップし、富裕層の余裕分を国民に還元すべきです。国民のために働く血の通う政治とは、そのような政治を言うのです。

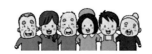

健康な町づくりのお手伝い　手づくりたより	第 302 号
生命は宝、健康こそ財産	2021 年（令和 3 年） 4 月 1 日発行
蒲生厚生診療所（大阪市城東区蒲生 3 丁目 15-12　06-6931-3807）	発行者　高本英司

75 歳以上の窓口負担 2 倍化は絶対ダメ！皆さんの署名を国会議員に手渡します

　先月 5 日に医療制度改革関連法案が閣議決定されました。このひとくくりにした法案の中に、75 才以上で年収 200 万円以上の高齢者の窓口負担を、2 倍化する法案をまぎれ込ませています。75 歳以上の 20％に当たる 370 万人の通院に大打撃を与えるものです。

　十分な国会審議をせずに政府・自公維新は、可決成立を強行しようとしています。事態は深刻です。

　政府は、国民皆保険制度の維持が困難なのは高齢者の医療費増大が原因だ。そのための 2 倍化だと言います。しかも現役世代の保険料が高いのもそのせいだとしています。年金暮らしの高齢者と子育て世代の分断を図るいつもの根拠のないデマです。試算では現役世代の月額保険料はたった 30 円安くなるだけであることも明らかになっています。この法案を成立させるためのダシに現役世代は利用されています。だまされないようにしましょう。

　本当の理由は、1984 年の国保への税金の投入 45％から現在の 3 割以下に削減し、小泉、安倍政治により医療費の自然増を毎年数千億円削り、皆保険制度を弱体化させたからです。

　1 筆でも多く集めて心ある国会議員に手渡し、成立をなんとしても止めたいと思います。ドイツ人の友人からも署名が届きました。どんどん署名よろしく！

大阪市の財産を、大阪府に吸い上げる吉村知事・維新の会の「広域一元化条例」に正義無し！

　二度も実施した住民投票で「大阪市を残そう」と決断したのが大阪市民の民意でした。

　しかし府民には顔をそむけ、一部大企業の利益を代弁する吉村・松井両氏・維新は、今度は大阪市を形だけ残して、中身をそっくり府に移す悪知恵を働かせてきました。

　3/23 の朝日新聞一面を見てびっくりしました。公明党もズルズル泥沼に引きずり込まれ、「市長の答弁は満額回答とみていい」と賛成してしまいました。公明党にはガッカリです。

　「広域一元化条例」とは、副首都推進本部会議を作り、本部長は吉村知事、副本部長を松井市長とするものです。維新・公明党体制で、大阪市の財産を整理し、自分たちの都合の良いように売り払う協議会を作ろうとしています。民主主義を無視し、自治体を根本から破壊してしまう、こんな無理筋を認めることはできません。

　維新・公明の今回の暴挙をしっかり覚えておいて、次回の選挙で選ばないようにすることが大切です。

テレビ出演に忙しい吉村知事、死んだふりする松井市長。コロナ対策を真剣に考えて下さい！

　吉村知事がテレビに出ない日はありません。重要なコメントでもあるのかと注意して聞いていますが、根拠を示さず無内容な発言ばかり。松井市長は仕事を少しはしてください。

健康な町づくりのお手伝い　手づくりたより # 生命は宝、健康こそ財産 蒲生厚生診療所（大阪市城東区蒲生3丁目 15-12　06-6931-3807）	第 303 号 2021 年（令和 3 年） 5 月 1 日発行 発行者　高本英司

新型コロナ感染から命を守るために、ワクチン接種を国・自治体は早急に実施を！

　感染リスクが高い医療従事者の接種を優先し、そのあと基礎疾患のある高齢者から一般者へと、順次ワクチン接種を行うという政府発表でしたが、順番はバラバラで私も 4 月末にやっと 1 回目の接種にたどり着きました。

　大阪市では 4 月 19 日から 80 才以上に接種券が郵送されています。さっそく患者さんから「ワクチン接種までの流れ」のお知らせを持って相談に来られたり、電話での相談がおおくなっています。高齢者にはわかりにくいお知らせになっていて、スムーズに予約できるとは思われません。

　＊「接種場所を探す」を大阪市のホームページから選び、次に「予約して、ワクチン接種を受ける」は、コールセンターの電話は混み合いますのでインターネットからとあります＊これでは 80 歳以上の高齢者が接種までたどり着くことは、非常に困難というか不可能です。子どもさんがおられたら助けてもらってください。独居の方は私達に相談してください。

　また東大阪市、堺市、八尾市、枚方市などの患者さんは、接種の予約方法は大阪市と異なることがありますので、各自治体市報を読んでください。

　接種可能かどうかの問い合わせもありますが、当日の状態で不安があれば、問診票を提出する時に会場の医師にお聞きください。また私をかかりつけ医として常時通院されている患者さんは、ほぼ全員ワクチン接種できますが、不安であれば相談してください。

　集合接種場所は城東区の場合は、城東区民センターが会場になります。

75才以上の窓口負担2倍化に賛成する自民・公明・維新。高齢者いじめはダメ！

　緊急にもかかわらず皆さんに協力していただいた署名 400 筆強を、全国の 86 万筆と共に立憲民主党、共産党、社民党などの国会議員に届けました。ありがとうございました。

　4 月 20 日には衆議院厚労委員会で 4 人の参考人質疑が行われました。

　開業医・勤務医 10 万 7 千人の代表である全国保険医団体連合会会長の住江氏は、「コロナ禍で国民が困っている時に、高齢者に負担をさらに強いることは反対である」「安心して病院に行けなくなる。年寄りは長生きするなと言われているようだ」「病気の人から多くの負担金をという考えは弱いものいじめだ」「国民の切なる願い、声に寄り添っていただきたい」と、開業医・患者の思いを代弁し、反対をキッパリ表明されました。

　日本福祉大学名誉教授の二木立氏は、窓口 2 割負担への引き上げに反対する理由を、「後期高齢者の 1 人当たりの医療費は年 91 万 9 千円で、65 歳未満の 4.9 倍です。2 割負担で後期高齢者の負担の方がさらに大きくなります。公平な負担とは言えません」「支払能力に応じて負担する原則に大賛成です」と反対を学者らしく筋道を立てて述べられました。

　参考人質疑を形式的にこなした上で、自公維新による数で押し切る強行採決があるかも知れません。5 月は緊迫した状況が続きます。

なじみ深い春の俳句　　春の海終日（ひねもす）のたりのたりかな（与謝蕪村）

　　春風や闘志いだきて丘に立つ（高浜虚子）　　　　春風や堤長うして家遠し（与謝蕪村）

健康な町づくりのお手伝い　手づくりたより	第 304 号
生命は宝、健康こそ財産	2021年（令和3年）6月1日発行
蒲生厚生診療所（大阪市城東区蒲生3丁目15-12　06-6931-3807）	発行者　高本英司

75才以上の窓口負担2倍化反対！参議院で審議中。結末をしっかり見届けよう

　衆議院で賛成した政党は自民、公明、維新、国民です。世論の支持や皆さんにも協力していただいた100万筆の署名を力に立憲、共産は反対でがんばっています。この法案は、高齢者が医療機関を受診する時、負担が2倍になり、一人当たり年3万4千円の負担増となります。病気が多くなる高齢者ほど治療代がかさみ、受診しにくくなる悪法です。

　今でも年金暮らしの高齢者は、出来るだけ出費がかさ張らないように生活していますが、年収200万円以上の独居者、320万円以上の夫婦世帯370万人が対象になります。法律が一旦可決されれば、200万円、320万円の基準は、閣議決定でいくらでも下げることが可能になります。　自助を押しつける菅内閣にとっては都合の良い法律改正になります。反対の世論を大きく広げるために、ご近所の方々に知らせてください。

ベッド削減推進法案可決される。コロナでベッド不足の中、賛成は自民、公明、維新

　大阪は全国と比べても、コロナ重症病床が100%以上埋まっていて、自宅で入院を待ちながら亡くなられる方が後を絶たない状況です。家族にとっては本当に無念だと思います。また世界第三位の経済大国で、こんなことが許されてよいはずがありません。

　吉村知事は、受け入れる条件が困難な民間病院にまで、多額の補助金を出す代わりに、なかば強制的にコロナ対応のベッドを確保するよう要請していました。

　それほどベッド確保にやっきになっていたにも関わらず、ベッド削減推進法案は可決されました。削減する医療機関には消費税で1床114〜228万円の補助金（ごほうび）を出す条件で、全国で約1万床、今後高度急性期・急性期病床を中心に20万床も削減するのが内容です。知事は大阪府民のために真っ先に反対すべきであったと思います。

　さらに患者さんに直接影響することとして、200床以上の病院を紹介状なしで受診した場合は、一定額を窓口で払うことが義務付けられました。

心から楽しめる時までオリンピック開催は残しておこう、NHKの国民無視の報道姿勢

　国民の7割が五輪に中止・延期です。しかし聖火時「五輪反対」の音声を消したり、聖火リレーの企業先導車はカットされ、スポーツの祭典を演出しています。国民置き去りの政界・財界の経済優先のお祭り騒ぎになってしまっています。日本誘致決定直前、前安倍首相は福島第一原発事故について「アンダーコントロールにある」（事故はうまく処理されている）との演説が有名です。口から出まかせであったのは、除染、廃炉の工程が進んでいないことから明らかです。五輪のキャッチフレーズも「復興五輪」が消え、「コロナ勝利五輪」に変りました。ワクチン接種の高齢者7月完了の大宣伝もそのための菅首相の大号令です。

| 健康な町づくりのお手伝い　手づくりたより
生命は宝、健康こそ財産
蒲生厚生診療所（大阪市城東区蒲生 3 丁目 15-12　06-6931-3807） | 第 305 号
2021 年（令和 3 年）
7 月 1 日発行
発行者　高本英司 |

政府は国民が納得できる十分な審議をしないまま、国会を 6 月 18 日に閉会した

問題点 1：国民のための政治家であることを忘れてしまっている

　病気がちな高齢者が受診困難となる「75 才以上窓口負担原則 2 倍化」法案を、自民党、公明党、維新の会、国民民主党の賛成で可決しました。

　菅自民党総裁の「国民のために働く」と大書したポスターの空々しさ、"福祉の党"公明党は看板をどぶ川へ投げ捨てたのか、"身を切る改革"は実は"国民の身を切り捨てる"改悪であった維新の会など、国民の切実な声を無視してきた政党はおおいに問題です。

問題点 2：コロナでひどい目にあっている国民、商売する人のことは頭の片隅にもない政府・知事

　コロナ下で入院できずに自宅で死亡された方が沢山おられたにも関わらず、急性期病床を削減する法案が成立しました。賛成は問題点 1 と同じ政党です。この病床削減推進法は、ベッド削減を自治体が実行することになっています。今後も確実に発生する、いざという時のために余裕のある医療・病床・保健所を確保するよう、維新の会・吉村知事に要請したいと思います。

問題点 3：金（税金）を使って地方議員・国民を買収するような国会議員はいらない

　政党助成金（私たちの税金）1 億 2 千万円が河井克行元衆院議員（逮捕・有罪確定）、案里参院議員（選挙違反・当選無効）夫妻に、安倍前総理？二階幹事長？から振り込まれた事件。票の取りまとめを多数の広島の地元議員に依頼し、1 億 5 千万円を原資として現金をばらまいた事件。真相は闇の中ですが、出所は自民党であることは確か。それ以外にも大臣含む自民党議員が、金まみれで続々と辞職、離党しています。カジノ汚職などで維新の会議員も次々に離党するが、給与（税金）をもらいながら議員に居座り続けています。

　長期政権は腐敗するばかりです。思い切って野党連立政権にバトンタッチするのも良いかも知れません。頼りなくても育てれば良いと思いますし、今より悪くはならないでしょう。

ワクチン接種で注意すること

　ワクチン接種は進んでいますか？電話何回かけても繋がらなかった、孫に頼むとスマホですぐに予約取れた、予約できずに夫婦喧嘩になった近所の人の分も息子に手伝ってもらったなど、苦労話が尽きません。こんな予約の仕方は二度とごめんです。

　接種が済まれた方は体調どうですか？腕が痛くて上がらなかった、熱が数日 37.6 度続いた、注射の部位に出血斑が出来たなど様々ですが、大きな副反応の報告は受けていません。

<table>
<tr><td>健康な町づくりのお手伝い　手づくりたより

生命は宝、健康こそ財産

蒲生厚生診療所（大阪市城東区蒲生3丁目15-12　06-6931-3807）</td><td>第 306 号

2021年（令和3年）
8月1日発行

発行者　高本英司</td></tr>
</table>

留守番の猫に首振る扇風機（イザベル真央）

　「暑中お見舞い申し上げます」をタイトルにしようと思いましたが、待てよ？「たより」の賞味期限は1か月。太陽暦（今のこよみ）の8月7日ころから立秋となり、以降に受診される患者さんへのあいさつは「残暑お見舞い」となります。どうしようか考えました。

　そこで俳句歳時記（石寒太編）をパラパラめくっていて、扇風機という夏の季語を見つけました。あいさつ代わりに選んだのが上の俳句です。猫も同じように首を振っているかも…

　「クーラー嫌いで今でも扇風機を使う人も多いのはなぜでしょう。たとえ生ぬるい風でも、より自然に近い涼しさを感じられるからでしょうか。それとも、子供の頃の追憶でしょうか。」という一口メモがそえられています。

　しかし、この猛暑ではスキキライなど言っていられません。室温を28度前後になるように設定して乗り切りましょう。水分補給もお忘れなく。

新型コロナ・ワクチン接種について患者さんから多くの質問があります

　長崎大学の森内浩幸教授のQ&Aから省略しながら拾ってみます。（Qは質問。Aは回答）

　Q1「ワクチン接種の効果は」A1「感染を防ぐ効果は、接種後数週間でファイザー製、モデルナ製で90％近く期待できる」、Q2「どんな副反応あるの」A2「接種部位の腫れや発熱、全身けんたい感など」、Q3「心配な副反応は？」A3「皮膚、呼吸器、消化器、心血管系などに激しい症状が出ることがあります。100万接種あたりファイザー製で4.7回、モデルナ製で2.5回です。15分以内に出ることが多く、会場で待機します」、Q4「10代の接種は？」A4「学校での集団接種より個別接種でかかりつけ医と相談しながらの方がよい」、Q5「前日、当日の心構えは？」A5「十分な睡眠、栄養、適度な運動。アレルギー反応が心配な人は接種後4時間くらいは誰かと一緒にいてください」、Q6「集団免疫はいつできる？」A6「接種率は80％以上必要。ワクチンだけで集団免疫を達成するには時間がかかるため、3密を避ける、マスクなどが必要」、Q7「いつ子どものマスクを外せる？」A7「大人のワクチン接種が済めば外せる」、Q8「1回感染した人も接種は2回必要？」A8「1回で2回接種者と過不足はありません」。（しんぶん赤旗（7/10）より）

76年目の8月：6日広島忌、9日長崎原爆忌、15日太平洋戦争敗戦忌：平和を祈る

　7月26日広島「黒い雨」訴訟の政府敗訴・原告勝訴が確定しました。40年の歳月を要したあまりにも遅い勝訴でした。76年の間には被爆者と認定されずに多くの方が亡くなっています。放射性物質に汚染された黒い雨の被害地域で、被爆者手帳の交付の是非が争われました。政府は出来るだけ地域を狭く、住民は科学的判断に沿った判決を望みました。

　いつになっても、政府や自治体は、住民に利益となる行政を行わないことが思い知らされる裁判でした。

　非人道的な原爆を落とされた日本、政府は戦後一貫して米国の核の傘の下にいることが国益と言い張る矛盾。また核兵器禁止条約が発効し、初めての原水爆禁止世界大会が今年広島、長崎で開催されます。世界の常識になった核兵器のない世界を作ろうという流れに、反対する日本。核にしがみつく政治は、福島第一原発事故をみても、限界にきています。米国一辺倒の日本から脱却し、平和を望む国に多くの友人を見つけましょう。

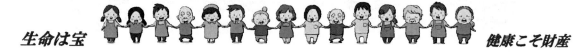

生命は宝　　　　　　　　　　　　　　　　　　　　　　　　　　　　　健康こそ財産

健康な町づくりのお手伝い　手づくりたより **生命は宝、健康こそ財産** 蒲生厚生診療所(大阪市城東区蒲生3丁目15-12　06-6931-3807)	第 307 号 2021 年(令和 3 年) **9 月 1 日発行** 発行者　高本英司

オリパラ強行した菅政権、自宅が燃えているのに花火を楽しんでいる場合か！！

　オリンピックを心から楽しめましたか？サッカーなどの試合は興味があり見ましたが、テレビはオリンピック漬けで、ニュース番組はカットされ、NHK の国会中継も無く、コロナ報道はうわべだけで正直うんざりしました。コロナ隠しと洪水のような五輪報道は、戦争中の国民の耳をふさいだ大本営発表と同じ状況でしたが、今回は国民はだまされなかったのではと思います。

　期間中に加熱した「メダル競争」報道ですが、「金メダルをかじって恥をサラシタ名古屋市長」など、今では後味の悪さだけが残っています。

　五輪は 9 月 5 日で終了しますが、肝心の新型コロナ感染者は下火になるどころか爆発的に増えています。東京など関東圏は、春の大阪の第 4 波の時と同じように、医療崩壊で大変な状況になっています。入院できる病院がなくて、対象者の 1 割弱しか入院できず、自宅で亡くなる方や分娩が間に合わなかった方などが続出しています。国民の安心・安全が保証できない時は五輪を中止すると開き直った菅首相でしたが、今は忘れたかのように「成功した」と棒読みの記者会見をするばかりです。まさに政府の無為無策による人災が進行中です。

五輪は関連企業・スポンサーの金儲けの手段、政府・自治体は税金でおぜん立て

　今回オリンピックを開催して皮肉にも、国民にとってはっきりしたことがあります。本来は世界のトップ選手が一堂に集まり、同じ条件で記録を競い合うスポーツの祭典でした。また世界の平和をスポーツを通して発展させる意味もありました。しかしコロナ禍で強行した五輪は、このような目的からほど遠く、心から楽しめるものとは言えません。

　日本という狭い枠内での菅政権の点数稼ぎの道具となり、企業がいかに金儲けできるかの手段の場となりました。世界のメディアからそそがれる目は厳しいものが多くあります。

　バッハ会長率いる国際オリンピック委員会（IOC）の今回の興行収入は 6270 億円、その内放送による収入は 73％です。また日本のテレビ局全体の放映権 600 億円から分かるように、テレビ局などのメディアは視聴率を稼ぐために、高い放映権料を注ぎ込んでいるのです。

　新国立競技場の建設費、オリンピック会場施設の整備費（水泳 567 億円、ボート・カヌー 303 億円、バレーボール 370 億円、他省略）など国民の税金で大手建設業者を儲けさせたこと、IOC や日本オリンピック委員会（JOC）の役員に袖の下の大金が転がり込む仕組みなど、国民を出汁（だし）にした商売の道具であったことが明らかになりました。

　今後、途中で辞任した竹田 JOC 委員長などの五輪誘致買収疑惑、無観客による入場購入券

57 年前の五輪記念切手

健康な町づくりのお手伝い　手づくりたより	第 308 号
## 生命は宝、健康こそ財産	2021 年（令和 3 年）10 月 1 日発行
蒲生厚生診療所（大阪市城東区蒲生 3 丁目 15-12　06-6931-3807）	発行者　高本英司

削りに削った社会保障 5 兆 9 千億円、後期高齢者窓口負担は来秋 2 倍化へ！

　医療・介護・年金などの社会保障費は 2013 年度より安倍・菅政権の 9 年間で、毎年夏から秋にかけて官僚が行っている予算編成過程で、自然増分の合計 2 兆円が削られました。自然増分を削るというのは、年々高齢者が増えると病気がちな老人が増えます。当然医療機関に世話になる高齢者が増え、医療費が増えて当たり前の部分を、無理やり削るということです。具体的には医療・介護の自己負担分の上限額を引き上げたり、後期高齢者医療保険料の軽減を縮小したり、生活保護費を減らしたりして、自然増を抑えようとしています。その額が 2 兆円です。またその上、年金を減らしたり、70-74 才の患者負担を 2 割化したり、施設の居住費・食費の負担増を図ったりした分、すなわち国民に負担を負わせた額の総額が 5 兆 9 千億円という額になりました。

　さらに 75 才以上の後期高齢者の医療費窓口負担を原則 2 割にする法律が、今年の通常国会で自民党・公明党・維新、国民民主党の賛成で成立しました。来年 10 月から実施される予定です。反対の運動を強めなければ、皆さんに大きな負担が発生します。

　防衛予算は来年度 5 兆 4797 億円と報道されています。社会保障費は 9 年間で 5 兆 9640 億円削られましたが、軍事予算は毎年増額されています。命と暮らしを支える社会保障費と戦争で命を奪うことになる防衛予算の額を比べてください。どちらが大切でしょうか。

消費税が 10％へ引き上げられ今月でちょうど 2 年。5％の消費税に戻しましょう！

2020 年度の消費税収 21 兆円の半分は、そっくり大企業の法人税減税に消えました

　消費税 10％は、本当に毎日の生活の中で、つらいものがあります。みんな仕方がないとあきらめてはいませんか？政権が変われば閣議決定で 5％にすることは可能です。

　消費税は社会保障のために使うと約束されていましたが、口約束に過ぎませんでした。国民はだまされ続けたのです。大企業の法人税を減らし、大金持ちの所得税を下げるために利用されました。今や大企業の内部留保（当面使う予定がない余り金）は 9 年連続で増加し 484 兆円を超え、1989 年に消費税が導入されてから 300 兆円以上！増えています。

　2020 年度の消費税収入は 21 兆円となりました。この 21 兆円を社会保障予算に回せば、どれほど国民の生活が潤うかを見てみます。来年度は年金・医療・介護などに必要な予算として 34 兆円弱を厚労省は要求しました。9 年間で社会保障費が削られた額は 6 兆円弱ですので、21 兆円からその額を取り返すことが出来ます。また余った額を来年度の社会保障予算に上積みできます。私たちの生活を良くするためには政権を新しく取り換えることが大変重要です。

窓口負担率がこんなにも増加しました！！

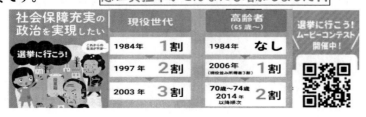
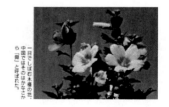

健康な町づくりのお手伝い　手づくりたより **生命は宝、健康こそ財産** 蒲生厚生診療所（大阪市城東区蒲生3丁目15-12　06-6931-3807）	第 309 号 2021年（令和3年） **11月1日発行** 発行者　高本英司

今冬にはコロナの第6波は来るのか？インフルエンザは流行するのか？

　10月25日「新型コロナ感染症－臨床像と後遺症について」をテーマに、大阪大学医学部感染制御学教授忽那先生の講演を聞いてきました。100年に1回経験するかどうかの大事件（自然災害）であり、コウモリを介した今回の新型コロナウイルス感染症は10月現在、世界の感染者数2億4千万人、死者493万人、日本の感染者数171万人、死者1万8千人という大惨事となりました。仲介動物としてコウモリ以外にハクビシン、ヒトコブラクダなどが知られていますが、まだまだ仲介動物は増えるかもしれません。

　第6波コロナ感染の有無については油断できませんが、第5波が急速に終息したのは、忽那先生によるとワクチン接種の効果であると話されていました。

　今冬のインフルエンザ流行もはっきりしませんが、手洗い、マスクをした上で、大きな声での会話や3密（密閉、密集、密接）を避けるのはこれまで通り続ける方が良いと思います。

　コロナ感染が完全に終息していない状況では、再度流行することを想定して、インフルエンザ・ワクチンの接種は高齢者の場合は必要と思います。

　根本的な問題としては、新しい感染症の世界的大流行を防ぐには、地球規模での異常な乱開発や地球の気候危機（温暖化）をくい止めることが最重要です。40度以上の異常気温、スーパー台風の頻回発生、短時間の記録的大雨による河川の氾濫、凍土・北極・南極の氷の減少、海面上昇などを、食い止めなければなりません。100年に1回どころか、毎年被害がみられる現状を考え合わせると、未知のウイルス・細菌による感染症は次々起こっても不思議ではなくなりました。

　地球をこれ以上温めないこと、企業に過度な乱開発をさせないことが極めて重要です。なかなか個人レベルでは大流行を防ぐ手立ては難しく、国や世界レベルでの対策が必要です。

今回の総選挙で見えた良かった点、悪かった点。来年の参議院選挙の参考に。

　総選挙は11月になってからと勝手に思っていた私は、10月号の2面に「11月の総選挙は、政権を交代させるチャンス。みんな投票所に足を運びましょう！」と小見出しを入れ記事を書きました。

　ところが解散10月14日、公示日19日、総選挙31日という予想外の速さで事態は展開しました。そして各政党の公約を十分にチェックする時間もなく選挙は終ってしまいました。この11月号の「たより」が皆さんの目にふれるころには議席数はすでに確定しています。どのような状況になっているか想像もつきません。選挙結果についての感想は12月号でお渡ししたいと思っています。みなさんの感想もお聞かせください。

　私は1973年から医師として診療を開始しましたが、まもなく半世紀になります。この間

健康な町づくりのお手伝い　手づくりたより	第 310 号
# 生命は宝、健康こそ財産	2021 年（令和 3 年） 12 月 1 日発行
蒲生厚生診療所（大阪市城東区蒲生 3 丁目 15-12　06-6931-3807）	発行者　高本英司

ハセガワカズオさんが亡くなりました。皆さんもお世話になるかもしれません？

　ハセガワカズオの名前で一世を風靡（ふうび）した銭形平次シリーズなど、古き良き時代の超二枚目俳優を真っ先に思い出される方は、たぶん 60 才以上の患者さんと思います。長谷川一夫さんです。1984 年（昭和 59 年）76 才で亡くなられています。

　今号で紹介する長谷川和夫さんは、医学会では超有名な精神科医です。11 月 13 日に 92 才で亡くなられました。4 日前の 11 月 9 日に瀬戸内寂聴さんが 99 才で亡くなられ、その特集記事が一般新聞では 1 面を丸々費やす破格の扱いでしたので、長谷川和夫先生は小さな記事として紹介されるにとどまりました。

　亡くなられた記事が目に留まり、50 年前の医学生時代にタイムスリップしたような、懐かしい思いがしました。というのはすでに長谷川和夫先生は、わかりやすい臨床講義で有名でした。1974 年に「老人の痴呆審査スケールの一検討」という論文を発表されていて、認知症に対する先駆的臨床医学研究に没頭されていました。

　当時は人をさげすむ、人格を否定する意味合いを含んだ「痴呆（ちほう）」という言葉が使用されていましたが、批判を受け認知症に改めるために努力されました。

　その後先ほどの論文を契機として改良を重ね、1991 年には改訂長谷川式簡易知能評価スケール（HDS‐R）として広く利用されるようになりました。

　学生時代からなじみ深い先生でしたが、その後先生も認知症となりました。認知症は突然なるのではなく高齢化とともに連続して徐々に症状が出てきます。誰でも大なり小なり程度は色々ですがたどる道です。

　「長生き時代には誰もが向き合う可能性がある、認知症になっても大丈夫な社会を作ることが大事」と訴えられ、先生自身も 2018 年に認知症を公表されました。そして実体験をなぞる形で、2018 年「だいじょうぶだよ－ぼくのおばあちゃん－」の絵本を出版されました。患者さん、医師ともに長谷川式簡易知能評価スケールを利用する機会は増えそうです。

① 改訂長谷川式簡易知能評価スケール（HDS-R）

お歳はいくつですか？（2 年までの誤差は正解）		0 1
今日は何年の何月何日ですか？　何曜日ですか？ （年月日，曜日が正解でそれぞれ 1 点ずつ）	年 月 日 曜日	0 1 0 1 0 1 0 1
私たちが今いるところはどこですか？ （自発的にでれば 2 点、5 秒おいて家ですか？　病院ですか？　施設ですか？　の中から正しい選択をすれば 1 点）		0 1 2
これから言う 3 つの言葉を言ってみてください．あとでまた聞きますのでよく覚えておいてください．		0 1

コロナなんかなんぼのもんや負けへんで （住吉）石田貴澄　朝日なにわ柳壇 4/28

健康な町づくりのお手伝い　手づくりたより	第 311 号
# 生命は宝、健康こそ財産	2022年（令和4年）1月1日発行
蒲生厚生診療所（大阪市城東区蒲生3丁目 15-12　06-6931-3807）	発行者　高本英司

謹賀新年　国民が主人公・平和な日本　2022 年

今年を子どもや孫たち、そして私たちにとって希望の年でありますように

　新しい年を迎えました。1 年、52 週、365 日、8760 時間の始まりです。この時間は赤ちゃんから高齢者まで、誰でも平等に与えられています。どのように使うかは人それぞれ自由です。あなたは今年をどのように使われますか。

　自由に使えると言っても、仕事の時間を引くと、家事の時間を引くと、睡眠時間を引くと、残りの時間は1日で数時間になってしまいます。結局この貴重な数時間を何に費やすかを考えるための時間が、束の間の正月休みに与えられているのではと思います。グランドゴルフ、カラオケ、カメラ、読書、身辺整理なんでも OK です。とにかく目標を立て実行に移すことです。その場合、自分のことだけでなく、子や孫のこと、日本や地球の未来のことなども少し含めると、夢が拡がるように思います。

　私の目標は、①炭酸ガスを増やさない生活を心がけ、地球の温暖化・気候危機をくい止め、孫たちに住みやすい地球を渡す努力をすること、②医療技術を思う存分活かすため戦争がない世の中を作り、孫のためにも白衣を戦争の血で汚さない政治を実現することです。そのために何をすれば良いのかを考え実行することです。医師になって 49 年になります。聴診器で心臓の音は聞き分けられますが、耳が遠くなり会話を聞き逃すことが多くなりました。今年は身体のメンテに気を配り、時間を大切に使っていきたいと思います。

日本国憲法を学ばずして、変えようとするものは
何人もその責任を一身に背負うべきである

日本国憲法

前文

　日本国民は、正当に選挙された国会における代表者を通じて行動し、われらとわれらの子孫のために、諸国民との協和による成果と、わが国全土にわたって自由のもたらす恵沢を確保し、政府の行為によって再び戦争の惨禍が起ることのないやうにすることを決意し、ここに主権が国民に存することを宣言し、この憲法を確定する。そもそも国政は、国民の厳粛な信託によるものであつて、その権威は国民に由来し、その権力は国民の代表者がこれを行使し、その福利は国民がこれを享受する。これは人類普遍の原理であり、この憲法は、かかる原理に基くものである。われらは、これに反する一切の憲法、法令及び詔勅を排除する。

健康な町づくりのお手伝い　手づくりたより　生命は宝、健康こそ財産	第 312 号
蒲生厚生診療所（大阪市城東区蒲生3丁目15-12　06-6931-3807）	2022年（令和4年）**2月1日発行**　発行者　高本英司

75才以上の高齢者の医療費窓口負担が10月から2倍に！反対署名よろしく！

　現在医療費窓口負担は65-69才3割、70-74才は2割ですね。長生きすれば身体に故障が起きやすいのは当然ですが、我慢の限界を超え、診療所に通われる方も多くなります。今年に入り75才問題が大問題化しています。当院を受診されている患者さんは、75才前後の方が大半ですので、影響が深刻です。

　75才以上の高齢者は個人単位で、平成14年（2008年）から後期高齢者医療制度という独立した医療制度に入っています。この制度は、今年10月から窓口負担は原則1割でしたが、原則2割に引き上げられる大改悪が実施されることになっています。

　1割から2割に引き上げられると簡単に言いますが、年収200万円以上の人で、窓口負担が2倍になるということです。調剤薬局で薬をもらう時にも影響が出てきます。

　患者さんに、これ以上経済負担をお掛けし、診療所から足が遠のき、症状が悪くなることは避けなければと思っています。10月まで指をくわえて待つわけにはいきません。

　7月には参議院選挙があります。反対してくれる国会議員が多くなると、止められます。

　実際過去の運動の経験から10月実施を止められる可能性があります。70−74才の窓口負担2割化を法案が成立した後も6年間実施を凍結させた経験があります。

　署名を1筆でも多く集め、多くの国会議員に提出する運動を開始します。私も国会へ足を運び、議員要請をしたいと思っています。家族・友人の方々に署名を呼び掛けてください。また様々なご意見をお聞かせください。

湿布薬署名にご協力、ありがとうございました

　誰でも年を重ねると足腰に支障がくる。そのための備えが健康保険。それを削ることは言語道断。湿布薬の削減は、漢方薬、風邪薬などの保険外しに連動します。

夢洲のカジノ建設で大阪は沈没？税金を使うなら、コロナ対策に使ってください！

　維新の会や自民党のカジノ汚職が花盛りです。夢洲はごみ埋め立てで出来た軟弱な人工島で有害物質が染み出て、地盤沈下の危険性大です。またギャンブル依存症が増え、人々を不幸にさせ、犯罪が増える。そんなもの大阪にはいらん‼と思います。

　「税金は一切使わない」という知事・市長でしたが、790億円もの税金が投入され、さらに増えそうです。公聴会が短時間開催されていますが、反対意見が大半で十分な説明もありません。府民が声を上げなければ、税金はカジノに吸い取られていきそうです。

読者よりのお手紙（関村瑞子さん 1/18）…日頃感じていることをお寄せください。

　新しい年をお迎えのこととおよろこび申し上げます。コロナで始まってコロナで終わった様な一年でしたね。いつも先生の熱いメッセージを送っていただき有りがとうございます。読む程に日頃ボンヤリと過ごしている自分にこれでいいのかしらと刺激を受けて居ります。

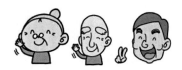

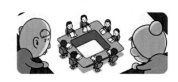

健康な町づくりのお手伝い　手づくりたより **生命は宝、健康こそ財産** 蒲生厚生診療所（大阪市城東区蒲生 3 丁目 15-12　06-6931-3807）	第 313 号 2022 年（令和 4 年） **3 月 1 日発行** 発行者　高本英司

待ち遠しかった春の足音がそこまで。気を緩めずコロナ感染予防に細心の注意を！

　新型コロナウイルス・オミクロン株は、当初感染力は強いが重症化しないのでは？という意見が多くありましたが、判断が甘かったことが証明されました。各個人でみれば軽症者が多いのですが、たくさんの感染者を集計すると重症者の絶対数も多くなります。しかも高齢者の重症者が多く、治療に人手と時間が必要で、医療機関は猫の手も借りたい状況になりました。救急車が自宅の前に到着しても入院可能な搬送病院がなく、長時間探すために待機する状態はざらでした。コロナ以外の急病患者も同様でした。患者さんの家族も大変でした。

　保健所も患者さんの病状把握、重症度による入院施設の手配など多忙を極め、今回の第六波でもパンクしてしまいました。この 2 年間コロナ対応可能な施設を大阪でも大幅に増やすべき、保健所を抜本的に強化すべきと、府市に訴えてきましたが、知事・市長はテレビ出演には熱心でも本気で実現しようとはしませんでした。その結果、全国一死亡者が多い不名誉な大阪となりました。まさにＩＲ・カジノよりもコロナ対策に全力を！が重要です。

「署名集めるのは、まかしとき!!」と言ってくれた患者さん、ありがとう。お元気で！

　腰痛・圧迫骨折のため車いす生活となった患者Ａさんは、診療所から遠く離れた養護老人ホームに入所することになりました。たかもと診療所を開設して間なしに受診された元気な患者さんで、「健康教室、春の遠足、秋の患者さんとの集い」には欠かさず参加していました。20 数年間きっちり受診され、この「たより」を楽しみにしていました。

　署名をお願いすると、「まかしとき！」が口癖で、次の診察の時には、何枚もの署名欄を埋めて持ってきてくれました。「商店街の店を回って署名を書いてもらったで」と。頭が下がる思いでした。歩けなくなり商店街に行くのも困難になった最近でも、「今日は署名ないんか」と帰り際に私に催促しました。同時に「私が署名一番や」と誇らしげに言いながら診察室を出て行くのが、いつものパターンでした。

　腰痛で入院中の病院に、面会希望を打診しましたが、コロナ感染予防のため面会できないとのことで、携帯に電話を入れました。たかもと診療所から遠足に行った時の楽しかった話などをひとしきりした後、また「署名は私が一番や」、「あの頃が人生で一番の花やった」、「…略…」と愚痴を含めてしみじみ言われていました。長い付き合いも終わりになりました。

　診療は新しい出会いがあり、心残りな別れの繰り返しでしたが、自分の年齢を考慮して新しい患者を診ることを制限している今は、聴診器を無事置けるまで、あともう少し頑張ろうと自分に言い聞かせています。

俳句　　こみあぐる土のあくびや蕗の薹（和田祥子）：

　今年も患者さんから"ふきのとう"を 2 度に分けていただきました。春がもうすぐそこまで来ていると感じながら、ほろ苦い風味を楽しみました。掲句は眠りから覚め、あくびをしている蕗の薹がほほえましく歌われています。大地の恵みの大切さを感じる一句です。

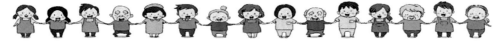

健康な町づくりのお手伝い　手づくりたより

生命は宝、健康こそ財産

蒲生厚生診療所（大阪市城東区蒲生3丁目 15-12　06-6931-3807）

第 314 号

2022 年（令和 4 年）
4 月 1 日発行

発行者　高本英司

ロシアはウクライナ国土を軍隊で侵略するのは止めなさい！戦争は絶対ダメ

　2月20日、世界の国々がスポーツを通して友好を深める平和の祭典・北京冬季オリンピックは閉幕しました。翌日21日、ウクライナ東部の親ロシア派が支配する地域の独立を一方的に認める？？として、プーチン大統領は武力で侵略しました。ウクライナ国民の意志とは無関係に、無抵抗の国に対して突然暴力で襲い掛かるという、絶対にしてはいけないことを実行しました。

　1カ月以上が経過しましたが、プーチン大統領の取り巻き勢力以外は誰も望んでいなかった悲惨な状況が、ウクライナ全土に拡がっています。学校、病院、民間アパートなど無差別攻撃により、子どもや女性・高齢者などに多くの犠牲者が出ています。

　国連は安全保障理事会で緊急特別会合を開催し、140か国以上がロシアの蛮行（ばんこう）に対して非難決議を一致して採択しました。さらに人道上の非難決議が準備されています。

　ロシアは生物化学兵器や戦術核兵器を場合によっては使用する明言しています。いまこそ核などの使用は絶対に許さず、戦争を1日も早く終わらせようという世界の人びとと一緒になって、戦争反対の声を大にすることが本当に大切です。ウクライナの空の下には息をひそめて耐えている何千万という人々がいるのですから。

大阪は、なぜ日本で一番コロナによる死者が多いのか？

　3月21日現在、コロナ感染者は世界では4億7千万人（世界人口の6％）、日本は610万人となっています。死者は世界で607万7千人、日本で2万7千人です。日本の死亡者は、大阪の1.4倍の人口がある東京で4069人ですが、大阪は4490人と差が開くばかりです。

　なぜ大阪はこれほど多いのでしょうか。大阪府民は体質的に特別コロナに罹りやすい、重症化しやすいというわけではありません。

　大阪府の吉村知事は、検査が容易に出来る体制を作らない、早期に入院出来る医療体制を作らない、さらに保健所を増やしてコロナ患者の感染状況を把握する追跡調査を十分しない、無いない尽くしだからです。

　なぜしないのか？コロナ対策費を節約し、万博やＩＲ・カジノ施設を夢洲に作るために税金・予算を回したいからです。府民の健康は二の次、三の次です。維新政治が続く限り、会社の社長や株主は喜んでも、医療福祉が削られる府民の生活は苦しくなるばかりです。

俳句　花の雲鐘は上野か浅草か　　　（松尾芭蕉）
　　　　さまざまの事思ひだす桜かな　（松尾芭蕉）

　　花見に何の心配もなしに行ける日はいつになるのだろうか。
　　ついでにお酒が飲めれば最高だ。いや、ついででなく心ゆくまで。

健康な町づくりのお手伝い　手づくりたより **生命は宝、健康こそ財産** 蒲生厚生診療所（大阪市城東区蒲生3丁目 15-12　06-6931-3807）	第 315 号 2022 年（令和 4 年） **5 月 1 日発行** 発行者　高本英司

巨額の税金をつぎ込むカジノの開設はありえへん！　府知事・市長は業者の無理難題に弱腰

　4月28日大阪府はカジノを夢洲に誘致するように申請を政府に出します。東京都、神奈川県、和歌山県はカジノを開設する要請を採算面や住民の反対などで断念しました。賢明な判断です。残るは長崎県と大阪府となりました。大阪府・市は 2025 年の万博開催を口実にあきらめていません。カジノに賛成する人はほとんどいませんが、ただ大阪の経済が良くなり成長するというまったく根拠のない維新の会の宣伝を信じている府民は、まだ多いのではと思います。

　しかし米国のカジノ業者 MGM リゾーツ、後押しするオリックスなどの業者と、大阪市が結んだ契約は、業者の言いなりとなっています。府市が持ち出す税金は膨大であり、今後も大きく膨らむ可能性が大です。収益は海外の業者に吸い上げられ、大阪の成長どころか、底なし沼にはまり込むのが目に見えています。例をあげると、業者は次の項目を大阪市に飲むよう迫っています。①工事に支障が出る地中障害物があれば、撤去費は大阪市が負担！②土壌汚染があることが明白なので対策費は市が負担！③液状化が見られるので大規模開発のために対策費を市が負担！④展示施設の規模は縮小し当初の五分の一にすべき！⑤事業者は気に入らなかったら協定解除を可能にすべきだ！これらすべてを大阪市は認めています。府市はすでに 790 億円を対策費として税金から支出することを決定しています。今後もまだまだ金額は膨らむでしょう！　IR・カジノではなく、コロナ対策に税金を使うべきです。

「余生、もういいかい」の小椋佳コンサート、聴診器を置こうか迷う聴力低下の私の心境と重なった

　ファイナル・コンサートということで、小椋佳の聴き納め・見納めと思い会場に足を運んだ。同世代の私は、「余生、もういいかい」の小椋佳の思いをあれこれ想像した。かつて「もういいかい、まぁ～だだよ」と無邪気に遊んだかくれんぼ。「余生」が前に付いているだけで、「もういいよ」と言うには惜しい気がする。「まぁ～だだよ」では老体に鞭打つ感じがして気の毒。聴診器を置こうか迷う私の心境と重なる。

　さすがに往年の伸びやかな声量は影をひそめたが、しみじみとしたトークで十分満足した。特に「少しは私に愛を下さい」が誕生したきっかけである半世紀前の社会の空気感を共有できた。当時日本勧業銀行からシカゴに留学中のとき、社名が変わるという便りが前触れなく舞い込んだ。銀行マンとしてこれからという時だった。程無く第一勧業銀行となり、富士、日本興業銀行と合併し、今のみずほ銀行となっている。「全てをあなたに捧げた私だもの」と続く歌詞には故郷（日本勧業銀行）がなくなった思いが込められている。50 年近く変わりなく医者人生を過ごしてきた私はきっと幸せ者なのだろう。さてこれからどうするか？

朝日歌壇（4/10）より

　　侵略のニュースの解説専門家は「落としどころ」と幾度も言えり　　（観音寺市　篠原俊則）

　　何も無いこの 1 日が大切な日々であるのを知るウクライナ　　（筑紫野市　二宮正博）

健康な町づくりのお手伝い　手づくりたより **生命は宝、健康こそ財産** 蒲生厚生診療所（大阪市城東区蒲生3丁目15-12　06-6931-3807）	第 316 号 2022年（令和4年） **6月1日発行** 発行者　髙本英司

「75才以上の医療費窓口負担2倍化中止」署名、558筆！国会議員に直接手渡しました！

2月から皆さんに協力していただいた署名、目標を越え558筆となりました。全国から8万6千筆。大変ありがとうございました。5月19日国会に届けました。また多くの国会議員と面談出来、75才以上の窓口負担2割中止を訴えてきました。6月2日にも上京します。

議員室に入れて頂き話し込めた国会議員は、10時半を皮切りに柳本顕（自民）、倉林明子（共産）、大石あきこ○（れいわ）、小池晃（共産）、宮本徹○（共産）、宮本岳志（共産）の各氏（○は秘書対応）でした。あと5名の議員秘書に要請できました。写真にありますように、昼には議員会館で全国の開業医の先生方と集会を持ち、9名の国会議員に署名を提出しました。

私の発言は記事で紹介されています（写真の左端が私です）。密度の濃い元気が出る一日でした。やるだけのことはやりましたので、7月10日の参議院選挙では、医療を良くする、戦争には反対する、憲法をまもる国会議員が一人でも多く当選するように願っています。

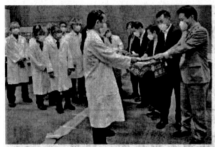

医療費窓口負担2倍化中止の請願署名を国会議員ら（右）に提出する医師ら＝19日、東京都千代田区

75歳以上の医療費負担2倍化中止を

保団連　国会議員らに署名提出

全国保険医団体連合会（保団連・住江憲勇会長）は19日、衆院第2議員会館で集会を開き、岸田政権が10月から実施を狙う75歳以上の医療費窓口負担2倍化の中止を求める、8万6362人分の署名を国会議員らに提出しました。会場とオンラインを合わせて、100人以上が参加しました。

住江会長が「新自由主義改革、改憲論を声高に上げているのが自公政権。低賃金、失業、雇用不安、再分配の劣化は、どれ一つとっても国民生活を破壊に導くものだ。こんな動きに対して、これからも徹底的にたたかう」と強調しました。

全国各地の医師らが、医療費窓口負担2倍化反対への思いや活動を交流しました。神奈川県の歯科医師は「ウクライナ情勢下で物価が上がっている。国がやるべきは、国民の負担をなくし、生活を支えることだ。決して負担増ではない」と述べました。

大阪府の医師は、参院選を意識して医療費窓口負担2倍化反対の署名活動をしてきたことを紹介。「診療所では、患者さん全員が『何とかしてほしい』という思いで署名に協力してくれた。この署名は保団連会員の力だけでは、決して前に進めない。参院選で保団連の力をぶつけたい」と語りました。

集会には、野党国会議員が参加。日本共産党からは、小池晃書記局長・参院議員、倉林明子副委員長・参院議員、宮本徹衆院議員が駆け付け、あいさつしました。 5／20 赤旗

平和の俳句（小学館）より

どの子にもたたかいを嫌う母がいる（御子柴光子）　　平和とは噛みしめて御飯食べること（宮本武子）

過労死も戦死もごめん初鰹（金沢啓明）　　へいわとはありのままにてわらうこと（野村さやか）

核兵器禁止条約第一回締約国会議が今月開催されます。世界の大きな流れに政府も合流を

5月17日にコンゴ共和国は61か国目の国として核兵器禁止条約を批准しました。「核兵器禁止条約の批准は非常に重要であり、世界の平和と安全保障のために批准の価値があると」コメントしました。

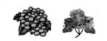

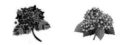

| 健康な町づくりのお手伝い　手づくりたより
生命は宝、健康こそ財産
蒲生厚生診療所（大阪市城東区蒲生3丁目15-12　06-6931-3807） | 第 317 号
2022年（令和4年）
7月1日発行
発行者　高本英司 |

防衛予算毎年上積みし、5年後には11兆円（現在5兆4千億円）、ありえない話‼

　大切な国民の税金を防衛費の2倍化（5兆円増）に使うのは間違いです。国会議員はもっと暮らしの向上に予算を配分するために頭をしぼるべきです。

　自国を専守防衛する目的の防衛予算が、なぜこんなに簡単に国会で可決されたのでしょうか？立憲・共産の力が国会で弱すぎるからです。マスコミも追及する姿勢が弱すぎます。

　政府や自・公・維は「台湾有事」を持ち出して、国民の不安を煽（あお）っています。台湾を中国が武力で今にも統一すると思い込まされ、一足飛びに防衛費増が必要と結論づけるのが原因です。しかし考えてください。中国は武力で台湾に侵攻すると「いつ」明言したのですか？台湾は日本の国土ですか？米軍が居座る沖縄を中国は侵略しようとしていますか？

　自民・維新が先頭に立って緊張感を煽っていますが、企業の言い値で米国製の武器を、国民の税金で買わせようとする政治家に騙（だま）されない様に冷静に考えましょう。

　武力対武力でなく、外交対外交で、平和な安定したアジアを目指していきたいと思います。

　日本国憲法9条、「武力による威嚇（いかく）又は武力の行使」を否定した国連憲章2条が武力衝突を避ける大きな国際的な抑止力になります。

　6月15日に国会は閉会しました。自・公・維・国民の4党は防衛予算増に賛成しています。またすべての予算案にも賛成しています。ついに維新・国民は与党の仲間入りです。

　日本では時代は大きく危険な方向に動いています。7月10日の参議院選挙は、平和な日本をしっかり守る決定的に重要な選挙だと思います。参議院選挙の投票に行きましょう。

医療費窓口負担ゼロ、安心できる年金増、消費税5%、安心して暮らせる政治に‼

　防衛予算を2倍11兆円にするには、5兆円の予算が必要です。5兆円もの大きなお金をどこから用意するのでしょうか。

　岸田政権は具体的なことは選挙が終わってからの作戦か、何も言いません。しかし消費税を12%にするか、医療・社会保障費をさらに削るか、赤字国債をさらに発行するしかありません。どれも国民の暮らしをさらに追い詰め苦しくするだけです。

　一方5兆円あれば、医療費窓口負担はゼロ、消費税8%、年金1人あたり年12万円増のいずれかが実現できる額です。大学授業料無償化、小中学校の給食費無償化などはおつりが出ます。それほどの巨額なのです。

　予算を暮らしに使うことに賛成する国会議員を一人でも多く国会に送りたいです。

俳句：花散る里の病棟（帚木蓬生より）…戦争がいかに悲惨か、戦争は絶対ダメ！

　　桜餅　口ごもりつつ　兵は逝き　／　患者らの　飢えたる小屋に　春の月

　　炎天下　斃れし兵の　腐れゆく　／　夏草の　突き破りたり　しゃれこうべ

　　白き富士　生き永らえて　仰ぎ見る　／　白雪を　仰ぐ我が身は　罪深し

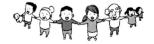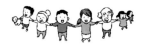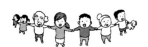

| 健康な町づくりのお手伝い　手づくりたより　**生命は宝、健康こそ財産**　蒲生厚生診療所（大阪市城東区蒲生3丁目15-12　06-6931-3807） | 第318号　2022年（令和4年）　**8月1日発行**　発行者　高本英司 |

医療・介護などの社会保障と年金を削る暮らし破壊の政党が参議院選挙で多数

医療費の窓口負担は75才以上5人に一人の割合（370万人）で10月より2割、すなわち2倍となります。物価高にも関わらず年金はすでに4月より年0.4%減らされています。介護保険料は本人の年金などの合計所得金額が125万円以下の方でも1年間で約10万7千円払っています。このような国民にとっては本当に困る制度を進めているのが自民、公明、維新です。今回の参議院選挙で3分の2の議席を占めました。医療・社会保障は目に見えて今後も悪くなるのは確実です。残念ですが、10月まで窓口2倍化反対でがんばりましょう！

9条改憲、軍事費の大幅増を強引に進める政党が、日本の平和を壊している

積極的に憲法9条を変えようという動きが自民、公明、維新などからあります。自衛隊が現に存在するのだから9条に自衛隊を書き込み平和憲法を無き者にしようとする動きです。

ロシアのウクライナ侵略の報道をきっかけとして、「中国が台湾を武力で統一する」、「日本も武力を強化すべき」と短絡的な話が、マスコミを通して連日宣伝されています。日本は今でも世界9位の指折りの軍事大国です。防衛予算は現在5兆4千億円で、毎年国民の税金で増え続けています。防衛予算を早い時期に2倍、11兆円に増やし、世界で3位の軍事大国にするというのが岸田政権の政策です。社会保障充実より軍事費優先の内閣です。

中国へ侵略し、大東亜共栄圏を夢みた軍国主義の時代へ、再び国民を引きずり込もうとする国会議員が、選挙で多数当選したことは残念ですし、大変危険な状況です。

参議院選挙は私達の暮らしを良くする絶好の機会でした。ご協力に感謝します！

「頑張ったのに！友達誘って一緒に行ったのに残念」、「Kさんに投票したのに残念、また署名協力しますよ、言って下さい」、「選挙近づきましたな～先生誰入れるの？Kさんや、わし巽中学やから忘れへんわ、友達に喫茶店で言うとくわ」、「選挙は行けへん、誰がなってもおんなじや」、「直前の安倍元首相の銃撃で自民に票が流れた」、「国葬などもってのほかや」など、たくさん意見を頂きました。選挙の期間ならではの診察室の楽しい会話でした。

陰ひなたなく協力・応援して下さったみなさん。感謝とお礼申し上げます。

今月の俳句

納涼映画に頭うつして席を立つ（田川飛旅子）…ピンとくる人は高齢者

おもしろうてやがて悲しき鵜舟（うぶね）かな（松尾芭蕉）…鵜の方が悲しいのでは

さふいへば鼠（ねずみ）花火のようなやつ（鷹羽狩行）…必ずいますね

大ジョッキ驕（おご）りし方が早く酔ふ（田川飛旅子）…ラッキーもう一杯

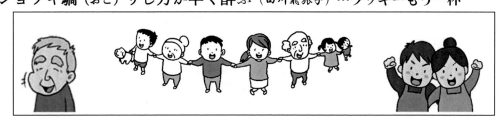

健康な町づくりのお手伝い　手づくりたより **生命は宝、健康こそ財産** 蒲生厚生診療所（大阪市城東区蒲生3丁目15-12　06-6931-3807）	第319号 （最終号） 2022年（令和4年） 9月1日発行 発行者　髙本英司

長い間お世話になりました。「生命は宝、健康こそ財産」は319号で御開きです！

患者さんと遠慮なく話が出来、人間同士の交流を深めた充実した毎日。感謝❣

　心の健康は気持ちの持ちようでいろいろ変わります。これからもおたがいに病気とうまく付き合いながら毎日を大切に送りましょう。

　さて医師としての生活は基本的な平凡ともいえる確認作業の連続です。「具合はどうですか？」「どうか？と言われても、自分では分かりません」というやり取りから始まります。毎日、毎回、心臓の音、呼吸の音を聴き、ベッドに寝てもらってお腹の具合、肝臓脾臓は腫れていないか、足はむくんでいないかと、確認しながら診察していきます。最後に「よっしゃ、大丈夫や！」と言うのが口癖になりました。患者さんと私にとっては当たり前ですが、初めての患者さんは、「聴診器を当ててもらったのは久しぶり」と言われる方もありましたが、その繰り返しで50年も経ってしまいました。

　10年程前のことでした。以前は背中の呼吸音を上・中・下、左右で6回聴いていましたが、多忙で上・下、左右の4回に減らしました。肺がんで亡くなられましたが、75才の口数の少ない工務店の親方が、すかさず「先生減らしたな、なんでや？」と言われてしまいました。それだけ患者さんは診察に敏感なのだと、教えられました。

　書ききれませんが、感謝されたり、怒られたり、様々なことがありました。癌などの病気を見逃した時は随分落ち込みました。また孤独死、孤立死は意外にたくさん経験しました。今でも助ける方法がなかったかと考えてしまいます。ある患者さんは、「毎月まずお米を買います。お金が無くなっても、お米があれば飢え死にしませんから」と。経済大国の日本なのに社会保障はまだまだだと思い知らされます。

　人生の最後である臨終の場面にも、家族の皆さんと一緒に数えきれないほど立ち合わせて頂きました。医師になったことで、患者さんの人生の一部ですが伴走する時間も経験し、何倍も充実した生活でした。

　患者さんや家族の方々の言葉から医療・介護・福祉制度を良くしていこうという勇気と元気をもらいました。これからも社会保障を充実させるために微力を注ぎたいと思っています。

遠足、集い、健康教室、趣味の会、皆の力で開催した交流会は良き思い出です

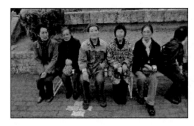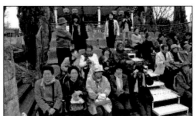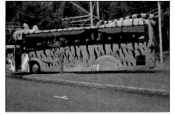

2011.11.4 遠足（姫路セントラルパーク）

283

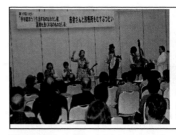
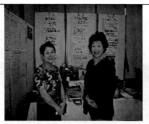
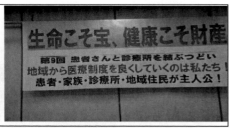

第 10 回つどい 2008.11.15　　趣味の会展示 2011.1.16　　第 9 回つどい 2007.11.18

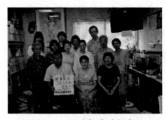
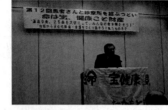
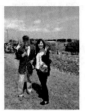
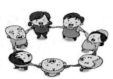

2009.7.17 健康教室　　第 12 回つどい 2011.1.16　　2014.4.27 淡路島・鳴門遠足

より良い医療を目指し働く事が出来て良かったです：久家より皆さんへ

先生のように「聴診器を置く」なんてかっこいい（でも分かりにくい(笑)）言葉はないのですが、この 9 月いっぱいをもって退職させて頂きます。看護師として働いて 45 年、3 人の子育て。上二人は産後 2 か月から当然のごとく働いていました。趣味が特にない私にとって、やるべき事がはっきりし、報酬が得られる看護職はやりがいがあり、発散の場（たとえば患者さんの名前を大声で呼べる）でした。

しかし覚えられない、忘れる、疲れるは年齢と共に進み、夫の介護などで仕事を続ける気持ちは途切れ、区切りをつける事にしました。

「頭のてっぺんのできものから、足の先の水虫までじっくり診察してみたい」。先生がたより 1 号に載せた診療所を始める時の思いです。今も先生は聴診器で胸（心臓）と背中（肺）の音を聞き、ベッドに寝てもらいお腹、足を診て変化がないか確認して、「大丈夫だったか？」と聞きます。これぞかかりつけ医ですよね。そんな先生と共に、たかもと診療所で 10 年半、ここで 7 年、より良い医療を目指し働く事が出来て良かったです。

7 年前、ここ蒲生厚生診療所に皆さんと移り、改めてチーム力の大切さを感じました。医師の診断、治療はもちろんですが、受付の気付き、看護師の「見抜く力」「寄り添う力」「ケアマネや介護職員への協力要請」などが患者さんの生活を支えていると思いました。先生が強調している総合力ですね。私も出来れば皆さんが、これからも、ここでの診察・治療を続けていかれる事を希望します。

皆さん、共立会たかもと診療所からのお付き合い、本当にありがとうございました。

拡がれ♥憲法 9 条は世界平和の柱。スペインのカナリア島、トルコにもある 9 条の碑

日本には 9 条の記念碑が 18 カ所あるのをご存じですか。読谷村など沖縄には 7 カ所、広島、岡山、岐阜、静岡には 1 カ所、長野、茨城には 2 カ所、石川に 3 カ所あるそうです。まだあるかも知れません。訪ねてみたいですね。もっともっと増えればと思います。

世界では軍隊・戦争を放棄した国は、中米コスタリカ、フィリピン、パナマ、エクアドルなどがあります。日本憲法の前文でも戦争放棄が明確ですが、防衛予算を二倍にし、戦争準備に一番熱心な国となっています。戦車や戦闘機、ミサイル、軍艦の購入に税金を使うことは反対です。医療福祉・社会保障に税金を投入する政府をつくりましょう！が私のしめくくりです。

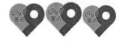
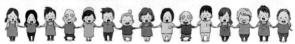
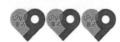

「患者さんと診療所を結ぶつどい」テーマと内容一覧

第1回　患者さんと診療所の出会いを大切に、より豊かな地域医療を求めて
(1999.12.19)

学習　「大阪の結核、私たちの注意すること」　高松勇氏（羽曳野病院医師）

　　　「介護保険実施　どうなる私たち」　藤岡信子氏（大阪市職員介護福祉士）

患者さんの話「私と病気の二人三脚」　二木豊子さん

来年の行事の年間計画について

　健康教室、ふれあい教室、一緒につくろう会、春秋の遠足、バザー、健康靴販売など

第2回　みんなで考えよう介護保険、豊かな老後を生み出すために　(2000.10.22)

学習　「介護保険の制度」　河上賢氏（大阪市職員）

患者さんの話「介護保険について思うこと」　井上雅之さん

血圧測定実習コーナ　相談コーナ（薬、健康、病気、食事、介護保険）

体験学習コーナ　だし汁塩分量当てクイズ　この食事は何カロリー当てクイズ

第3回　いつでも、どこでも安心して受けられる医療を。医療・介護の充実なくして老後の安心なし、病気と二人三脚、人生楽しまな損、いかに余暇を楽しむか。
(2001.11.18)

講演「わが国の医療制度は世界一、大幅患者負担増を前提とする医療改革は大改悪」　高本所長

患者さんの話「いかに病気と仲良くしながら余暇を楽しむか」　南野泰男さん

体験学習コーナ　クイズ（出汁塩分量順番当て、カロリー量順番当て）、リラックス体操

第4回　一緒に地域で生きよう、老いも若きも！医療・福祉の充実で安心した暮らしをしたい！
(2002.11.7)

講演「小泉内閣の考える医療改革は、患者にとってプラスかマイナスか？」　高本所長

患者さんの話「闘病生活」　岩崎巌さん

大正琴・ギターの演奏　岡野ちづ子・瀬尾睦美・山田一朗さん、インド舞踊　糸山基子さん

体験学習コーナ　塩分量当てクイズ

食事（一回に食べるご飯・果物のカロリー・一日の適正カロリーは？）標準体重・肥満度、

食事相談コーナ、手作りコーナ（コースター作り）、リラックス体操

第5回　お互いに助け合って暮らそう、老いも若きも障がい者も！医療福祉の充実で豊かな街づくりを！
(2003.11.23)

講演「戦争出費より医療福祉出費を優先する平和・福祉国家作りを展望する」　高本所長

患者さんの話「闘病生活」　川崎恭子さん（職員代読）

童謡合唱　ギター・大正琴の生伴奏で

アピール紹介　1）無防備都市宣言運動、2）宅老所　みんなの家"まんま"

体験学習コーナ　塩分量当てクイズ、1200キロカロリはどのくらい？（和食の献立展示）、

標準体重、体脂肪は？　未精製穀類３分づき米の試食、リラックス体操・ゲーム

第６回　地域の診療所から、信頼感で結ばれる医療を、さらに積み上げよう！公平な医療、安全な医療、分かる言葉で話す医療　　　　　　　　　(2004.11.7)

講演「患者さんと歩んだ診療所の十年」　高本所長

記念講演「老いることを脳はどう表現しているのか」　上田進彦氏

　　　　　　　　　　　　　　　　　　　（大阪市立総合医療センター神経内科部長）

患者さんの話「両膝の手術にチャレンジして」　豊永梅千代さん

童謡メドレー　ヴァイオリン演奏　磯野寿々子さん（京都山田音学院などで講師）

　　　　　　　キーボード演奏　塩野基子さん

体験学習コーナ　塩分量当てクイズ　標準体重・肥満度は？ 1200キロカロリの食事展示、リラックス体操

第７回　日本の医療制度は世界一、混合診療に反対し京橋地域の医療を発展させよう。戦争の歯止め、平和憲法は日本の誇り、軍事予算を削り、医療福祉に予算を　　　　　　　　　　　　　　　　　　(2005.11.20)

講演「大阪大空襲と憲法９条」　小山仁示氏（関西大学名誉教授）

医療制度学習「2006年医療制度はどう変わろうとしているのか、健康も命も金次第」　高本所長

体験学習コーナ　味噌汁塩分量当てクイズ

健康クイズ　一杯飲み屋（身体に良い飲みかたは？）一緒に計算しましょう

　　　　　　体脂肪率、標準体重は？　野菜１日350gはどれくらい？

第８回　平和で安心して暮らせる街大阪、医療福祉の改悪に声を上げよう私達　　　　　　　　　　　　　　　　　　　　　　(2006.11.5)

講演「エピソードで綴る大阪の陣、元和偃武（げんなえんぶ）」　渡辺武氏（前大阪城天守閣館長）

学習「知って得する医療福祉制度と改善すべき点」　別所陽氏（大阪府保険医協会）

学習「患者さんと考える処方、服用の仕方は十人十色」　高本所長

体験学習コーナ　味噌汁塩分量当てクイズ　健康クイズ　一杯飲み屋＋外食バイキング

体脂肪率は？

第９回　地域から医療制度を良くしていくのは私達！患者・家族・診療所・地域住民が主人公！　　　　　　　　　　　　　　(2007.11.18)

講演「来年では遅い、どうなる医療改革、今のうちに政府・大阪府・大阪市に物申そう」　高本所長

公演　男声合唱団「昂」　指揮本並美徳さん　ピアノ近藤静さん　合唱団の皆さん

その他　趣味・展示コーナ　写真　アートフラワー　俳句　短歌　くす玉　書道　絵画

　　　平和・自然保護を考えるコーナ　ジュゴン　イラクのこどもたちの写真展

　　　学会・研究誌などに発表したものの展示

　　　中国訪問・交流の展示（悪魔の731部隊）

　　　懐かしの紙芝居の原画の展示

　　　診療所の取り組みコーナ　健康教室案内　つくろう会の作品展示

　　　ジェネリック医薬品論文の紹介　健康靴の販売と相談コーナなど

第10回　手をつなごう！生活するのは私たち、医療をよくするのも私たち
（2008.11.15）

話題１）「橋下府知事の大阪維新プログラム−医療福祉削減のすごい中身を平易に解説」

若林直樹氏（大阪府保険医協会）

話題２）「大阪府・大阪市の驚きの不健康都市、いますぐ治療すべき課題とは」　高本所長

公演　大阪楽団　生演奏でなつかしきなにわ大阪の記憶をたどる

その他

　……上記以外にも2006年までは写真（楠瀬幸男、水谷康一、山路芳美の皆さん）、俳句（杉本栄、二木豊子の皆さん）、短歌（高田和子さん）、刺繍（藤田環さん）など患者さんからの出展、多くの患者さんからのご厚意の品々によるバザーなどが行われました。

　扶桑会館の閉館にともない京阪ホテルに会場の変更を余儀なくされ、現在は講演が中心となっています。

　ただ谷本マツエさんを中心とした作ろう会の皆さん、津田ウメヨさんによる手作りの「つどい」参加記念品を皆さんに配布させていただいています。

　それ以外にも多くの患者さんのご協力で、「つどい」を毎年開催出来ます事を、紙面を借りてお礼申しあげます。ありがとうございます。……（2009.10.18 高本所長）

第11回　憲法９条、25条を大切にして、みんなの命を輝かそう！安全・安心の医療福祉政策が実行されるか、新政府に注目を！
（2009.10.25）

記念講演　未来につなぐいのち−平和と人権を求めて−　藤野高明氏（元全日本視覚障害者協議会会長）

ホットな話題　新型インフルエンザ撃退法　高本所長

音楽のひと時　懐かしき歌・ラテン音楽　大橋剛さん（バンドネオン）

草野友善さん（キーボード）

第12回　憲法９条、25条を大切にして、みんなの命を輝かそう！地域から安心の医療・介護をつくり出そう！私たちの手で
（2011.1.16）

記念講演　上がり続ける保険料！国民健康保険と高齢者医療はどうなっていくのか？

寺内順子氏（大阪社会保障推進協議会事務局長）

ホットな話題　医療に上手にかかるために−診療所と病院の役割の違い−　高本所長

音楽のひととき　坂元いづみさん（トロンボーン）、福本一夫さん（キーボード）

第13回　大阪の医療福祉・防災の現状と将来を考える
（2011.11.12）

報告１　大阪では病気、失業者、自殺はなぜ日本一多いのか　高本所長

報告２　私たちの街の防災は？30年以内に50％と予想される南海地震と原発事故への準備

渡辺征二氏（大阪府保険医協会）

特別報告　キューバ医療視察の報告とそこから得た医療福祉・防災の考え方　高本所長

第14回　保険料は高すぎる！知って得する保険の知識
（2012.11.3）

講演　くらしに役立つ制度のポイント　別所陽氏（大阪府保険医協会）

報告　なるほどうまく出来ている人間の体、絶妙の調節機能の秘密を知る　高本所長

音楽のひととき　歓喜の歌、旅愁、幸せのワルツ、花は咲く、山の音楽家

第15回　健康長寿はお口から　　　　　　　　　　　　　　　（2013.11.16）

記念講演　口呼吸は万病の元・かむことと脳の活性化・健康長寿の二つの法則

小山栄三氏（大阪府歯科保険医協会元理事長）

音楽のひととき　吾亦紅、プカプカ、お・ふ・く・ろ、遠き昭和の GINJIギターライブ

話題提供　みんなの願い！どうすればポックリ成仏できるの？　高本所長

第16回　診療所の20年間を振り返る　　　　　　　　　　　（2014.11.29）

講演1　医療・介護はここまで悪くなる！そうさせないためにまず知ろう‼

講演2　あの患者さん、この患者さんを通して診療所の20年間を振り返る　高本所長

音楽のひととき　つどい初登場♪シャンソン歌手　梨里香さん

パネル展示　森村誠一著「悪魔の飽食」で世に知られた「731部隊の蛮行」

第17回最終回　診療所21年の経験からより良き医療を目指し、今の医療に不足しているものについて考える　　　　　　　　　　　　　　　　　（2015.10.6）

報告　「骨太の方針2015」と国民皆保険解体のシナリオ　知識を身につける大切さ

報告　より良き医療をめざした診療所の21年　出来たこと、出来なかったこと　高本所長

＊＊2015年10月31日をもって、医）共立会　たかもと診療所は閉院し、診療所スタッフ（林由子、久家久美子両看護師、土井香織医療事務職）と多くの患者とともに蒲生厚生診療所に移籍し診療を継続することになった＊＊

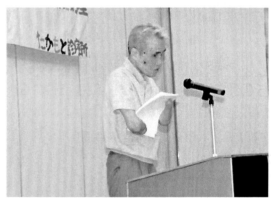

第11回つどい　藤野高明氏講演（2009.10.25）

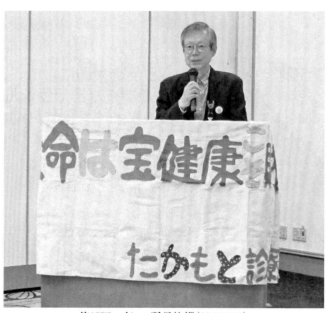

第17回つどい　所長挨拶（2015.10.6）

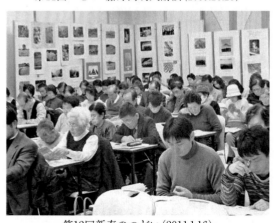

第12回新春のつどい（2011.1.16）

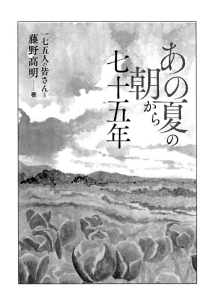

あの夏の朝から七十五年
（一七五人の皆さんと藤野高明―著）

「生命は宝、健康こそ財産」の
診療に導かれた一期一会

　その節は大変お世話になりました。思いがけないお手紙ありがとうございました。お元気で何よりです。私は、21年間開設してきた「たかもと診療所」を閉じ、2015年から蒲生診療所の勤務医として、「たかもと診療所」の患者さんと共に移籍し診療を継続しています。

　12年前の藤野高明さんとの出会いは一生忘れません。講演直前まで両腕に原稿を挟まれて点字を舌読により準備されていたことを鮮明に記憶しています。

　現在も発行している診療所だより「生命は宝－健康こそ財産」の当時の記事（172号）を取り出し思い出しています。

　2009年10月に「第11回患者さんと診療所を結ぶつどい」を開催しました。テーマを「憲法9条25条を大切にして、みんなの命を輝かそう！」にしました。そして記念講演「未来につなぐいのち：点字の獲得は光の獲得でした」を藤野さんにしていただきました。110名の患者さん方に、深い大きな感動をもって講演が受け留められたことが、アンケートから伝わってきました。

　「貴重なお話を聞かせていただきました。戦争体験など、これまでも聞くことがありましたが、どこか自分とは遠い話のように感じていたように思います。差別的な考えは持っていないつもりでいましたが、無知で無関心なこと事態が、障害を抱える方々の苦労やつらさの一因になるかもしれないと感じました」と藤野さんの講演趣旨が共有されていると感じました。

　今も患者・家族の皆さんの希望に沿った診療を心がけていますが、私自身も高齢となり体力の衰えを感じますが、藤野さんを良い手本にして頑張りたいと思います。

　紙面を借りて近況を報告します。20年来大阪府下の開業保険医、勤務医で構成する大阪府保険医協会でも活動しています。協会はコロナ禍で感染拡大を食い止めるために、PCR検査の拡充や皆さんの希望に沿えるようなワクチン接種実施の実現に向けて国や府に要望し続けています。またコロナ下で長期にわたる外出制限で高齢者の皆さんの足腰は目立って衰え、精神的にも追い込まれてうつ状態になられている方も多く見られます。患者・家族や地域の人びとにしわ寄せが及んでいる見過ごせない状況を改善するために、広く社会保障の充実を目指す活動を続けたいと思います。

　生きていくことの条件が厳しい方々を基準に、生きていて良かったと思える社会を皆の総意で実現していきたいと念願しています。そのためにも近日中に発行されるご著書を楽しみに心待ちしたいと思います。これからもお体に留意されご活躍をお祈りいたします。

2021年7月18日　**高本英司**

健康教室・医療学習会など開催テーマ

　　診察時に個々の患者さんに応じて、病状の解説をしていたが、多忙になるにつれて御座なりになった。

　　患者さん同士の経験談も交流できる場として、健康教室を開いた。同時に医療制度の学習会も織り交ぜた。

1995年

11月5日　「気管支喘息をふっとばせ！」羽曳野病院高松勇先生　個別相談

1996年

2月17日　「動悸・息切れから心臓病を疑う」

5月25日　「血圧ってなに？」聴診器を使って血圧測定の練習も実習

8月24日　「糖尿病初級講座、高血圧は何故こわいのか」

1997年

1月16日　「C型、B型肝炎とうまくつきあうには」検査結果の読み方も勉強

3月19日　「コレステロールと成人病、食事」

5月21日　「くすりはなぜ効くのか、くすりの飲み方」

7月16日　「血圧と成人病」「塩分と食事」家庭のだし汁の塩分量を測定

9月17日　「血糖と成人病」

11月19日　「心臓病と運動」心臓が弱い人でもここまで運動して大丈夫

12月17日　「風邪をひいたらどうするか、ひかないためにどうするか」

1998年

2月18日　「血液検査用紙の読み方」　知れば自分の体がよくわかる

4月18日　「健康にダイエットするための食事の工夫」食べたい！食べられない？

6月17日　「薬の疑問に答える」私の飲んでいる薬の効力、副作用を知る

8月19日　「家の料理は甘口、辛口」塩分は体に必要、されど取り過ぎは？

10月21日　「慢性病にとって歯はどんなに大切か」宇井歯科宇井先生のお話

11月28日　「足・靴・健康：足下から健康を見直す」

　　　　　　　　　　　　　　　　　東京厚生年金病院　主任理学療法士田中尚喜先生

12月19日　「老化予防の私の工夫」「来年の健康教室のテーマ選び」

1999年

2月17日　「古くて新しい病気－肺結核」

4月21日　「介護保険を料理すれば」

6月16日　「タフな胃がバテル時」

8月11日　「血圧はなぜ変動するのか」

10月20日　「糖尿病－このやっかいな病気と仲良く暮らすには」

12月19日　「患者さんと診療所の出会いを大切に、より豊かな地域医療を求めて明日へ！」

2000年

1月19日　「介護保険実施直前最新情報について」

3月15日　「薬の飲み方、効果、副作用」

4月26日　「命の源・食事について」パートⅠ　高脂血症・糖尿病

5月24日　「検査値の読み方」患者さんのデーターをもとに

7月19日　「役に立つ消毒の仕方・包帯の巻き方」

9月20日　「命の源・食事について」パートⅡ　塩分・高血圧

11月22日　「アルコール・タバコについて」

12月20日　「一年間の教室の反省会と来年のテーマの検討会」

2001年

2月21日　「花粉症の原因と治療」

4月18日　「家庭と診療所で血圧はこんなにも変わる」

6月20日　「慢性肝炎とは？養生とは？」

9月19日　「気管支喘息の最新治療について」

12月20日　「三例会の合同反省会」健康教室・一緒に作ろう会・ふれあい教室

2002年

2月20日　「胸痛の時考えなければならない病気」

4月17日　「息切れで考えなければならない病気」

6月19日　「下痢で考えなければならない病気」

9月18日　「頭痛で考えなければならない病気」

2003年

2月19日　「便に血が混じる、どうしよう！」

4月16日　「家庭血圧と診療所の血圧、なぜ違う？」

6月18日　「食中毒、大変！家での治療は？」

8月20日　「救急箱の中身はどんなものが適当か？」

10月15日　「風邪とインフルエンザの見分け方」

2004年

2月18日　「腰痛はなぜ起こる？」

4月21日　「薬の飲み方、飲み忘れた時の対処」

6月16日　「栄養ドリンクの功罪」

9月15日　「タバコを止めたい人は必見」

2005年

2月16日　「納得！血液検査の見方と具体例」

4月20日　「現代病　忍び寄る脂肪肝とその対処法」

6月15日　「糖尿病の基礎知識とこわい合併症について」

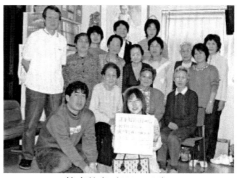

健康教室（2005.4.20）

2006年

2月15日　「サプリメントを上手に利用する」

4月19日　「気管支ぜんそくの治療の進歩」

6月21日　「高齢者に適した運動」

8月23日　「高血圧、血圧測定と値の見方」

10月18日　「薬の飲み方、忘れたときの対処法」

2007年

3月14日　基礎シリーズ「腹痛について」

5月18日　基礎シリーズ「胸痛について」

7月18日　基礎シリーズ「脱水について」

9月19日　基礎シリーズ「救急蘇生法」

2008年

1月16日　「脳卒中の危険信号を見逃すな」

3月19日　「後期高齢者制度」などについて

7月16日　「薬の値段は高いほど、よく効くか？」

9月17日　「ガンにならない方法はあるかないか」

2009年

3月18日　「知って得する血液検査の読み方」

5月20日　「知って得する介護制度の利用の仕方」　介護保険意見書を使って

7月15日　「知って得するメタボ健診検査の見方」

9月16日　「"寺谷一紀の医療どぉーナル"」ビデオ学習

2012.3.3近畿決起集会（御堂会館）に患者さんと参加

2010年

2月21日　医療学習会府民のつどいにて講演　患者さんとともに参加（エルおおさか）

「地域に生きる診療所から見た医療・福祉セーフティーネットの現状と改善策」

4月14日　「糖尿病の合併症、早期発見・早期治療」

6月23日　「賢い受診の仕方、診療報酬の変更点」

10月20日　「しのびよる動脈硬化がもたらす病気」

2011年

6月8日　「行ってびっくり、キューバ医療視察の報告」　健康相談

8月31日　「放射線被爆で身体はどうなるか」

2012年

3月3日　近畿総決起集会　患者さんとともに参加（御堂会館）

「ストップ！　社会保障と税の「一体改革」～やさしい社会を作ろう～」

6月10日　市民公開講座　患者さんとともに参加（中之島公会堂）

「アフガンの大地から観る明日の世界と日本」（中村哲医師）

2013年

3月31日　市民公開講演会　患者さんとともに参加（エルおおさか）

「原発と憲法9条を考える」（小出裕章氏）

7月17日　「日本国憲法のすばらしさを学ぶ」

2014年

2月15日　近畿総決起集会　患者さんとともに参加（御堂会館）

「いのちを奪う暴走政治にストップを」

4月16日　「医療、福祉制度の改悪プログラム法の学習」

10月13日　学習講演会にて講演　患者さんとともに参加（エルおおさか）

「医療・介護総合法案で、今後の地域医療・介護はどう変わるか」

2015年

3月6日　「これ以上払えません　年金・介護保険料・国保料」

4月3日　「これ以上払えません　パートⅡ」

4月22日　「大阪都構想について」

一緒に作ろう会のあゆみ

　診療所開設１年後からの長い歴史です。患者さんから、診療所で使っていたリボンのハンガー（和田さん作成）を作りたいと要望を受け、始まりました。講師は谷本さんを中心に患者さんです。布地の他にネクタイ、貝殻、ひもなど色々用意して頂き、どれも唯一無二の作品となりました。「ここはこうよ！」教え合い、患者さん同士の繋がりも広がりました。

1996年
1月22日	リボンのハンガー
3月27日	王冠を使って
7月24日	フラワーたわし
12月9日	暮らしに生かす折り紙

1997年
2月19日	変わりおてだま
4月16日	わらじ
6月18日	テレフォンカードの小物入れ（しあわせ貝）
8月20日	ビーズのアームバンドとキーホルダー
10月15日	ポケットティッシュケース
12月10日	お正月の祝い箸

1998年
1月21日	ミニお雛様
3月18日	虎の置物
5月20日	ポプリ人形
7月15日	代わりバッグ（１）
9月19日	代わりバッグ（２）ハイハイキュウピー
11月18日	お正月のリース

1999年
1月20日	ウサギの眼鏡ケース
3月17日	ネクタイ地のベスト（１）
5月19日	ネクタイ地のベスト（２）（しあわせ貝）
7月21日	ネクタイ巾着
9月8日	蝉の巾着
11月17日	龍の置物

2000年
2月16日	ペットボトルケース
4月12日	雨傘布を使った買い物袋
6月21日	ネクタイ布を使ったポシェット
8月16日	牛乳パックの小物入れ
9月13日	六角コースター

2001年
1月17日	干支の置物　巳
3月21日	布製くすだま様飾り
5月16日	キューピーのおてだま
7月18日	ふくろう（梟）
10月17日	布製手提げバッグ

2002年
1月16日	干支の壁掛け　午
2月13日	お雛様
5月15日	布製財布（１）
6月12日	布製財布（２）トンボのブローチ
7月17日	携帯裁縫バッグ
10月16日	冬物ウールベスト

2003年
2月5日	節句の飾り鯉（１）
3月19日	節句の飾り鯉（２）
5月21日	くすだま（折り紙を使って）
7月16日	布製のピエロ
9月17日	袋物
10月22日	来年の干支の押絵　申

2004年
1月21日	わらじ（布とひも）作り
3月17日	チューリップ型の布製の根付
5月19日	人形お手拭タオル
7月21日	おじゃみ様巾着
10月20日	台風のため中止

2005年
1月19日	干支の置物　酉
3月16日	ねこのブローチ

5月18日　アートフラワー（すみれ50輪）

7月20日　ネクタイで作る手提げ

9月21日　ねこの置物

2006年

1月18日　干支の置物　戌

3月15日　布製小型手提げ袋

5月17日　ロープで作る根付

7月19日　布で作るトンボのブローチ

9月20日　フェルト製犬の顔の飾り

2007年

4月18日　ふくろうのブローチ

6月20日　和布の端切れで作る鍵入れ

8月22日　和布の小物入れ

10月17日　和布で作る魚型のコースター

12月19日　和布で作る次年度の干支の置物
　　　　　　鼠

2008年

2月20日　毛糸で作るコサージュ

4月16日　端午の節句飾り　こいのぼり

6月18日　卵の殻で作るポプリ

8月20日　どんぐりのトトロ

10月20日　ピエロの置き物

12月17日　ミニ羽子板

2009年

2月18日　貝殻を使ったひよこ

4月15日　フェルトのつり人形

6月17日　兜をかぶった人形

8月19日　ウサギのお月見　壁掛け

10月21日　肩たたき棒作り（本年度つどい
　　　　　　参加記念）

12月16日　次年度の干支の置物　寅

2010年

2月10日　お雛様

4月21日　スリッパの小物入れ

6月16日　洗濯バサミの人形

8月18日　小鳥のブローチ

11月24日　軍手で作る次年度の干支の置物
　　　　　　卯

2011年

1月19日　河童の置き物

3月16日　三角形の小物入れ

5月18日　七夕飾り

9月21日　かばん型のブローチ

11月16日　うさぎorネコの置き物

2012年

1月18日　干支の置物　辰

3月21日　ねこのブローチ

5月16日　中型きんちゃく袋

7月18日　風鈴

9月21日　吊るし飾り（前半）未完成

2013年

未開催（主催者：闘病中にて）

2014年

5月21日　人形の根付け

10月22日　草履の根付け

2015年

1月14日　和紙で作る傘

5月20日　帽子のブローチ

9月19日　ふれあい教室と合同茶話会

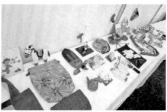

これまでの作品の展示コーナー

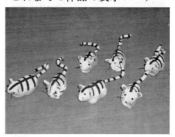

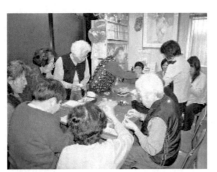

寅づくり風景（2009.12.16）

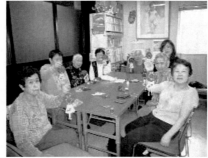

布製のピエロ完成！（2003.7.16）

次年度干支の寅づくり（2009.12.16）

ふれあい教室のあゆみ

　2000年インスリン友の会として発足しました。食事療法や運動療法など広く皆さんと学んでいきた
く、患者さん（花岡さん）の発案で「ふれあい教室」に名称変更しました。クイズや野菜料理の試
食、ウオーキングなど楽しく学びながらの15年間でした。

2000年

3月23日	糖尿病に罹った経過やインスリン注射を受け入れるまでの心の葛藤
5月17日	高血糖と便秘について
6月15日	一週間の食事献立と排便の有無との関係
7月3日	食事内容と排便の有無を記録したものを基に食事をもう一度捉え直す
8月10日	今までの復習と分からないことを出し合い考える　ビデオ（糖尿病）
9月14日	運動療法について・・概論・ビデオ　自己血糖測定のデモンストレーション
11月16日	運動療法についてパートⅡ　困っている事・気づいた事
12月9日	合併症（どんなものがあるか・その注意点）

2001年

1月11日	合併症その2　ビデオ（目の病気）
2月8日	合併症その3　腎臓の働き・体調不良時の対処の仕方
3月8日	食事について　必要な栄養を低カロリーで摂るには、どの様に工夫したら良いか
4月7日	美味しく、身体に優しいダイエット
5月9日	美味しく、身体に優しい食べ方パートⅠ
7月4日	美味しく、身体に優しい食べ方パートⅡ
9月5日	美味しく、身体に優しい食べ方パートⅢ
11月7日	運動のコツ

2002年

1月23日	運動のポイントパートⅡ　困っている事　外食の食べ方
3月6日	外食の摂り方　大阪城梅林（運動を兼ねて）
5月1日	糖尿病の薬物療法
7月3日	低インスリンダイエットとは
9月4日	身体に優しい美味しい食事の摂り方　クイズ
11月6日	美味しく食べてダイエット

2003年

1月22日	油脂について　困っている事・分からない事
3月5日	調味料と嗜好品
5月7日	高脂血症の食事
7月3日	便秘
9月3日	糖尿病と眼の病気（合併症）
11月5日	果物

2004年

1月14日	病気を遠ざける食事を美味しく摂るには

3月10日　減量と運動の捉え方

5月12日　油・油脂について

7月14日　ダイエットに効果的な食材の選び方（グリセミック・インデックス）

9月8日　地中海スタイルダイエットとは

2005年

1月12日　高脂血症と嗜好品

3月12日　高脂血症と油脂

5月11日　高脂血症とは　食物繊維とは　摂る工夫

7月13日　高脂血症と運動

9月14日　骨粗しょう症を予防する為には

2006年

1月25日　350g野菜計量体験

3月8日　野菜の働きについて（1）何をどれだけ食べられるか（炭水化物・果物）

5月24日　野菜の働きについて（2）何をどれだけ食べられるか（蛋白質・牛乳と乳製品）

7月12日　何をどれだけ食べられるのか（油脂・調味料・野菜・きのこ・海藻）

9月14日　血糖と脂質と食事の関係

2007年

1月24日　"つどい"で行ったバイキングコーナーをもう一度

4月11日　運動を無理なく続けるには？

6月13日　人工甘味料、調味料の使い方

8月8日　一日の過ごし方と食に対する捉え方

10月10日　生活リズムと食生活　快食・快便を得るためには

12月12日　野菜を食事に取り入れるには　おせち料理の食べ方

2008年

2月13日　食べ過ぎない工夫　ストレッチで動作をスムーズに

4月9日　バランスのとれた食事とは

6月11日　膝・腰に負担をかけない続けられる運動

8月13日　惣菜を上手く利用する工夫

10月8日　骨粗しょう症を予防するためには

12月10日　乾物の量を測定　食品添加物との付き合い方

2009年

2月25日　食品の賞味期間と消費期間の違い　食の安全・安心とは

4月8日　調理方法による野菜の栄養価の違い

6月10日　運動の効果、体重のコントロールとは

8月26日　バランスのとれた食事とは？　主菜・副菜の区別とは？

10月14日　塩分を摂り過ぎない工夫　みそ汁で塩分量測定

12月9日　食べ過ぎない工夫（お正月に向けて）

2010年

3月17日　梅林ウオーキング

5月19日　メタボダイエット　手軽にできる運動　キャベツ料理試食

7月21日　歯と健康　簡単野菜料理試食（モロヘイヤ、ゴーヤ）

9月15日　病気を遠ざける食事　野菜料理試食（小松菜、なす、セロリ）

11月17日　メタボダイエット　復習と最終まとめ　野菜の必要量と自分がとっている量

2011年

2月16日　病気を遠ざける食事（中性脂肪編）転倒予防の運動

4月20日　一日に摂っている塩分を概算してみよう！　転倒予防の運動

6月15日　花菖蒲散策ウオーキング

8月24日　エネルギーを抑えても満足！献立のコツ

10月19日　野菜、果物を美味しくたくさん食べるコツ

12月22日　単身者や男性におすすめ食事の工夫（主婦のお知恵拝借）

2012年

2月15日　骨を強くしましょう

4月18日　塩分について

6月20日　青空の下大川べり新緑ウオーキング

8月22日　低カロリーで美味しいおやつ

10月17日　アンチエイジングと食べ物（発酵食品について）

12月19日　ぽっこりお腹を改善するにはどうすればいいの？

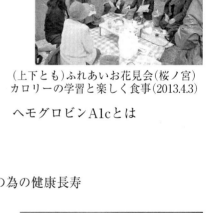

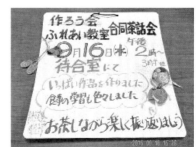

2013年

2月20日　ぽっこりお腹を改善するにはどうすればいいの？
　　　　　パートⅡ　食後高血糖について

4月3日　お花見（桜ノ宮）

6月26日　インスリン自己注射・自己血糖測定の実際

9月25日　インスリン自己注射・自己血糖測定の実際パートⅡ　ヘモグロビンA1cとは

11月23日　紅葉ウオーキング（鶴見緑地）

（上下とも）ふれあいお花見会（桜ノ宮）
カロリーの学習と楽しく食事（2013.4.3）

2014年

2月26日　「今の元気をずっと維持していこう！」元気高齢者の為の健康長寿
　　　　　ガイドブックをもとに

6月25日　「健康食品」の益と害

9月24日　「さかえ」読書会・災害時の対応

2015年

3月18日　食物繊維について　ロコモ運動

9月16日　作ろう会と合同茶話会

合同茶話会（2015.9.16）

遠足で訪れたところ

近場のお花見や公園散策から少しずつ遠出を。バス一台借り切ると、足腰が悪く目も不自由で日頃遠出が難しい患者さんでも、淡路島や明石、姫路など安心して出掛けられ楽しい交流の場となりました。「毎年楽しみ！」と患者さんから声を掛けられ、次は何処へ？と考えるのも楽しみでした。

1997年
4月10日　お花見会　大川べり・毛馬

1998年
4月9日　春のレクリエーション　造幣局通り抜け
10月4日　鶴見緑地と催し見学

1999年
4月25日　千里万博公園内の日本庭園へ
7月8日　大阪市立科学館　プラネタリウム鑑賞会
10月28日　東洋美術館と中之島めぐり

2000年
5月14日　服部緑地公園内の散策
11月9日　海遊館（半日）

2001年
4月22日　有馬温泉

2002年
4月28日　琵琶湖近江八幡国民休暇村

2003年
4月20日　有馬温泉かんぽの宿

2004年
4月4日　大川べり散策・毛馬の閘門

2005年
4月24日　天王寺公園・天王寺動物園

2006年
6月4日　落語家と行くなにわ探検クルーズ　ゆらゆら大阪川めぐり

2007年
5月13日　神戸ワイン城

2008年
5月25日　大阪の奥座敷　能勢温泉

2009年
5月10日　淡路島休暇村・南淡路

2010年
4月25日　北淡路から明石の魚の棚・野島断層保存館

2011年
4月3日　姫路セントラルパーク

2012年
4月22日　南港めぐり（大阪案内人西俣稔さん）咲洲庁舎（旧WTC）海遊館

2013年
6月9日　三木、小野、神戸めぐり（浄土寺、好古館、吉川温泉、南京町）

2014年
4月27日　淡路島・花さじき　鳴門の渦潮見学

2015年
6月14日　書寫山圓教寺　姫路城

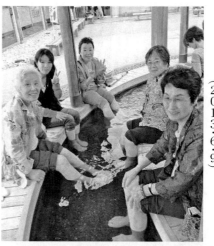

吉川温泉遠足（2013・6・9）　足湯で一息

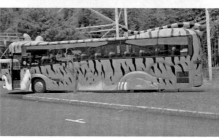

姫路サファリパーク遠足（2011・4・3）

同僚からの手紙……それぞれの道　◆　◆　◆　◆　◆　◆　◆

▍患者さんとのキャッチボールを励みに食材の工夫を毎号掲載

　病院では出来なかった訪問診療、より地域に密着した医療・看護が出来ると不安と期待を持ちながら診療所勤務を始めました。

　最初はワープロも打てず、打ったと思ったら保存を忘れて何時間も掛けて書直し。四苦八苦の連続でした。健康教室やふれあい教室や診療中に聴いた患者さんの悩みや気持ちをヒントに得て、たよりの食事欄を看護師で担当。手探りでしたが、同じ食材を使ってもカロリー、塩分、栄養バランスはこうしたら良くなりますよと具体例を載せて、料理のヒントがつかめるよう工夫してきました。これは4人の看護師との話し合いの中からテーマと担当者を決め、毎月発行してきました。

　自分たちが書くことで知らなかったことや曖昧だったことがはっきりして、調べ直したり、分かってもらうための工夫などを話し合えた結果です。患者から質問や意見があるととても励みになり、自分でも料理にこだわりが出来ました。

　退職後　内科のクリニックや日帰りディサービスで働いてきました。診療所で学んできた医療や私達を取巻く様々な問題の捉え方、自分が逆の立場だったらどう感じるか？相手に寄り添うこと、情報を共有することを大事にしてきました。

　今は全国一ひどいコロナ対応や介護保険改悪、市民を犠牲にする大阪府や市に仲間と申入れに行ったりしてなんとか一人ひとりが大切にされるようにと自分にできることをこつこつしています。

糸賀孝子（看護師）

▍人に優しい、住みやすい国になってほしい

　今回、先生の長きにわたる、医療者としての総まとめをされるとの事。

　私自身、高本診療所、蒲生厚生診療所で17年10ヶ月、一緒に働かせてもらいました。

　今までの「たより」を全てではないですが、目を通してみました。その中で、医療情勢の変化を知ることの重要性、人を一人の人間として見ることの大切さ等、毎月の「たより」の中から内容の充実さと深みを感じとることが出来ました。

　私にとって、印象に残っている行事は、多数ありますが、その中で、患者さんとの集い、遠足、ふれあい教室（食事、健康等）の学習会、プライマリケア学会での発表（眠れなかったです）等々あり、様々なことがよみがえりました。

　そして、きっと他では経験出来ないことが、沢山経験出来大きな財産となり、感謝、感謝です。「人に優しい、住みやすい国になってほしいものです」。

林由子（看護師）

▌「たより」紙面の歴史に思う

　たかもと診療所開設9ヶ月後より「たより」が発行されています。当初から、先生はじめスタッフのあふれんばかりのエネルギーを感じます。

　医療福祉の切り捨てが進もうとする中、患者さん自身も情勢も知って声を上げないと医療を守っていけないという、先生の強い思い。病気だけでなく、患者さんの生活全体を知り、触れ合っていきたいという、スタッフ各々の思い。このエネルギーがしっかりした土台となり「たより」を形作っていったと思います。

　たかもと診療所は21年間、スタッフの異動はありましたが、当初からの頑丈な土台に、パソコン操作や新しい視点などの若者のパワーが加わり、「たより」は引き継がれて来ました。

　私は丁度半分の10年半後に入職しました。「たより」は、行事の報告、感想や食事内容などの分担でした。元々喋らない方で文章も絞り出さないといけないので、締め切り間際、いつもお尻に火がついていました。

　そんな中でも、最後まで紙面の一端を担えたことは誇りに思っています。

　たより全編編集完成万歳です！

久家久美子（看護師）

▌「生命は宝　健康こそ財産」今でも、この言葉が大好きです。

　皆さん、お元気ですか約9年間スタッフとして、お世話になりました。当時は子育てで大変な時期でもありましたが、高本先生、スタッフの皆さんに優しくしていただき、仕事を続ける事ができました。

　初めて、たかもと診療所での診察風景を観た時、とても丁寧な診察で色々と悩みがある患者さん達を、ありのままに受け止め、心臓の音、肺の呼吸音を毎回聴診器で、気を抜かずに聴く高本先生の御姿を今でも覚えています。

　定期的に受診される患者さんの御姿は表情が素敵で、患者さん達から元気を頂いていました。

　今から診療所だよりを地図替わりに思い出を辿っていきます。まず健康教室・医療学習会では、原発問題や憲法についてなど。正直、当時は恥ずかしながら知らない事も沢山あり、貴重な学びの場でした。一緒に作ろう会では、患者さんの才能に驚くことが沢山ありました。作品ひとつひとつに愛がこもっていて、作品を作りながら患者さん達と、おしゃべりするのも楽しかったです。ふれあい教室では、日々の食事、運動、休養の大切さを患者さん達と共に分かち合う大切な場で豊かな時間でした。その他、患者さんと診療所を結ぶ集い、患者さん達と行った遠足など。たかもと診療所のお陰で、素敵な患者さん達と出逢え、寄り添えた事。永遠の宝物です。これからも、たかもと診療所で学んだ事を仕事で活かしていきます。

高木直子（看護師）

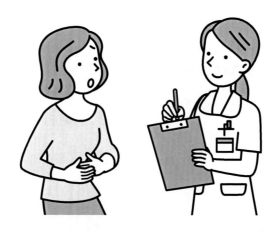

職場というより、大きな家族のよう

　私がたかもと診療所に入職した日が平成21年3月16日でした。振り返ると楽しい事や辛い事いろいろありましたが、全体的にみると笑っている時間の方が多かったように思います。一緒に働く人達にも恵まれ、患者さん達とは体の事から日常の出来事までたくさんお話ししました。職場というより、大きな家族のように感じていました。

　患者さん・医師・看護師・事務の間には壁は全く無く、思った事を素直に言い合える良い関係が築けていたからだと思います。たよりが319号まで休むことなく発行できたのも、この関係性が根底にあり、皆さんが感想や反応をくれるからこそ頑張れたのだと思います。それが、こうして集大成として形になった事を大変嬉しく思います。みなさんに出会えて本当に良かった！全ての出会いに感謝です。

土井香織（医療事務職）

障がい者の自立に向けたサポートに取り組んでいます

　こんにちは！医療事務職として、たかもと診療所で約6年間働かせていただきました。現在、障がい者（身体、精神、知的）の皆様の自立に向けたサポートをする仕事をしており、早9年が経過しました。

　福祉の世界に興味を持ったのは、たかもと診療所が地域密着型で患者様に寄り添い診療する姿を見てきたのが大きなきっかけとなりました。

　今の職場でも障がい者の皆様はもちろん、ご家族様と接する機会が多くありますが、たかもと診療所で学んだことをしっかりと受け継ぎ、寄り添いながら、自立に向けたサポートが出来るようにと思っています。

　そしてニュースや新聞ではなかなか報道されない生々しい現実に向き合い、地域の福祉関係の皆様と連携して今後も頑張って行きたいと思っております。

高本真生（医療事務職）

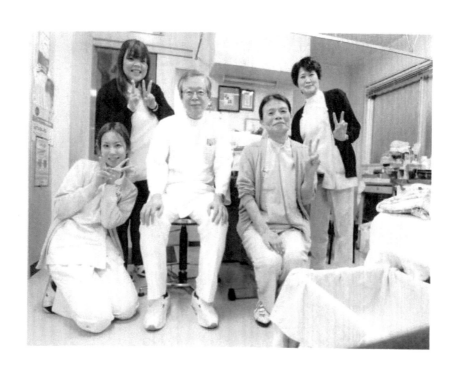

あとがき

　臨床現場から遠のいて１年ちょっとになります。この間、編集のために毎月１回編集会議を持ち、やっと不十分ですが形として残すことが出来ました。

　今なぜこの記録集の出版にこだわったのかを考えています。

　個人の経験は限られていて有限です。いくら地域医療の充実に情熱を注いだとしても、終われば患者、同僚の記憶の中にしか残りません。また切磋琢磨し、お互い刺激し合ったスタッフの範囲も限りがあります。しかし記録として残せば、もっと広範な人々とのふれあいが可能となります。また私と同じように考え実践している医師・医療者や安心して医療を受けたい地域の人々の目に留まるかもしれません。そのような仲間をもっと「たより」の記録集によって増やしたいと思ったからです。

　もう一つの理由は、この28年間を通して介護保険や後期高齢者医療保険制度が創設され、医療福祉政策はずいぶん変わりました。公助が陰を潜め自助・共助が強調される大阪府下自治体や国の社会保障政策における多様な課題を、通院される方に伝える必要性を日々感じました。患者・家族の皆さんに毎月の「たより」を通して情報を提供し、医療者と患者の関係から、より良い地域医療をめざすための仲間として交流を深めたいと考えたからです。

　開業医になった1995年頃には、国を挙げて医療社会保障分野の予算を本格的に削減する時期に入っていました。米国、英国をトップランナーとする新自由主義が日本にも押し寄せ、市場原理主義の下、医療社会保障は自助・共助が当たり前で、国が保証すべき公助は、最小限とする逆立ちした政策が日本全体を覆うようになりました。医療・介護は金を出して買う時代に突入しました。

　高齢者は医療費を食い物にし、サラリーマンはその穴埋めをさせられ、若者は将来さらに高齢者を少人数で支えなければならなくなるといった、もっともらしい根拠のない脅迫的な分断キャンペーンが力を増していました。医療分野でも開業医と勤務医、開業医と患者を分断する意図的な宣伝がなされていました。これは今も続いています。このような相互不信をもたらす関係は、医療者と国民、世代の違いにとってまったくプラスになりません。

　憲法25条ですべての国民が保障されているはずの安全・安心の医療福祉政策を実現するために、毎号１面ではそのことに触れるように心がけました。

　前書きでも書きましたが、振り返れば毎月「たより」の継続と、これだけの行事が続けられたのは、「患者の⑳場をより深く理解し、㊱に歩んでいける診療所作り」の原点が揺らぐことがなかったからです。それは職員すべての努力の賜です。そのことに感謝しつつ、現役の医師・医療従事者の皆さんが、バトンをしっかり受け止めてくださることを期待し、あとがきとします。

高本英司（医師；内科、循環器科、呼吸器科）

編集後記

　2013年頃からでした。月一回のミーティングの議題に「診療所本の発行の検討」の項目がずっと上がっていました。たよりは68号からで膨大な資料、大変と話題に触れない様にしていたのを思い出します。

　今回、退職し落ち着いた頃、先生からたより本を作りたいとの話が出ました。膨大な量なので奇数月とか部分的にピックアップするものと思いきや、先生は「いや、省く様な箇所はない。一つ一つ全てにその時の思いが詰まっているから」と。でも、全部必要かな？との思いも残っていました。そんな中、家族を含めて自分も新たな診療所に行く事になり、診察の場面では流れ作業的に「体調は？変わりない？薬出しとくね」が多く、心もとなさを強く感じる様になりました。

　たかもと診療所では、信頼しあえる安心感があり、ほっとする場でもありました。

　振り返れば・展示や設営まで手伝ってくれて会場いっぱいにした「つどい」・裁縫道具を手に、見よう見まねで縫い上げた小物・診療所からバスに乗って、淡路島や姫路城へと楽しかった遠足。これらは全て患者の皆さんと共に作り上げ、患者さんからの報告や感想もいっぱい詰まっているのが「たより」です。

　そうなのです。「たより」こそ、診療所のあゆみそのもの、貴重な記録として全てをいつまでも残していきたい。私の思いになりました。

少し余談で……

　ちょうどNHK朝ドラは最終週の放映中です（9/26）。植物学者の牧野富太郎氏の人生がモデルになっています。その主人公は、植物の膨大な標本を命懸けで守り抜き、後世にも輝く植物図鑑を完成させました。

　高本先生は、319号までのたよりを一枚たりとも欠かさず本を完成させました。また診療では、主治医となった患者さんの資料をあらゆる場面で保存し分析に繋げています。これからの医療に生かそうとする部分と、朝ドラ「らんまん」の主人公と重ねてしまうのは私だけでしょうか？

久家久美子

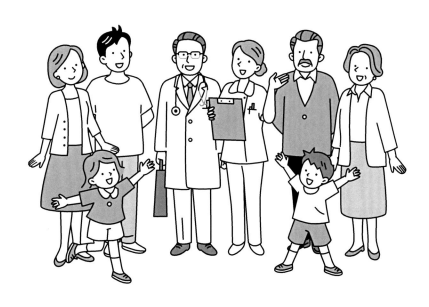

高本英司

略歴

1947年9月大阪市生まれ

1973年3月大阪市立大学（現大阪公立大学）医学部卒業

1973年5月東大阪市立中央病院内科入局、1994年9月退職

1994年11月たかもと診療所（後に医共立会たかもと診療所）開設、2015年10月閉院

2015年11月蒲生厚生診療所非常勤医、2022年9月退職

大阪府保険医協会経歴：理事：1999年10月〜2003年9月、副理事長：2003年10月〜2006年9月、理事長代行：2006年2月〜2006年9月、理事長：2006年10月〜2021年9月、副理事長：2021年10月〜2023年12月現在

全国保険医団体連合会（保団連）経歴：理事：2008年2月〜2012年1月、副会長：2012年2月〜2023年12月現在

著作：①保団連結成から50年、10万7千人の組織へ；月刊保団連（2019.1）、②731部隊などの医学犯罪を検証し医の倫理を学ぶ取り組み―「平和の希求」を追求した大阪府保険医協会の30年；15年戦争と日本の医学医療研究会誌第21巻第1号（2020.11）、③開業保険医の診療とエッセンシャルワーク；大阪保険医雑誌（2021.7）、④医療を取り巻く環境が激変する中で―開業医が果たす役割；大阪保険医雑誌（2009.4）、⑤故きを温ね新しきを知る「開業医宣言」；大阪保険医雑誌（2023.4）、⑥書評；吉中丈志編「731部隊と大学」；戦争と医学第23巻（2022.12）、⑦「生命は宝　健康こそ財産―地域に生きる診療所」2001.5.13発行　他

久家久美子（共同編集）

略歴

愛知県立看護短期大学：1977年卒

東大阪市立中央病院：1977年入職、2002年退職

その後同病院にて3年間非常勤

たかもと診療所：2005年入職、2015年退職

蒲生厚生診療所：2015年入職、2022年退職

生命は宝、健康こそ財産

(医)共立会　たかもと診療所物語
みんなで繋いだ〝診療所だより〟の28年間

発　行　日　2024年1月20日
編集責任者　高本　英司
共 同 編 集　久家久美子
発　行　所　あけび書房
発　行　人　岡林　信一

ISBN978-4-87154-251-7　C0036